CB136032

Psicofarmacologia Aplicada

Manejo Prático dos Transtornos Mentais

3ª Edição

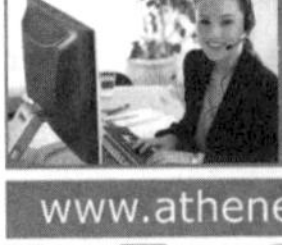

Psicofarmacologia Aplicada

Manejo Prático dos Transtornos Mentais

3ª Edição

Teng Chei Tung

Frederico Navas Demetrio

Taís Michele Minatogawa-Chang

Atheneu

Rio de Janeiro • São Paulo

2023

EDITORA ATHENEU

São Paulo	—	*Rua Maria Paula, 123 - 18º andar* *Tel.: (11) 2858-8750* *E-mail: atheneu@atheneu.com.br*
Rio de Janeiro	—	*Rua Bambina, 74* *Tel.: (21) 3094-1295* *E-mail: atheneu@atheneu.com.br*

CAPA: Paulo Verardo

PRODUÇÃO EDITORIAL: Alice Barducci

CIP-BRASIL. CATALOGAÇÃO NA PUBLICAÇÃO
SINDICATO NACIONAL DOS EDITORES DE LIVROS, RJ

T282p
3. ed.

Teng, Chei Tung, 1966-
Psicofarmacologia aplicada : manejo prático dos transtornos mentais / Teng Chei Tung, Frederico Navas Demetrio, Taís Michele Minatogawa Chang. - 3. ed. - Rio de Janeiro : Atheneu, 2023.
: il. ; 21 cm.

Inclui bibliografia e índice
ISBN 978-65-5586-700-8

1. Psicofarmacologia. 2. Psicotrópicos. I. Demetrio, Frederico Navas. II. Chang, Taís Michele Minatogawa. III. Título.

23-84375 CDD: 615.78
CDU: 615.214

Gabriela Faray Ferreira Lopes - Bibliotecária - CRB-7/6643

06/06/2023 13/06/2023

TUNG TC, DEMETRIO FN, MINATOGAWA-CHANG TM
Psicofarmacologia Aplicada – Manejo Prático dos Transtornos Mentais – 3ª edição

Autores

Teng Chei Tung
Coordenador do Serviço de Interconsultas e Ambulatoriais do Instituto de Psiquiatria do Hospital das Clínicas da Faculdade de Medicina da Universidade de São Paulo (IPq/HCFMUSP).
Membro da Comissão Científica da Associação Brasileira de Familiares, Amigos e Portadores de Transtornos Afetivos (ABRATA).
Médico Supervisor do Hospital das Clínicas da Faculdade de Medicina da Universidade de São Paulo (HCFMUSP).
Doutor em Medicina pela Faculdade de Medicina da Universidade de São Paulo (FMUSP).

Frederico Navas Demetrio
Médico Assistente do Instituto de Psiquiatria do Hospital das Clínicas da Faculdade de Medicina da Universidade de São Paulo (IPq/HCFMUSP). Doutor em Medicina pela Faculdade de Medicina da Universidade de São Paulo (FMUSP). Médico Supervisor e Coordenador do Ambulatório do Grupo de Estudos de Doenças Afetiva (GRUDA) do IPq/HCFMUSP. Supervisor da Enfermaria de Ansiedade e Depressão (EAND) do IPq/HCFMUSP.

Taís Michele Minatogawa-Chang
Médica pela Faculdade de Medicina da Universidade de São Paulo (FMUSP).
Psiquiatra pelo Instituto de Psiquiatria do Hospital das Clínicas da Faculdade de Medicina da Universidade de São Paulo (IPq/HCFMUSP).

Dedicatórias

Dedico à minha esposa, Tania, e
aos meus filhos, Tatiana e André.
Dr. Teng

Dedico à minha esposa, Patrícia, e
à minha filha, Isadora.
Dr. Frederico

Dedico ao meu esposo, Yoon, e
aos meus filhos, Victor e Ana.
Dra. Taís

Agradecimentos

Agradecemos aos prezados colaboradores, pelo esforço e pela dedicação para a realização desta obra.

Agradecemos, também, aos pacientes, aos familiares e a todos aqueles que nos apoiam, pela parceria diante da dura, porém gratificante, jornada que é o tratamento psicofarmacológico dos transtornos psiquiátricos.

Apresentação

O desafio de lançar uma nova edição de um livro de psicofarmacologia é ingrato e frustrante. No momento em que este livro for impresso ele já estará desatualizado, tamanhas a velocidade e a multiplicidade de novas evidências e novos estudos na área. Entretanto, é de suma importância oferecer uma fonte mais recente e baseada em comprovações, na forma de livro, tanto como um instrumento para uma consulta rápida e apoio para as condutas clínicas do dia a dia como também para facilitar o estudo e a compreensão dos profissionais que estão querendo ingressar nesse grande e instigante tema que é a psicofarmacologia. Desde o lançamento da primeira edição, o Grupo de Interconsultas já realizou mais dois Simpósios de Atualização em Psicofarmacologia, e é imensa a nossa satisfação pela grande aceitação que o livro teve entre profissionais e estudantes, inclusive sendo indicado como referência bibliográfica para concursos públicos e para cursos da área de saúde.

A estrutura do livro continua semelhante à edição anterior. Um capítulo introdutório de Bases Fisiológicas da Psicofarmacologia é necessário, para que os leitores ainda pouco afeitos ao tema possam ter acesso a um texto de introdução de conceitos farmacológicos relevantes para a psicofarmacologia e direcionados a profissionais de saúde médicos e não médicos. Seguem-se os principais capítulos, ampliados e atualizados, que descrevem os conhecimentos sobre psicofarmacologia em relação aos grandes grupos diagnósticos em psiquiatria, como os transtornos esquizofrênicos e outros transtornos psicóticos, os transtornos depressivos, o transtorno afetivo bipolar, os transtornos ansiosos, os transtornos alimentares e os transtornos relacionados a drogas e outras substâncias. Essa forma tem como vantagem apresentar os principais tratamentos para cada diagnóstico, pois as antigas classes farmacológicas (antidepressivos, antipsicóticos, estabilizadores de humor, benzodiazepínicos) têm indicações e são utilizadas em praticamente todos os transtornos psiquiátricos. Ao ser direcionado ao diagnóstico, o livro facilita o foco no paciente e em suas demandas terapêuticas. Outros capítulos se dedicam a questões específicas relevantes, como a psicofarmacologia na gestação e no puerpério, nos idosos e na infância ou na adolescência, em doenças clínicas e na emergência psiquiátrica, que são condições que exigem condutas e conhecimentos diferenciados, pouco abordados em outros textos de psicofarmacologia. Por fim, o último capítulo, especificamente focado na metabolização hepática, por meio do sistema CYP450, apresenta uma tabela com os principais medicamentos com potencial de interações medicamentosas relacionadas aos psicofármacos. Ele não pretende esgotar a questão, sendo apenas uma referência inicial básica, uma vez que esse tipo de conhecimento é de crescimento contínuo. A Tabela dos Principais Psicofármacos serve como uma referência instantânea de elementos básicos de cada fármaco, como dosagem, aspectos farmacológicos, reações adversas e principais indicações.

Esta **terceira edição** continua tendo por objetivo principal ser um manual prático, de consulta rápida e direta, servindo igualmente para médicos de todas as especialidades e para os diversos profissionais de saúde envolvidos no cuidado do paciente (psicólogos, enfermeiros, assistentes sociais, entre outros) como um "tira-dúvidas" sobre elementos importantes, como efeitos colaterais, sintomas de intoxicação e problemas com interações medicamentosas mais relevantes. Não tem a intenção de "ensinar a prescrever" nem sugerir "o que prescrever em tal quadro", mas de discorrer sobre as opções atualmente aceitas para determinado transtorno e as características de cada grupo de psicofármacos disponível para prescrição.

Os avanços da psicofarmacologia estão pondo em xeque a classificação usual de psicofármacos, uma vez que medicamentos classificados como antipsicóticos podem ter efeitos antidepressivos e antimaníacos evidentes, assim como estabilizadores de humor podem ter efeitos além dos sintomas afetivos, incluindo sintomas ansiosos e até suicídio, além de tantos outros exemplos que ainda poderiam ser citados. Outra tendência observada é o surgimento de evidências para eficácia de diversos fármacos para sintomas específicos, que podem surgir em diversos diagnósticos, o que passa a ser uma questão que complica o processo de regulação e aprovação de medicamentos, baseado fundamentalmente na indicação para um diagnóstico específico. A psicofarmacologia é uma área do conhecimento médico que está em ebulição – e grandes mudanças certamente deverão ocorrer. Esperamos que este livro possa auxiliar os profissionais a entender melhor as nuances da psicofarmacologia, facilitando o acompanhamento da evolução e das eventuais "revoluções" que estão por vir.

Os Autores

Colaboradores

Adriano Segal
Doutor em Psiquiatria pela Faculdade de Medicina da Universidade de São Paulo (FMUSP). Coordenador do Departamento de Psiquiatria e Transtornos Alimentares da Associação Brasileira para o Estudo da Obesidade e Síndrome Metabólica (ABESO).
Vice-Coordenador do Departamento de Transtornos Alimentares da Associação Brasileira de Psiquiatria (ABP).
Coordenador do Programa Multidisciplinar de Cirurgia Bariátrica do Instituto de Psiquiatria (ProCiB) do Instituto de Psiquiatria do Hospital das Clínicas da Faculdade de Medicina da Universidade de São Paulo (IPq/HCFMUSP).
Responsável pela Psiquiatria do Ambulatório de Obesidade e Síndrome Metabólica do Serviço de Endocrinologia do HCFMUSP.

Alexandre Jack Dwan
Médico pela Faculdade de Medicina da Universidade de São Paulo (FMUSP). Psiquiatra pelo Instituto de Psiquiatria do Hospital das Clínicas da Faculdade de Medicina da Universidade de São Paulo (IPq/HCFMUSP). Supervisor do Serviço de Interconsulta Hospitalar do IPq/HCFMUSP.

Ana Paula Lopes Carvalho
Mestre em Psiquiatria pela Escola Paulista de Medicina da Universidade Federal de São Paulo (EPM/UNIFESP). Psiquiatra Assistente do Programa de Orientação e Atendimento ao Dependente da EPM/UNIFESP. Médica Psiquiatra Colaboradora do Grupo Interconsultas do Instituto de Psiquiatria da Faculdade de Medicina da Universidade de São Paulo (IPq/HCFMUSP).

Bruno Pinatti Ferreira de Souza
Médico Psiquiatra pelo Instituto de Psiquiatria do Hospital das Clínicas da Faculdade de Medicina da Universidade de São Paulo (IPq/HCFMUSP). Psiquiatra Assistente do Grupo de Interconsultas do IPq/HCFMUSP.

Daniel Kawakami
Médico Psiquiatra pela Universidade de Campinas (Unicamp). Membro da Comissão de Emergências Psiquiátricas da Associação Brasileira de Psiquiatria (ABP). Psiquiatra Assistente do Instituto de Psiquiatria do Hospital das Clínicas da Faculdade de Medicina da Universidade de São Paulo (IPq/HCFMUSP).

Daniel Lucas da Conceição Costa
Médico Psiquiatra. Doutorado e Pós-Doutorado na Faculdade de Medicina da Universidade de São Paulo (FMUSP). Médico Assistente do Hospital das Clínicas da FMUSP.

Débora Kinoshita Kussunoki
Médica Psiquiatra pelo Instituto de Psiquiatria do Hospital das Clínicas da Faculdade de Medicina da Universidade de São Paulo (IPq/HCFMUSP). Médica Psiquiatra do Ambulatório de Transtornos Alimentares e Obesidade do Ambulatório de Obesidade no Serviço de Endocrinologia do HCFMUSP. Coordenadora de Psiquiatria da Comissão de Especialidades Associadas da Sociedade Brasileira de Cirurgia Bariátrica e Metabólica.

Débora Luciana Melzer
Médica Psiquiatra Coordenadora do Serviço de Atendimento de Emergências Psiquiátricas do Pronto-Socorro do Hospital das Clínicas da Faculdade de Medicina da Universidade de São Paulo (HCFMUSP). Médica Psiquiatra do Centro de Referência e Treinamento DST/Aids Vila Mariana e do Serviço de Terapias Biológicas (Eletroconvulsoterapia) do Instituto de Psiquiatria (IPq) do HCFMUSP. Pós-Graduanda do Departamento de Psiquiatria do IPq/HCFMUSP.

Fábio Pinato Sato
Mestre em Ciências pela Faculdade de Medicina da Universidade de São Paulo (FMUSP). Coordenador Médico do Programa de Transtorno do Espectro Autista (PROTEA), no Instituto de Psiquiatria do Hospital das Clínicas da Faculdade de Medicina da Universidade de São Paulo (IPq/HCFMUSP). Coordenador do Núcleo de Apoio ao Estudante (NAE), na Faculdade Israelita de Ciências da Saúde Albert Einstein (FICSAE).

Júlia de Melo Koneski
Médica Psiquiatra do Instituto de Psiquiatria do Hospital das Clínicas da Faculdade de Medicina da Universidade de São Paulo (IPq/HCFMUSP), nos serviços de Interconsulta Hospitalar, na Enfermaria de Ansiedade e Depressão e no Departamento de Psicoterapia.

LUCAS BORRIONE
Psiquiatra do Setor Interdisciplinar de Neuromodulação (SIN) do Instituto de Psiquiatria do Hospital das Clínicas da Faculdade de Medicina da Universidade de São Paulo (IPq/HCFMUSP). Doutorando em Ciências Médicas pela (FMUSP).

Lucas Tokeshi
Médico Psiquiatra pela Faculdade de Medicina da Universidade de São Paulo (FMUSP). Residência Médica em Psiquiatria pelo Instituto de Psiquiatria do Hospital das Clínicas da Faculdade de Medicina da Universidade de São Paulo (IPq/HCFMUSP).

Mariana Tiemi Mine de Moura
Médica pela Faculdade de Medicina da Universidade de São Paulo (FMUSP). Psiquiatra e Psicogeriatra pelo Instituto de Psiquiatria do Hospital das Clínicas da Faculdade de Medicina da Universidade de São Paulo (IPq/HCFMUSP).

Odeilton Tadeu Soares
Médico Assistente do Instituto de Psiquiatria do Hospital das Clínicas da Faculdade de Medicina da Universidade de São Paulo (IPq/HCFMUSP).

Priscila Teresa Peranovich Rocco
Médica Psiquiatra pelo Instituto de Psiquiatria do Hospital das Clínicas da Faculdade de Medicina da Universidade de São Paulo (IPq/HCFMUSP). Doutora em Ciências Médicas pela Faculdade de Medicina da Universidade de São Paulo (FMUSP). Professora de Saúde Mental na Faculdade de Medicina de Jundiaí (FMJ). Supervisora Voluntária no Programa de Residência Médica do Ambulatório de Interconsultas do Instituto de Psiquiatria do Hospital das Clínicas da Faculdade de Medicina da Universidade de São Paulo (IPq/HCFMUSP).

Rachel Emy Straus Takahashi
Médica Psiquiatra pela Faculdade de Medicina da Universidade de São Paulo (FMUSP). Colaboradora do Programa Ambulatorial Integrado dos Transtornos do Impulso (PRO-AMITI) do Instituto de Psiquiatria do Hospital das Clínicas da FMUSP (IPq/HCFMUSP). Médica Assistente da Enfermaria de Comportamento Impulsivo (ECIM) do IPq/HCFMUSP.

Raphael Nacarelli Salgado
Médico pela Faculdade de Medicina da Universidade de São Paulo (FMUSP). Médico Psiquiatra pelo Instituto de Psiquiatria (IPq) da FMUSP.
Coordenador da Disciplina de Psiquiatria do 4º ano de Medicina da FMUSP.

Taciana Capitaneo
Médica Psiquiatra e Psicoterapeuta.

Tânia Corrêa de Toledo Ferraz Alves
Médica Psiquiatra e Psicogeriatra. Doutora em Ciências pelo Departamento de Psiquiatria da Faculdade de Medicina da Universidade de São Paulo (FMUSP). Diretora das Enfermarias do Instituto de Psiquiatria do Hospital das Clínicas da Faculdade de Medicina da Universidade de São Paulo (IPq/HCFMUSP). Coordenadora do Departamento de Psicogeriatria da ABP/AMB.

Tania Yumi Takakura
Psiquiatra da Infância e da Adolescência do Serviço de Psiquiatria da Infância e Adolescência (SEPIA) do Instituto de Psiquiatria do Hospital das Clínicas da Faculdade de Medicina da Universidade de São Paulo (IPq/HCFMUSP).

Vera Lucia Carvalho Tess
Médica Psiquiatra pela Faculdade de Medicina da Universidade de São Paulo (FMUSP). Médica Assistente do Instituto de Psiquiatria do Hospital das Clínicas da Faculdade de Medicina da Universidade de São Paulo (IPq/HCFMUSP). Coordenadora do Ambulatório de Gestantes do Grupo do Interconsulta do IPq/HCFMUSP. Mestre em Medicina pela FMUSP.

Yuan-Pang Wang
Médico Psiquiatra. Mestre e Doutor em Psiquiatria pelo Departamento de Psiquiatria da Faculdade de Medicina da Universidade de São Paulo (FMUSP). Orientador do Programa de Pós-Graduação do Departamento de Psiquiatria da FMUSP. Médico Assistente do Instituto de Psiquiatria do Hospital das Clínicas da Faculdade de Medicina da Universidade de São Paulo (IPq/HCFMUSP).

Sumário

Bases Fisiológicas da Psicofarmacologia

Lucas Tokeshi
Odeilton Tadeu Soares

O domínio dos processos fisiológicos envolvidos na ação dos psicofármacos é importante para a escolha adequada de medicações, sua prescrição e o reconhecimento de eventuais efeitos adversos. A resposta clínica à medicação é modulada por cascatas de eventos que ocorrem desde a introdução da medicação no organismo do paciente até sua eliminação, sempre no contexto de características específicas de cada medicação e de cada indivíduo, que introduzem nuances nas considerações necessárias à boa prática clínica.

A farmacocinética estuda os aspectos relacionados ao movimento dos fármacos pelo organismo, desde sua absorção, passando por sua distribuição pelo organismo, sua metabolização e sua eliminação (excreção). A farmacodinâmica estuda os processos relacionados à ação do princípio ativo em seu sítio de ação.

FARMACOCINÉTICA

Absorção

O primeiro passo após a administração da medicação é sua absorção, ou seja, a passagem do fármaco do sítio de aplicação para a corrente sanguínea. Essa passagem apresenta diversos moduladores, como a via de administração e as características específicas do fármaco (como acidez ou caráter básico, peso molecular, polaridade da molécula) e do organismo que o recebe (**Figura 1.1**).

A *via oral* é utilizada como preferencial para os tratamentos de longo prazo, por sua segurança (p. ex., não há risco de infecções por perda de continuidade da pele), ausência de dor, praticidade e economia (não necessita de seringa, agulha, acesso ou soro).

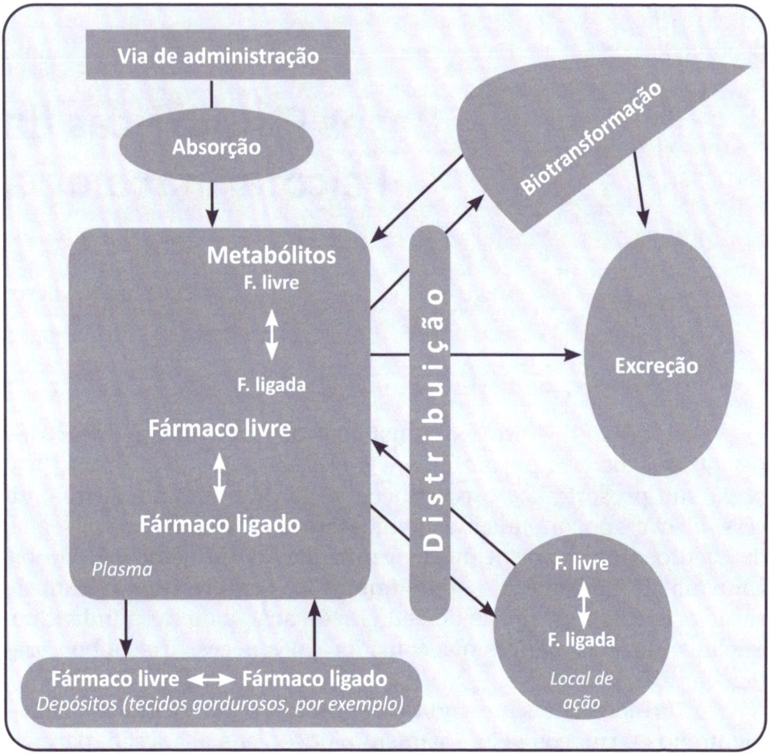

Figura 1.1. Etapas envolvidas na farmacocinética.
Fonte: acervo da autoria do capítulo.

Porém, cuidados especiais devem ser tomados, quando a ingesta é associada à nutrição parenteral. A utilização de carbamazepina e escitalopram nesse contexto pode ocasionar obstrução na sonda pela formação de precipitados.

O tempo de absorção pela via oral é modulado, para algumas substâncias, pela presença de alimentação concomitante à ingestão medicamentosa, e alterado pelo caráter ácido ou básico da substância ou pela apresentação da forma farmacêutica (**Tabela 1.1**).

Assim sendo, algumas medicações devem ser administradas em jejum, pois sua absorção é substancialmente prejudicada se ingeridas com alimentos, como é caso de levodopa, levotiroxina e omeprazol. Outras agem inversamente, como a ziprasidona, cuja absorção pode ser reduzida em mais de 50% quando administrada em jejum. A interação entre alimentos e medicações pode ocorrer ainda em virtude da modificação da disponibilidade do fármaco, como a observada no uso de haloperidol gotas com café ou chá, devido à formação de cristais que podem deixar de ser ingeridos.

É importante ressaltar que a compreensão desse mecanismo tem implicações clínicas relevantes. Seguindo o exemplo da ziprasidona, esse tipo de fármaco deve ser administrado próximo às refeições ou no exato momento em que forem realizadas, pois há diminuição de sua disponibilidade com a ingesta em jejum. A correlação mais importante da absorção desse fármaco é com o número de calorias da refeição, não havendo relação com seu conteúdo lipídico, a despeito do entendimento inicial de que, por ser lipofílica, a absorção da ziprasidona estaria ligada a esse perfil de alimentação.

Fármacos de caráter ácido são mais bem absorvidos no estômago, onde o pH é baixo, enquanto medicamentos de caráter básico são absorvidos preferencialmente no intestino, onde o pH chega a 11.

Em função da capacidade de metabolização do epitélio gastrointestinal e da anatomia dos sistemas gastrointestinal e porta hepático, após a absorção pela via oral, algumas medicações apresentam **metabolização de primeira passagem**, quando pode haver uma primeira redução da disponibilidade do fármaco, ou a metabolização de forma inativa, absorvida oralmente, em uma forma ativa. Alguns fármacos podem sofrer interações farmacocinéticas

Tabela 1.1. Apresentações orais mais comuns de medicamentos

Apresentação oral	Vantagens
Cápsula gelatinosa	Rapidamente dissolvida no pH ácido estomacal, favorecendo absorção rápida
Comprimidos e drágeas	Formas mais econômicas As doses podem ser fracionadas se sulcados
Soluções	Fracionamento de doses com maior precisão Absorção rápida
Comprimidos orodispersíveis ou sublinguais	Facilidade para deglutição (pacientes com dificuldade para ingerir cápsulas ou resistentes à tomada de medicação) Rapidez na absorção
Liberação lenta, sustentada, prolongada	Maiores intervalos entre as doses ou doses únicas diárias Menos efeitos colaterais

Fonte: desenvolvida pela autoria do capítulo.

com indução ou inibição de enzimas que colaboram para esse processo. Um exemplo interessante seria a influência que a ingestão de toranjas exerce no metabolismo de enterócitos do antipsicótico quetiapina. A inibição da enzima que metaboliza esse medicamento pode acarretar maior concentração e, consequente, aumento de eventos adversos.

A *via intramuscular* não é utilizada preferencialmente no dia a dia, pois há risco de infecções por perda de continuidade da pele, é dolorosa e, por vezes, a absorção é errática. Como contraponto, é uma via fácil para a obtenção de níveis séricos terapêuticos rapidamente, sendo utilizada rotineiramente em situações de crise, como agitações psicomotoras.

A capacidade de absorção por essa via é claramente impactada pela apresentação da forma farmacêutica (solução aquosa, gelatinosa ou de depósito) e pelo caráter ácido ou básico da substância. O diazepam, p. ex., precipita-se quando administrado por via intramuscular, em função da diferença de pH entre a solução e o meio.

A via intramuscular é também utilizada para alguns antipsicóticos de depósito, que permitem a administração semanal, quinzenal, mensal ou trimensal, como haloperidol, risperidona e paliperidona, habitualmente indicados para pacientes pouco aderentes ao regime de tratamento.

A *via endovenosa* é pouco utilizada na Psiquiatria, pois necessita de acesso venoso, há risco de infecções e é incômoda para o paciente, que, quando agitado, frequentemente a mobiliza, provocando sangramentos e risco de contaminação para a equipe (como por HIV, vírus da hepatite C, sífilis). Essa modalidade apresenta a mais rápida velocidade de absorção, que é linear e total, possibilitando, concomitantemente, altas doses terapêuticas e eventos adversos mais significativos.

A *via intranasal*, que tem recebido atenção por ser a via de aplicação da escetamina, um fármaco cada vez mais utilizado no tratamento de quadros depressivos, é vantajosa porque, além de prática, possibilita a autoaplicação e dispõe de maior biodisponibilidade, o que viabiliza a utilização de menores doses e, subsequentemente, exibe melhor perfil de efeitos colaterais. Dessa forma, o uso de benzodiazepínicos por essa via, por vezes utilizada no contexto de síndromes de abstinência alcoólica graves, deve ser realizado lentamente, sob supervisão médica, observando-se o risco de sedação excessiva e depressão respiratória.

Outras vias, como a *intrarretal*, a *subcutânea* e a *transdérmica*, são pouco utilizadas em Psiquiatria. Como exemplo dessa via, temos os adesivos de nicotina para tabagistas. A *via inalatória*, usada para a administração de escetamina intranasal em quadros depressivos, demonstra resultados promissores.

Um conceito importante relacionado intimamente à absorção é o da biodisponibilidade, que se refere à velocidade e à fração do fármaco que alcança a circulação após sua utilização. A biodisponibilidade de medicações administradas por via oral é menor e mais lenta, conforme anteriormente discutido quanto à metabolização de primeira passagem e a eventuais frações não absorvidas da medicação, enquanto a biodisponibilidade de medicamentos administrados por via endovenosa é rápida e completa, uma vez que alcançam diretamente a circulação geral.

A administração de clorpromazina por via oral apresenta, em função da primeira passagem, níveis significativamente inferiores aos da administração da mesma dose por via intramuscular (até cinco vezes menores). Frequentemente, os pacientes não toleram a administração por via endovenosa em decorrência de quedas abruptas da pressão arterial e arritmias cardíacas.

Distribuição

A distribuição é o passo que envolve a passagem do fármaco, a partir do plasma, para os tecidos e o estabelecimento de um equilíbrio, que pode ocorrer pelo uso regular do fármaco ou por sua eliminação total.

No plasma, a medicação pode estar ligada a proteínas transportadoras, apresentando, no equilíbrio, determinada proporção entre a fração livre (dissolvida) e a fração ligada. Assim, quando a primeira, que é a fração ativa, é distribuída para os tecidos, parte da fração ligada se torna livre, mantendo uma proporção fixa. Devemos levar em conta que, para que esse equilíbrio ocorra, deve haver estabilidade da proteína transportadora, quando estiver presente, e nos tecidos de depósito.

A ligação a proteínas plasmáticas geralmente ocorre, para substâncias com caráter ácido, à albumina e, para substâncias de caráter básico, à alfa-1-glicoproteína ácida. Algumas substâncias, como o lítio, administrado oralmente como carbonato de lítio, não se ligam às proteínas plasmáticas, apresentando relação direta entre os níveis plasmático e terapêutico. Para outras substâncias, a fração livre apresenta relação mais fidedigna com a quantidade da substância no sítio de ação e sua efetividade.

Pacientes com desnutrição apresentam menores níveis de albumina sérica, provocando uma alteração na fração disponível de medicamentos de caráter ácido. Da mesma maneira, pacientes com processos inflamatórios, p. ex., favorecem a elevação dos níveis da alfa-1-glicoproteína ácida, modificando a fração livre de medicamentos de caráter básico.

Oscilações de peso determinam modificações de volumes de água e gordura corporal que podem impactar a reserva dos depósitos e a distribuição das medicações, motivando a necessidade de eventuais ajustes para que a fração ativa disponível no tecido alvo seja mantida.

Outros determinantes de variações da velocidade de distribuição incluem o fluxo sanguíneo regional e eventuais barreiras, como a hematoencefálica, a qual determina algumas características específicas da medicação, visto que facilita a passagem de moléculas pequenas (de baixo peso molecular), lipossolúveis e de baixo grau de ionização.

Quando dois medicamentos com os mesmos princípios ativos apresentam biodisponibilidade similar, bem como tempo para o pico de concentração sanguínea, diz-se que possuem **bioequivalência**. Os genéricos são, por definição, bioequivalentes aos medicamentos considerados de referência.

Biotransformação (metabolização)

A alteração química pela ação de grupos enzimáticos específicos que os fármacos sofrem no organismo, favorecendo a neutralização e a excreção, é denominada metabolização. Chamamos de biotransformação especificamente quando o processo envolve substâncias endógenas. Apesar de, classicamente, apenas o fígado ser associado à metabolização, o processo pode ocorrer em diversos sítios, incluindo trato gastrointestinal, rins, pele e tecido adiposo, além do próprio tecido cerebral. Esse processo determina a velocidade de eliminação da substância, sendo o tempo necessário para a redução da concentração plasmática em 50% denominado meia-vida.

A transformação pode originar, além de substâncias neutras, inativas, substâncias com atividade farmacológica ou, eventualmente, toxicidade. A fluoxetina, um inibidor seletivo da recaptação da serotonina, apresenta como metabólito ativo com ação noradrenérgica a norfluoxetina; a risperidona, cuja meia-vida é relativamente curta, de 3 horas, é metabolizada em 9-hidroxi-risperidona, substância com meia-vida mais longa (22 horas), permitindo a tomada de apenas uma dose diária.

Algumas faixas etárias apresentam limitações específicas da atividade metabólica. Os recém-nascidos, p. ex., exibem atividade metabólica reduzida, com dificuldade para metabolizar alguns fármacos e a bilirrubina (incapacidade de conjugação glicurônica), o que pode ocasionar icterícia. Os idosos demonstram menor atividade enzimática, favorecendo o uso de menores doses de medicamentos e o aparecimento mais frequente de reações adversas e interações medicamentosas.

Em geral, a metabolização ocorre em duas etapas: a primeira, no retículo endoplasmático, que visa à "funcionalização", onde a substância é transformada em hidrofílica, principalmente por meio da oxidação, mediada pelo sistema mono-oxigenase do citocromo p450. A segunda fase é a conjugação, que ocorre no citoplasma celular, em que o grupo funcional é ligado ao substrato mediante uma ligação covalente, em especial ligando-se a ácido glicurônico, sulfato e acetato, o que torna o produto menos lipossolúvel do que a molécula original.

As enzimas do citocromo p450, proteínas de membrana do retículo endoplasmático que contêm um grupo heme, recebem esse nome por apresentarem pico de absorção na espectofotometria quando expostas a ondas de 450 nm. Atualmente, centenas já foram identificadas, sendo mais de 50 funcionais em seres humanos. Para a denominação de cada uma, geralmente se utiliza o prefixo CYP seguido pelo número da família, sendo CYP1, CYP2 e CYP3 as três famílias mais frequentemente envolvidas na biotransformação em humanos. As principais enzimas são a CYP2D6 e a CYP3A4, sendo a última responsável pela metabolização de grande parte dos fármacos em conjunto com a CYP3A3 (que é estrutural e funcionalmente parecida) e por mais de 50% de todas as isoformas presentes no fígado humano.

Outras vias enzimáticas importantes incluem as uridina difosfato glicuronosil-transferases (UGT) e a flavina-mono-oxigenase (FMO), que atuam na metabolização do ácido valproico, da carbamazepina, da imipramina e da clomipramina.

Essas enzimas podem apresentar polimorfismos genéticos, com capacidades maiores ou menores de ação, que clinicamente se traduzem na presença populacional de metabolizadores rápidos e lentos. Essas apresentações são relacionadas a características genéticas, sendo observadas diferentes prevalências em diferentes raças. Os orientais, p. ex., apresentam prevalência de 20% de metabolizadores lentos dos substratos da CYP2C19, enquanto, entre europeus, a prevalência é de 3% a 5%.

Inibição e indução enzimáticas

A atividade do citocromo p450 é modulada por diversas substâncias, incluindo compostos ingeridos diariamente, como alimentos, poluição e medicamentos (**Figura 1.2**). A modulação pode estar associada a porções envolvidas na metabolização daquela substância, afetando o nível sérico da própria substância ingerida, ou a porções envolvidas na metabolização de outras substâncias/fármacos.

Entre os fenômenos observados, é evidente que alguns fármacos induzem ao aumento da atividade enzimática, elevando a capacidade metabolizadora da via e facilitando a redução do nível plasmático das substâncias que são transformadas por ela. Um exemplo é a carbamazepina, que reduz o nível sérico de diversos antidepressivos, antipsicóticos, benzodiazepínicos e de anticonvulsivantes, incluindo o dela própria.

Outras substâncias inibem a atividade enzimática, reduzindo a capacidade metabolizadora da via e facilitando o aumento do nível plasmático das substâncias que transformadas por ela. O fluconazol, um antifúngico, é um importante inibidor enzimático, favorecendo o aumento de diversos psicotrópicos. Os inibidores da

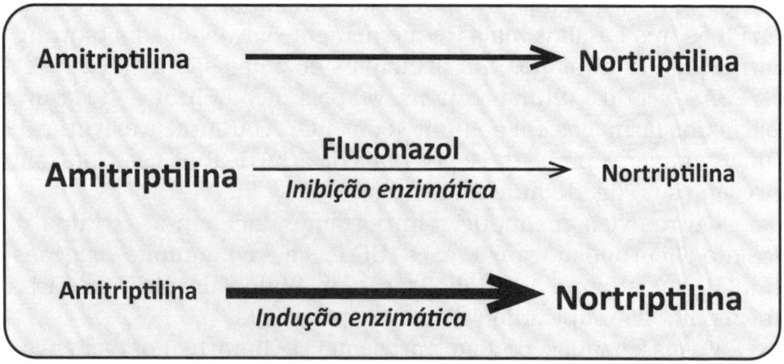

Figura 1.2. Representação gráfica de exemplos de indução e inibição enzimáticas na função do citocromo p450.
Fonte: acervo da autoria do capítulo.

monoamino-oxidase (IMAO) inibem a ação dessa enzima, responsável pela metabolização de serotonina, dopamina e noradrenalina, aumentando suas concentrações nos sítios de ação.

Quando a via de metabolização de um fármaco está inibida ou induzida, sua concentração sérica é aumentada ou reduzida, respectivamente. Assim, podemos eventualmente observar modificações do impacto de efeitos adversos com determinado tratamento. Clinicamente, como muitas medicações são metabolizadas por mais de uma via, impactos variáveis são verificados. O tempo para início dessas interações geralmente é curto, mas algumas substâncias podem induzir ou inibir a atividade de sistemas enzimáticos semanas ou meses após o início da ingesta.

Excreção

A excreção, que é a eliminação do fármaco e de seus metabólicos, ocorre usualmente após a metabolização, na qual as substâncias se tornam mais hidrossolúveis, facilitando sua eliminação.

A eliminação pode se dar por via renal, como ocorre com a maioria dos psicofármacos. Nos glomérulos, ela é preferencialmente de moléculas de baixo peso (inferior a 20.000) que estejam sendo transportadas em sua forma livre. Em pacientes com intoxicação exógena, podemos aumentar a eliminação do fármaco e de seus metabólitos com a administração de substâncias que acidifiquem ou alcalinizem a urina. Nos túbulos contorcidos proximais, ocorre transporte ativo, o qual não é afetado pela ligação plasmática das substâncias.

A eliminação intestinal, além das substâncias transformadas e eliminadas pela bile, conta com a parte das medicações que não foi absorvida pelo organismo. Essas substâncias podem ser reabsorvidas pelo intestino (ciclo entero-hepático), favorecendo a ação do fármaco por um período mais longo (como é o caso da clorpromazina).

A excreção por via pulmonar geralmente se restringe a medicamentos anestésicos. As diversas glândulas do corpo, como as sudoríparas, lacrimais, salivares e mamárias, também eliminam, em menor quantidade, os fármacos e seus metabólitos. Assim, a administração de medicamentos a pacientes que estão amamentando deve ser cuidadosamente avaliada e, preferencialmente, a amamentação deve ser realizada longe da ingestão medicamentosa.

FARMACODINÂMICA

A farmacodinâmica estuda a ação de um fármaco em seu sítio final de ação ou receptor e a influência desse fármaco no efeito de outro. O mecanismo de ação das medicações psiquiátricas habitualmente envolve processos pré-sinápticos, modificando a função sináptica, ou tem ação direta em receptores pré ou pós-sinápticos, sendo modulado pela afinidade, que é a capacidade de ligação do fármaco ao sítio de ação, e pela atividade intrínseca, que é a capacidade de produzir ou bloquear a produção de um estímulo.

Impulso

A membrana celular do neurônio encontra-se permanentemente polarizada, com predomínio de cargas elétricas negativas no interior da célula. A concentração de sódio é 10 vezes maior no meio extracelular, ocorrendo o inverso com a de potássio.

Para manter esse equilíbrio, uma proteína da membrana funciona como uma bomba que transporta sódio para fora e introduz potássio no meio intracelular utilizando a energia resultante da oxidação dos alimentos. Esse mecanismo permite a formação de impulsos elétricos e sua propagação. Um impulso nervoso é uma onda de despolarização provocada pela abertura súbita de canais de sódio, possibilitando a passagem rápida de sódio para o interior da célula, com inversão da polaridade da membrana. Esse evento dura milésimos de segundo; logo a seguir, os canais de sódio são inativados e a membrana é repolarizada com a saída de quantidade equivalente de potássio. Assim, o impulso vai sendo propagado pela célula.

Neurotransmissão

Os neurotransmissores (**Tabela 1.2**) são sintetizados dentro da própria célula a partir de precursores. O precursor da serotonina é o aminoácido triptofano, que é convertido em 5-hidroxitriptofano (5HTP) pela enzima triptofano hidroxilase. O 5HTP é convertido em serotonina pela enzima aromática aminoácido descarboxilase. O aminoácido precursor da noradrenalina e da dopamina é a tirosina, a qual é convertida em dopa por meio da enzima tirosina hidroxilase. A dopa é transformada em dopamina pela enzima dopadescarboxilase e, por último, a dopamina é transformada em noradrenalina pela ação da enzima dopamina beta-hidroxilase.

Tabela 1.2. Principais neurotransmissores no SNC

Neurotransmissores	
Serotonina (5HT)	Neurotensina
Dopamina (DA)	Colecistocinina (CCK)
Noradrenalina (NA)	Gastrina
Adrenalina	Secretina
Acetilcolina (ACH)	Betaendorfina
Ácido gama-aminobutírico (GABA)	Angiotensina
Ácido glutâmico (glutamato)	Glucagon
Ácido aspártico (aspartato)	Insulina
Glicina	Leptina
Substância P	Hormônios tireoidianos
Neurocininas A e B	Ocitocina
Óxido nítrico	Vasopressina
Monóxido de carbono	Prolactina

Fonte: desenvolvida pela autoria do capítulo.

No interior da célula, os neurotransmissores são armazenados em vesículas, as quais são de natureza lipídica, e, quando liberados delas, são destruídos por enzimas como MAO e catecol-O-metiltransferase (COMT) ou pela ação do cálcio que entra na célula com a chegada do impulso nervoso. O neurotransmissor é lançado no espaço entre as membranas pré e pós-sináptica denominado fenda sináptica (**Figura 1.3**).

Na fenda sináptica, as moléculas do neurotransmissor têm acesso aos receptores, que são estruturas tridimensionais predominantemente proteicas, cuja estrutura complementa a dos neurotransmissores. Depois de sofrerem alteração em sua conformação, são capazes de interagir entre si, formando um complexo neurotransmissor-receptor que provoca a abertura de canais iônicos específicos, alterando a polaridade da membrana e ativando enzimas formadoras de mensageiros químicos (segundos mensageiros) no citoplasma do neurônio pós-sináptico.

Esses segundos mensageiros modificam as reações químicas no citoplasma e no núcleo desse neurônio, alterando seu funcionamento e causando um efeito biológico. Em cada célula existem dezenas de milhões de receptores. Entretanto, apesar de haver mais de um trilhão de colisões por segundo entre o neurotransmissor

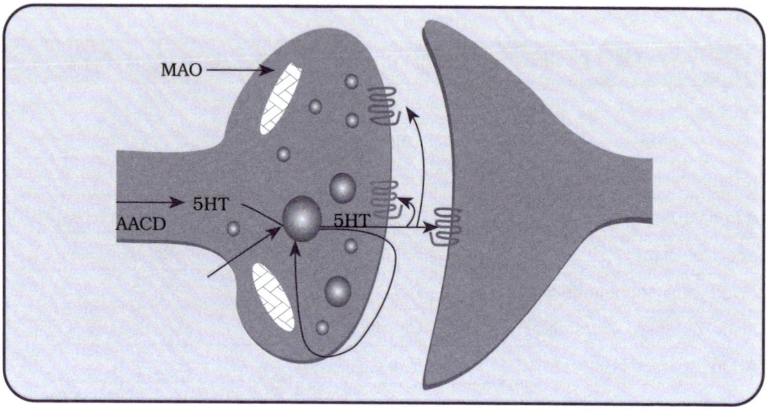

Figura 1.3. Neurônio serotonérgico e mecanismos de recaptação e degradação pela monoamino-oxidase (MAO).
Fonte: acervo da autoria do capítulo.

e o receptor, somente alguns milhões são eficazes. Esses números demonstram o dinamismo desse processo, mostrando que, mesmo que uma substância tenha afinidade pelo receptor, outros fatores vão interferir na ação das diversas substâncias e em seus consequentes efeitos farmacológicos.

Agonismo, antagonismo, afinidade e atividade intrínseca

O efeito do fármaco sobre a via é classificado em: antagonismo (bloqueio da ação), agonismo (mimetização) e agonismo inverso (quando ocorre o efeito oposto). Além disso, o efeito pode ser classificado em relação à via pela qual ocorre (direta ou indireta) e quanto à capacidade dessa ligação de produzir efeito sobre o receptor (parcial ou total).

A levodopa, que eleva a disponibilidade da dopa, um precursor da dopamina, e os IMAO, que diminuem a desnaturação de neurotransmissores, aumentando sua disponibilidade na fenda sináptica, são exemplos de medicamentos com ação em processos intracelulares pré-sinápticos, agonistas indiretos.

A carbegolina é uma molécula cuja ação ocorre diretamente sobre o receptor pós-sináptico dopaminérgico, preferencialmente os receptores do tipo D2, sendo um fármaco utilizado frequentemente no tratamento da doença de Parkinson (agonista). Os benzodiazepínicos e o álcool são estimulantes (agonistas) dos receptores pós-sinápticos do GABA e apresentam efeito inibidor sobre o sistema nervoso central (SNC). As betacarbolinas são substâncias que, ligando-se aos mesmos receptores, têm efeitos opostos aos dos benzodiazepínicos (agonistas inversos).

Os antipsicóticos típicos e atípicos (exceto o aripiprazol) atuam sobre os receptores dopaminérgicos, também especialmente sobre os receptores D2, causando o bloqueio desses (antagonistas). Além da ação dos antipsicóticos atípicos como antagonistas parciais de receptores serotoninérgicos, outra diferenciação entre essas duas classes está relacionada à intensidade de ligação aos receptores dopaminérgicos. O aripiprazol, antipsicótico atípico, é um antagonista de receptores serotoninérgicos tipo 5HT2a e agonista parcial dopaminérgico que apresenta alta ligação aos receptores, modulada pela afinidade ao sítio de ligação, mas que origina um estímulo de menor intensidade (agonismo parcial) em relação à dopamina (aproximadamente 30%).

A ação em receptores pré-sinápticos pode ser exemplificada pela ação antagonista alfa-2-adrenérgica da mirtazapina no receptor pré-sináptico, que desencadeia um aumento da liberação de noradrenalina e serotonina na fenda sináptica.

Modulações neuroadaptativas

A estimulação crônica provocada pelo uso contínuo pode desencadear fenômenos neuroadaptativos que aumentam ou reduzem a ação dos fármacos. Em função do aumento crônico da liberação do neurotransmissor ou do agonismo do fármaco, ocorre uma redução da produção de receptores ou *down-regulation*, fenômeno relacionado à tolerância decorrente do uso contínuo de benzodiazepínicos.

A discinesia tardia, evento potencialmente atribuível à *up-regulation*, ocorre em função do bloqueio crônico de receptores dopaminérgicos por antagonistas (os antipsicóticos) no estriado motor. Esse bloqueio crônico daria origem a aumento da produção e hipersensibilidade dos receptores dopaminérgicos anômalos, correspondendo clinicamente a movimentos involuntários.

Tolerância

O uso crônico de substâncias psicoativas pode estar associado à redução do efeito do fármaco inicialmente observado. Diversos fenômenos estão relacionados à indução de tolerância, como mecanismos de metabolização, *down-regulation* e fatores ambientais.

O uso crônico do álcool está associado à indução de enzimas metabolizadoras do citocromo p450, levando à metabolização mais rápida de diversas substâncias, incluindo o próprio álcool. Os benzodiazepínicos e o álcool, que se ligam aos receptores GABAérgicos, provocam o *down-regulation* das vias moduladas pelos receptores GABA.

Período de latência

O período entre o início da administração de um fármaco e o início do efeito terapêutico esperado é variável. Uma distinção necessária diz respeito ao efeito farmacológico esperado, como ocorre com os antidepressivos inibidores seletivos da recaptação da serotonina (ISRS) e sua ação na ejaculação precoce. O efeito farmacológico esperado sobre a ejaculação precoce está associado à ligação direta a receptores serotoninérgicos tipos 5HT2a e 5HT2c.

O efeito antidepressivo e o efeito no tratamento de transtornos ansiosos estão relacionados não só à ação em receptores pré-sinápticos e pós-sinápticos serotoninérgicos, mas também a alterações de segundos mensageiros intracelulares, conformação da fenda sináptica e fenômenos neuroadaptativos. Esses processos geralmente ocorrem de forma progressiva e têm significância clínica a partir de duas a três semanas para os antidepressivos em geral.

Fatores que modulam a resposta à substância

Conforme já discutido, características individuais modificam a resposta à medicação (**Tabela 1.3**), principalmente mediante a modulação de aspectos farmacocinéticos. O gênero do paciente altera a proporção de água e gordura do organismo, modificando a distribuição de gordura. Os homens, p. ex., apresentam maior atividade de enzimas do citocromo p450. A idade modifica a efetividade das enzimas do citocromo p450. Portanto, recém-nascidos e idosos demonstram maior dificuldade na metabolização de diferentes fármacos.

O conhecimento e a revisão constante desses fatores são importantes tanto para a escolha do medicamento quanto para a posologia prescrita, assim como para compreender possíveis efeitos terapêuticos passíveis de serem modificados (em relação ao tempo para o início da manifestação) e efeitos adversos que podem se tornar mais ou menos presentes.

Tabela 1.3. Fatores individuais que modificam a resposta à medicação

Gênero
Idade
Estado nutricional (ligação a proteínas plasmáticas)
Gestação
Comorbidades clínicas
Genética (metabolizadores rápidos/lentos)
Medicamentos em uso

Fonte: desenvolvida pela autoria do capítulo.

BIBLIOGRAFIA

- Ackenheil M. Neurotransmitters and signal transduction processes in bipolar affective disorders: a sinopsis. J Affect Disord. 2001;62(1):101-11.
- Bach R. Nonsynaptic diffusion neurotransmission (NDN) in the brain. Neurochem Int. 1993;23(4):297-318.
- Bazire S. Psychotropic Drug Diretory 2003/2004. London: Fivepin Publising Limited, 2003.
- Bell C, Abrams J, Nutt D. Tryptophan depletion and its implications for psychiatry. Br J Psychiatr. 2001;178:399-405.
- Benarroch EE. Neuropeptides in the sympathetic system: presence, plasticity, modulation and implications. Ann Neurol. 1994;36(1):6-13.
- Bhamre S, Bhagwat SV, Shankar SK, Boyd MR, Ravindranath V. Flavin-containing monooxygenase mediated metabolism of psychoactive drugs by human brain microsomes. Brain Res. 1995,672(1-2):276-80.
- Boullata JI. Drug-Nutrition Interactions and the Brain: It's Not All in Your Head. Curr Nutr Rep. 2019;8(2):92-8.
- Camarini R, Gorenstein C. Farmacocinética e Farmacodinâmica. In: Louzã Neto MR, Elkis H. Psiquiatria Básica. 2. ed. Porto Alegre: Artmed; 2007.
- Daly EJ, Singh JB, Fedgchin M, Cooper K, Lim P, Shelton RC, et al. Efficacy and safety of intranasal esketamine adjunctive tooral antidepressant therapy in treatment-resistant depression. JAMA Psychiatry. 2018;75(2):139-48.
- Darragh A, Kenny M, Lambe RF, O'Kelly DA. Adverse effects of caffeine. Irish Journal of Medical Science. 1981;150(1):47-53.
- Dawson TM, Snyder SH. Gases as biological messengers: nitric oxide and carbon monoxide in the brain. J Neurosci, 1994;14(9):5147-59.
- DeLeon A, Patel NC, Crismon ML. Aripiprazole: a comprehensive review of its pharmacology, clinical efficacy, and tolerability. Clin Ther. 2004 May; 26(5): 649-66.
- Emamghoreishi M, Li PP, Schlichter L, Parikh S, Cooke R, Warsh JJ. Associated disturbances in calcium homeostasis and G protein-mediated cAMP signaling in bipolar I disorder. Biol Psychiatry. 2000;48(7):665-73.
- Fischbach GD. Mind and brain. Scientific American. 1992;267(3):48-60.

- Ghahramani P, Ellis SW, Lennard MS, Ramsay LE, Tucker GT. Cytochromes P450 mediating the N-demethylation of amitriptyline. Br J Clin Pharmacol. 1997;43(2):137-44.
- Golding DW. A pattern confirmed and refined-synaptic, nonsynaptic and parasynaptic exocytosis. Bioessays. 1994;16(7):503-8.
- Graeff F G. Drogas psicotrópicas e seu modo de ação. 2. ed. São Paulo: Editora Pedagógica e Universitária; 1990.
- Jessell TM, Kandel ER. Synaptic transmission: a bidirectional and self-modifiable form of cell-cell communication. Cell. 1993;72(Suppl):1-30.
- Kelly RB. Storage and release of neurotransmitters. Cell. 1993;72(Suppl):43-53.
- Kiang TK, Ensom MH, Chang TK. UDP-glucuronosyltransferases and clinical drug-drug interactions. Pharmacol Ther. 2005;106(1):97-132.
- Lader MH, Gentil Filho V. Conceitos básicos em psicofarmacologia clínica. Folha Médica. 1977;75:147-53.
- Klang M, McLymont V, Ng N. Osmolality, pH, and compatibilityof selected oral liquid medications with an enteral nutrition product. JPEN J Parenter Enteral Nutr. 2013;37(5): 689-94.
- Lauder JM. Neurotransmitters as growth regulatory signals: role of receptors and second messengers. Trends Neurosci. 1993;16(6):233-40.
- Lincoln J, Stewart ME, Preskorn SH. How sequential studies in-form drug development: evaluating the effect of food intake onoptimal bioavailability of ziprasidone. J Psychiatr Pract. 2010;16(2):103-14.
- Lundberg JM, Hökfelt T. Coexistence of peptides and classical neurotransmitters. Trends Neurosci. 1983;6:325-33.
- Mandrioli R, Forti GC, Raggi MA. Fluoxetine metabolism and pharmacological interactions: the role of cytochrome p450. Curr Drug Metab. 2006:7(2):127-33.
- Mattos JP, Mattos VMBC. Novos agonistas dopaminérgicos. Arq Neuropsiquiatr. 1999;57(2A):329-32.
- Mazzio E, Becker A, Soliman KF. Characterization of neurotransmitters and dopamine attenuation of inducible nitric oxide synthase in glioma cells. J Neuroimmunol. 2002;131(1-2):70-82.
- Proudfoot AT, Krenzelok EP, Vale JA. Position Paper on Urine Alkalinization. J Toxicol Clin Toxicol. 2004;42(1):1-26.
- Quintana DS, Steen NE, Andreassen OA. The promise of intranasal esketamine as a novel and effective antidepressant. JAMA Psychiatry. 2018;75(2):123-4.
- Quiroz JA, Gould TD, Manji HK. Molecular effects of lithium. Mol Interv. 2004;4(5):259-72.
- Ramos RT. As bases biológicas do transtorno do pânico. Rev Psiquiatr Clin. 2001;28(1):9-11.
- Soares OT. Guia de interações medicamentosas em Psiquiatria. Rio de Janeiro: EPUC; 2006.
- Stahl SM. Neuronal traffic signals in tardive dyskinesia: notenough "stop" in the motor striatum. CNS Spectr. 2017;22(6):427-34.

- Sthal SM. Sthal´s essential psychopharmacology: neuroscientific basis and practical applications. 3. ed. New York: Cambridge University Press; 2008.
- Uno S, Dalton TP, Derkenne S, Curran CP, Miller ML, Shertzer HG, et al. Oral exposure to benzo[a]pyrene in the mouse: detoxication by inducible cytochrome P450 is more important than metabolic activation. Mol Pharmacol. 2004;65(5):1225-37.
- Urichuk L, Prior TI, Dursun S, Baker G. Metabolism of atypical antipsychotics: involvement of cytochrome p450 enzymes and relevance for drug-drug interactions. Curr Drug Metab. 2008;9(5):410-8.
- Wang HY, Friedman E. Increased association of brain protein kinase C with the receptor for activated C kinase-1 (RACK1) in bipolar affective disorder. Biol Psychiatry. 2001;50(5):364-70.
- Wijnen PA, Op den Buijsch RA, Drent M, Kuipers PM, Neef C, Bast A, et al. Review article: the prevalence and clinical relevance of cytochrome P450 polymorphisms. Aliment Pharmacol Ther. 2007:26(Suppl 3):211-9.
- Zanini AC, Oga S. Farmacologia aplicada. 4. ed. São Paulo: Atheneu; 1989.

Psicofarmacologia dos Transtornos Alimentares

Adriano Segal
Débora Kinoshita Kussunoki

O transtorno alimentar (TA), quadro caracterizado por uma alteração patológica da ingestão de alimentos, pode ou não estar associado a sintomas psíquicos específicos, como distorção da imagem corporal e/ou alteração da regulação normal do peso.

Neste capítulo, abordaremos três dos TA classificados na quinta edição do Manual Diagnóstico e Estatístico de Transtornos Mentais (DSM-5) (APA, 2013): a anorexia nervosa (AN), a bulimia nervosa (BN) e o transtorno da compulsão alimentar (TCA).

Debateremos, também, a síndrome do comer noturno (SCN), um quadro classificado como "outro transtorno alimentar especificado" (OTAE) no DSM-5. A SCN é, às vezes, chamada de síndrome alimentar noturna (SAN), mas optamos por usar a tradução do DSM-5.

Quadros alimentares como pica, transtorno alimentar restritivo evitativo e transtorno de ruminação, entre outros, são também relevantes, porém, em nome da concisão, não nos deteremos sobre eles. Há também várias propostas de novos transtornos, inclusive uma de nossa autoria, específica para o pós-operatório bariátrico (Segal *et al.*, 2004), as quais, pelo mesmo motivo, não serão abordadas.

Cabe salientarmos também, logo de início, que o tratamento dos TA deve ser multimodal e multidisciplinar (Segal e Kussunoki, 2021). Assim, a psicofarmacoterapia (PFT) não deve ser vista como opção terapêutica central nem como substituta de qualquer outra, que, ao ser usada de forma isolada, tampouco trará resultados comparáveis aos de tratamentos multiprofissionais. A PFT se insere em um programa composto por terapia nutricional, psicoterapia, atividade física e acompanhamento médico (psiquiátrico e não psiquiátrico).

OPÇÕES TERAPÊUTICAS DISPONÍVEIS

O interesse que o tema desperta e a crescente prevalência de alterações nos hábitos alimentares são fatos que emanam do momento socioevolutivo em que vivemos, no qual as valorizações estética, social e de saúde se encontram na manutenção de pesos mais baixos, criando um ambiente propício ao aparecimento de TA e, ao mesmo tempo, ao aumento da prevalência da obesidade, a despeito de tratamentos mais ou menos invasivos, inclusive os cirúrgicos.

O arsenal de psicofármacos apresenta efetividade nem sempre adequada, como é evidenciado tanto pelo elevado número de recidivas e recaídas dos pacientes com TA (e com outros transtornos psiquiátricos [TPqs]) quanto pela escassez de medicamentos para uso específico aprovados por órgãos como a Food and Drug Administration (FDA), nos Estados Unidos, e a Agência Nacional de Vigilância Sanitária (Anvisa), no Brasil.

Vale ressaltar que os dados apresentados neste capítulo se referem a populações adultas e não são necessariamente aplicáveis a outros grupos. Informações para as populações infantil, adolescente e geriátrica devem ser complementadas com pesquisas em outras fontes.

Quanto às tabelas, os fármacos aprovados para a indicação estarão sublinhados.

ANOREXIA NERVOSA (AN)

Introdução

A AN é um quadro com prevalência estimada em 0,5% e incidência de 18,5/100 mil mulheres/ano e 2,25/100 mil homens/ano (Hay, 2002), com média de 8/100 mil pessoas/ano (Hoek, 2006). A mortalidade, contudo, é elevada, alcançando mais de 15% dos casos, e as razões incluem suicídio e complicações clínicas. Na maior parte das vezes esse TA se inicia durante a adolescência ou ao final dela e sua evolução é marcada por recrudescência do quadro ao longo da vida, com remissões incompletas de gravidade variável na maior parte dos pacientes (Thompson e Smolak, 2002; Hay e Claudino, 2012; Sysko *et al.*, 2019; Cassioli *et al.*, 2020).

Opções terapêuticas disponíveis

Não há PFT específica para a AN. Virtualmente, todos os grupos de psicofármacos foram utilizados, mas sem resultados animadores (Borges *et al.*,2001; Casper, 2002; Sysko *et al.*, 2019; Cassioli *et al.*, 2020).

É fundamental que o leitor menos familiarizado com os TA tenha claro que a PFT na AN é insuficiente, apesar de ainda não existir consenso a esse respeito (Vaswani e Kalra, 2004). As diretrizes da American Psychiatric Association mencionam o uso de medicações para tratamento de eventuais comorbidades residuais depois que o peso-alvo for alcançado, sugerindo que as exceções a essa regra sejam poucas. Além disso, o uso de doses iniciais mais baixas para que se evitem efeitos adversos mais graves é a recomendação global (APA, 2000). Sem que haja equipes multidisciplinares envolvidas, os resultados são, ainda hoje, inadequados.

Na **Tabela 2.1** mostraremos as substâncias utilizadas, segundo seus grupamentos farmacológicos.

BULIMIA NERVOSA (BN)

Introdução

Ao contrário da AN, a BN é um quadro mais frequente e mais responsivo a tratamentos combinados, ao menos de modo agudo. Sua prevalência estimada é de 1% a 3%, e sua incidência, de 28,8/100 mil mulheres/ano e 0,8/100 mil homens/ano. Há estimativas mais elevadas descritas na literatura, notadamente quando OTAE clinicamente muito parecidos com a BN são levados em consideração (APA, 1994; Hay, 2002; Hay e Claudino, 2012; APA, 2013). Embora a mortalidade associada alcance 1%, a morbidade pode ser superior, ou seja, a evolução com mais recorrências é mais frequente (APA, 2000).

Opções terapêuticas disponíveis

Ao contrário da AN, vários estudos demonstraram efeito positivo de alguns antidepressivos na BN, notadamente os inibidores seletivos da recaptação da serotonina (ISRS). Apesar das metodologias variáveis, isso sugere serem eles os agentes de primeira escolha em termos do braço psicofarmacoterapêutico do tratamento.

Além desses, a bupropiona, a venlafaxina, o topiramato e outras substâncias foram estudados. A bupropiona foi associada ao aumento de convulsões em pacientes com vômitos. Por isso, não é indicada para BN ou AN do subtipo purgativo.

A ondansetrona, um antiemético oral e parenteral altamente efetivo que bloqueia seletivamente os receptores 5-HT_3, foi aprovado originalmente para o tratamento de náuseas e vômitos induzidos por quimioterapia ou pós-operatórios e parece ter um papel no tratamento da BN (Hasler 2000; Fung e Ferrill, 2001). Porém, estudos mais abrangentes devem ser realizados.

Tabela 2.1. Psicofármacos e anorexia nervosa

Grupo		Fármaco	Quando usar	Efeito esperado	Cuidados especiais
Antidepressivos	Cíclicos	Amitriptilina*, clomipramina*	Peso recuperado	Estabilidade ponderal, melhora de sintomas OCs	Efeitos cardiovasculares aumentados
	ISRS	Fluoxetina*	Peso recuperado	Estabilidade ponderal, melhora de sintomas OCs	Relatos de perda de peso pós-citalopram
	Outros	Bupropiona	Sem dados	Sem dados	Risco aumentado de convulsões em vomitadores
Antipsicóticos	1ª geração	Sulpirida*, pimozida*, clorpromazina	Sintomas OC, ideias delirantes, irritabilidade	Melhora dos sintomas	Titulação da dose
	2ª geração	Olanzapina**, risperidona	Sintomas OC, ideias delirantes, irritabilidade	Melhora dos sintomas	Titulação da dose
Outros psicofármacos		Benzodiazepínicos	Ansiedade frente à alimentação	Possibilitar ingestão mais adequada	Abuso, dependência, diminuição do efeito comportamental
Outras substâncias		Cipro-heptadina*	Queixas de plenitude gástrica	Relaxamento dos músculos gástricos	Piora dos sintomas depressivos
		Tetra-hidrocanabinol	Ansiedade frente à alimentação, queixas de plenitude gástrica	Possibilitar ingestão mais adequada, aumento do apetite, diminuição do reflexo do vômito	Risco de abuso e dependência

ISRS: inibidores seletivos da recaptação da serotonina; OC: obsessivo-compulsivo.

*Estudos controlados realizados.

**Antipsicótico de 2ª geração mais estudado em AN.

Fonte: APA, 2000; Appolinario e Bacaltchuk, 2002; Zhu e Walsh, 2002; Pederson *et al.*, 2003; Mitchell *et al.*, 2003; Segal *et al.*, 2004; Hay e Claudino, 2012.

Tanto como na AN, equipes multidisciplinares têm de estar envolvidas no tratamento global de pacientes com BN (APA, 2000).

Na **Tabela 2.2** mostraremos os fármacos mais usados, segundo seus grupamentos farmacológicos.

TRANSTORNO DA COMPULSÃO ALIMENTAR (TCA)

Introdução

Em 2013, o TCA passou do Apêndice B do DSM-4 (APA, 1994) para o capítulo de Transtornos Alimentares, como categoria distinta no DSM-5 (APA, 2013).

O TCA, descrito primeiramente por Stunkard e Allison (2003a), é considerado por alguns um sintoma complexo ou um marcador de transtorno psiquiátrico. Sua prevalência pode variar de 0,7% a 4% na população geral, chegando a 75% em pacientes de programas de controle de peso. A proporção entre mulheres e homens é de 15:10. Parece haver um aumento de prevalência diretamente proporcional ao peso (Segal, 1999; Segal *et al.*, 2004).

Opções terapêuticas disponíveis

Na **Tabela 2.3** sublinhamos apenas a lisdexanfetamina, medicação usada no tratamento do transtorno do déficit de atenção com hiperatividade e recentemente aprovada para o tratamento farmacológico do TCA moderado a grave. Os agentes aprovados para o tratamento da obesidade, mesmo podendo ter efeito direto ou indireto nos episódios de compulsão, não estarão sublinhados. Há, também, uma série de fármacos disponíveis para o uso em TCA de modo *off-label*.

A exemplo dos demais TA, os resultados obtidos com equipes multidisciplinares são superiores. Ao contrário da BN, não há polêmica quanto à adequação ou não da promoção de perda de peso acoplada ao tratamento do TCA em pacientes obesos, visto que a redução do peso é indicada (Presnell e Stice, 2003; Segal *et al.*, 2004; Wadden *et al.*, 2004, Hudson e Pope Jr., 2018; Segal e Kussunoki, 2021).

Há elevada resposta placebo em TCA, o que limita qualquer conclusão mais efusiva (APA, 2000; Ricca *et al.*; 2001; Pearlstein, 2003; Stunkard e Allison, 2003a).

Tabela 2.2. Psicofármacos e bulimia nervosa

Grupo		Fármaco	Dose (mg/d)	Efeito esperado	Cuidados especiais
Antidepressivos	Cíclicos	Imipramina* e desipramina*@	Doses antidepressivas	Melhora dos comportamentos alimentares e efeito antidepressivo	Pacientes com risco de suicídio (superdose pode ser letal); ganho de peso
		Amitriptilina*	Doses antidepressivas	Efeito antidepressivo	Pacientes com risco de suicídio (superdose pode ser letal); ganho de peso
	ISRS	Fluoxetina*	60 a 80	Melhora dos comportamentos alimentares e efeito antidepressivo, efeito anti-OC	*Drop-out* por efeitos sexuais adversos
	Outros	IMAO, fluvoxamina	Doses antidepressivas	Melhora dos comportamentos alimentares e efeito antidepressivo, efeito anti-OC	Restrições dietéticas com os IMAO e perfil similar de efeitos adversos com a fluvoxamina
Anticonvulsivantes		Topiramato	25 a 400 (dose média: 100)	Melhora dos comportamentos alimentares e efeito antidepressivo	Cálculos renais, relatos de glaucoma. Dividir dose, orientar hidratação abundante e atividade física. A titulação da dose deve ser lenta (aumentos de 25 mg/dia a cada 2 semanas)
Outras substâncias		Ondansetrona*	8-32	Diminuição de episódios de compulsão alimentar e vômitos	—

ISRS: inibidores seletivos da recaptação da serotonina; OC: obsessivo-compulsivo.

*Estudos controlados realizados.

@ Não disponível no Brasil.

Fonte: APA, 2000; Appolinario e Bacaltchuk, 2002; Zhu e Walsh, 2002; Hedges *et al.*, 2003; Hoopes *et al.*, 2003; Kaplan, 2003; Pederson *et al.*, 2003; Mitchell *et al.*, 2003, Wang *et al.*, 2003; Walsh *et al.*, 2004; Faris *et al.*, 2006; Hay & Claudino, 2012).

Tabela 2.3. Psicofármacos e TCA

Grupo		Fármaco	Dose (mg/d)	Efeito esperado	Cuidados especiais
Psicoestimulantes		Lisdexanfetamina	50 a 70	Diminuição da frequência e da intensidade dos *binges*, uso em quadros moderados e graves de TCA	Ciclagem de humor, desencadeamento de quadros psicóticos, demais efeitos adversos de agentes derivados da anfetamina, parada cardiovascular
Antidepressivos	ISRS	Citalopram*	20 a 60	Diminuição da frequência e da intensidade dos *binges*, diminuição de peso, tratamento de sintomas depressivos associados	Cuidados com interação medicamentosa: outros agentes antiobesidade, anti-hipertensivos, antidiabéticos
		Fluvoxamina*	50 a 300		
		Sertralina*	50 a 300 (dose média: 150)		
		Fluoxetina*	60 a 80		
	Outros	Venlafaxina	75 a 300		Hipertensão
		Bupropiona	300	Diminuição da ingestão, aumento discreto do gasto calórico	Risco aumentado de convulsões
Agentes antiobesidade	Ação central	Sibutramina*	10 a 30	Diminuição da ingestão e dos *binges*, aumento do gasto calórico	Hipertensão
	Ação combinada	Liraglutida	Até 3 mg	Diminuição da ingestão e dos *binges*, aumento do gasto calórico, melhora de parâmetros metabólicos	Titulação da dose
	Ação periférica	Orlistate	360	Efeito tipo antabuse Ψ	Titulação da dose
Anticonvulsivantes		Topiramato*	25 a 400 (dose média: 100)	Melhora dos comportamentos alimentares e efeito antidepressivo	Cálculos renais, relatos de glaucoma. Dividir dose, orientar hidratação abundante e atividade física. A titulação da dose deve ser lenta (aumentos de 25 mg/dia a cada 2 semanas)

ISRS: inibidores seletivos da recaptação da serotonina; OC: obsessivo-compulsivo.
*Estudos controlados realizados; Ψ dados não publicados do autor.
Fonte: adapatada de Segal, 1999; APA, 2000; Appolinario e Bacaltchuk, 2002; Carter *et al.*, 2003; McElroy *et al.*, 2003; Segal *et al.*, 2004; Appolinario e McElroy, 2004; Solinas e Goldberg, 2005; Hay e Claudino, 2012; Robert *et al.*, 2015; Hudson e Pope Jr., 2018. https://consultas.anvisa.gov.br/#/medicamentos/25351306030200921/.

SÍNDROME DO COMER NOTURNO (SCN)

Introdução

A SCN é caracterizada por hiperfagia de ocorrência predominantemente noturna (despertares durante a madrugada, usualmente 2 a 3 horas após o início do sono, e subsequente episódio de compulsão alimentar). Mais de 50% da ingestão calórica diária desses indivíduos costuma ocorrer no período da noite (Pawlow *et al.*, 2003). A prevalência estimada é de 1,5% na população geral e de até 27% entre pacientes com obesidade mórbida (Azevedo *et al.*, 2003; Segal e Kussunoki, 2021).

Opções terapêuticas disponíveis

Ao contrário do TCA, a SCN está nos primeiros tempos de estudos, com poucas opções terapêuticas adequadamente estudadas, e um dos motivos é a relativa falta de uniformidade de critérios diagnósticos. Contudo, parece responder bem ao topiramato e aos ISRS, sendo a sertralina o fármaco mais estudado entre todos (**Tabela 2.4**) (Stunkard e Allison, 2003b; O'Reardon JP *et al.*, 2005; O'Reardon *et al.*, 2006; Segal e Kussunoki, 2021).

Tabela 2.4. Psicofármacos e SCN

Grupo		Fármaco	Dose (mg/d)	Efeito esperado	Cuidados especiais
Antidepressivos	ISRS	Sertralina	50 a 300 (dose média: 150)	Melhora do padrão alimentar e do sono	—
Anticonvulsivantes		Topiramato[++]	25 a 400 (dose média: 100)	Melhora dos comportamentos alimentares, indução do sono e efeito antidepressivo	Cálculos renais, relatos de glaucoma. Dividir dose, orientar hidratação abundante e atividade física. A titulação da dose deve ser lenta (aumentos de 25 mg/dia a cada 2 semanas)

ISRS: inibidores seletivos da recaptação da serotonina.

[++]Sem estudos controlados.

Fonte: Stunkard e Allison, 2003b; Winkelman, 2003; O'Reardon *et al.*, 2005; O'Reardon *et al.*, 2006; Segal e Kussunoki, 2021.

BIBLIOGRAFIA

- American Psychiatry Association. Diagnostic and Statistical Manual of Mental disorders – DSM-5. 5th ed. Washington: American Psychiatric Association; 2013.
- American Psychiatric Association. Practice Guideline for the Treatment of Patients With Eating Disorders. 2nd ed. Washington American Psychiatric Association; 2000.
- Appolinario JC, Bacaltchuk J. Tratamento farmacológico dos transtornos alimentares. Rev Bras Psiquiatr. 2002;24(Supl 3):54-9.
- Appolinario JC, McElroy SL. Pharmacological approaches in the treatment of binge eating disorder. Curr Drug Targets. 2004;5(3):301-7.
- Azevedo AP, Santos C, Alóe F, Segal A. Síndrome Alimentar Noturna. Pôster apresentado no V Encontro Brasileiro de Transtornos Alimentares e Obesidade. Gramado, RS, 19 a 21 de junho de 2003.
- Bernacchi A. Venvanse (Dimesilato de Lisdexanfetamina). Jaguariúna: Takeda Pharma Ltda.; 2010.
- Borges VC, Larino MA, Segal A, Cukier C. Anorexia e Bulimia Nervosa. In: Magnoni D, Cukier C, Perguntas e Respostas em Nutrição Clínica. Rio de Janeiro: Roca;2001. p. 307-11.
- Carter WP, Hudson JI, Lalonde JK, Pindyck L, McElroy SL, Pope HG. Pharmacologic treatment of binge eating disorder. Int J Eat Disord. 2003;34(Suppl):574-88.
- Casper RC. How useful are pharmacological treatments in eating disorders? Psychopharmacol Bull. 2002;36(2):88-104.
- Cassioli E, Sensi C, Mannucci E, Ricca V, Rotella F. Pharmacological treatment of acute-phase anorexia nervosa: Evidence from randomized controlled trials. J Psychopharmacol. 2020;34(8):864-73. doi:10.1177/0269881120920453.
- Faris PL, Eckert ED, Kim SW, Meller WH, Pardo JV, Goodale RL, et al. Evidence for a vagal pathophysiology for bulimia nervosa and the accompanying depressive symptoms. J Affect Disord. 2006;92(1):79-90.
- Fung SM; Ferrill MJ. Treatment of bulimia nervosa with ondansetron. Ann Pharmacother. 2001;35(10):1270-3.
- Hasler WL. 5-HT(3) antagonist therapy of bulimia nervosa: a peripherally active agent for a central nervous system eating disorder? Gastroenterology. 2000;119(1):271-2.
- Hay PJ. Epidemiologia dos transtornos alimentares: estado atual e desenvolvimentos futuros. Rev Bras Psiquiatr. 2002;24(Supl 3):13-7.
- Hay PJ, Claudino AM. Clinical psychopharmacology of eating disorders: a research update. Int J Neuropsychopharmacol. 2012;15(2):209-22.
- Hedges DW. Reimherr FW. Hoopes SP. Rosenthal NR. Kamin M. Karim R. et al. Treatment of bulimia nervosa with topiramate in a randomized, double-blind, placebo-controlled trial, part 2: improvement in psychiatric measures. J Clin Psychiatry. 2003;64(12):1449-54.
- Hoek HW. Incidence, prevalence and mortality of anorexia nervosa and other eating disorders. Curr Opin Psychiatry. 2006;19(4):389-94.
- Hoopes SP, Reimherr FW, Hedges DW, Rosenthal NR, Kamin M, Karim R, et al. Treatment of bulimia nervosa with topiramate in a randomized, double-

blind, placebo-controlled trial, part 1: improvement in binge and purge measures. J Clin Psychiatry. 2003;64(1):1335-41.

- Hudson JI, Pope Jr HG. Psychopharmacological treatment of binge eating disorder. In Brownell KD, Walsh BT. Eating Disorders and Obesity. 3rd ed. Nova York: The Guilford Press; 2018. p. 308-13.
- Kaplan AS. Academy for Eating Disorders International Conference on Eating Disorders. Denver, CO, USA, May 29-31, 2003. Expert Opin Investig Drugs. 2003;12(8):1441-3.
- McElroy SL, Hudson JI, Malhotra S, Welge JA, Nelson EB, Keck PE. Citalopram in the treatment of binge-eating disorder: a placebo-controlled trial. J Clin Psychiatry. 2003;64(7):807-13.
- Mitchell JE, de Zwaan M, Roerig JL. Drug therapy for patients with eating disorders. Curr Drug Target CNS Neurol Disord. 2003;2(1):17-29.
- O'Reardon JP, Peshek A, Allison KC. Night eating syndrome: diagnosis, epidemiology and management. CNS Drugs. 2005;13(12):997-1008.
- O'Reardon JP, Allison KC, Martino NS, Lundgren JD, Heo M, Stunkard AJ. A randomized, placebo-controlled trial of sertraline in the treatment of night eating syndrome. Am J Psychiatry. 2006;163(5):893-8.
- Pawlow LA, O'Neil PM, Malcolm RJ. Night eating syndrome: effects of brief relaxation training on stress, mood, hunger, and eating patterns. Int J Obes Relat Metab Disord. 2003;27(8):970-8.
- Pederson KJ, Roerig JL, Mitchell JE. Towards the pharmacotherapy of eating disorders. Expert Opin Pharmacother. 2003;4(10):1659-78.
- Pearlstein T, Spurell E, Hohlstein LA, Gurney V, Read J, Fuchs C et al. A double-blind, placebo-controlled trial of fluvoxamine in binge eating disorder: a high placebo response. Arch Women Ment Health. 2003;6(2):147-51.
- Presnell K, Stice E. An experimental test of the effect of weight-loss dieting on bulimic pathology: tipping the scales in a different direction. J Abnorm Psychol. 2003;112(1):166-70.
- Ricca V, Mannucci E, Mezzani B, Moretti S, Di Bernardo M, Bertelli M et al. Fluoxetine and fluvoxamine combined with individual cognitive-behaviour therapy in binge eating disorder: a one-year follow-up study. Psychother Psychosom. 2001;70(6):298-306.
- Robert AS, Rohana AG, Shah SA et al. Improvement in binge eating in non-diabetic obese individuals after 3 months of treatment with liraglutide – A pilot study. Obes Res Clin Pract. 2015;9(3):301-304.
- Segal A. Obesidade e Comorbidade Psiquiátrica: Caracterização e Eficácia Terapêutica de Atendimento Multidisciplinar na Evolução de 34 Pacientes. Tese (Doutorado em Psiquiatria). Faculdade de Medicina da Universidade de São Paulo. São Paulo, 1999.
- Segal A. Kussunoki DK, Larino, MA. Post-surgical refusal to eat: Anorexia nervosa, Bulimia nervosa or a new eating disorder? A case series. Obes Surg. 2004;14(3):353-60.
- Segal A. Kussunoki DK. Medicamentos psiquiátricos no tratamento de transtornos alimentares e obesidade. In: Mancini MC, Geloneze B, Salles JEN, Lima JG, Carra MK. Tratado de Obesidade. 3rd ed. Rio de Janeiro: Guanabara Koogan; 2021, p. 612-17.

- Sysko R, Hildebrandt T, Walsh BT. Pharmacological treatment of eating disorders. In: Evans SM, Carpenter KM. APA Handbooks in Psychology® series. APA Handbook of Psychopharmacology. Washington American Psychological Association; 2019, p. 327-46.
- Solinas M, Goldberg SR. Motivational effects of cannabinoids and opioids on food reinforcement dependo n simultaneous activation of cannabinoid and opioid systems. Neuropsychopharmacol. 2005;30(11):2035-45.
- Stunkard AJ, Allison KC. Binge eating disorder: disorder or marker? Int J Eat Disord. 2003a; 34(Suppl):5107-16.
- Stunkard AJ, Allison KC. Two forms of disordered eating in obesity: binge eating and night eating. Int J Obes Relat Metab Disord. 2003b;27(1):1-12.
- Thompson JK, Smolak L. Body image, eating disorders and obesity in youth: the future is now. In: Thompson JK, Smolak L. Body image, eating disorders and obesity in youth-assesment, prevention and treatment. Washington, DC: American Psychological Association; 2002. p. 1-18.
- Vaswani M, Kalra H. Selective serotonin re-uptake inhibitors in anorexia nervosa. Expert Opin Investig Drugs. 2004;13(4):349-57.
- Wadden TA, Foster GD, Sarwer DB, Anderson DA, Gladis M, Sanderson RS, Letchak RV et al. Dieting and the development of eating disorders in obese women: results of a randomized controlled trial. Am J Clin Nutr. 2004;80(3):560-8.
- Wang PW, Ketter TA, Becker OV, Nowakowska C. New anticonvulsant medication uses in bipolar disorder. CNS Spectr. 2003;8(12):930-2,941-7.
- Walsh BT, Fairburn CG, Mickley D, Sysko R, Parides MK. Treatment of bulimia nervosa in a primary care setting. Am J Psychiatry. 2004;161(3):556-61.
- Winkelman JW. Treatment of nocturnal eating syndrome and sleep-related eating disorder with topiramate. Sleep Med. 2003;4(3):243-6.
- Zhu AJ, Walsh BT. Pharmacologic treatment of eating disorders. Can J Psychiatry. 2002;47(3):227-34.

Psicofarmacologia dos Transtornos Relacionados ao Uso de Substâncias

Ana Paula Lopes Carvalho
Lucas Tokeshi

INTRODUÇÃO

A utilização de tabaco, álcool e drogas ilícitas está reconhecidamente relacionada a mais de 80 doenças (Rehm, 2006), sendo apontada como responsável por grande parte da incapacitação e da mortalidade na população mundial (Kumar, 2009). No início dos anos 1990, foi realizado um estudo do Banco Mundial junto à Organização Mundial da Saúde (OMS) com a finalidade de determinar a carga global de doença (do inglês, *global burden of disease* [GBD]) em oito diferentes regiões do mundo (Kumar, 2009; Nedel, 1999).

O tratamento da dependência de drogas envolve uma abordagem multidisciplinar, a qual abrange terapia familiar, psicoterapia individual e em grupo, terapia ocupacional e reinserção no mercado de trabalho. A psicofarmacologia avançou no tratamento medicamentoso da dependência química, mas ainda está dando seus primeiros passos.

O objetivo deste capítulo é apresentar os tratamentos disponíveis para a intervenção farmacológica de uma das principais causas evitáveis de mortalidade mundial (Kumar, 2009).

BENZODIAZEPÍNICOS

Metade de toda a prescrição de psicotrópicos no mundo é de benzodiazepínicos. Diferentemente do senso comum, hoje já se reconhece que poucos pacientes que tomam essa classe de medicação a utilizarão de forma abusiva quando adequadamente prescrita (Labbate, 2010). Seu uso indiscriminado, porém, provocou impacto na saúde, e, hoje, há risco aumentado de acidentes, sobredose por combinação de fármacos e tentativas de suicídio, além de déficit cognitivo e de memória. No tratamento farmacológico da dependência de benzodiazepínicos, são propostas quatro classes de medicamentos: os próprios benzodiazepínicos (clordiazepóxido, clonazepam e diazepam), anticonvulsivantes (carbamazepina, gabapentina, topiramato e pregabalina [Hadley *et al.*, 2012]) e anti-hipertensivos (clonidina e propranolol).

A primeira fase do tratamento da dependência é a de desintoxicação. A substituição de um benzodiazepínico de ação curta (p. ex., alprazolam) por um de ação longa (p. ex., clonazepam) é primordial, evitando-se as consequências graves de uma retirada abrupta, como convulsões, alucinações e delírios. O clonazepam e o diazepam são considerados as opções mais adequadas para a substituição, em virtude de seu perfil farmacocinético (Labbate, 2010; Schatzberg *et al.*, 2003; Bazire, 2000; Rickels, 1999). O objetivo é minimizar a síndrome de abstinência, facilitando a retirada da medicação. A síndrome de abstinência é caracterizada pelo aparecimento de sintomatologia física (p. ex., tremores, sudorese, palpitações, cefaleias) e sintomatologia psíquica (p. ex., insônia, irritabilidade, dificuldade de concentração, inquietação e prejuízo de memória). Depois da substituição, retira-se um quarto da dose por semana em um prazo de seis a oito semanas (Laranjeira *et al.*, 2003).

Outras medicações utilizadas para o tratamento da dependência dos benzodiazepínicos são os anticonvulsivantes, que apresentam vantagens como a ausência de potencial de abuso e a eficácia em comorbidades psiquiátricas (Rickels, 1999). A carbamazepina é o único anticonvulsivante com eficácia comprovada. Deve-se estar atento ao potencial de indução da enzima 3A3/4 do citocromo P450, reduzindo os níveis de benzodiazepínicos e intensificando os sintomas de abstinência. A dose indicada varia de 200 a 800 mg por dia, devendo ser avaliada de acordo com cada paciente (Schatzberg *et al.*, 2003).

Clonidina e propranolol

Fármacos anti-hipertensivos cuja recomendação se dá apenas em caso de falência do tratamento de primeira linha. O uso do betabloqueador é controverso (Denis *et al.*, 2006) devido a resultados pouco consistentes quanto à sua efetividade. Ademais, seu uso por longo prazo tem potencial impacto cardiotóxico, além de requerer cuidados quando utilizados em população nefropata ou hepatopata (Fluyau *et al.*, 2018). O benefício dos betabloqueadores estaria relacionado à sua ação periférica, impactando os sintomas físicos da abstinência de benzodiazepínicos. As doses variam de 0,1 a 0,4 mg de 8/8 horas (clonidina) e de 10 a 40 mg por dia (propranolol), de acordo com cada paciente (Bazire, 2000).

Antidepressivos

Mostram-se eficazes quando a dependência está associada a transtorno depressivo, não havendo destaque para um subtipo específico. Um estudo que utilizou a trazodona para o tratamento da dependência sem sintomatologia depressiva mostrou sua ineficácia (Rickels, 1999).

TABAGISMO

O tabagismo é a principal causa evitável de morte e a maior causa externa de câncer em humanos, sendo responsável por 90% dos cânceres de pulmão (Kumar, 2009), excedendo o álcool, as drogas ilícitas e os acidentes automobilísticos em número de óbitos. O uso dos produtos de tabaco oferece um risco bem documentado na literatura científica (Kumar, 2009) tanto ao fumante ativo quanto ao passivo, aquele que inala a fumaça liberada no ambiente.

De acordo com a Vigilância de Fatores de Risco e Proteção para Doenças Crônicas por Inquérito Telefônico (Brasil, 2020), a prevalência de brasileiros fumantes é de 9,8%, a maioria do gênero masculino.

A nicotina é uma das substâncias com maior poder de causar dependência (Stahl, 2008). A cada ano, cerca de 70% dos fumantes relatam desejo de parar, mas apenas 30% deles tentam e somente 2%-3% obtêm sucesso. Quando medicação, aconselhamento e apoio são oferecidos ao indivíduo, esses números tendem a se elevar, diminuindo as complicações advindas do uso crônico do cigarro.

Vareniclina

A vareniclina, uma medicação oral sintetizada a partir de uma planta alcaloide denominada citisina (Ebbert, 2009), é um agonista parcial do receptor nicotínico $\alpha 4\beta 2$ aprovado em 2006 pela Food and Drug Administration (FDA) para auxiliar na cessação do hábito de fumar (Schatzberg & Nemeroff, 2009) e se mostrou a monoterapia mais efetiva para esse fim (Anthenelli, 2016; Cahill *et al.*, 2016), aumentando em duas a três vezes a chance de sucesso em comparação com tentativas não farmacológicas (Cahill *et al.*, 2016). Evidências recentes demonstram que o receptor nicotínico de acetilcolina subtipo α4β2 é responsável pelos efeitos de reforço da nicotina medidos pelo *turnover* de dopamina no núcleo *accumbens* (estrutura do circuito de recompensa cerebral) (Gonzales, 2006).

O uso da vareniclina, na ausência da nicotina, ativa parcialmente os receptores nicotínicos com pequena liberação sustentada de dopamina, quantidade suficiente para aliviar os sintomas de abstinência sem provocar euforia. Uma vantagem importante é o bloqueio da recompensa no caso de a pessoa fumar durante o uso dessa medicação, o que aumenta seu "poder" terapêutico.

Antes de iniciar a terapia, deve-se marcar uma data para interromper o hábito de fumar, que deverá ser uma semana depois de iniciada a medicação. A dose inicial de vareniclina é de 0,5 mg/dia por três dias, 0,5 mg duas vezes ao dia por quatro dias e, depois, 1 mg duas vezes ao dia por 11 semanas (Ebbert, 2009). Alguns autores recomendam mais três meses de tratamento para pacientes que referem risco de recaída (Ebbert, 2009). Entretanto, estudos recentes sugerem que não há aumento de eficácia com o uso de vareniclina, terapia de reposição nicotínica ou bupropiona ao se estender o tratamento por mais de 12 semanas (Jackson *et al.*, 2019).

A vareniclina diminui a fissura ou a "urgência para fumar", o afeto negativo relacionado à abstinência e a sensação de cansaço (Ebbert, 2009). Os principais efeitos colaterais são náuseas, insônia, sonhos anormais, cefaleia e constipação. O uso da medicação junto à refeição minimiza as náuseas sem diminuir a absorção.

Após dois anos de uso da vareniclina nos Estados Unidos, a FDA recebeu alguns relatos de agitação, mudanças no comportamento, humor depressivo, ideação suicida, tentativa de suicídio e mortes por suicídio associados ao uso desse fármaco (Ebbert, 2009), razão pela qual se recomenda orientar o paciente e seus familiares, para que entrem em contato com o médico no caso de aparecimento de qualquer um desses sinais. Ressalta-se que o uso dessa medicação não é contraindicado a pacientes com doenças psiquiátricas estáveis (Anthenelli, 2016).

Bupropiona

A bupropiona é um antidepressivo inibidor da recaptação de noradrenalina e dopamina cuja ação no tratamento do tabagismo se deve provavelmente ao aumento de liberação de dopamina no sistema nervoso central (SNC) (Tonessen, 2008). A apresentação indicada é a de liberação controlada.

A bupropiona dobra a taxa de abandono do hábito de fumar em comparação com o placebo. Estudos indicam eficácia em um grupo especial de pacientes, como fumantes com depressão, doenças cardíacas e respiratórias, incluindo doença pulmonar obstrutiva crônica (DPOC). A bupropiona, assim como a vareniclina, proporciona a abstinência em pessoas com diagnóstico de esquizofrenia (Tonessen, 2008; Zwar, 2008; Anthenelli, 2016) e está indicada como primeira escolha para pacientes com diagnóstico de depressão, histórico de suicídio ou risco atual para sua tentativa.

Deve-se iniciar a bupropiona duas a três semanas antes da data marcada para cessar o hábito de fumar. A dose inicial é de 150 mg/dia por uma semana, seguida por 300 mg/dia (caso a bupropiona seja de liberação imediata, deve-se dividir em duas doses diárias, manhã e tarde, devido ao risco de insônia). Alguns pacientes necessitam de uma dose de 450 mg/dia (Labbate, 2010).

Os efeitos colaterais mais frequentes são boca seca, insônia e cefaleia (Labbate, 2010; Wilkes, 2008) e o principal risco associado a seu uso é a convulsão, sendo, portanto, contraindicada para pacientes com diagnóstico de epilepsia ou com risco de convulsão (Tonessen, 2008).

Terapia de reposição de nicotina

A terapia de reposição de nicotina (TRN) é considerada de primeira linha para o tratamento do tabagismo. Apesar de estudos iniciais mostrarem eficácia inferior à da bupropiona e da vareniclina, evidências mais recentes não confirmaram essa diferença, indicando efetividade semelhante entre essas opções terapêuticas (Anthenelli, 2016). No Brasil, estão disponíveis as gomas de mascar, as pastilhas e os adesivos.

A TRN está contraindicada a gestantes e lactantes, devendo-se encorajá-las a parar de fumar preferencialmente sem a ajuda de medicação ou reposição nicotínica. As exceções devem ser avaliadas criteriosamente.

Pacientes com doenças cardiovasculares podem usar a TRN, uma vez que não são fatores de risco para infarto agudo do miocárdio (IAM). Deve-se evitar a TRN no período pós-infarto imediato (duas semanas) nos pacientes com arritmias graves e naqueles com angina *pectoris* instável.

» Goma de mascar

Disponível em duas apresentações, a goma de 2 mg é indicada para pacientes que fumam menos de 25 cigarros por dia, e a de 4 mg, para aqueles que consomem quantidade superior a 25 cigarros por dia. Nas primeiras seis semanas, deve-se mascar uma goma a cada 1 ou 2 horas, não ultrapassando 24 gomas por dia. O tratamento deve ter a duração mínima de 12 semanas (US Department of Health and Human Services, 2008), podendo-se reduzir a dose na sexta semana (aumentando-se o intervalo ou diminuindo-se a apresentação) (Labbate, 2010).

A goma deve ser mastigada lentamente, até o surgimento de um sabor apimentado, e, em seguida, posicionada entre a bochecha e a gengiva, para facilitar a absorção da nicotina pela mucosa oral, repetindo-se o processo por mais ou menos 30 minutos ou até o sabor se dissipar (US Department of Health and Human Services, 2008). As orientações de que bebidas ácidas (p. ex., café, sucos e refrigerantes) reduzem a absorção da nicotina e de que é necessário evitar ingerir qualquer alimento 15 minutos antes ou durante a mastigação da goma devem ser fornecidas ao paciente. Efeitos colaterais comuns da goma de nicotina incluem irritação/feridas na mucosa oral, soluços, dispepsia/náuseas e dor na mandíbula, mas, em geral, eles são ligeiros e transitórios, podendo ser aliviados pela correção da técnica de mastigação do paciente (Labbate, 2010; US Department of Health and Human Services, 2008).

» Pastilhas de nicotina

Disponíveis em apresentações de 2 e 4 mg, as pastilhas devem ser usadas por pacientes que fumam o primeiro cigarro 30 minutos após acordar e por aqueles que fumam nos primeiros 30 minutos, respectivamente. Pelo menos nove pastilhas/dia devem ser utilizadas nas primeiras seis semanas e o tratamento precisa durar, no mínimo, 12 semanas (US Department of Health and

Human Services, 2008). Na sexta semana, pode-se reduzir a dose, aumentando-se o intervalo ou diminuindo-se a apresentação (Labbate, 2010).

A pastilha não pode ser mastigada nem engolida, devendo dissolver-se. Assim como a goma, o paciente deve ser orientado quanto às bebidas ácidas (p. ex., café, sucos e refrigerantes), as quais diminuem a absorção da nicotina, e à necessidade de não ingestão de qualquer alimento 15 minutos antes ou durante a mastigação. Os efeitos colaterais mais frequentes são náuseas, soluços, azia e, na dose de 4 mg, cefaleia e tosse (US Department of Health and Human Services, 2008).

» Adesivos de nicotina

Disponíveis nas apresentações de 21, 14 e 7 mg, os adesivos devem ser colados na pele no início do dia marcado para parar de fumar. O local precisa conter poucos pelos e estar limpo. É importante ressaltar que o adesivo deve ser retirado após 24 horas de uso e substituído por outro, de preferência em outro local, para não causar irritação na pele (Labbate, 2010; US Department of Health and Human Services, 2008). O tempo de tratamento deve ser individualizado e dura em torno de oito semanas. Pacientes que fumam mais de 10 cigarros/dia devem começar com o adesivo de 21 mg. Os que fumam até 10 cigarros/dia devem iniciar o tratamento com o adesivo de 14 mg nas seis primeiras semanas, posteriormente reduzindo para o adesivo de 7 mg nas duas semanas finais.

Os principais efeitos colaterais são irritações cutâneas (que podem limitar seu uso), insônia e sonhos vívidos. Náuseas e palpitações devem alertar o clínico quanto à necessidade de redução da dose utilizada (Labbate, 2010).

Nortriptilina

A eficácia da nortriptilina se baseia em dois ensaios clínicos de excelente qualidade. Seu perfil de efeitos colaterais (boca seca, constipação, retenção urinária, visão borrada, sedação, ganho de peso e hipotensão ortostática) a torna uma medicação de segunda linha no tratamento do tabagismo. A dose recomendada é de 50 a 100 mg/dia, e o tempo de tratamento, de seis meses a um ano (Teng, 2004).

Clonidina

A clonidina, uma medicação de segunda linha no tratamento do tabagismo, apresenta como efeitos colaterais boca seca, sedação ou fadiga e hipotensão, mas tem boa resposta em mulheres cujo tratamento de primeira linha falhou. A dose recomendada é de 0,2 a 0,6 mg (dividida em três doses). Em virtude do risco de síndrome de abstinência, a retirada da medicação deve ser feita gradualmente (Teng, 2004).

ALCOOLISMO

Do uso abusivo, tanto crônico quanto agudo, de bebidas alcoólicas são decorrentes várias complicações (responsáveis por cerca de 70% dos laudos cadavéricos das mortes violentas e 60% dos acidentes de trânsito) (Laranjeira *et al.*, 2003). No longo prazo, o álcool provoca doenças hepáticas, cardiovasculares, nutricionais, neurológicas e hematológicas.

A dependência é caracterizada por crescente tolerância, sintomas de repetidas abstinências e preferência pela ingestão de derivados etílicos em detrimento de outras atividades (Bazire, 2000).

A abstinência pode incluir grande variedade de manifestações clínicas, desde sintomas psicológicos (p. ex., ansiedade e cansaço) até sintomas psicóticos (p. ex., alucinações) e físicos (p. ex., tremor, sudorese, taquicardia e sintomas gastrointestinais) somados à fissura (desejo irresistível de consumir a substância). Nos casos de maior gravidade, podem ocorrer convulsões, *delirium* e síndrome de Wernicke-Korsakoff (Bazire, 2000).

O tratamento da dependência alcoólica se divide em três etapas: a desintoxicação, a prevenção da síndrome de abstinência e a fase de manutenção (prevenção de recaída). Entre os medicamentos considerados efetivos estão: acamprosato, naltrexona, anticonvulsivantes, antidepressivos, benzodiazepínicos, ondansetrona, betabloqueadores e dissulfiram (Mann *et al.*, Morgan, 2004; Carmen, 2004; The Combine Study Research Group, 2003). A tiamina terá ação profilática, sendo utilizada com a finalidade de evitar o surgimento da síndrome de Wernicke-Korsakoff.

Tiamina/vitamina B1

A tiamina, ou vitamina B1, deve ser administrada a todo paciente usuário crônico de álcool, visto que sua deficiência resulta de má absorção, dieta inadequada, maior demanda metabólica e reposição prejudicada (Schatzberg, 2003). A deficiência crônica pode resultar na grave síndrome neurológica denominada encefalopatia de Wernicke, classicamente caracterizada pela tríade de oftalmoplegia, marcha atáxica e confusão mental (não é necessária a presença de toda a tríade para o diagnóstico).

A progressão desse quadro pode culminar com a síndrome de Korsakoff ou síndrome de Wernicke-Korsakoff, a qual é evitada quando se faz a reposição de tiamina e na qual também está presente um quadro de amnésia global (Arts *et al.*, 2017). A dose adequada de tiamina não é um consenso na literatura (Day, 2004; Arts *et al.*, 2017).

Em nosso serviço, a profilaxia é realizada em pacientes de alto risco, como alcoolistas crônicos, mesmo que sem sintomas de Wernicke, da seguinte forma: 300 mg/dia por via intramuscular (IM) por três dias, seguidos por 300 mg VO de tiamina às refeições por um mês. O quadro clínico do paciente determinará a necessidade de repetição do uso intramuscular e do tempo de utilização da forma oral, indicando-se a manutenção da reposição de tiamina enquanto o paciente permanecer ingerindo bebidas alcoólicas. Em casos nos quais a síndrome de Wernicke é diagnosticada, o tratamento utilizado é 300 mg por via intravenosa (IV) de 8/8 horas por ao menos cinco dias, com possibilidade de estender o tratamento parenteral, a depender da evolução clínica. O fundamento lógico dessa conduta encontra-se na maior absorção da tiamina pela via parenteral (Arts *et al.*, 2017).

Dissulfiram

O dissulfiram, fármaco introduzido no mercado para o tratamento do etilismo há 60 anos, atua causando efeitos indesejáveis quando o paciente ingere bebidas alcoólicas. Todavia sua eficácia foi comprovada apenas para utilização supervisionada, visto que pacientes que se autoadministram não obtêm êxito no tratamento (Fuller & Gordis, 2004).

Um dos efeitos colaterais mais comuns é a tontura, mas de curta duração. Entretanto, caso persista, a medicação deve ser tomada à noite. Outros efeitos colaterais comuns são (em ordem decrescente): hepáticos, neurológicos, cutâneos e psiquiátricos.

Efeito hepatotóxico fatal pode ocorrer, mas é raro e idiossincrático, acometendo 1 em 25 mil pacientes tratados em um ano.

Assim, recomendam-se acompanhamento periódico das enzimas hepáticas e orientação familiar acerca dos sintomas da hepatotoxicidade e do que fazer em caso de icterícia.

O dissulfiram é contraindicado a pacientes com alterações das enzimas hepáticas, doenças cardiovasculares e cerebrovasculares, gestantes, a indivíduos com incapacidade de compreender o risco associado ao uso da medicação e àqueles com história de convulsões. A dosagem adequada varia de 250 a 500 mg. Inicia-se com uma dose de 250 mg/dia e, caso o paciente não apresente os efeitos esperados, aumenta-se para 500 mg. A meta é alcançar a dose que provoque a reação de desconforto (face hiperemiada, taquicardia, náuseas, vômitos e hipotensão) sem elevar o risco de toxicidade.

Naltrexona

A naltrexona, um antagonista opioide, foi aprovada pela FDA para tratar o etilismo na década de 1990 (Labbate, 2010). A estratégia no seu uso é o controle do consumo, não sendo necessário que o paciente esteja em abstinência (Carmen, 2004). A associação com terapia de grupo aumentou a eficácia dessa medicação de maneira significativa (Labbate, 2010). Por intermédio de seu mecanismo de ação, a naltrexona modifica os efeitos de reforço do álcool, já que, hipoteticamente, um desses efeitos é a liberação de betaendorfina (Galanter & Kleber, 2008).

Esse fármaco não faz cessar totalmente a ingesta de bebidas alcoólicas, mas diminui a probabilidade de "farra alcoólica" (Schatzberg *et al.*, 2003). Seu uso é limitado por seus efeitos colaterais, que podem ser diminuídos tomando-se a precaução de não o tomar com o estômago vazio ou ao se deitar. Os efeitos podem ser classificados em gastrointestinais (náuseas, vômitos, dores abdominais, constipação, azia e elevação das enzimas hepáticas), neurológicos (nervosismo, agitação, cefaleia, insônia e sonolência) e musculoesqueléticos (dores articulares e musculares).

A posologia é de 50 mg ao dia VO e o tempo de tratamento, em torno de seis meses (Schatzberg *et al.*, 2003). Orienta-se a suspensão do fármaco em caso de três meses sem resposta. A naltrexona é metabolizada pela enzima 2D6 do citocromo P450, estando contraindicada a indivíduos com insuficiência hepática. Pacientes em uso de naltrexona devem ser alertados quanto ao risco do uso de medicações que contêm opiáceos e orientados a informar do tratamento a outros profissionais da saúde (dentistas, cirurgiões e anestesistas).

Acamprosato

O acamprosato, aprovado pela FDA em 2004 para o tratamento da dependência alcoólica (Galanter & Kleber, 2008), é bem tolerado e efetivo na diminuição da incidência de recaídas durante o período de abstinência característico, que persiste após a retirada da medicação (Vetulani, 2001). Além disso, melhora a adesão ao tratamento (Carmen, 2004).

O provável mecanismo de ação é o aumento da neurotransmissão gabaérgica inibitória concomitante ao antagonismo à neurotransmissão excitatória glutamatérgica (o número de receptores gabaérgicos está aumentado em pacientes etilistas crônicos), diminuindo a ingestão por meio da redução da recompensa, um possível efeito *anti-craving*. Ademais, atua na diminuição da excitabilidade cerebral (efeito antiglutamatérgico), podendo agir terapeuticamente na abstinência (Galanter & Kleber, 2008).

O acamprosato deve ser administrado tão logo o paciente esteja desintoxicado. Seus principais efeitos colaterais são diarreia, cefaleia, tontura e prurido (Galanter & Kleber, 2008), sendo contraindicado para pacientes idosos e com insuficiência renal. Não há relatos de interação medicamentosa nem de alteração dos níveis sanguíneos de álcool, imipramina, diazepam e dissulfiram (Mann *et al.*, 2004).

A posologia indicada é de 1,3 g ao dia para pacientes com peso < 60 kg e 2 g (divididos em três vezes ao dia) para aqueles com peso > 60 kg.

OPIOIDES

Os opioides, substâncias que apresentam propriedades semelhantes às da morfina, atuam sobre receptores β, κ e μ (efeito analgésico). Em doses elevadas, induzem euforia intensa e rápida (*rush*) seguida de profunda sensação de tranquilidade (Stahl, 1998). Quando administrados de modo crônico, rapidamente produzem tolerância e dependência, sendo o primeiro sinal a necessidade de doses cada vez maiores para a obtenção de analgesia ou indução da euforia desejada. O perigo, nesses casos, é a aproximação da dose que causa euforia daquela que produz os efeitos tóxicos (Stahl, 1998), cuja consequência pode ser a intoxicação, um quadro grave, considerado emergência médica.

Nos Estados Unidos, a utilização crônica de opioides é considerada uma grave questão de saúde pública. Dados recentes mostram mais de 42 mil mortes em 2016, apenas nos Estados Unidos, em decorrência da sobredose de opioides.

As complicações clínicas advindas do uso crônico e/ou abusivo dos opioides manifestam-se em múltiplos sistemas, como pele e anexos, cardiorrespiratório, SNC, gastrointestinal, geniturinário e genital, hematopoiético e osteomuscular. As complicações psiquiátricas mais frequentes são as síndromes depressivas, ansiosas e psicóticas, bem como as alterações de personalidade (Nedel, 1999). O tratamento farmacológico da dependência/abuso de opioides é dividido em duas fases: desintoxicação e manutenção.

Ao contrário de outras dependências químicas, a farmacoterapia para a dependência de opioides tem um papel essencial na recuperação (Laranjeira *et al.*, 2003; Bazire, 2000; Rickels, 1999). As medicações aprovadas pela FDA para o tratamento da dependência de opioides são a metadona, a buprenorfina (terapia de substituição) e a naltrexona (Volkow *et al.*, 2019). Um dado essencial para o médico que vai tratar desses casos é que o julgamento da dose adequada da terapia substitutiva deverá se basear nos sinais objetivos de abstinência, não nas queixas subjetivas do paciente (Schatzberg *et al.*, 2003). São sinais objetivos da abstinência de opioides:

- pulso superior a 90 bpm ou 10 bpm acima do valor basal;
- pressão arterial sistólica 10 mmHg acima do valor basal;
- midríase (pupilas dilatadas);
- dores pelo corpo, diarreia, bocejos;
- cútis anserina, sudorese, calafrios;
- rinorreia ou lacrimejamento.

Metadona

Trata-se de um agonista completo do receptor μ-opioide e constitui a base do modelo de tratamento mais avaliado e estudado para o tratamento da dependência de opioides. No mercado desde os anos 1950, é, ainda hoje, o fármaco de primeira linha para a síndrome de abstinência e para a fase de manutenção.

Algumas vantagens do uso da metadona são a possibilidade de administração oral, a meia-vida longa e com ligação mais lenta aos receptores, a melhor adesão dos pacientes inseridos nos programas de manutenção, a redução significativa do consumo de opiáceos não prescritos e de atividades delitivas, a diminuição dos episódios de sobredose e a redução dos comportamentos de risco para doenças infectocontagiosas (Laranjeira *et al.*, 2003).

A metadona é utilizada para desintoxicação e tratamento de manutenção (Labbate, 2010). A desintoxicação é feita em regime hospitalar e a dose varia de acordo com a intensidade dos sintomas de privação. A dosagem total nas primeiras 24 horas de observação, que dificilmente ultrapassa os 50 mg, é chamada de dose de estabilização, pois será a utilizada nas primeiras 48/72 horas de tratamento, cuja duração varia de sete a 14 dias, retirando-se 5 mg do fármaco por dia.

Para a terapia de manutenção, a dose inicial é ≥ 50 mg/dia. Essa fase deve ser acompanhada de perto pela equipe de saúde, a fim de prevenir o abuso, a comercialização e o uso ilícito. Nas duas fases do tratamento, o paciente não deve ter conhecimento da quantidade que está sendo utilizada. Por isso, recomenda-se a apresentação líquida ou a maceração dos comprimidos.

Os efeitos colaterais observados durante o uso de metadona são: depressão respiratória, *delirium*, náuseas, sedação, sudorese e tonturas. Há alguns critérios para o uso da metadona, os quais são apresentados na **Tabela 3.1**. Em doses altas (p. ex., 120 mg), há risco da precipitação de arritmia cardíaca.

Tabela 3.1. Alguns critérios para a utilização da metadona

1	O paciente deve ter, pelo menos, 18 anos de idade; se for menor, o responsável legal precisa autorizar e acompanhar o tratamento
2	O paciente deve ter histórico de mais de um ano de dependência de opiáceos
3	Testes de urina devem comprovar o uso de opiáceos
4	Presença de marcas de agulhas, se droga injetável
5	Presença de sintomas de retirada Este último critério não precisa ser preenchido em três circunstâncias: gestantes, dependentes confinados em instituições penais e pacientes que sabidamente passaram por essa forma de tratamento em outra ocasião

Fonte: Laranjeira *et al.*, 2003.

Buprenorfina

A buprenorfina, um agonista opiáceo parcial utilizado como alternativa ao tratamento com metadona (Brink, 2003), é bem tolerada pelos pacientes devido a um leve efeito eufórico e à síndrome de abstinência mais branda. A dose varia de 6 a 10 mg/dia (via sublingual) (Cordiolli, 2005) e a meia-vida é longa, sendo possível a administração de 2/2 dias e de forma supervisionada. Sua utilização deve ser restrita em pacientes com DPOC e em associação com fármacos depressores do SNC (Cordiolli, 2005). Cefaleia, depressão respiratória, hipotensão, náusea, sedação, sudorese, sonolência, vertigem, tontura e vômitos são os efeitos adversos mais comuns (Cordiolli, 2005). Deve ser utilizada com cautela em pacientes que fazem uso muito pesado de opioides, uma vez que seu caráter de agonismo parcial pode ocasionar quadros mais graves de abstinência (Volkow *et al.*, 2019).

Naltrexona

Trata-se de um antagonista opioide. Portanto, devido a essa característica, não deve ser utilizada em pacientes que não passaram por uma fase de desintoxicação, uma vez que pode provocar quadros de abstinência. Sua ação como antagonista inibe os efeitos analgésicos e de recompensa que alguns indivíduos apresentam ao usar opioides, além de não haver o risco de ser utilizada como droga de abuso, diferentemente da metadona ou da buprenorfina. Há evidências limitadas quanto à eficácia dessa modalidade de intervenção (Volkow *et al.*, 2019).

COCAÍNA

São muitas as complicações clínicas, agudas e crônicas associadas ao uso da cocaína (Laranjeira *et al.*, 2003), entre elas cardiopatias (hipertensão, arritmias cardíacas), doenças respiratórias (broncopneumonias, edema pulmonar) e do SNC (convulsões, acidente vascular encefálico [AVE]), distúrbios metabólicos (rabdomiólise, hipocalemia) e doenças infecciosas (Aids, hepatites B e C).

A alteração psíquica é o principal motivo de busca por atenção médica entre os usuários de cocaína, podendo ser consequência de intoxicação aguda ou síndrome de abstinência.

A dependência é a complicação crônica primária. Três metanálises foram realizadas com o objetivo de avaliar a efetividade do tratamento farmacológico da dependência de cocaína: (1) carbamazepina, (2) agonistas dopaminérgicos e (3) antidepressivos. Nenhum medicamento se mostrou eficaz para o tratamento dos sintomas de abstinência e/ou para o comportamento de busca da substância (Laranjeira *et al.*, 2003; Lima *et al.*, 2004; Soares *et al.*, 2004).

No total, mais de 60 medicações para o tratamento do abuso de cocaína já foram investigadas, incluindo agonistas dopaminérgicos (modafinil, dissulfiram, selegina), antidepressivos (desipramina e bupropiona), topiramato (Volkow *et al.*, 2019) e uma vacina (Galanter &, Kleber, 2008). Até o momento, nenhuma foi aprovada pela FDA para essa finalidade.

É importante destacar a contraindicação do propranolol a pacientes usuários de cocaína, uma vez que o abuso dessa substância é a principal causa de dor torácica em jovens que procuram o pronto-socorro, sendo responsável por 25% dos IAM em pessoas com menos de 45 anos (Devlin & Henry, 2008).

CONCLUSÃO

Apesar dos avanços na ciência da psicofarmacologia, há um longo caminho a ser percorrido na abordagem medicamentosa da dependência química. Portanto, torna-se indispensável uma ação multidisciplinar nos cuidados do paciente usuário de substâncias psicoativas. Nesse contexto, o conhecimento, por parte do médico, do arsenal terapêutico disponível (ainda que limitado) é mais uma ferramenta de auxílio na árdua tarefa de cuidar e amenizar o sofrimento desses pacientes.

BIBLIOGRAFIA

- Anthenelli RM, Benowitz NL, West R, St Aubin L, McRae T, Lawrence D. Neuropsychiatric safety and efficacy of varenicline, bupropion, and nicotine patch in smokers with and without psychiatric disorders (EAGLES): a double-blind, randomised, placebo-controlled clinical trial. Lancet. 2016;387(10037):2507-20.
- Arts NJM, Walvoort SJW, Kessels RPC. Korsakoff's syndrome: a critical review. Neuropsychiatr Dis Treat. 2017;13:2875-90.
- Brasil. Ministério da Saúde. Secretaria de Vigilância em Saúde. Departamento de Análise em Saúde e Vigilância de Doenças não Transmissíveis. Vigitel Brasil 2019: vigilância de fatores de risco e proteção para doenças crônicas por inquérito telefônico – Estimativas sobre frequência e distribuição sociodemográfica de fatores de risco e proteção para doenças crônicas nas capitais dos 26 estados brasileiros e no Distrito Federal em 2019. Brasília: Ministério da Saúde; 2020.
- Bazire S. Psychotropic drug directory. UK: Quay Books; 2000.
- Cahill K, Lindson-Hawley N, Thomas KH, Fanshawe TR, Lancaster T. Nicotine receptor partial agonists for smoking cessation. Cochrane Database Syst Rev. 2016;2016(5):CD006103.
- Carmen B, Angeles M, Muñoz A, Amate JM. Efficacy and safety of naltrexona and acamprosate in the treatment of alcohol dependence: a systematic review. Addiction. 2004;99(7):811-28.

- COMBINE Study Research Group. Testing combined pharmacotherapies and Behavioral Interventions in Alcohol dependence: Rationale and Methods. Alcohol Clin Exp Res. 2003;27(7):1107-22.
- Cordiolli AV. Psicofármacos. São Paulo: Artmed; 2005.
- Day E, Bentham P, Callaghana R, Kuruvilla T, George S. Thiamine for Wernicke-Korsakoff syndrome in people at risk from alcohol abuse, Cochrane Fatabase Syst Rev. 2004;2004(1):CD004033.
- Denis C, Fatséas M, Lavie E, Auriacombe M. Pharmacological interventions for benzodiazepine mono-dependence management in outpatient settings. Cochrane Database Syst Rev. 2006;2006(3):CD005194.
- Devlin RJ, Henry JA. Clinical review: major consequences of illicit drug consumption. Crit Care. 2008;12(1):202.
- Ebbert J, Wyatt KD, Zirakzadeh A, Burle MV, Hays J. Clinical utility of varenicline for smokers with medical and psychiatric comorbidity. Int J Chron Obstruct Pulmon Dis. 2009;4:421-30.
- Fluyau D, Revadigar N, Manobianco BE. Challenges of the pharmacological management of benzodiazepine withdrawal, dependence, and discontinuation. Ther Adv Psychopharmacol. 2018;8(5):147-68.
- Fuller RK, Gordis E. Does disulfiram have a role in alcoholism treatment today? Addiction. 2004;99(1):21-4.
- Galanter M, Kleber HD. The American Psychiatric Publishing Textbook of Substance Abuse Treatment. 4. ed. Washington: American Psychiatric Publishing; 2008.
- Gonzales D, Rennard SI, Ndes M, Oncken C, Azoulay S, Billing CB et al. Varenicline, an α4β2 nicotinic acetylcholine receptor partial agonist, vs sustained-release bupropion and placebo for smoking cessation. A randomized controlled trial. JAMA. 2006;296(1):47-55.
- Hadley SJ, Mandel FS, Schweizer E. Switching from long-term benzodiazepine therapy to pregabalin in patients with generalized anxiety disorder: a double-blind, placebo-controlled trial. J Psychopharmacol. 2012;26(4):461-70.
- Jackson SE, McGowan JA, Ubhi HK, Proudfoot H, Shahab L, Brown J et al. Modelling continuous abstinence rates over time from clinical trials of pharmacological interventions for smoking cessation. Addiction. 2019;114(5):787-97.
- Kampman KM. The treatment of cocaine use disorder. Sci Adv. 2019;5(10):eaax1532.
- Kumar V. Robbins and Cotran pathologic basis of disease. 8. ed. Philadelphia: Saunders Elsevier; 2009.
- Labbate L, et al. Handbook of psychiatric drug therapy. 6. ed. Philadelphia: Wolters Kluwer; 2010.
- Labbate L. Handbook of psychiatric drug therapy. 6. ed. Philadelphia: Lippincott Williams and Wilkins; 2010.
- Laranjeira R, et al., Usuários de substâncias psicoativas: abordagem, diagnóstico e tratamento. 2. ed. São Paulo: Conselho Regional de Medicina do Estado de São Paulo/Associação Médica Brasileira; 2003.

- Lima MS, Reisser AAP, Soares BGO, Farrell M. Antidepressants for cocaine dependence. Cochrane Database Syst Rev. 2003;2003(2): CD002950.
- Mann K, Lehert P, Morgan MY. The efficacy of acamprosate in the maintenance of abstinence in alcohol-dependent individuals: results of a meta-analysis. Alcohol Clin Exp Res. 2004;28(1):51-63.
- Morgan MY, Landron F, Lehert P. Improvement in quality of life after treatment for alcohol dependence with acamprosate and psychosocial support. Alcohol Clin Exp Res. 2004;28(1):64-77.
- Nedel FB, Rocha M, Pereira J. Anos de vida perdidos por mortalidade: um dos componentes da carga de doenças. Rev Saúde Públ. 1999;33(5):461-9.
- Rehm J, Taylor B, Room R. Global burden of disease from alcohol, illicit drugs and tobacco. Drug Alcohol Rev. 2006;25(6):503-13.
- Rickels J, DeMartins N, Rynn M, Mandos L. Pharmachology strategies for discontinuing benzodiazepine treatment. J Clin Psychopharmacol. 1999;19(6 Suppl 2):125-165.
- Rickels K, Schweizer E, España FG, Case G, DeMartins N, Greenblatt D. Trazodone and valproate in patients discontinuing long-term benzodiazepine therapy: effects on withdrawal symptoms and taper outcome. Psychopharmacology. 1999;141(1):1-5.
- Schatzberg AF, Cole JO, Debattista C. Psicofarmacologia clínica. São Paulo: Guanabara Koogan. 2003.
- Schatzberg AF, Nemeroff CB. The American Psychiatric Publishing Textbook of Psychopharmacology. 4. ed. Virginia: American Psychiatric Publishing; 2009.
- Soares BGO, Lima MS, Reisser AAP, Farrell M. Dopamine agonists for cocaine dependence. Cochrane Database Syst Rev. 2001;2001(4):CDD003352.
- Stahl SM. Psicofarmacologia – bases neurocientíficas e aplicações clínicas. Rio de Janeiro: Medsi; 1998.
- Stahl SM. Stahl's essencial psychopharmacology: neuroscientific basis and practical applications. 3. ed. UK: Cambridge University Press; 2008.
- Sullino DF, Khazaal Y, Hättenschwiler J, Borgeat F. Anticonvulsant drugs in the treatment of substance withdrawal. Drugs Today. 2004;40(7):603-19.
- Teng CT, Demétrio FN. Psicofarmacologia aplicada. 1. ed. Rio de Janeiro: Atheneu; 2004.
- Tonessen P. Which drug to be used in smoking cessation? Polskie Archiwum Medycyny Wewnętrznej. 2008;118(6):373-6.
- U.S. Department of Health and Human Services. Treating tobacco use and dependence: 2008 Update U.S. Public Health Service Clinical Practice Guideline Executive Summary, Respir Care. 2008;53(9):1217-22.
- Van den Brink W, Goppel M, van Ree JM. Management of opioid dependence. Curr Opin Psychiatry. 2003;16(3):297-304.
- Vetulani J. Drug Addiction. Part III. Pharmacoterapy of addiction. Pol J Pharmacol. 2001;53(5):415-34.

- Volkow ND, Jones EB, Einstein EB, Wargo EM. Prevention and Treatment of Opioid Misuse and Addiction: A Review. JAMA Psychiatry. 2019;76(2):208-16.
- Wilkes S. The use of bupropion SR in cigarette smoking cessation. Int J Chron Obstruct Pulmon Dis. 2008;3(1):45-53.
- Zwar N. Smoking cessation – what works? Aust Fam Physician. 2008;37(1-2):10-4.

LEITURA SUGERIDA

- Anderson JE, Jorenby DE, Scott WJ, Fiore MC. Treating Tobacco Use and dependence: An Evidence-Based Clinical Practice Guideline for Tobacco Cessation. Chest. 2002;121(3):932-41.
- Fiore MC, Bailey WC, Cohen SJ, et al. Treating tobacco use and dependence. Clinical practice guideline. Rockville, Maryland: US Department of Health and Human Services, Public Health Service; 2000.
- Kan CC, Hilberink SR, Breteler MHM. Determination of the main risk factors for benzodiazepine dependence using a multivariate and multidimensional approach. Compr Psychiatry. 2004;45(2):88-94.
- Kotlyar M, Golding M, Hatsukami DK, Jamerson BD. Effect of Non-nicotine Pharmacotherapy on Smoking Behavior. Pharmacotherapy. 2001;21(12):1530-48.
- Krazler HR, Pierucci-Lagha A, Feinn R, Hernandez-Avila C. Effects of ondansetron in early versus late-onset alcoholics: a prospective, open label study. Alcohol Clin Exp Res. 2003;27(7):1150-5.
- Lima AR, Lima MS, Soares BGO, Farrell M. Carbamazepine for cocaine dependence. Cochrane Database Syst Rev. 2002;2002(2):CD00203.
- Littleton J, Zieglgansberger W. Pharmacological mechanisms of naltrexone and acamprosate in the prevention of relapse in alcohol dependence. Am J Addict. 2003;12(S1):S3-S11.
- Machado-Neto AS, Cruz AA. Tabagismo em amostra de adolescentes escolares de Salvador-Bahia. J Pneumol. 2003;29(5):264-72.
- Mercier-Guynon C, Chabannes JP, Saviuc P. The role of captodiamine in the withdrawal from long-term benzodiazepine treatment. Curr Med Res Opin. 2004;20(9):1347-55.
- Watts SA, et al. First-line Pharmacotherapy for Tobacco Use and Dependence. J Am Board Fam Pract. 2002; 15(6): 489-497.

Psicofarmacologia dos Transtornos Psicóticos

Yuan-Pang Wang
Taís Michele Minatogawa-Chang
Bruno Pinatti Ferreira de Souza

As características comuns aos transtornos psiquiátricos abordados neste capítulo são os sintomas psicóticos. De difícil definição, o termo "psicose" foi introduzido em 1845 e recebeu várias tentativas de caracterização ao longo da história da Psiquiatria (Gaebel & Zielasek, 2015). Atualmente, a quinta edição do Manual de Diagnóstico e Estatística de Transtornos Mentais (DSM-5) caracteriza os transtornos psicóticos como a presença de pelo menos um dos seguintes sintomas: delírios, alucinações, pensamento (discurso) desorganizado, comportamento motor grosseiramente desorganizado ou anormal (incluindo catatonia) e sintomas negativos (APA, 2013). Por conveniência, o adjetivo "psicótico" ainda é utilizado na décima edição da Classificação Internacional de Doenças (CID-10) como um termo descritivo. Entretanto, "seu uso não envolve pressupostos acerca de mecanismos psicodinâmicos, mas simplesmente indica a presença de alucinações, delírios ou de um número limitado de várias anormalidades de comportamento, tais como excitação e hiperatividade grosseiras, retardo psicomotor marcante e comportamento catatônico" (WHO, 1993).

Os sintomas psicóticos constituem, pois, os aspectos definidores dos quadros psicóticos nucleares. Entre os transtornos psicóticos, a esquizofrenia é considerada o protótipo das psicoses, cujo quadro clínico apresenta sintomas como delírios, alucinações e alterações de pensamento. Os delírios são crenças falsas baseadas em inferências distorcidas da realidade, as quais não são compartilháveis por seu ambiente sociocultural. As ideias de perseguição, controle ou referência são exemplos comuns de delírio. As alucinações, por sua vez, são percepções sensoriais na ausência de um estímulo externo, sendo as alucinações auditivas a modalidade mais frequentes entre os sintomas psicóticos. A desorganização psíquica pode ser observada em dificuldades no desempenho de atividades da vida diária, atitudes inadequadas ao contexto (p. ex., despir-se em público) e, às vezes, agitação psicomotora. As alterações do pensamento são notadas por meio de anormalidades nas linguagens oral ou escrita, com frouxidão das associações, pobreza no conteúdo do discurso, uso de neologismos e expressões incomuns, inserção ou roubo de pensamento.

Nem sempre, entretanto, a presença de sintomas psicóticos é suficiente para indicar o diagnóstico de um quadro de natureza psicótica. A depressão psicótica é um exemplo de condição clínica que cursa com retardo psicomotor, apatia, autoacusação e culpa, além de sintomas psicóticos concomitantes (Stahl, 1998). Outros exemplos incluem epilepsia, principalmente de lobo temporal, neurossífilis, encefalite herpética, entre outros.

De modo geral, o DSM-5 (APA, 2013) e a CID-10 (WHO, 1993) classificam os transtornos psicóticos a partir da presença de sintomas psicóticos, prejuízo funcional e duração do quadro. Este capítulo aborda as intervenções farmacológicas para os principais transtornos psicóticos listados na **Tabela 4.1**.

Tabela 4.1. Transtornos psicóticos incluídos nos sistemas de classificação e diagnóstico do DSM-5 e da CID-10

DSM-5	CID-10
Transtorno da personalidade esquizotípica	F20- Esquizofrenia
Transtorno delirante	F21- Transtorno esquizotípico
Transtorno psicótico breve	F22- Transtorno delirante persistente
Transtorno esquizofreniforme	F23- Transtornos psicóticos agudos e transitórios
Esquizofrenia	F24- Transtorno delirante induzido
Transtorno esquizoafetivo	F25- Transtorno esquizoafetivo
Transtorno psicótico induzido por substância/ medicamento	F28- Outros transtornos psicóticos não orgânicos
Transtorno psicótico devido a outra condição médica	F29- Psicose não orgânica, não especificada
Catatonia associada a outro transtorno mental	
Transtorno catatônico devido a outra condição médica	
Catatonia não especificada	
Outro transtorno do espectro da esquizofrenia e outro transtorno psicótico não especificado	
Transtorno do espectro da esquizofrenia e outro transtorno psicótico não especificado	

Fonte: adaptada de APA, 2013; WHO, 1993.

TRATAMENTO FARMACOLÓGICO DOS TRANSTORNOS PSICÓTICOS

A conduta eficaz em pacientes com transtornos psicóticos envolve tratamento medicamentoso e abordagens psicossociais (Mojtabai, *et al.*, 1998). O tratamento medicamentoso é representado pelo uso de fármacos antipsicóticos (AP), também conhecidos como neurolépticos ou tranquilizantes maiores (**Tabela 4.2**). Os AP são usualmente classificados em dois grandes grupos:

- AP de primeira geração/típicos/convencionais: são representados por antagonistas do receptor de dopamina (D_2). Os exames de neuroimagem funcional demonstraram que o efeito AP pode ser obtido com bloqueio dopaminérgico D_2 de até cerca de 70%, enquanto níveis acima desse limiar levam ao agravamento de efeitos extrapiramidais (Stahl, 1998).
- AP de segunda geração/atípicos/nova geração: o termo "atípico" descreve alguns AP dotados de características específicas, como efeitos extrapiramidais mínimos, pouca sedação ou rápida dissociação de receptores D_2 (Stahl, 1998; Bazire, 2003). Postula-se que essas propriedades decorrem do bloqueio de receptores serotoninérgicos e dopaminérgicos (Leucht *et al.*, 2002).

Os medicamentos atípicos não podem ser agrupados somente por seu mecanismo de ação, já que o perfil farmacodinâmico varia entre os AP. A amissulprida, p. ex., exerce um bloqueio seletivo do receptor de dopamina, resultando em baixo risco de efeitos extrapiramidais (Leucht, *et al.*, 2002), o que a inclui entre os AP atípicos, mas com mecanismo de ação diferente do mencionado anteriormente.

Os AP provêm de diversas classes químicas e apresentam diferentes propriedades farmacocinéticas (**Tabela 4.2**). As fenotiazinas e os tioxantenos, assim como as butirofenonas e as difenilbutilpiperidinas, compartilham semelhanças estruturais e metabólicas.

ABSORÇÃO

Os AP são bem absorvidos tanto por administração oral quanto parenteral. A administração por via oral (VO) associa-se a absorção menos previsível que o uso parenteral. A aplicação de AP por via intramuscular (IM) promove um início de ação mais rápido em comparação com a administração VO da mesma substância. Concentrados líquidos são absorvidos com maior rapidez do que

Tabela 4.2. Antipsicóticos disponíveis, dose terapêutica, equivalência, meia-vida e via de metabolização

Antipsicótico	Dose terapêutica (mg/dia)	Equivalentes de clorpromazina* (mg/dia)	Meia-vida** (horas)	Via de metabolização
Primeira geração				
Fenotiazinas				
Clorpromazina	300 a 1.000	100	6	CYP 2D6
Levomepromazina	25 a 600	50		
Flufenazina	5 a 20	2	33	
Mesoridazina	150 a 400	50	36	
Periciazina	15 a 30			
Tioridazina	300 a 800	100	24	
Trifluoperazina	15 a 50	5	24	
Butirofenonas				
Haloperidol	5 a 20	2	21	CYP 2D6
Difenilbutilpiperidinas				
Penfluridol	20 a 60 semanas		> 7 dias	
Pimozida	2 a 10		50 a 200	
Outros				
Loxapina	30 a 100	10	4	
Molindona	30 a 100	10	24	
Tiotixeno	15 a 50	5	34	
Sulpirida	300 a 1.600	?	7	
Segunda geração				
Aripiprazol	10 a 30		75	CYP 2D6, CYP 3A4
Clozapina	150 a 600		12	CYP 1A2, CYP 2C19, CYP 2D6, CYP 3A4
Olanzapina	10 a 30		33	CYP 1A2, CYP 2D6
Quetiapina	300 a 800		6	CYP 3A4
Risperidona	2 a 8		24	CYP 2D6, CYP 3A4
Ziprasidona	150 a 200		7	CYP 3A4, CYP 1A2
Amissulprida	600 a 1.200		12 a 19	
Paliperidona	3 a 12		23	CYP 2D6
Lurasidona	10 a 160		18	CYP 3A4

*Equivalentes de clorpromazina representam a dose aproximada e equivalente à potência relativa de 100 mg de clorpromazina. Não se aplicam a AP de segunda geração.

**Meia-vida: tempo necessário para que a concentração plasmática do fármaco diminua pela metade. Pode ser útil para determinar o intervalo entre as administrações ao longo de 24 horas. Não se refere à meia-vida dos metabólitos ativos.

Fonte: adaptada de APA, 2005; Kaplan e Sadock, 2000.

na forma de comprimidos. A administração endovenosa (EV) deve ser evitada pelo risco de eventos adversos ao paciente.

DISTRIBUIÇÃO

Os AP são altamente lipofílicos e se acumulam no tecido adiposo, no cérebro e nos pulmões. A maioria dos AP de primeira geração apresenta alta ligação proteica. Mais de 90% da flufenazina e do haloperidol, p. ex., encontram-se ligados a proteínas plasmáticas. A porção remanescente corresponde ao que está disponível para atravessar a barreira hematoencefálica.

METABOLISMO E ELIMINAÇÃO

O metabolismo dos AP é principalmente hepático. A maior parte dos de primeira geração é metabolizada pelo sistema do citocromo P450, subfamílias 2D6 e 3A. Como essas isoenzimas metabolizam outros fármacos prescritos em combinação com os AP, é possível que ocorram interações medicamentosas.

FARMACOCINÉTICA DOS ANTIPSICÓTICOS DE AÇÃO PROLONGADA

A apresentação de AP de depósito (ação prolongada) apresenta amplas aplicabilidade e utilidade clínica, principalmente para aqueles pacientes estabilizados em seguimento ambulatorial e de difícil adesão (Adams *et al.*, 2001) (**Tabela 4.3**). A flufenazina e o haloperidol de ação prolongada são administrados como ésteres em solução oleosa. A injeção intramuscular do óleo possibilita que a medicação sofra difusão gradual do veículo oleoso para os tecidos adjacentes. Os compostos de ação prolongada demoram mais para atingir o estado de equilíbrio e a eliminação é mais lenta.

FARMACODINÂMICA

Além da diversidade farmacocinética, os AP diferem em sua afinidade por bloqueio de receptores (**Tabela 4.4**), refletindo sua ação terapêutica e possíveis efeitos colaterais. Sugere-se que o bloqueio de receptores serotoninérgicos, característica da maioria dos AP de segunda geração, contribua para a melhor eficácia, mas alguns desses AP, como a ziprasidona e a quetiapina, parecem ser dotados de eficácia comparável à de AP de primeira geração, apesar de serem antagonistas de receptores serotoninérgicos.

Tabela 4.3. Farmacocinética dos antipsicóticos de depósito

Antipsicóticos injetáveis de depósito	Apresentação	Dose terapêutica (mg/mês)	Duração de ação (semanas)	Pico (dias)	Meia-vida (dias)	Tempo até o equilíbrio (semanas)
Decanoato de haloperidol	1 ampola = 1 mL = 50 mg	150 a 200	4	3 a 9	18 a 21	10 a 12
Palmitato de pipotiazina	1 ampola = 4 mL = 100 mg	100	4	9 a 10	15 a 21	8 a 12
Decanoato de zuclopentixol	Ampolas de 200 mg	200 a 400	2 a 4	4 a 9	17 a 21	10 a 12
Enantato de flufenazina	1 ampola = 1 mL = 25 mg	25 (a cada 15 dias)				
Risperidona injetável de ação prolongada	Ampolas (2 mL) de 25 mg e 37,5 mg	25 a 50 (a cada 15 dias)	2		3 a 6	6
Palmitato de paliperidona	Ampolas (100 mg/mL) de 50 mg (0,5 mL), 75 mg (0,75 mL), 100 mg (1 mL) e 150 mg (1,5 mL)	50-150 (± 7 dias)	4	13	25 a 49	

Fonte: adaptada de Bazire, 2003.

EFEITOS COLATERAIS

Infelizmente todos os agentes AP apresentam efeitos colaterais em graus variados. Entretanto, esses medicamentos diferem entre si quanto à potência e aos efeitos colaterais (**Tabela 4.5**). Fármacos de alta potência (incisivos) geralmente causam mais efeitos extrapiramidais, enquanto os de baixa potência (sedativos) apresentam um perfil mais sedativo, efeitos anticolinérgicos e hipotensão ortostática.

Tabela 4.4. Farmacodinâmica dos antipsicóticos de primeira e segunda gerações

	D_1	D_2	D_3	D_4	$5HT_{1A}$	$5HT_{2A}$	M_1	a_1	a_2	H_1	$5HT_{2A}:D_2$
AP 1ª geração											
Fenotiazina											
Clorpromazina	++	+	++	+		+++	++	+++	+	++	10:1
Flufenazina	++	+++	+++	++		++	+	++	O	+	1:2
Levomepromazina	++	++	+++	?		+++	+++	+++	O	+++	5:1
Perfenazina	++	++	NC	?		+++	+	++	++	+++	2:1
Tioridazina	++	+	++	+		+++	+++	+++	+	+	5:1
Trifluoperazina	++	++	NC	+		+++	+	+++	+	+	2:1
Outros											
Haloperidol e decanoato de haloperidol	++	+++	+++	+	+	++	+	++	O	+	1:25
Zuclopentixol e decanoato de zuclopentixol	++	+++	+	NC		+++	++	++	NC	++	1:3
Sulpirida	O	+++	+	O		O	O	O	O	O	1:50
Pimozida	+	+++	+++	+		+++	+	+++	+	O	1:5
AP 2ª geração											
Clozapina	++	++	++	+++	+	+++	+++	+++	++	+++	20-30:1
Olanzapina	++	++	+	++	+	+++	+++	++	+	+++	50:1
Quetiapina	O	++	+	NC	++	++	O	++	O	+++	1:1
Risperidona	+	+++	+	+	++	+++	O	+++	+++	++	8-11:1
Ziprasidona	O	+	+	O		++	O	+	O	O	3:1
Aripiprazol	O	AgP	O	O	AgP	Ant	O	O	O	O	NC
Zotepina	+++	+++	+++	++	++	+++	++	+++	+++	+++	4:1
Sertindol	+	+++	+	+		+++	O	+++	O	+	100:1
Paliperidona		Ant				Ant	O	Ant	Ant	Ant	
Lurasidona		+++			AgP	+++	O			O	

Afinidade por receptores (bloqueio): +++ = alta, ++ = moderada, + = fraca, O = muito fraca, NC = não conhecida; ? = possível; AgP = agonista parcial; Ant = antagonista.
Fonte: adaptada de Bazire, 2003.

Tabela 4.5. Efeitos colaterais dos antipsicóticos

Efeitos	EP/ DT	Prolactina	Peso	Glicemia	Cardiotóxico	Sedação	Hipotensão	Anticolinérgicos	Específicos
Antipsicóticos de primeira geração									
Clorpromazina	++	+++ ?	+++		++	+++	+++	+++	
Levomepromazina	++ ?	+++ ?	?		++	+++	+++	+++	
Periciazina	+	+++ ?	?		++	+++	++	+	
Tioridazina	+	++	+ / ++	+?	+++	++	++	++	
Perfenazina	+++	++ / +++	+++	+?	++	++	+	+	
Flufenazina	+++	+++ ?	+		++	++	+	++	
Trifluoperazina	+++	+++ ?	?		++	+	+	0	
Haloperidol	+++	+++	+	0	++	+	+	+	
Zuclopentixol	+++	++ ?	?		+	++	+	++	
Pimozida	++	+++ ?	0		+++	+	++	+	
Sulpirida	+	++	+		0	+	0	+	
Antipsicóticos de segunda geração									
Clozapina	0	0	+++	+++	+	+++	+++	+++	Agranulocitose, convulsões, miocardite
Risperidona	+	+++	++	++	+	+	+	0	
Paliperidona		+++	++			0/+	+	0	

Continua >>

>> Continuação

Efeitos	EP/ DT	Prolactina	Peso	Glicemia	Cardiotóxico	Sedação	Hipotensão	Anticolinérgicos	Específicos
Antipsicóticos de segunda geração									
Olanzapina	0	0	+++	+++	+	+	+	++	
Quetiapina	0	0	++	++	++	++	++	0	Catarata
Ziprasidona	0	+	0	0	++	0	0	0	
Aripiprazol	0	0	0	0	0	+	0	0	Náuseas e cefaleia
Amissulprida	+	++	+		0	0	0	0	
Lurasidona		++	0/+		0/+ ?	+/++	0/+	0	
Antipsicóticos de depósitos									
Decanoato de haloperidol	+++	+++	+		++	+	+	+	
Flufenazina	+++	+++ ?	+		++	++	+	++	
Palmitato de pipotiazina	++	+++ ?	?		++	+	+	++	
Decanoato de zuclopentixol	+++	++ ?	?		+	++	+	++	
Palmitato de paliperidona									

0: sem risco ou raramente causa efeitos colaterais com doses terapêuticas; +: baixo risco ou efeitos colaterais ocasionais; ++: às vezes causa feitos colaterais; +++: frequentemente causa efeitos colaterais; ?: dados limitados ou nenhuma informação; EP/DT: efeito extrapiramidal e discinesia tardia.
Fonte: adaptada de APA 2005; Bazire, 2003.

A abordagem adequada dos efeitos adversos associados aos AP é fundamental para garantir maior adesão e aumentar as chances de sucesso terapêutico (**Tabela 4.6**). De modo geral, os AP de segunda geração associam-se a menor probabilidade de efeitos extrapiramidais, o que se reflete em utilização reduzida de agentes antiparkinsonianos (Leucht *et al.*, 1999).

Discinesia tardia (DT)

Síndrome caracterizada por movimentos coreiformes e atetoides e de instalação tardia após uso prolongado de AP. Sua apresentação clínica frequentemente envolve movimentos bucomastigatórios, além de estalar de lábios, pregueamento, protrusão e tremor de língua, piscar, movimentos de tronco e membros.

Vale ressaltar que a DT pode ocorrer após o uso de pequenas doses de AP e até mesmo em pacientes nunca medicados. Apesar de haver mais estudos evidenciando que os AP de primeira geração apresentam maior risco de desenvolvimento de DT do que os de segunda geração, há pesquisas recentes que não encontraram diferença significativa entres essas duas classes no desenvolvimento de DT (Bergman *et al.*, 2017). A prevalência média é de 20%, variando entre 13% e 36%, e a incidência, 5% ao ano (Conley & Kelly, 2001). Pode ser reversível após a interrupção do uso do AP em aproximadamente um terço dos casos. Entre os fatores de risco incluem-se idade avançada, gênero feminino, duração do tratamento AP, altas taxas de sintomas extrapiramidais, altas dosagens, distúrbios de humor, uso de carbonato de lítio e tratamento prolongado com AP de primeira geração.

A prescrição da mínima dose eficaz de AP é uma medida profilática recomendada. A avaliação periódica quanto ao surgimento dos primeiros sintomas de DT e a intervenção precoce devem ser práticas rotineiras. Diante de sintomas de DT, os AP de segunda geração devem ser priorizados, especialmente quetiapina, olanzapina e aripiprazol (Correll & Schenk, 2008; Taylor *et al.*, 2015; Conley & Kelly, 2001). A clozapina pode ser uma alternativa de tratamento, mas pode ser necessário o acompanhamento por nove a dez meses de uso até a melhora progressiva da DT.

Síndrome neuroléptica maligna (SNM)

Caracterizada pela tríade rigidez muscular, hipertermia e instabilidade autonômica (hipertensão e taquicardia), frequentemente associa-se a nível sérico elevado de creatinoquinase (CPK), superior a 1.000 UI/L. Em geral, ocorre em 0,02% a 1,9% dos pacientes em uso de AP (Hyman, 1994) e é fatal em 5% a 20% dos casos não tratados.

Tabela 4.6. Manejo de efeitos colaterais extrapiramidais induzidos por antipsicóticos

Efeito colateral	Descrição clínica	Opções de manejo
Acatisia	Sensação subjetiva de inquietação de ocorrência frequente. O início ocorre geralmente 5 a 10 dias após a primeira dose ou aumento da dose. Pacientes mais jovens e em altas doses de AP de alta potência (incisivos) estão em maior risco. Pode ser confundida com ansiedade, agitação, discinesia tardia ou piora da psicose. Em casos graves, pode levar a atos agressivos ou suicidas. Em geral, AP de segunda geração estão menos associados a esse efeito, mas risperidona e olanzapina guardam certo risco. Ainda não se dispõe de dados suficientes para outros AP de segunda geração.	• Reduzir a dose do AP • Mudar para outro agente • Agentes betabloqueadores lipossolúveis (propranolol, 30 a 120 mg/dia) ou benzodiazepínicos (lorazepam, 1 a 6 mg/dia, ou clonazepam, 1 a 3 mg/dia)
Distonia	Posicionamento anormal ou espasmos dos músculos de cabeça, pescoço, membros ou tronco. Início súbito, geralmente 24 a 96 horas após a primeira dose ou o aumento de dose. Fatores de risco incluem jovens, raça negra, antecedentes de reações distônicas agudas. Existe nas formas de blefaroespasmo, disartria, disfagia, macroglossia, crise oculogírica, opistótono, distonia faríngea/laríngea, torcicolo e trismo.	• Benzotropina, 2 mg, intramuscular • Difenidramina, 50 mg, intramuscular A profilaxia oral pode ser considerada para pacientes em maior risco. Porém, uma vez iniciada, deve ser sempre reavaliada. Entre as opções: • Amantadina, 100 a 300 mg/dia • Benzotropina, 1 a 6 mg/dia • Biperideno, 2 a 6 mg/dia • Difenidramina, 25 a 50 mg/dia
Pseudopar-kinsonismo	Acinesia, bradicinesia ou atividade motora diminuída, tremor de repouso, rigidez muscular, postura encurvada e alterações de equilíbrio. O início pode ser visto 1 a 2 semanas após a primeira dose ou o aumento de dose. Entre os fatores de risco encontram-se: idade avançada, gênero feminino, altas doses, concomitância de sintomas depressivos.	Opções semelhantes às aplicadas para o manejo de distonia. Em geral, o alívio sintomático é observado em 3 a 4 dias, mas 2 semanas, pelo menos, são necessárias para a remissão completa em dose adequada.

Fonte: adaptada de APA, 2005; Conley e Kelly, 2001; Hyman, 1994.

Os fatores de risco da SNM são agitação, idade jovem, gênero masculino, alteração neurológica preexistente, condição médica geral associada, desidratação, aumento rápido da dose, uso de AP de alta potência e de apresentações intramusculares, ou seja, situações comumente associadas a intenso bloqueio dopaminérgico.

Diante de SNM, procede-se a interrupção do AP, hidratação, antitérmicos, anti-hipertensivos, administração de benzodiazepínicos, de agonistas dopaminérgicos, como bromocriptina (VO) até 60 mg/dia e amantadina (VO) entre 200 e 300 mg/dia, e de miorrelaxantes, como dantrolene 2 a 10 mg/kg/dia (intravenoso [IV]). Essas medidas devem ser realizadas, de preferência, em ambiente hospitalar.

Aproximadamente duas semanas após a resolução do quadro de SNM, o tratamento com um AP de segunda geração de baixa potência pode ser iniciado em doses baixas e lentamente titulado sob rigorosa observação (Strawn *et al.*, 2007).

A prevenção da SNM é realizada mediante a administração da mínima dose eficaz de AP. O uso de agentes anticolinérgicos por período prolongado deve ser evitado, se possível. Apesar de a SNM ser mais frequente com os AP típicos, há relatos de seu surgimento com fármacos de nova geração: olanzapina (Gheorghiu *et al.*, 1999), clozapina e risperidona (Hasan & Buckley, 1998), quetiapina (Ananth *et al.*, 2004), aripiprazol (Rodriguez & Dowell, 2006; Srephichit *et al.*, 2006), ziprasidona (Leibold *et al.*, 2004; Borovicka *et al.*, 2006) e asenapina (Singh & Wise, 2010).

Um importante diagnóstico diferencial de SNM é a catatonia letal, síndrome rara cujo pródromo envolve agitação mental e física por duas semanas a dois meses ou início súbito. Além disso, períodos de mutismo, rigidez ou estupor podem se alternar com agitação e podem ocorrer febre e instabilidade hemodinâmica. As características principais da catatonia letal que possibilitam o diagnóstico diferencial com SNM são: aumento de temperatura não superior a 0,5°C a 1°C, em contraste com a febre de 41°C da SNM, e ausência de alterações autonômicas profusas (Hyman, 1994). O diagnóstico correto é essencial para a instituição da conduta adequada. O tratamento da catatonia letal inclui o uso de AP.

OUTROS EFEITOS COLATERAIS

Outros efeitos colaterais que surgem ao longo do tratamento e com importância clínica igualmente significativa são ganhos de peso, alterações da condução cardíaca e distúrbios metabólicos.

Ganho de peso

Apresenta repercussões na readaptação do indivíduo, na capacidade de participar de programas de reabilitação, na metabolização e na biodisponibilidade de fármacos, interferindo diretamente na eficácia terapêutica da medicação utilizada. Além disso, contribui para o surgimento ou o agravamento de doenças cardiovasculares. Recomenda-se o controle habitual do índice de massa corporal (IMC = peso/altura^2), que deve ser considerado na escolha do AP, principalmente se IMC > 25. Orientar a inclusão em programas de redução de peso e associar tratamento específico para a diminuição de peso.

De modo geral, a clozapina e a olanzapina são os antipsicóticos com maior risco de indução e extensão de ganho ponderal, enquanto a clorpromazina, a quetiapina, a risperidona e a paliperidona apresentam risco moderado. Entre os AP de menor risco encontram-se amissulprida, asenapina, aripiprazol, haloperidol, sulpirida, trifluoperazina e ziprasidona (Taylor *et al.*, 2015). Se o paciente estiver em uso de AP associado a ganho ponderal, a troca para outro agente pode ser necessária. No entanto, outras estratégias para a redução do peso consistem na manutenção do AP e na introdução de metformina (Ehret *et al.*, 2010; Praharaj *et al.*, 2011).

Diabetes melito tipo 2 (DM2)

Clozapina e olanzapina são os agentes mais associados a esse distúrbio endócrino (Newcomer, 2007). A quetiapina mostra risco moderado, seguida por risperidona e ziprasidona (Lean & Pajonk, 2003; Melkersson & Dahl, 2004). Entre os AP com menor risco de desenvolvimento de diabetes encontram-se: aripiprazol, amissulprida, asenapina e ziprasidona (Taylor *et al.*, 2015). Os possíveis fatores etiológicos são antagonismo de 5HT2A/5HT2C, aumento plasmático de lipídios, ganho ponderal e resistência à leptina (Buchholz *et al.*, 2008). Pacientes jovens aparentam ter maior risco do que idosos para desenvolver diabetes induzido por AP (Hammerman *et al.*, 2008). Outros fatores que indicam maior probabilidade de desenvolvimento de DM2 incluem IMC > 25, parente de primeiro grau portador de diabetes, sedentarismo, diabetes gestacional, hipertensão, hipertrigliceridemia, HDL-colesterol ≤ 35 mg/dL, alterações no teste de tolerância à glicose ou glicemia de jejum e antecedente de doença cardiovascular. Uma vez iniciado o tratamento, o rápido ganho de peso e o aumento de triglicerídeos aparentemente predizem o desenvolvimento de diabetes (Reaven *et al.*, 2009).

O tratamento envolve verificação da glicemia de jejum antes do início de qualquer AP e, caso sejam encontradas alterações, encaminhamento a serviço especializado. A troca do AP é, em geral, suficiente para o controle glicêmico (Lean & Pajonk, 2003).

Hiperlipidemia

A clozapina e a olanzapina apresentam maior associação a distúrbios lipídicos, provavelmente em virtude do seu perfil farmacológico, enquanto ziprasidona e aripiprazol exibem mínimos efeitos sobre os níveis plasmáticos de lipídeos (Baptista *et al.*, 2002; Newcomer, 2007; Meyer *et al.*, 2008; Chaggar *et al.*, 2011). Recomenda-se a avaliação do perfil lipídico para todos os pacientes em uso de AP pelo menos a cada dois anos. Se LDL-colesterol > 130 mg/dL, encaminhar a serviço especializado ou orientar mudanças na dieta. Se não houver redução dos níveis, instituir tratamento medicamentoso específico. Essas intervenções têm o objetivo de evitar eventos cardiovasculares e incluem medidas para mudança de hábitos e medicações específicas.

Prolongamento de QTc

O intervalo QT reflete de forma ampla a duração da repolarização cardíaca. O alargamento da duração da repolarização está associado a quadros arrítmicos como extrassístoles ventriculares e *torsade de pointes*. Apesar de ser um parâmetro impreciso, o intervalo QT está associado a maior taxa de mortalidade cardíaca. Os valores de referência para o intervalo QT são de até 440 ms para homens e até 470 ms para mulheres. Recomenda-se avaliação eletrocardiográfica antes da introdução de AP associados a maior risco de prolongamento do intervalo QTc, principalmente a pacientes cardiopatas, com antecedente de síncope ou história familiar de morte súbita antes dos 40 anos, e a portadores de síndrome do QT longo.

O uso de agentes sabidamente relacionados a essa alteração deve ser evitado por indivíduos com fatores de risco. Em caso de necessidade de intervenção, podem-se usar isoproterenol ou marca-passo de demanda. Agentes como lidocaína, que não retardam a repolarização, também são úteis (Hyman, 1994).

Hiperprolactinemia

Uma vez que a dopamina inibe a liberação de prolactina, fármacos antagonistas da dopamina podem levar ao aumento de prolactina. Nesse contexto, os AP com mais afinidade por receptores de dopamina cursam com maior incidência de hiperprolactinemia, tendo destaque os AP de primeira geração e a risperidona (Marder *et al.*, 2004). Do ponto de vista clínico, a hiperprolactinemia pode levar a galactorreia, disfunções sexuais, alterações menstruais, redução da densidade mineral óssea e possível aumento do risco de câncer de mama. Diante de hiperprolactinemia com repercussões sintomáticas ou de elevações superiores a 30 ng/mL, deve-se proceder à pesquisa de possíveis etiologias, como processo tumoral (APA, 2005). Pacientes com hiperprolactinemia assintomática secundária ao uso de AP devem receber orientação de seu médico para definir a conduta individualmente. Já para a maioria dos pacientes com hiperprolactinemia sintomática, a primeira opção seria a troca do AP para outro com menos associação ao aumento de prolactina. Nesse sentido, devem ser considerados aripiprazol, asenapina, clozapina, olanzapina, quetiapina ou ziprasidona.

Outra opção seria associar aripiprazol ao tratamento vigente. Estudos demonstram que essa estratégia leva à redução relativamente rápida dos níveis de prolactina e de seus sintomas. Deve-se considerar a redução gradual da dose do AP que provocou a elevação dos níveis de prolactina, de modo que o paciente permaneça em uso apenas de aripiprazol. A manutenção dos dois AP deve ser considerada para pacientes que não apresentarem resposta antipsicótica satisfatória com aripiprazol. Para aqueles que necessitam permanecer com o AP que aumentou o nível de prolactina e não toleraram o uso de aripiprazol, deve-se considerar o uso de agonistas dopaminérgicos, como bromocriptina ou amantadina (Taylor *et al.*, 2015).

Catarata

Risco maior com o uso de fenotiazinas. A observação de catarata em animais expostos à quetiapina levou à recomendação de exame em lâmpada de fenda no início do tratamento e a cada seis meses (Marder *et al.*, 2004). Em geral, pacientes com idade superior a 40 anos devem ser submetidos a exame oftalmológico anual e indivíduos mais jovens podem ter seguimento a cada dois anos.

Miocardite por clozapina

A literatura é bastante controversa quanto à incidência de miocardite por clozapina, havendo estudos que identificaram taxas de 1 em 100 e estudos com taxas de 1 em 67 mil indivíduos (Warner *et al.*, 2000; Haas *et al.*, 2007). Suspeita-se de miocardite quando o paciente em uso de clozapina desenvolve cansaço, dispneia, febre, dor torácica, palpitações, outros sinais e sintomas de insuficiência cardíaca ou são observadas alterações eletrocardiográficas, como anormalidades de ST e inversão de onda T. Nessa circunstância, achados laboratoriais podem contribuir para o diagnóstico: eosinofilia e aumento do índice de sedimentação de eritrócitos, das enzimas cardíacas e da troponina sérica (Marder *et al.*, 2004).

Após a identificação de miocardite suspende-se o uso de clozapina, e o paciente deve ser submetido a avaliação especializada.

INTERAÇÕES MEDICAMENTOSAS

Algumas variáveis influenciam a farmacocinética dos AP (Kaplan & Sadock, 2000). O polimorfismo genético de CYP 2D6 de CYP 2C19 e a ampla variabilidade de CYP 3A refletem em heterogeneidade metabólica entre os indivíduos. Os tabagistas apresentam incremento metabólico, principalmente à custa de CYP1A2, e os etilistas, capacidade metabólica variável e dependente do padrão de uso e dos estados hepático e nutricional.

Quanto à excreção, algumas medicações inibem o *clearance* renal: antidepressivos tricíclicos, inibidores seletivos da recaptação de serotonina, cimetidina, betabloqueadores, isoniazida, metilfenidato, eritromicina, triazolobenzodiazepínicos, cloranfenicol, ciprofloxacino, cetoconazol. Além das medicações, condições médicas gerais, como hepatopatias ou cardiopatias, que cursam com diminuição do fluxo sanguíneo hepático ou do fluxo sanguíneo renal, também provocam redução do *clearance*.

Ademais dos possíveis efeitos colaterais, o manejo adequado de indivíduos portadores de transtornos psicóticos inclui o uso concomitante de outros fármacos, principalmente em portadores de condição médica geral, idosos e indivíduos que recebem outras medicações para o tratamento dos próprios efeitos adversos causados pelos AP (**Tabela 4.7**).

PACIENTES E CONDIÇÕES ESPECIAIS

Gestação e aleitamento

Quando possível, os AP devem ser evitados entre a sexta e décima semana durante a gestação. Opções terapêuticas não medicamentosas são recomendadas nessa fase. Quando necessário, opta-se por AP com evidências descritas em literatura, reduz-se dose no pré-parto e aumenta-se dose no pós-parto. A administração deve ser concentrada no período mais longo de sono do recém-nascido, em sintonia com a equipe pediátrica.

Tabela 4.7. Interações medicamentosas com antipsicóticos

Droga	Resultado
Antidepressivos tricíclicos	↑ concentração de ambos
Anticolinérgicos	Toxicidade anticolinérgica, ↓ absorção de AP
Antiácidos	↓ absorção de AP
Cimetidina	↓ absorção de AP
Alimentos	↓ absorção de AP (exceção: ziprasidona deve ser ingerida com alimentos)
Buspirona	↑ nível de haloperidol
Barbitúricos	↑ metabolismo de AP, sedação excessiva
Fenitoína	↓ metabolismo de fenitoína
Guanetidina	Efeito hipotensivo diminuído
Clonidina	Efeito hipotensivo diminuído
a-metildopa	Efeito hipotensivo diminuído
Levodopa	Efeitos de ambas diminuídos
Succinilcolina	Paralisia muscular prolongada
IMAO	Hipotensão
Halotano	Hipotensão
Álcool	Potencialização de depressão do SNC
Cigarro	Níveis plasmáticos reduzidos de AP
Adrenalina	Hipotensão
Propranolol	↓ concentração de ambos
Varfarina	↓ concentração de varfarina

Fonte: adaptada de Kaplan & Sadock, 2000.

Durante a amamentação, escolher o fármaco de perfil mais seguro, ou seja, autorizado para uso em crianças. Orientar a mãe a ingerir a medicação logo após o aleitamento ou antes do período mais longo de sono do lactente. Em casos cuja gravidade do transtorno materno não possibilite muitas alternativas, a suspensão do aleitamento está indicada.

De acordo com revisão de Gentile (2004), não foi demonstrada a superioridade de AP de segunda geração em relação aos AP convencionais durante a gestação e o aleitamento. A escolha do AP deve se basear na avaliação cautelosa de riscos e benefícios da exposição fetal e neonatal aos AP, na gravidade da doença materna e nos antecedentes maternos relacionados com tolerabilidade e eficácia.

Apesar do potencial de induzir reações extrapiramidais no recém-nascido, agentes de alta potência são preferidos, pois apresentam menor probabilidade de exibir efeitos anticolinérgicos, hipotensores e histaminérgicos (American Academy of Pediatrics, 2000). As alterações metabólicas associadas aos AP de segunda geração também ocorrem em gestantes expostas a essas medicações e provocam complicações obstétricas (Yaeger *et al.*, 2006). Preparações de depósito devem ser evitadas para limitar a persistência de qualquer efeito tóxico no feto ou no recém-nascido.

Gênero

Em geral, as mulheres necessitam de doses menores de AP, visto que exibem níveis séricos mais altos em comparação com os do gênero masculino submetidos à mesma dose (Seeman 2004; Weiden *et al.*, 2007). Além disso, o volume de distribuição é maior em mulheres, o que contribui para o aumento da meia-vida do AP. Indivíduos do gênero feminino são particularmente suscetíveis à hiperprolactinemia induzida por fármacos e, por sua vez, a hiperprolactinemia possivelmente aumenta o risco de câncer de mama. Dessa forma, a terapêutica medicamentosa nessa população deve levar em conta o potencial de indução de hiperprolactinemia do AP e o histórico de câncer de mama da paciente (Taylor *et al.*, 2015).

Idosos

Pacientes idosos apresentam redução no *clearance* renal de substâncias e débito cardíaco reduzido, o que leva à redução do fluxo sanguíneo hepático e do fluxo sanguíneo renal, bem como ao aumento de gordura corporal. Além disso, frequentemente fazem uso de múltiplos fármacos, o que aumenta o risco de efeitos colaterais e de interação medicamentosa. Por isso a introdução da medicação AP deve ser gradual, bem como o incremento de dose (Weiden *et al.*, 2007).

De modo geral, recomenda-se evitar AP convencionais de baixa potência e AP de segunda geração com perfil anticolinérgico principalmente em idosos portadores de déficits cognitivos, diabetes, dislipidemia e obesidade (Alexopoulos *et al.*, 2004).

SUPERDOSAGEM

A superdosagem dos AP de primeira geração caracteriza-se pela exacerbação dos efeitos colaterais mais frequentes. O quadro clínico pode incluir agitação, crises convulsivas, febre e arritmias cardíacas. Situações mais graves de superdosagem com AP de primeira geração apresentam-se com midríase pupilar, reflexos tendinosos profundos reduzidos ou abolidos, taquicardia, hipotensão e eletroencefalograma com padrão de ondas lentas difusamente. Pode haver progressão para *delirium* e coma.

A conduta na superdosagem envolve medidas sintomáticas e de suporte. Se a superdosagem for rapidamente diagnosticada, a lavagem gástrica e o uso de carvão ativado podem ser úteis. A diurese forçada e a hemodiálise não são efetivas, pois os AP de primeira geração apresentam alta ligação proteica e são lipofílicos. A superdosagem com tioridazina pode precipitar bloqueio cardíaco e fibrilações ventriculares. Por isso, recomenda-se a monitorização cardíaca nesses casos.

ESQUIZOFRENIA

A esquizofrenia é um transtorno crônico com prevalência de 1% e incidência de um a quatro casos novos por ano em população de 10 mil habitantes (Jablensky *et al.*, 1992). A etiologia ainda não está bem estabelecida (Gattaz & Häfner, 2004). Um dos modelos mais aceitos indica que a interação entre a vulnerabilidade biológica e os fatores estressores contribui para a manifestação de sintomas esquizofrênicos. Os estressores abrangem fatores genéticos, biológicos, psicossociais e ambientais (Kendler, 2005; (WHO, 1998):

- Estima-se que, por meio de estudos com famílias, gêmeos e adotados, o componente genético contribua com grande parcela da suscetibilidade individual para desenvolver a doença.
- Os fatores pré-natais e perinatais parecem aumentar o risco de desenvolvimento de esquizofrenia. A teoria infecciosa propõe o envolvimento de vírus dotado de neurotropismo, além de outros fatores, como complicações durante a gestação e o parto ou exposição a substâncias psicoativas.
- Alteração na atividade dos receptores de neurotransmissores.
- Entre os estressores ambientais, destaca-se a emoção expressada pela família, caracterizada como excesso de envolvimento, críticas e hostilidade, estando implicada na maior probabilidade de recaídas.

A apresentação clínica é variável: os sintomas alcançam o auge no final da adolescência e no início da idade adulta, tanto no gênero masculino quanto no feminino. Um segundo pico é observado em mulheres entre 30 e 35 anos. As seguintes características estão associadas a bom prognóstico: gênero feminino, início tardio, bom funcionamento pré-mórbido e apresentação aguda com sintomatologia positiva (WHO, 1998). O diagnóstico depende da observação clínica e da exclusão de condições médicas gerais que evoluem com sintomas psicóticos. Os sintomas importantes para o diagnóstico de esquizofrenia incluem alucinações auditivas e ideias de referência em aproximadamente 70% dos casos (WHO, 1973), além de alterações do pensamento, do afeto e do funcionamento social.

Aproximadamente 45% dos pacientes se recuperam após um ou mais episódios, 20% permanecem sintomáticos e cerca de 35% apresentam padrão misto com diferentes graus de remissão e exacerbação (WHO, 1998). Habitualmente, identificam-se as seguintes fases evolutivas da doença (Kaplan & Sadock, 2000):

- Fase prodrômica: retraimento social gradual, diminuição de interesses, mudanças na aparência e na higiene, alterações cognitivas, comportamento bizarro ou excêntrico.
- Fase ativa: alterações na forma e no conteúdo do pensamento, distorções da percepção, prejuízo da volição, inadequação do afeto, alteração do juízo, declínio cognitivo e do funcionamento social.
- Fase residual: ausência de sintomas da fase ativa, mas com evidências de perturbação, como crenças bizarras, experiências perceptuais incomuns, afeto inadequado.

Por muito tempo, a esquizofrenia foi classificada, segundo a apresentação clínica, em: paranoide, desorganizada (hebefrênica), catatônica, indiferenciada e residual. Todavia, essa classificação não é mais utilizada pelo DSM-5. A catatonia é abordada no capítulo do espectro da esquizofrenia, mas pode ocorrer no contexto de vários transtornos (p. ex., transtorno do neurodesenvolvimento, bipolar, depressivo e outras condições médicas). É importante ressaltar que a catatonia associada à esquizofrenia apresenta implicações para o tratamento, com destaque para o uso de eletroconvulsoterapia (ECT) e benzodiazepínicos (APA, 2005). O predomínio de alguns sintomas no curso da esquizofrenia parece influenciar a resposta medicamentosa. Em 1985, Crow propôs uma classificação associada a quadro clínico, fisiopatologia e implicação terapêutica: tipo I (sintomas produtivos ou positivos, com boa resposta a AP) e tipo II (sintomas negativos ou deficitários, com resposta ruim a AP).

Opções farmacológicas para tratamento

O tratamento da esquizofrenia é, em geral, indicado de acordo com a fase evolutiva em que a doença se encontra (APA, 2005).

Fase aguda: os AP de segunda geração são considerados as medicações de primeira linha. Em geral, todos os AP, com exceção da clozapina, apresentam eficácia semelhante no tratamento de sintomas positivos, mas os de segunda geração parecem ter eficácia superior na psicopatologia global e em alguns sintomas cognitivos, negativos e de humor.

As doses devem ser ajustadas até a dose terapêutica, conforme a tolerabilidade, e a resposta clínica, monitorada por duas a quatro semanas antes do aumento da dose ou da troca de medicação. Diante de ausência de resposta ou resposta insatisfatória, sugere-se verificar problemas com adesão, comorbidades, tempo de uso e interações farmacocinéticas ou farmacodinâmicas.

Os pacientes mais agitados, ansiosos ou com alterações no sono podem se beneficiar com a associação de benzodiazepínico. Os estabilizadores de humor e os betabloqueadores habitualmente são efetivos para a redução de hostilidade e agressividade. Condições comórbidas devem ser tratadas.

Fase de estabilização: a redução ou a interrupção prematura da medicação nesta fase pode contribuir para recaídas. Buscam-se minimizar efeitos colaterais e reforçar a adesão. Informações sobre a doença e sobre seu tratamento devem ser fornecidas ao paciente e a seus familiares.

Fase de manutenção: a administração de AP reduz as taxas de recaída de 70%-90% para menos de 30% ao ano. As opções nesta fase incluem: manutenção contínua ou redução gradual após um ano de remissão dos sintomas, com acompanhamento rigoroso e reintrodução aos primeiros sinais de recorrência.

O tratamento intermitente (*drug hollidays*) é questionável, pois as evidências clínicas indicam que a manutenção está associada à menor probabilidade de recaídas (Leucht *et al.*, 2003).

A partir da esquematização do tratamento em fases, foi desenvolvido um algoritmo de condutas para a esquizofrenia (**Figura 4.1**) cuja proposta é meramente didática e visa otimizar o tratamento. Cada caso deve ser individualizado, de acordo com as necessidades do paciente, e a intervenção deve ser revisada com frequência.

Figura 4.1. Algoritmo para o tratamento da esquizofrenia.

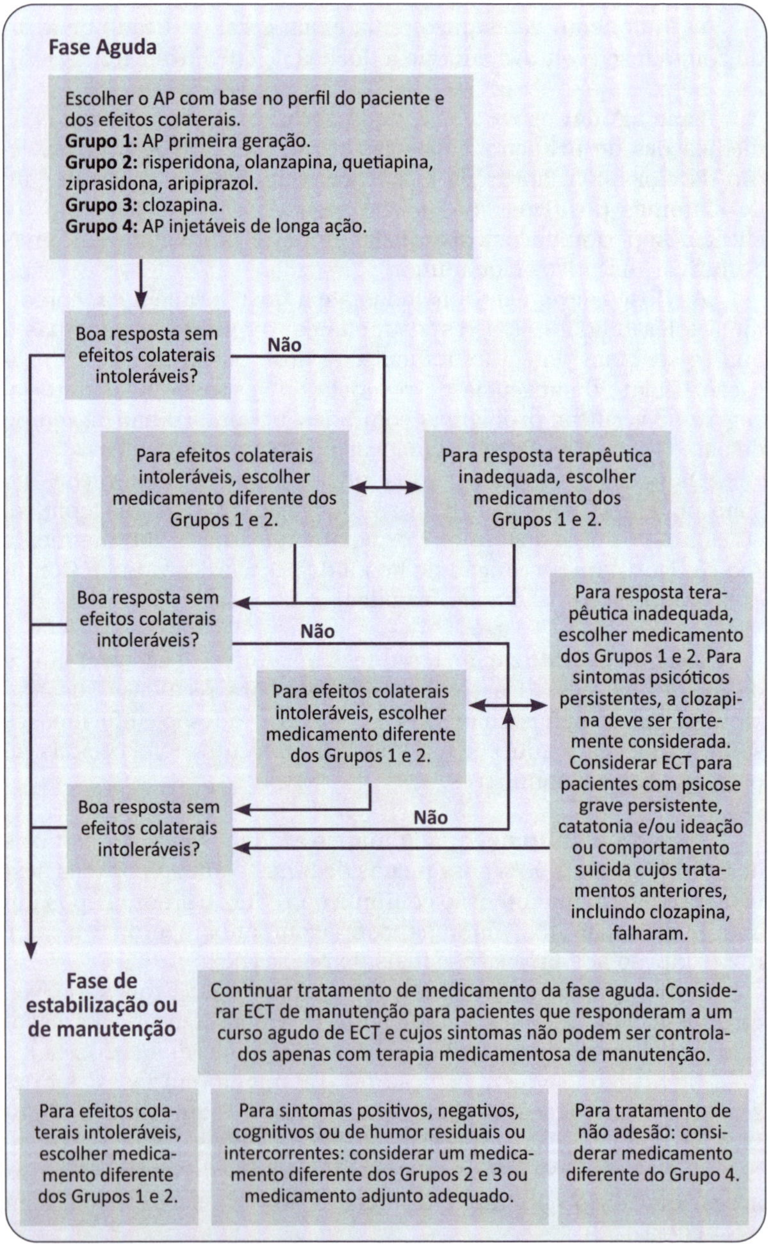

Fonte: adaptada de APA, 2005.

ANTIPSICÓTICOS DE PRIMEIRA GERAÇÃO

Clorpromazina

Em uma revisão sistemática (Adams *et al.*, 2007), evidências sustentam que a clorpromazina associa-se à redução das taxas de recaídas de sintomas psicóticos e promove melhora clínica geral.

Em virtude, entretanto, de seu perfil farmacodinâmico (**Tabela 4.4**), a clorpromazina deve ser usada com muita cautela em idosos, devido aos efeitos anticolinérgicos e hipotensores (Alexopoulos *et al.*, 2004; Adams *et al.*, 2007). O efeito adverso de sedação, aliado à propriedade antipsicótica da clorpromazina, pode ser útil em algumas situações clínicas, como em um episódio psicótico agudo com risco de autoagressividade e/ou heteroagressividade para promover discreta sedação até o início do efeito antipsicótico (Adams *et al.*, 2007).

A clorpromazina interfere nos testes de gravidez e fenilcetonina urinária, podendo resultar em falso-positivos, e na dosagem de bilirrubina urinária (falso-positivo), além de reduzir a secreção do hormônio adrenocorticotrófico (ACTH). Essas propriedades são descritas para o grupo das fenotiazinas em geral (Cordioli, 2000). A apresentação líquida não deve ser adicionada a café, chá, suco de maçã, refrigerante ou citrato de lítio.

Levomepromazina

Apresenta intensa ação sedativa e hipotensora, moderada ação anticolinérgica e fraca ação extrapiramidal. Sua principal indicação aplica-se ao tratamento dos transtornos psicóticos, mas, em outras áreas da Medicina, ela é utilizada na sedação pré-operatória, na analgesia pós-cirúrgica, no controle da dor em pacientes terminais e na redução de náuseas (Green *et al.*, 2004). Interfere nos exames de gravidez (falso-positivo ou falso-negativo) e na dosagem de bilirrubina urinária (falso-positivo), assim como reduz a secreção de ACTH. Promove prolongamento do intervalo QT, deprime o ST e pode alterar a condução atrioventricular (Cordioli, 2000).

Flufenazina

É usada habitualmente na apresentação injetável, como um preparado de depósito, e tem ação prolongada. Apesar de existirem as apresentações decanoato de flufenazina e enantato de flufenazina, somente a segunda está disponível no Brasil. As apresentações de depósito e oral são semelhantes quanto a efeitos colaterais e melhora do funcionamento global (David *et al.*, 2005).

Periciazina

Interfere em exames laboratoriais do mesmo modo que outras fenotiazinas. A apresentação líquida em gotas pediátricas facilita a administração a essa faixa etária e a idosos. Deve ser utilizada com cautela, uma vez que apresenta potentes efeitos sedativo e hipotensor (Cordioli, 2000).

Tioridazina

Apresenta eficácia semelhante à de outros antipsicóticos de primeira geração e menos efeitos extrapiramidais (Fenton *et al.*, 2007). Por esses motivos, já foi amplamente usada na população idosa. Entretanto, além de não existirem evidências consistentes que sustentem seu uso nessa faixa etária, a tioridazina pode provocar alterações cognitivas, como *delirium* e prejuízo da memória (Fenton *et al.*, 2007). A maior afinidade por receptores colinérgicos, em comparação com a clorpromazina, resulta em aumento da ocorrência de cardiotoxicidade (Fenton *et al.*, 2007). Os efeitos na condução cardíaca parecem se relacionar à dose, mas podem ocorrer em doses baixas, como 10 mg/dia (Bazire, 2003). Portanto recomenda-se a monitorização eletrocardiográfica. Atualmente, no Reino Unido e nos Estados Unidos, o uso da tioridazina se restringe a casos de esquizofrenia refratária a tratamento em função de sua associação a prolongamento de onda QT e *torsades de pointes*. A forma líquida deve ser ingerida com sucos ácidos (limão e laranja). Os pacientes em uso de tioridazina devem ser submetidos a exame de fundo de olho de rotina pelo risco de retinopatia pigmentar.

Trifluoperazina

Trata-se de um antagonista de receptores de dopamina (principalmente D_2), serotonina, alfa$_1$-adrenérgicos, colinérgicos e histamínicos (H_1). Sua estrutura química é semelhante à da clorpromazina, mas o perfil de efeitos colaterais remete ao observado com o uso de haloperidol. Entre as fenotiazinas, é o AP mais associado a sintomas extrapiramidais (Marques *et al.*, 2004). Além disso, bloqueia os canais de cálcio, o que parece provocar cardiotoxicidade, hipotensão e impotência sexual (Cordioli, 2000).

Haloperidol

Apresenta alta afinidade por receptores dopaminérgicos D_2. Por isso, é considerado de alta potência (incisivo). Provoca poucos efeitos antimuscarínicos e anticolinérgicos e bloqueia receptores alfa$_1$-adrenérgicos e histamínicos H_1. O menor risco de hipotensão postural possibilita o uso em idosos, que deve ser cauteloso devido à possibilidade de surgimento de efeitos extrapiramidais, dependendo da dose utilizada. Não há incremento na resposta terapêutica com doses superiores a 12 mg/dia (Bazire, 2003). A apresentação injetável de depósito é útil em situações de difícil adesão ao tratamento.

Penfluridol

Sua meia-vida longa permite administração semanal (Cordioli, 2000). Por isso é útil em pacientes que não aderem ao uso diário de medicação por via oral ou que não se adaptam a antipsicóticos de depósito (Soares & Lima, 2006).

Pimozida

A pimozida é um AP de administração oral que se distingue por algumas características. Sua meia-vida longa (55 a 150 horas) possibilita o uso em dose única diária em pacientes com episódio psicótico agudo e a administração em dias intercalados durante a fase de manutenção (Rathbone & McMonagle, 2007). Esses aspectos representam uma vantagem na condução de pacientes que têm baixa adesão ao tratamento e que não se adaptam ao uso de antipsicóticos de depósito (Rathbone & McMonagle, 2007). Apresenta baixo potencial sedativo e hipotensor, mas é considerada medicação de alto risco para efeitos cardiotóxicos. A monitorização com eletrocardiograma deve ser realizada antes da administração da pimozida e em seu decorrer, sendo contraindicada a pacientes com prolongamento do intervalo QT e antecedentes de arritmias (Rathbone & McMonagle, 2007). Bloqueia receptores dopaminérgicos pós-sinápticos e parece atuar também nos receptores pré-sinápticos, sugerindo uma possível ação sobre os sintomas negativos da esquizofrenia, embora não haja evidências que sustentem essa hipótese (Rathbone & McMonagle, 2007).

Tiotixeno

Pode ocorrer sensibilidade cruzada entre tiotixeno e fenotiazínicos (Cordioli, 2000).

Sulpirida

Trata-se de um bloqueador específico de receptores dopaminérgicos (D_2, D_3, D_4). Em doses baixas, bloqueia os receptores dopaminérgicos pré-sinápticos e, em doses altas, os receptores pós-sinápticos. Seu mecanismo de ação é dependente da dose: em doses baixas, apresenta ação desinibitória e, em doses altas, tem ação antipsicótica (Cordioli, 2000). É contraindicado a portadores de feocromocitoma, pois a ação estimulante dopaminérgica pode desencadear crises hipertensivas.

ANTIPSICÓTICOS DE SEGUNDA GERAÇÃO

Um recente estudo duplo-cego e randomizado comparou a efetividade dos antipsicóticos de segunda geração e de um representante da primeira geração (Lieberman *et al.*, 2005). A olanzapina foi a medicação mais efetiva quanto às taxas de descontinuação do tratamento, mas se associou a considerável ganho de peso e alterações metabólicas. A eficácia do AP de primeira geração perfenazina mostrou-se semelhante à da quetiapina, da risperidona e da ziprasidona (Lieberman *et al.*, 2005).

Clozapina

A clozapina é indicada a casos de esquizofrenia resistente a tratamento, isto é, àqueles pacientes não responsivos ou intolerantes a AP de primeira geração (Chakos *et al.*, 2001). Por “não responsivo” entende-se a ausência de melhora clínica satisfatória apesar do uso de dois AP por dose e tempo adequados, enquanto “intolerância” compreende a impossibilidade de alcançar benefício clínico devido a reações adversas graves ou não tratáveis (Bazire, 2003).

Antes do início da administração de clozapina, um hemograma completo com contagem diferencial de leucócitos deve ser realizado, devido a seu potencial mielotóxico. A agranulocitose (contagem de neutrófilos inferior a 500/mm^3) pode ocorrer em 1% a 2% dos casos. Por isso, há necessidade de monitorização hematológica semanal durante as 18 primeiras semanas, período de maior incidência. A agranulocitose não é dependente da dose e não está restrita ao período inicial de uso. Portanto, a monitorização hematológica mensal é obrigatória durante o seguimento. Além disso, uma avaliação clínica geral e cardiológica é desejável diante da existência de alguns relatos de miocardite com cardiomiopatia e insuficiência cardíaca fatal.

A clozapina diminui o limiar para convulsões, que ocorrem em 1% a 2% dos pacientes com doses inferiores a 300 mg/dia, mas pode alcançar até 6% em doses superiores a 600 mg/dia. O tratamento das convulsões envolve a redução da dose e o uso de anticonvulsivantes, raramente sendo necessária a interrupção do tratamento. Nesse contexto, a carbamazepina deve ser evitada por provocar supressão da medula óssea.

A associação a fármacos que inibem enzimas do citocromo P450 pode levar ao aumento dos níveis plasmáticos de clozapina. Em contrapartida, a administração conjunta com indutores de CYP 1A2 reduz os níveis de clozapina. O uso concomitante de benzodiazepínicos deve ser cauteloso em decorrência do risco de parada respiratória ou cardíaca.

O tratamento deve ser iniciado com doses baixas, 12,5 a 25 mg, uma ou duas vezes ao dia, com aumentos graduais não superiores a 25 a 50 mg/dia até alcançar a dose terapêutica. Não é recomendado iniciar a clozapina nas condições a seguir (APA, 2005):

- leucócitos ≤ 3.500/mm^3;
- antecedente de doença mieloproliferativa;
- história prévia de agranulocitose ou granulocitopenia induzida por clozapina.

A maioria dos pacientes apresenta boa resposta durante as primeiras 6 a 12 semanas, mas benefícios adicionais podem surgir em até 6 a 12 meses. Em caso de descontinuação do uso por menos de 48 horas, pode-se reintroduzir a dose prévia à interrupção. Se a interrupção exceder 48 horas, recomenda-se reiniciar a medicação em doses de 12,5 a 25 mg/dia e aumentá-las gradualmente. Intervalos sem a medicação superiores a uma semana requerem nova monitorização semanal por 18 semanas. Além do acompanhamento hematológico, os pacientes devem ser regularmente monitorizados quanto a ganho ponderal, alterações glicêmicas e dislipidemias.

Risperidona

Mostrou-se eficaz para sintomas positivos e negativos (Davis *et al.*, 2003), sendo praticamente destituída de efeitos anticolinérgicos. Está associada a menos ganho de peso em comparação com a olanzapina ou a clozapina. Em doses superiores a 6 a 8 mg/dia, parece mostrar perfil de efeitos colaterais semelhantes ao de AP convencionais (Shirakawa *et al.*, 2001). Por isso, sugere-se uso cauteloso, principalmente no gênero feminino, devido à frequente ocorrência de hiperprolactinemia e galactorreia. Embora a risperidona tenha meia-vida de 3 horas, a de seu metabólito é de 24 horas, o que possibilita a administração em dose única diária.

O perfil farmacocinético da risperidona injetável de ação prolongada é diferente das formulações de depósito dos AP de primeira geração, pois se constitui de microesferas que são gradualmente hidrolisadas no local da injeção, garantindo uma liberação contínua e homogênea de risperidona (McEvoy, 2006). Menos de 1% da dose é liberado na primeira aplicação da injeção e somente na terceira semana atinge-se uma liberação significativa do medicamento (Harrison & Goa, 2004). Devido a esse intervalo, nas primeiras três semanas de tratamento, recomenda-se manter a risperidona ou outro AP de uso oral. A administração é quinzenal.

Olanzapina

A olanzapina atua em sintomas positivos e negativos (Davis *et al.*, 2003). Como outros AP de segunda geração, pode ser indicada para pacientes que tiveram efeitos extrapiramidais graves ou que apresentaram SNM com o uso de AP de primeira geração (Shirakawa *et al.*, 2001).

A faixa terapêutica situa-se entre 10 e 30 mg/dia e dosagens menores são recomendadas para idosos. O uso de doses superiores pode provocar aumento da sedação, mais ganho ponderal, acatisia e hepatotoxicidade. Está disponível também em apresentação injetável.

Quetiapina

Na fase aguda, mostrou-se eficaz no tratamento de psicopatologia global, aliado a melhora clínica e supressão de sintomas positivos (APA, 2005). Apesar de apresentar boa tolerabilidade, foi observada a ocorrência de catarata em cães que a receberam por seis meses em doses quatro vezes maiores que a dose máxima preconizada para humanos (Shirakawa *et al.*, 2001).

Ziprasidona

Sob condições de jejum, somente 60% de ziprasidona são absorvidos (APA, 2005). Portanto, esse medicamento deve ser administrado 2 vezes ao dia, junto às refeições, pois a meia-vida de eliminação é de 7 horas. Os pacientes portadores de cardiopatia ou em risco de distúrbios hidroeletrolíticos devem ser submetidos a avaliações cardiológica e laboratorial.

Entre as contraindicações citam-se prolongamento de QT preexistente, QTc > 500 mseg, arritmias, infarto agudo do miocárdio recente e insuficiência cardíaca não compensada (APA, 2005). A ziprasidona apresenta perfil farmacodinâmico favorável em pacientes obesos e portadores de distúrbios metabólicos (Chakos *et al.*, 2001). Também está disponível em apresentação injetável.

Aripiprazol

Apresenta mecanismo de ação distinto de outros AP de segunda geração. É um agonista parcial de receptores de dopamina (D_2) e serotonina ($5\text{-}HT_{1A}$) e tem atividade antagonista de receptores de dopamina (D_3), serotonina ($5\text{-}HT_{2A}$, $5\text{-}HT_{2C}$, $5\text{-}HT_7$), alfa$_1$-adrenérgico e histamínicos (H_1).

Não difere dos AP quanto à resposta ao tratamento, à eficácia e à tolerabilidade (El-Sayeh *et al.*, 2006). No entanto, pode provocar insônia transitória e agitação aguda no início da administração. Com exceção de acatisia, os sintomas parkinsonianos raramente ocorrem dentro da faixa usual entre 10 e 30 mg/dia (APA, 2005).

Amissulprida

Em baixas doses, bloqueia receptores pré-sinápticos e promove a liberação de dopamina na fenda sináptica. Postula-se que a ativação dopaminérgica ocorra em baixas doses, mas que, mesmo em altas doses, não ocorra atividade cataléptica. Por esse motivo, é considerada um AP atípico (Leucht *et al.*, 2002). A amissulprida mostrou-se mais eficaz que AP convencionais (Davis *et al.*, 2003).

Paliperidona

Trata-se de um metabólito ativo da risperidona que atua como antagonista dos receptores D_2, 5-HT2A, H_1, alfa-1 e 2-adrenérgicos. A formulação oral de liberação prolongada possibilita o uso em dose única diária, com meia-vida de 23 horas, metabolização hepática e excreção renal (Citrome, 2007). A administração de doses entre 6 e 9 mg/dia promove a ocupação de 70% a 80% dos receptores D_2 (Arakawa *et al.*, 2008). Em uma revisão sistemática (Nussbaum & Stroup, 2008), a paliperidona mostrou-se efetiva em doses diárias entre 6 e 12 mg em comparação com a olanzapina, 10 mg/dia. O perfil de efeitos colaterais é semelhante ao da risperidona e parece haver associação direta entre a dose administrada e a ocorrência de distúrbios do movimento e elevação dos níveis séricos de prolactina (Citrome, 2007; Nussbaum & Stroup, 2008). A formulação injetável de longa duração é disponível como palmitato de paliperidona.

Lurasidona

Os efeitos da lurasidona são atribuídos principalmente a uma combinação de atividade antagonista nos receptores D_2 e 5-HT2A. A lurasidona liga-se fortemente aos receptores D_2, 5-HT2A e 5-HT7 e também bloqueia os receptores adrenérgicos α2c e α2a, tendo agonismo parcial ao receptor de 5HT-1A. A dose inicial é de 40 mg/dia e pode chegar a 160 mg/dia. As concentrações séricas máximas são atingidas em aproximadamente 1 a 3 horas. A metabolização ocorre principalmente via CYP3A4 e sua meia-vida é de 18 horas.

A lurasidona foi recentemente aprovada no Brasil. A princípio, é um AP com bom perfil quanto a indução de ganho de peso e alterações metabólicas ou cardíacas. No entanto, apresenta perfil não tão favorável quanto à acatisia quando em comparação com outros antipsicóticos (Pompili *et al.*, 2018).

OUTRAS CONDIÇÕES PSICÓTICAS

Transtorno esquizofreniforme

As características essenciais para o diagnóstico são idênticas às da esquizofrenia, mas a duração total dos sintomas é de pelo menos um mês e inferior a seis meses. Além disso, não é necessário prejuízo funcional durante o curso, segundo o DSM-5 (APA, 2013). Os AP são usados para o tratamento e podem ser suspensos depois de três a seis meses de remissão.

Transtorno esquizoafetivo

No transtorno esquizoafetivo, episódios de humor e sintomas da fase ativa da esquizofrenia ocorrem concomitantemente, tendo sido antecedidos ou seguidos de pelo menos duas semanas de delírios ou alucinações sem sintomas proeminentes de humor (APA, 2013). Além de AP, antidepressivos ou agentes antimaníacos devem ser associados.

Transtorno delirante

Caracteriza-se pela presença de um ou mais delírios não bizarros por pelo menos um mês. As alucinações, se presentes, não são proeminentes. Os fenômenos alucinatórios táteis ou olfativos podem estar presentes e devem estar relacionados à temática delirante. Recomenda-se iniciar gradualmente o AP, com atenção especial ao surgimento de efeitos colaterais, para garantir a adesão.

Transtorno psicótico breve

Surgimento súbito de sintomas psicóticos positivos com duração mínima de um dia e máxima de um mês, seguido de restabelecimento do nível prévio de funcionamento, é a característica desse transtorno. Deve-se pesquisar o diagnóstico diferencial com quadros de etiologia orgânica ou uso de substâncias. Frequentemente, o uso de AP é desnecessário. Se for imprescindível, optar pela menor dose possível e somente durante o período necessário. A psicoterapia pode clarificar possíveis fatores desencadeantes.

Transtorno psicótico devido a outra condição médica

As alucinações e os delírios estão claramente associados a uma etiologia orgânica. O manejo adequado da causa subjacente é fundamental para a resolução desse quadro.

Transtorno psicótico induzido por substância/medicamento

Esse diagnóstico deve ser cogitado somente se os sintomas psicóticos excederem o período habitual da intoxicação ou da abstinência de substâncias e/ou se os sintomas forem graves. Nesse contexto, alguns fatores sugestivos de transtorno psicótico primário auxiliam no diagnóstico diferencial:

- persistência de sintomas psicóticos por cerca de um mês após resolução do quadro de intoxicação ou abstinência;
- sintomas de gravidade superior à esperada;
- antecedente de transtornos psicóticos primários recorrentes.

Uma vez firmado o diagnóstico, está indicado o uso de AP.

Transtorno de personalidade esquizotípica

Trata-se de um transtorno que se apresenta como empobrecimento afetivo, comportamento bizarro, fraco relacionamento social, crenças estranhas, pensamento mágico, ideias paranoides, ruminações obsessivas, experiências perceptivas incomuns, pensamento vago e episódios psicóticos ocasionais e transitórios. No DSM-5, esse transtorno é considerado entre os transtornos do espectro da esquizofrenia, mas é detalhado na seção de transtornos de personalidade. Na CID-10 é referido como transtorno esquizotípico. Seu tratamento inclui AP em baixas doses e terapia com enfoque comportamental.

Transtorno psicótico compartilhado (psicose induzida, ***folie-à-deux***)

Presença de delírio que se desenvolve em um indivíduo estreitamente relacionado com outro, o qual está delirante. Se o relacionamento for interrompido, geralmente há atenuação ou remissão dos sintomas no indivíduo induzido. O indutor, frequentemente o caso primário, é portador de esquizofrenia e membro dominante do relacionamento. Os AP geralmente são necessários para o paciente indutor e, possivelmente, para o indivíduo subjugado, que deve receber psicoterapia de apoio. No DSM-5, o transtorno psicótico compartilhado não consta isoladamente e está englobado em "outro transtorno do espectro da esquizofrenia e outro transtorno psicótico especificado".

Primeiro episódio psicótico

O primeiro episódio psicótico (PEP) refere-se simplesmente à primeira vez que alguém apresenta sintomas psicóticos ou episódio psicótico.

Estudos indicam que, quando o antipsicótico faz parte da abordagem do tratamento, 85% a 90% dos pacientes com PEP apresentarão remissão dos sintomas e 50% alcançarão a recuperação funcional em um ano (Robinson *et al.*, 2004). Estudos longitudinais, no entanto, demonstraram que a recidiva após a remissão de um PEP é comum (Robinson *et al.*, 1999).

Uma revisão sistemática e de metanálise incluiu sete estudos prospectivos (n = 520) com o objetivo de avaliar qual seria a conduta terapêutica mais adequada (tratamento de manutenção *versus* descontinuação do antipsicótico) no PEP (Thompson *et al.*, 2018). As taxas de recaída foram maiores no grupo de descontinuação (53%; intervalo de confiança de 95% [IC95%]: 39%, 68%; n = 290) em comparação com o grupo de tratamento de manutenção (19%; IC95%: 0,05%, 37%; n = 230).

A manutenção do antipsicótico por um período prolongado parece ser a estratégia mais segura, de preferência um antipsicótico de segunda geração (Hayes & Kyriakopoulos, 2018).

CONSIDERAÇÕES FINAIS

A escolha do AP mais adequado a cada paciente depende da avaliação da psicopatologia do paciente e de um bom conhecimento do perfil farmacológico dos principais AP. De forma geral, o planejamento e a implementação do tratamento de pacientes com esquizofrenia envolvem as seguintes etapas (APA, 2005):

1. estabelecer o diagnóstico;
2. eleger objetivos para o tratamento: sintomas positivos, sintomas negativos, reinserção social e ocupacional, comorbidades;
3. estabelecer a aliança terapêutica e mantê-la;
4. reduzir sintomas ou eliminá-los;
5. melhorar a qualidade de vida e o funcionamento social;
6. promover a reabilitação e mantê-la;
7. reavaliar quadro clínico e plano de tratamento periodicamente, com especial atenção aos indícios de recaída;
8. promover educação sobre esquizofrenia e seu tratamento;
9. aliviar o estresse familiar e melhorar a comunicação e o comportamento entre os membros da família.

Algumas condutas são recomendadas e baseadas em evidências disponíveis na literatura (Lehman & Steinwachs, 1998; Seeman, 2004):

- medicações AP, com exceção da clozapina, constituem a primeira linha para o tratamento de fase aguda;
- a dose recomendada durante a fase aguda deve corresponder a 300-1.000 equivalentes de clorpromazina por dia por, no mínimo, seis semanas;

- o uso profilático de medicações para reduzir a incidência de efeitos extrapiramidais deve ser determinado individualmente e a sua manutenção deve ser continuamente revisada;
- após a remissão dos sintomas, o AP deve ser mantido por pelo menos um ano, com o objetivo de evitar recaídas;
- a dose de manutenção está compreendida entre 300 e 600 equivalentes de clorpromazina ao dia;
- o uso de AP de depósito deve ser oferecido a pacientes de difícil adesão ou conforme a preferência individual.

Experiência clínica e evidência científica são ingredientes fundamentais para acompanhar esse crescente campo de conhecimento em contínua mudança. Embora haja recomendações para o uso de AP elaboradas a partir de consenso entre especialistas (Alexopoulos *et al.*, 2004; McEvoy, 2006), muitas vezes é necessário se adaptar à realidade do paciente. As sugestões a seguir são recomendações práticas e devem ser flexibilizadas de acordo com as particularidades do paciente:

- primeiro episódio com predomínio de sintomas positivos: AP de segunda geração como primeira escolha;
- clozapina e agentes tradicionais de alta potência são recomendados para pacientes com comportamento violento ou agressivo;
- AP de segunda geração são preferíveis em:
    - ❑ comorbidade com abuso de substâncias;
    - ❑ disforia;
    - ❑ alterações cognitivas.
- clozapina é o agente de escolha para quadros de ingestão excessiva de água;
- risperidona ou ziprasidona são empregados quando se deve evitar sedação;
- risperidona, quetiapina ou ziprasidona são os AP de escolha quando o ganho de peso precisa ser evitado;
- risperidona, quetiapina, ziprasidona e AP de alta potência são utilizados quando se desejam evitar efeitos anticolinérgicos;
- AP de segunda geração, com exceção da risperidona, são escolhidos para pacientes quando os efeitos colaterais sexuais/reprodutivos precisam ser evitados;
- a quetiapina é considerada o agente de primeira linha para portadores de doença de Parkinson que necessitam de AP;

- sugere-se cautela no uso de risperidona devido à ocorrência de eventos cerebrovasculares.

Alguns AP de segunda geração, como clozapina, amissulprida, risperidona e olanzapina, são mais eficazes que AP de primeira geração. Em particular, olanzapina e risperidona mostraram-se superiores tanto em relação a sintomas positivos quanto a sintomas negativos, cognitivos e controle de impulsos (Davis *et al.*, 2003). De maneira geral, AP de segunda geração parecem associar-se a menor risco de recaídas (Leucht *et al.*, 2003). O resumo das recomendações práticas de uso de AP, com fortes evidências na literatura, encontra-se na **Tabela 4.8**.

Tabela 4.8. Indicação de antipsicótico de acordo com a apresentação clínica

Apresentação clínica	AP 1ª geração	AP 2ª geração (exceto clozapina)	Clozapina	AP de depósito
Primeiro episódio		Sim		
Ideação ou comportamento suicida persistentes			Sim	
Hostilidade e agressividade persistentes			Sim	
Discinesia tardia		Sim	Sim	
Sensibilidade a efeitos extrapiramidais		Sim (evitar doses altas de risperidona)		
Antecedente de hiperprolactinemia		Sim (evitar risperidona)		
Sensibilidade a ganho de peso ou distúrbios metabólicos		Preferir ziprasidona ou aripiprazol		
Dificuldades com adesão				Sim
Refratariedade			Sim	

Fonte: adaptada de APA, 2005; Chakos *et al.*, 2001; Emsley & Oosthuizen, 2003.

BIBLIOGRAFIA

- Adams CEG, Awad GA, Rathbone J, Thornley B. Chlorpromazine versus placebo for schizophrenia. Cochrane Database Syst Rev. 2007;2007(2):CD000284.
- Adams CE, Fenton MK, Quraishi S, David AS. Systematic meta-review of depot antipsychotic drugs for people with schizophrenia. Br J Psychiatry. 2001;179:290-9.
- Alexopoulos GS, Streim J, Carpenter D, Docherty JP. Expert Consensus Panel for Using Antipsychotic Drugs in Older Patients. Using antipsychotic agents in older patients. J Clin Psychiatry. 2004;65(Suppl 2):5-99.
- American Academy of Pediatrics Committee on Drugs. Use of psychoactive medications during pregnancy and possible effects on the fetus and newborn. Pediatrics. 2000;105(4 Pt 1):880-7.
- American Psychiatric Association. Diretrizes para o tratamento de transtornos psiquiátricos. Porto Alegre: Artmed; 2005.
- American Psychiatric Association. Diagnostic and Statistical Manual of Mental Disorders: DSM-5TM. 5. ed. Arlington: APA, 2013.
- Ananth J, Parameswaran S, Gunatilake S, Burgoyne K, Sidhom T. Neuroleptic malignant syndrome and atypical antipsychotic drugs. J Clin Psychiatry. 2004;65(4):464-70.
- Arakawa R, Ito H, Takano A, Takahashi H, Morimoto T, Sassa T et al. Dose-finding study of paliperidone ER based on striatal and extrastriatal dopamine D2 receptor occupancy in patients with schizophrenia. Psychopharmacology (Berl). 2008;197(2):229-35.
- Baptista T, Kin NM, Beaulieu S, Baptista EA. Obesity and related metabolic abnormalities during antipsychotic drug administration: mechanisms, management and research perspectives. Pharmacopsychiatry. 2002;35(6):205-19.
- Bazire S. Psychotropic Drug Directory 2003/2004. The professional´s pocket handbook and aide memory. Devon: Quay Books; 2003.
- Bergman H, Walker DM, Nikolakopoulou A, Soares-Weiser K, Adams CE. Systematic review of interventions for treating or preventing antipsychotic-induced tardive dyskinesia. Health Technol Assess. 2017;21(43):1-218.
- Borovicka MC, Bond LC, Gaughan KM. Ziprasidone- and lithium-induced neuroleptic malignant syndrome. Ann Pharmacother. 2006;40(1):139-42.
- Buchholz S, Morrow AF, Coleman PL. Atypical antipsychotic-induced diabetes mellitus: an update on epidemiology and postulated mechanisms. Intern Med J. 2008;38(7):602-6.
- Chaggar PS, Shaw SM, Williams SG. Effect of antipsychotic medications on glucose and lipid levels. J Clin Pharmacol. 2011;51(5):631-8.
- Chakos M, Lieberman J, Hoffman E, Bradford D, Sheitman B. Effectiveness of second-generation antipsychotics in patients with treatment-resistant schizophrenia: a review and meta-analysis of randomized trials. Am J Psychiatry. 2001;158(4):518-26.
- Citrome L. Paliperidone: quo vadis? Int J Clin Pract. 2007;61(4):653-62.
- Conley RR, Kelly DL. Tratamento farmacológico da esquizofrenia. 1. ed. Rio de Janeiro: EPUC; 2001.
- Cordioli AV. Psicofármacos: consulta rápida. Porto Alegre: Artmed; 2000.

- Correll CU, Schenk EM. Tardive dyskinesia and new antipsychotics. Curr Opin Psychiatry. 2008;21(2):151-6.
- Crow TJ. The two-syndrome concept: origins and current status. Schizophr Bull. 1985;11(3):471-86.
- David A, Adams CE, Eisenbruch M, Quraishi S, Rathbone J. Depot fluphenazine decanoate and enanthate for schizophrenia. Cochrane Database Syst Rev. 2005;2005(1):CD000307.
- Davis JM, Chen N, Glick ID. A meta-analysis of the efficacy of second-generation antipsychotics. Arch Gen Psychiatry. 2003;60(6):553-64.
- Ehret M, Goethe J, Lanosa M, Coleman CI. The effect of metformin on anthropometrics and insulin resistance in patients receiving atypical antipsychotic agents: a meta-analysis. J Clin Psychiatry. 2010;71(10):1286-92.
- El-Sayeh HG, Morganti C, Adams CE. Aripiprazole for schizophrenia. Systematic review. Br J Psychiatry. 2006;189:102-8.
- Fenton M, Rathbone J, Reilly J, Sultana A. Thioridazine for schizophrenia. Cochrane Database Syst Rev. 2007;2007(3):CD001944.
- Gaebel W, Zielasek J. Focus on psychosis. Dialogues Clin Neurosci. 2015;17(1):9-18.
- Gattaz WF, Häfner H. Search for the causes of schizophrenia. Berlin: Springer; 2004.
- Gentile S. Clinical utilization of atypical antipsychotics in pregnancy and lactation. Ann Pharmacother. 2004;38(7-8):1265-71.
- Gheorghiu S, Knobler HY, Drumer D. Recurrence of neuroleptic malignant syndrome with olanzapine treatment. Am J Psychiatry. 1999;156(11):1836.
- Green B, Pettit T, Faith L, Seaton K. Focus on levomepromazine. Curr Med Res Opin. 2004;20(12):1877-81.
- Haas SJ, Hill R, Krum H, Liew D, Tonkin A, Demos L et al. Clozapine-associated myocarditis: a review of 116 cases of suspected myocarditis associated with the use of clozapine in Australia during 1993-2003. Drug Saf. 2007;30(1):47-57.
- Hammerman A, Dreiher J, Klang SH, Munitz H, Cohen AD, Goldfracht M. Antipsychotics and diabetes: an age-related association. Ann Pharmacother. 2008;42(9):1316-22.
- Harrison TS, Goa KL. Long-acting risperidone: a review of its use in schizophrenia. CNS Drugs. 2004;18(2):113-32.
- Hasan S, Buckley P. Novel antipsychotics and the neuroleptic malignant syndrome: a review and critique. Am J Psychiatry. 1998;155(8):1113-6.
- Hayes D, Kyriakopoulos M. Dilemmas in the treatment of early-onset first-episode psychosis. Ther Adv Psychopharmacol. 2018;8(8):231-9.
- Hyman SE. Toxic effects of psychotropic medications and their management. In: Hyman SE e Tesar GE, editors. Manual of Psychiatric Emergencies. 3rd ed. Boston: Little Brown and Co.; 1994.
- Jablensky A, Sartorius N, Ernberg G, Anker M, Korten A, Cooper JE et al. Schizophrenia: manifestations, incidence and course in different cultures. A World Health Organization ten-country study. Psychol Med Monogr Suppl. 1992;20:1-97.
- Kaplan BJ, Sadock VA. Comprehensive textbook of psychiatry. 7th ed. Philadelphia: Lippincott Williams & Wilkins; 2000.

- Kendler KS. Psychiatric genetics: a methodologic critique. Am J Psychiatry. 2005;162(1):3-11.
- Lean MEJ, Pajonk FG. Patients on atypical antipsychotic drugs: another high-risk group for type 2 diabetes. Diabetes Care. 2003;26(5):1597-605.
- Lehman AF, Steinwachs DM. Translating research into practice: the Schizophrenia Patient Outcomes Research Team (PORT) treatment recommendations. Schizophr Bull. 1998;24(1):1-10.
- Leibold J, Patel V. Hasan RA. Neuroleptic malignant syndrome associated with ziprasidone in an adolescent. Clin Ther. 2004;26(7):1105-8.
- Leucht S, Barnes TR, Kissling W, Engel RR, Correll C, Kane JM. Relapse prevention in schizophrenia with new-generation antipsychotics: a systematic review and exploratory meta-analysis of randomized, controlled trials. Am J Psychiatry. 2003;160(7):1209-22.
- Leucht S, Pitschel-Walz G, Abraham D, Kissling W. Efficacy and extrapyramidal side-effects of the new antipsychotics olanzapine, quetiapine, risperidone, and sertindole compared to conventional antipsychotics and placebo. A meta-analysis of randomized controlled trials. Schizophr Res. 1999;35(1):51-68.
- Leucht S, Pitschel-Walz G, Engel RR, Kissling W. Amisulpride, an unusual "atypical" antipsychotic: a meta-analysis of randomized controlled trials. Am J Psychiatry. 2002;159(2):180-90.
- Lieberman JA, Stroup TS, McEvoy JP, Swartz MS, Rosenheck RA, Perkins DO et al. Clinical Antipsychotic Trials of Intervention Effectiveness. Effectiveness of antipsychotic drugs in patients with chronic schizophrenia. N Engl J Med. 2005;353(12):1209-23.
- Marder SR, Essock SM, Miller AL, Buchanan RW, Casey DE, Davis JM et al. Physical health monitoring of patients with schizophrenia. Am J Psychiatry. 2004;161(8):1334-49.
- Marques LO, Lima MS, Soares BG. Trifluoperazine for schizophrenia. Cochrane Database Syst Rev. 2004;2004(1):CD003545.
- McEvoy JP. Risks versus benefits of different types of long-acting injectable antipsychotics. J Clin Psychiatry. 2006;(67 Suppl 5):15-8.
- McEvoy JP, Scheifler PL, Frances A. The expert consensus guideline series: treatment of schizophrenia. J Clin Psychiatry. 1999;60(Suppl 11):4-80.
- Melkersson K, Dahl ML. Adverse metabolic effects associated with atypical antipsychotics: literature review and clinical implications. Drugs. 2004; 64(7):701-23.
- Meyer JM, Davis VG, Goff DC, McEvoy JP, Nasrallah HA, Davis SM et al. Change in metabolic syndrome parameters with antipsychotic treatment in the CATIE Schizophrenia Trial: prospective data from phase 1. Schizophr Res. 2008;101(1-3):273-86.
- Mojtabai R, Nicholson RA, Carpenter BN. Role of psychosocial treatments in management of schizophrenia: a meta-analytic review of controlled outcome studies. Schizophr Bull. 1998;24(4):569-87.
- Newcomer JW. Antipsychotic medications: metabolic and cardiovascular risk. J Clin Psychiatry. 2007;68(Suppl 4):8-13.
- Nussbaum A, Stroup TS. Paliperidone for schizophrenia. Cochrane Database Syst Rev. 2008;2008(2):CD006369.

- Pompili M, Verzura C, Trovini G, Buscajoni A, Falcone G, Naim S et al. Lurasidone: efficacy and safety in the treatment of psychotic and mood disorders. Expert Opin Drug Saf. 2018;17(1):197-205.
- Praharaj SK, Jana AK, Goyal N, Sinha VK. Metformin for olanzapine-induced weight gain: a systematic review and meta-analysis. Br J Clin Pharmacol. 2011;71(3):377-82.
- Rathbone J, McMonagle T. Pimozide for schizophrenia or related psychoses. Cochrane Database Syst Rev. 2007;2007(3):CD001949.
- Reaven GM, Lieberman JA, Sethuraman G, Kraemer H, Davis JM, Blasey C et al. In search of moderators and mediators of hyperglycemia with atypical antipsychotic treatment. J Psychiatr Res. 2009;43(11):997-1002.
- Robinson D, Woerner MG, Alvir JM, Bilder R, Goldman R, Geisler S et al. Predictors of relapse following response from a first episode of schizophrenia or schizoaffective disorder. Arch Gen Psychiatry. 1999;56(3):241-7.
- Robinson DG, Woerner MG, McMeniman G, Mendelowitz A, Bilder MA. Symptomatic and functional recovery from a first episode of schizophrenia or schizoaffective disorder. Am J Psychiatry. 2004;161(3):473-9.
- Rodriguez OP, Dowell MS. A case report of neuroleptic malignant syndrome without fever in a patient given aripiprazole. J Okla State Med Assoc. 2006;99(7):435-8.
- Seeman MV. Gender differences in the prescribing of antipsychotic drugs. Am J Psychiatry. 2004;161(8):1324-33.
- Shirakawa I, Chaves AC, Mari JJ, O desafio da esquizofrenia. São Paulo: Lemos Editorial; 2001.
- Singh N, Wise TN. Neuroleptic malignant syndrome after exposure to asenapine: a case report. Prim Care Companion. J Clin Psychiatry. 2010;12(5): PCC.10l00966.
- Soares BGO, Lima MS. Penfluridol for schizophrenia. Cochrane Database Syst Rev. 2006;2006(2):CD002923.
- Srephichit S, Sanchez R, Bourgeois JA. Neuroleptic malignant syndrome and aripiprazole in an antipsychotic-naive patient. J Clin Psychopharmacol. 2006;26(1):94-5.
- Stahl SM. Psicofarmacologia: bases neurocientíficas e aplicações clínicas. Rio de Janeiro: Medsi; 1998.
- Strawn JR, Keck PE, Caroff SN. Neuroleptic malignant syndrome. Am J Psychiatry. 2007;164(6):870-6.
- Taylor D, Paton C, Kapur S, South London and Maudsley NHS Trust. The Maudsley prescribing guidelines in psychiatry. Chichester, West Sussex; Hoboken, NJ: John Wiley & Sons Inc.; 2015.
- Thompson A, Winsper C, Marwaha S, Haynes J, Alvarez-Jimenez M, Hetrick S et al. Maintenance antipsychotic treatment versus discontinuation strategies following remission from first episode psychosis: systematic review. BJPsych Open. 2018;4(4):215-25.
- Warner B, Alphs L, Schaedelin J, Koestler T. Clozapine and sudden death. Lancet. 2018;355(9206):842.
- Weiden PJ, Preskorn SH, Fahnestock PA, Carpenter D, Ross R, Docherty JP. Translating the psychopharmacology of antipsychotics to individualized treatment for severe mental illness: a Roadmap. J Clin Psychiatry. 2007;68(Suppl 7):1-48.

- World Health Organization. Classificação de transtornos mentais e de comportamento da CID-10: descrições clínicas e diretrizes diagnósticas. Porto Alegre: Artes Médicas; 1993.
- World Health Organization. Schizophrenia and public health. Geneva: WHO; 1998.
- World Health Organization. The international pilot study of schizophrenia. Geneva: WHO; 1973.
- Yaeger D, Smith HG Altshuler LL. Atypical antipsychotics in the treatment of schizophrenia during pregnancy and the postpartum. Am J Psychiatry. 2006;163(12):2064-70.

Psicofarmacologia dos Transtornos Ansiosos

Taís Michele Minatogawa-Chang
Teng Chei Tung
Júlia de Melo Koneski

A psicoterapia, a meditação, a atividade física e o tratamento farmacológico, que muito evoluiu no decorrer dos anos, estão entre os tratamentos para os transtornos de ansiedade.

O meprobamato, a primeira medicação ansiolítica, surgiu em 1954, e o clordiazepóxido, o primeiro benzodiazepínico, foi produzido em 1957. Desde então, devido ao perfil de segurança, à eficácia e ao elevado índice terapêutico, os benzodiazepínicos substituíram os barbitúricos no manejo da ansiedade (López-Muñoz *et al.*, 2011).

A primeira evidência de que os antidepressivos também poderiam ser empregados no tratamento da ansiedade se deu no início dos anos 1960, com a imipramina sendo usada para controlar ataques de pânico. Paralelamente a isso, foram demonstrados os benefícios de outra classe de antidepressivos, os inibidores da monoaminaoxidase (IMAO), no manejo de pacientes com fobia social. A descoberta dessa classe como antidepressiva e ansiolítica se deu durante o tratamento de pacientes tuberculosos que utilizaram a iproniazida e se apresentavam mais animados e eufóricos.

Na década de 1990, o primeiro antidepressivo inibidor seletivo da recaptação de serotonina (ISRS), a fluoxetina, mostrou-se também eficaz para o tratamento dos transtornos ansiosos.

Além dos benzodiazepínicos e de várias classes de antidepressivos, existem também outros agentes ansiolíticos disponíveis, como antagonistas de receptores beta-adrenérgicos (propranolol), agonista serotoninérgico 5-HT_{1A} (buspirona), agentes anticonvulsivantes (gabapentina e pregabalina), antipsicóticos, entre outros. Essas opções podem ser alternativas ou coadjuvantes no controle da ansiedade, inclusive apresentando remissão de sintomas mesmo em monoterapia.

Desde o início, os sintomas ansiosos apresentaram boa resposta às medicações. O principal benefício que o aumento do arsenal terapêutico propiciou foi uma nova gama de medicações com melhor padrão de efeitos colaterais, otimizando a adesão e diminuindo o risco de tolerância e dependência. Além disso, esses fármacos representam alternativas de tratamento para os casos refratários.

Sabe-se que, além do uso das medicações nos transtornos ansiosos, a concomitância com psicoterapias diminui as chances de recorrência dos quadros quando da suspensão das medicações, tornando-se importante desde o início da terapêutica farmacológica encaminhar os pacientes para tratamento psicoterápico (Menezes *et al.*, 2017). Tanto a psicoterapia quanto a farmacoterapia, principalmente de forma combinada, têm evidência na manutenção de resposta nos transtornos ansiosos (Bandelow *et al.*, 2007). A psicoterapia, apesar do efeito sobre os sintomas, também se mostra eficaz para a melhora da qualidade de vida dos pacientes com transtornos ansiosos, tanto no âmbito físico quanto no psíquico (Hofmann *et al.*, 2014).

PRINCÍPIOS GERAIS

Estudo brasileiro realizado com 1.953 pessoas evidenciou a prevalência de 27,4% de transtornos ansiosos na população, demonstrando a relevância clínica desse grupo de transtornos psiquiátricos (Costa *et al.*, 2019).

Pacientes com transtorno de ansiedade generalizada (TAG) e transtorno do pânico (TP) apresentam evidências de hiperfunção do sistema nervoso autônomo periférico, que é compatível com a hipótese de elevação da atividade noradrenérgica central em razão da correlação entre a atividade simpática periférica e a função central noradrenérgica. Indivíduos com transtorno do estresse pós-traumático (TEPT), TP e fobias relatam que os sintomas de hipervigilância e lembranças intrusivas são atenuados pelo efeito do etanol, de benzodiazepínicos e opioides – substâncias que reduzem a atividade neuronal no *locus ceruleus*. Já o uso de cocaína aumenta a descarga neuronal na mesma região, agravando os sintomas ansiosos.

O TP e o TEPT têm sido associados a elevações na sensibilidade ao adrenoceptor α_2. Alterações na sensibilidade ao adrenoceptor α_2 foram evidenciadas por meio da observação de que a administração de um agonista ao adrenoceptor α_2 (clonidina) resulta em hipotensão grave e reduções plasmáticas substanciais de 3-metoxi-4-hidroxifenilglicol (MHPG) em indivíduos com TP. Em contrapartida, o antagonista do adrenoceptor α_2 – a ioimbina – produz respostas ansiogênicas e cardiovasculares exageradas, além de elevar os níveis de MHPG e cortisol em portadores do TP (Charney, 2003).

Os receptores gabaérgicos também têm sido implicados na fisiopatologia dos transtornos ansiosos, com base nas propriedades ansiolíticas e ansiogênicas dos agonistas benzodiazepínicos e dos agonistas inversos, respectivamente. Alterações na conformação macromolecular, na concentração ou nas propriedades dos ligantes endógenos podem ser responsáveis pelos sintomas de ansiedade. A sensibilidade funcional dos receptores $GABA_A$ está atenuada no TP. Indivíduos com TP, p. ex., apresentam redução na sensibilidade aos efeitos supressores do diazepam nos níveis plasmáticos de noradrenalina ou da adrenalina e na frequência cardíaca.

Anormalidades funcionais no eixo hipotálamo-hipófise-adrenal são frequentemente relatadas no TEPT. A principal hipótese é que um aumento na função do receptor hipotalâmico de glicocorticoide resulte em hipersensibilidade ao cortisol, levando a níveis periféricos reduzidos (Charney, 2003).

A exposição a estímulos estressores acentua a função central noradrenérgica e, em função disso, podem ocorrer sintomas ansiosos recorrentes, como ataques de pânico, insônia, hipervigilância e descargas simpáticas autonômicas (Charney, 2003).

O tratamento psicofarmacológico dos transtornos ansiosos visa à adequação do desequilíbrio neuroquímico subjacente e, consequentemente, a melhores desempenho e aproveitamento de intervenções psicoterápicas. Diante das particularidades fisiopatológicas, a avaliação diagnóstica é um componente importante na elaboração da conduta terapêutica.

A escolha do tratamento medicamentoso começa pela avaliação clínica do paciente, considerando-se a faixa etária, a apresentação de sintomas, a presença de condições comórbidas e o uso prévio de psicofármacos.

Em estudo de revisão, tanto os inibidores seletivos da recaptação de serotonina quanto os inibidores da recaptação de serotonina e noradrenalina mostraram-se úteis no tratamento de primeira linha para a maioria dos transtornos de ansiedade (Ravindran & Stein, 2010). Quanto ao transtorno obsessivo-compulsivo (TOC), os agentes serotoninérgicos são os preferidos. Outros antidepressivos, como os tricíclicos ou os inibidores da monoamina oxidase, são geralmente reservados a estratégias de segunda e terceira linhas devido a problemas com a tolerabilidade e a efeitos colaterais. Anticonvulsivantes e antipsicóticos atípicos parecem exercer uma função coadjuvante à dos antidepressivos em casos de resistência ao tratamento. As azapironas têm sido utilizadas de forma eficaz para o transtorno de ansiedade generalizada, e evidências suportam o uso de benzodiazepínicos no TP e no TAG (Ravindran & Stein, 2010).

Os benzodiazepínicos comumente atuam mais rapidamente no alívio dos sintomas ansiosos, enquanto os antidepressivos produzem resultados após algumas semanas, mas esse não é o único fator a ser considerado na escolha. Os antidepressivos são capazes de sustentar a melhora, apesar do desmame.

Sintomas de ansiedade não específica que ocorrem durante um episódio do humor geralmente melhoram e remitem com o tratamento da alteração do humor. O divalproato parece ser o estabilizador de humor de escolha para pacientes ansiosos com transtorno bipolar. Devido ao risco reduzido de indução de mania e ciclagem, a psicoterapia, os benzodiazepínicos e os antipsicóticos atípicos são recomendados para o tratamento dos transtornos de ansiedade presentes em pacientes com transtorno bipolar que não estiverem em um episódio agudo (Rakofsky & Dunlop, 2011).

BENZODIAZEPÍNICOS

O clordiazepóxido e o diazepam foram os primeiros benzodiazepínicos a serem desenvolvidos. Entre 1968 e 1987, o diazepam foi o medicamento mais prescrito nos Estados Unidos e na Europa. Nos últimos anos, diazepam, clonazepam, lorazepam e alprazolam mantiveram sua popularidade e aparecem na lista das medicações mais prescritas (Licata & Rowlett, 2008).

A eficácia dos benzodiazepínicos manifesta-se na redução dos sintomas ansiosos, principalmente os sintomas somáticos presentes no TAG, no TP e no TOC. A ação ansiolítica dos benzodiazepínicos parece ser mediada por receptores do ácido gama-aminobutírico (GABA).

Os benzodiazepínicos diferem também em relação à meia-vida: o diazepam, p. ex., tem meia-vida longa, enquanto lorazepam e alprazolam têm meia-vida intermediária a curta. Essa propriedade farmacocinética não indica a previsibilidade do efeito, mas pode predispor à tolerabilidade e à dependência – efeitos comuns dessa classe de medicação.

O início de ação e a duração do efeito relacionam-se com as diferentes propriedades lipofílicas e hidrofílicas de cada benzodiazepínico. Os medicamentos mais lipofílicos atuam no cérebro mais rapidamente, mas seu efeito é mais curto. Os benzodiazepínicos que são lentamente absorvidos e lentamente eliminados – como clonazepam e diazepam – demonstram menor probabilidade de abuso e tolerância, além de sintomas de descontinuação. Aqueles rapidamente absorvidos e com meia-vida mais curta são benéficos em crises agudas e sua menor meia-vida provoca efeitos colaterais por menos tempo, como sedação e sonolência, mas têm maior potencial de abuso e tolerância.

Os benzodiazepínicos foram as medicações mais utilizadas no tratamento do transtorno do pânico na década de 1990 (Bruce *et al.*, 2003) e, embora a monoterapia tenha sofrido declínio na última década em função do uso em combinação com antidepressivos, essa classe psicofarmacológica continua a ser frequentemente empregada no tratamento dos transtornos ansiosos.

O uso contínuo dos benzodiazepínicos reflete sua efetividade, seu rápido início de ação e sua tolerabilidade. A vantagem é que seu efeito ansiolítico começa na primeira semana de uso, enquanto os antidepressivos demoram três semanas para iniciar a redução dos sintomas ansiosos (Rickels *et al.*, 1993). A desvantagem é que esse mesmo fator também é um dos responsáveis pelo potencial de abuso, tolerância e dependência.

Em relação às possíveis interações, medicações que inibem as enzimas hepáticas 3A3/4 do citocromo P450, como a nefazodona, a fluoxetina, a fluvoxamina, a sertralina, a cimetidina e os anticoncepcionais orais, lentificam a degradação dos compostos 2-ceto e triazolo, aumentam os níveis séricos dessa classe. Os benzodiazepínicos podem interagir com o etanol, potencializando o efeito de depressão respiratória e podendo levar à morte.

O efeito colateral mais comum dessa classe é a sedação. Além disso, podem-se observar tontura, fraqueza, ataxia, amnésia anterógrada, dificuldade de coordenação motora, náuseas e hipotensão leve. Esses efeitos são particularmente preocupantes na população idosa, pois o uso dos agentes de meia-vida mais longa, principalmente associa-se ainda mais a quedas e fraturas ósseas (Berdot *et al.*, 2009).

O desenvolvimento de tolerância, a qual se manifesta como perda da eficácia ou necessidade de aumento da dose para manter o efeito terapêutico atingido inicialmente, é uma preocupação referente ao uso prolongado dos benzodiazepínicos. A tolerância terapêutica frequentemente associa-se ao abuso, cujos fatores de risco incluem história de abuso de álcool ou de outra substância e presença de transtorno de personalidade. No início do tratamento com benzodiazepínicos, aconselha-se orientar os pacientes acerca desses riscos e da importância de utilizá-los apenas por curto período – esses cuidados parecem diminuir o risco de abuso (Brett *et al.*, 2015).

Os benzodiazepínicos são, de fato, medicações que apresentam importante potencial de melhora dos sintomas de ansiedade e, por esse motivo, ganharam notoriedade e foram por muito tempo as medicações de escolha. Os problemas de sua utilização são justamente a tolerabilidade e a dependência. Considerando-se que o bom uso dessas medicações – durante o período correto, na dose adequada e com suspensão após tempo determinado – diminuiria as chances de prejuízos, os benzodiazepínicos poderiam ser mais seguramente prescritos por profissionais que conhecessem seu uso e seus malefícios (Lader *et al.*, 2015; Bowers *et al.*, 2004).

Os benzodiazepínicos são frequentemente utilizados como drogas de abuso, também em associação a etanol e opioides. Evidências clínicas sugerem que os benzodiazepínicos acentuam os efeitos subjetivos relacionados ao uso de opioides (Lintzeris *et al.*, 2007).

Os sintomas de abstinência dos benzodiazepínicos incluem agitação, ansiedade, palpitações, pele úmida e pegajosa, transpiração e náuseas. A ocorrência de convulsões é um evento raro e geralmente relaciona-se à retirada abrupta de doses mais elevadas.

Os fatores que dificultam o desmame são elevadas doses diárias, meia-vida curta e longo tempo de uso. Em relação ao paciente, diagnóstico de TP, gravidade de sintomas de ansiedade e depressão, transtorno de personalidade e concomitante abuso de álcool e substâncias tornam o desmame mais difícil.

Além da problemática em torno da tolerância e da dependência dos benzodiazepínicos, os efeitos sedativos e os prejuízos cognitivos associados também têm sido motivo de preocupação, principalmente quando se consideram as implicações no processo de psicoterapia. Entretanto, não existem evidências consistentes de que os ganhos obtidos com a psicoterapia sejam influenciados pelo uso concomitante de um benzodiazepínico (Argyropoulos *et al.*, 2000).

ANTIDEPRESSIVOS

Os antidepressivos apresentam diferentes mecanismos de ação e são subdivididos em:

- antidepressivos tricíclicos (ADT) ou heterocíclicos;
- inibidores seletivos da recaptação da serotonina (ISRS);
- inibidores da monoamino oxidase (IMAO);
- antidepressivos de nova geração (estruturas químicas diversas):
    - inibidores da recaptação de serotonina e noradrenalina (IRSN): venlafaxina, milnacipram e duloxetina;
    - inibidores da recaptação de dopamina (e, em menor grau, de noradrenalina): bupropiona;
    - inibidores seletivos da recaptação de noradrenalina (Naris): reboxetina;
    - antidepressivos noradrenérgicos e serotoninérgicos específicos (NASSA): mirtazapina;
    - inibidores da recaptação de serotonina e antagonistas de receptores de serotonina (SARI): nefazodona e trazodona;
    - outros: mianserina, tianeptina e *hypericum* (hipérico).

O manejo da medicação até a dose-alvo é particularmente importante no tratamento dos transtornos ansiosos, pois a "piora inicial" dos sintomas é bem conhecida e frequentemente relatada, principalmente por pacientes com transtorno do pânico. Em geral, recomenda-se iniciar com doses baixas e realizar ajustes progressivos conforme a necessidade, os efeitos colaterais e a tolerância. Portadores de transtorno obsessivo-compulsivo geralmente necessitam de doses finais mais elevadas e por maior tempo para obter uma resposta clínica.

Após o início do tratamento, é preconizado que se alcance a remissão dos sintomas. Diante de resposta parcial ou ausente, devem-se reavaliar os sintomas-alvo e o diagnóstico, revisar os efeitos colaterais (**Tabela 5.1**), discutir sobre as expectativas do paciente em relação ao tratamento, verificar a dosagem e a adesão ao medicamento prescrito e identificar condições comórbidas e potenciais interações medicamentosas que possam estar prejudicando a resposta. Em caso de interação com medicações que induzem a metabolização e, consequentemente, reduzem o nível sérico, pode ser necessário utilizar doses mais elevadas do que as habituais (Weiss *et al.*, 2003).

A partir de um ano da remissão dos sintomas ansiosos, pode-se verificar a possibilidade da retirada gradual da medicação, levando-se em consideração a manutenção das outras medidas não farmacológicas e o momento de vida em que o paciente se encontra, analisando-se se é próprio. Diante de qualquer sinal de recorrência sintomática durante o desmame, retorna-se à dose da medicação.

Tabela 5.1. Efeitos colaterais dos antidepressivos com base no mecanismo de ação

Efeitos colaterais
Bloqueio do transportador de noradrenalina
Ansiedade
Elevação de efeitos vasopressóricos relacionados às aminas simpatomiméticas
Diaforese
Taquicardia
Tremor
Inibição da recaptação de serotonina
Redução do apetite no início do tratamento e ganho de peso posterior
Sintomas ansiosos dependentes da dose
Distúrbios na ejaculação, anorgasmia e redução da libido
Efeitos colaterais extrapiramidais
Interação com inibidores da monoamina oxidase e triptofano
Náuseas, vômito e diarreia
Sedação ou insônia
Síndrome serotoninérgica
Inibição da recaptação de dopamina
Ativação ou piora de sintomas psicóticos
Parkinsonismo
Agitação psicomotora
Bloqueio de receptores alfa-1-adrenérgicos
Hipotensão postural e tontura
Potencialização dos efeitos anti-hipertensivos de outras medicações
Taquicardia reflexa
Bloqueio de receptores dopaminérgicos D_2
Efeitos colaterais extrapiramidais
Elevação de prolactina
Bloqueio de receptores histaminérgicos H_1
Vertigem
Aumento do risco de quedas em idosos
Hipotensão postural
Sedação
Ganho de peso
Bloqueio de receptores muscarínicos
Visão turva
Prejuízo da memória e da cognição
Efeitos gastrointestinais: boca seca e constipação
Precipitação de glaucoma de ângulo fechado
Taquicardia sinusal
Retenção ou hesitação urinária

Fonte: adaptada de Khawam *et al.*, 2006.

A escolha do medicamento deve se basear em critérios psicofarmacológicos e nas prováveis implicações clínicas, como desenvolvimento de tolerância, potencial de abuso e sintomas de abstinência (**Tabela 5.2**).

Tabela 5.2. Comparação de benzodiazepínicos e antidepressivos no tratamento dos transtornos ansiosos

Implicações clínicas	Benzodiazepínicos	Antidepressivos tricíclicos	ISRS/Venlafaxina
Início de ação	Rápido	Lento	Lento
Piora inicial	-	+	+
Tolerância terapêutica	Discreta	-	-
Abstinência	++	+	+
Potencial de abuso	+	-	-
Interação com etanol	+++	+	+
Sedação	++	++	-
Amnésia	++	+	-
Risco na superdosagem	-	+++	-

- ausente; + conhecido; ++ moderado a grave; +++ pronunciado.
Fonte: adaptada de Argyropoulos *et al.*, 2000.

Embora os antidepressivos e os benzodiazepínicos sejam as principais medicações utilizadas nos transtornos ansiosos, algumas alternativas que, em geral, representam uma nova aplicação de fármacos já disponíveis para outras finalidades têm sido propostas.

Os antipsicóticos típicos foram usados para o controle da ansiedade durante décadas, entretanto, o aparecimento de efeitos extrapiramidais e o desenvolvimento de discinesia tardia têm restringido seu uso em indivíduos não psicóticos. A disponibilidade dos antipsicóticos de segunda geração, dotados de melhor perfil de tolerabilidade e segurança, despertou o interesse na aplicação desses agentes em outras condições psiquiátricas além dos transtornos psicóticos (Stevens & Pollack, 2005).

Estudos sugerem um potencial benefício da risperidona, da olanzapina e da quetiapina, principalmente como potencializadoras dos antidepressivos, no tratamento do TOC, do TAG e do transtorno de estresse pós-traumático (Gao *et al.*, 2006). Uma metanálise demostrou que, em monoterapia, os antipsicóticos não apresentam eficácia específica para os transtornos ansiosos, sendo preferível o uso da forma combinada, quando indicado (Chen *et al.*, 2019).

Um anticonvulsivante de segunda geração, a pregabalina, tem demonstrado efeitos promissores no tratamento do TAG (Pande *et al.*, 2003) e da fobia social (Pande *et al.*, 2004).

TRANSTORNO DO PÂNICO (TP)

A prevalência desse transtorno é de 5%, podendo haver associação com importante prejuízo funcional e considerável redução da qualidade de vida. A abordagem medicamentosa inclui antidepressivos e, no início do tratamento, por vezes associam-se benzodiazepínicos. A taxa de resposta ao tratamento do transtorno do pânico situa-se por volta de 80% (Papp, 2000).

Um importante fenômeno que ocorre no início do tratamento, em geral com antidepressivos, é o aumento paradoxal dos sintomas ansiosos e da frequência dos ataques de pânico, a chamada “piora inicial”. Além disso, pacientes com TP parecem ser mais sensíveis às propriedades estimulantes de alguns ISRS. Diante de ambos os fatores, recomenda-se iniciar o tratamento com doses baixas (metade da dose habitual) de antidepressivos para avaliar-se a tolerabilidade.

Outra estratégia é a associação temporária de um benzodiazepínico, como clonazepam ou alprazolam, por uma a duas semanas – que é o tempo esperado de duração da piora inicial –, ou permanecer com a associação até que as crises estejam mais controladas (Argyropoulos *et al.*, 2000). Quando indicado o uso de benzodiazepínicos, sugerem-se os de meia-vida intermediária a curta, doses baixas e, se possível, apenas em caso de crises, como o clonazepam, cujas doses de 0,125 mg podem ser suficientes para o manejo agudo da crise (Goddard *et al.*, 2001).

Os ADT e os ISRS apresentam efetividade semelhante na redução dos sintomas de pânico, da esquiva agorafóbica e da sintomatologia depressiva e ansiosa (Pull & Damsa, 2008), havendo diferença principalmente no perfil de efeitos colaterais, com maior risco cardiovascular com o uso de ADT (Hamer *et al.*, 2011; Taylor, 2008). Nos últimos anos, os ISRS passaram a ser a primeira linha no tratamento farmacológico do TP por apresentarem melhor tolerabilidade em relação aos ADT.

Fluvoxamina, paroxetina, fluoxetina, sertralina, citalopram e escitalopram tiveram sua eficácia comprovada em estudos controlados e randomizados (Pull & Damsa, 2008). Os ISRS, especialmente a sertralina e o escitalopram, promovem a redução da frequência e da intensidade dos ataques de pânico, dos sintomas agorafóbicos e da ansiedade antecipatória (Chawla *et al.*, 2022).

É comprovado por importante metanálise que o uso de antidepressivos inibidores da recaptação de monoaminas nesse transtorno demonstra um efeito altamente significativo para a prevenção de recaídas quando em comparação com placebo (Donovam *et al.*, 2010). No TP, o tratamento deve ser mantido por 12 a 24 meses, seguidos pela redução gradual da medicação durante quatro a seis meses (Argyropoulos *et al.*, 2000). Essa conduta possibilita a redução dos sintomas e do risco de recorrência (Stein *et al.*, 2009).

A venlafaxina, um antidepressivo dual, também se mostrou eficaz no tratamento do TP, reduzindo a frequência dos ataques de pânico, assim como a ansiedade antecipatória, o medo e a esquiva (Pull & Damsa, 2008).

Os IMAO geralmente demonstram desempenho semelhante ao dos ADT e dos ISRS. Os IMAO irreversíveis são efetivos no tratamento do TP com ou sem agorafobia, mas seu uso é limitado em virtude de interação com outros fármacos, restrições na dieta e efeitos colaterais, como ganho ponderal, hipotensão, insônia, edema periférico e neuropatia. Os IMAO reversíveis não requerem restrições na dieta, apresentam menos interação medicamentosa e são mais bem tolerados, mas os resultados sobre sua efetividade no TP são conflitantes (Argyropoulos *et al.*, 2000).

TRANSTORNO DE ANSIEDADE GENERALIZADA (TAG)

No tratamento do TAG, o objetivo é reduzir os sintomas psíquicos principais, como preocupações, tensão e irritabilidade, além dos sintomas somáticos.

A eficácia para o tratamento do TAG foi estabelecida em ensaios randomizados e controlados por placebo para medicamentos de diversas classes, como benzodiazepínicos, azapironas, ISRS, IRSN, anti-histamínicos, moduladores do canal de cálcio e antipsicóticos (Davidson, 2009).

Uma metanálise realizada por Chen *et al.* (2019) mostrou que, apesar da quantidade de fármacos disponíveis, todos os tratamentos farmacológicos, exceto moduladores de serotonina e antipsicóticos de segunda geração, apresentaram efeitos maiores do que o placebo para o transtorno de ansiedade generalizada, sendo mais provavelmente efetivos os ISRS, os IRSN, a buspirona, a pregabalina e os benzodiazepínicos (Chen *et al.*, 2019).

A buspirona é um agonista parcial 5-HT_{1A} que reduz a função dos receptores pós-sinápticos 5-HT_2. Trata-se de um fármaco ansiolítico não benzodiazepínico que em comparação com os benzodiazepínicos, demonstrou menos efeitos adversos, como sedação ou influência no desempenho psicomotor ou na cognição. Pode, inclusive, causar insônia em vez de sedação, comum aos benzodiazepínicos. Mostrou-se que o efeito do tratamento com a buspirona foi maior em comparação com o placebo e semelhante ao da pregabalina e dos IRSN (Chen *et al.*, 2019).

A administração da buspirona deve ser dividida em duas ou três doses, iniciando-se com 10 a 15 mg/dia, com aumento gradual até 60 mg/dia. Não se observaram sintomas de tolerância, dependência ou abstinência nem interação com etanol. Inicialmente, supôs-se que os pacientes que já haviam utilizado benzodiazepínicos avaliariam a buspirona como menos efetiva do que aqueles que nunca a usaram, principalmente devido à falta do efeito sedativo, mas estudos mais recentes indicam que isso pode ser corrigido se a buspirona for iniciada duas a três semanas antes da retirada do benzodiazepínico (Argyropoulos *et al.*, 2000).

Foi comprovado por estudo de metanálise que o uso de antidepressivos inibidores da recaptação de monoaminas nesse transtorno mostra um efeito altamente significativo na prevenção de recaídas quando em comparação com placebo (Donovam *et al.*, 2010). A venlafaxina de liberação prolongada foi o primeiro antidepressivo a receber a aprovação para o tratamento do TAG nos Estados Unidos, sendo a dose de 225 mg/dia mais eficaz que o placebo na redução da sintomatologia (Davidson, 2009).

A duloxetina, outro IRSN, foi aprovada em 2007 para o tratamento do TAG nas doses de 60 e 120 mg/dia. A paroxetina mostrou benefícios em ensaios duplo-cegos randomizados nas doses de 20 e 40 mg/dia. Doses superiores não resultaram em maiores benefícios em comparação com as mencionadas. Escitalopram e citalopram também apresentam resultados positivos em relação ao placebo em vários estudos (Davidson, 2009).

Apesar de tanto os benzodiazepínicos quanto os antidepressivos apresentarem resultados satisfatórios no tratamento do TAG, existem diferenças entre as classes. Os benzodiazepínicos foram uma das primeiras classes aplicadas para o tratamento de transtorno de ansiedade generalizada, tendo como principal benefício o início precoce da ação; no entanto, considerando que o uso por longo prazo pode causar dependência, a diretriz atual não os recomenda como tratamento de primeira linha, mas como adjuvante de curto prazo antes que os ISRS e os IRSN tenham efeito (Baldwin *et al.*, 2014; Instituto Nacional de Excelência em Saúde e Assistência, 2014).

Os antipsicóticos também têm sido empregados no tratamento do TAG. A monoterapia com quetiapina mostrou resultados positivos no tratamento dos sintomas do TAG, em doses de 150 mg/dia (Zhornitsky *et al.*, 2011), e esse efeito se mostrou semelhante ao obtido com os antidepressivos (Depping *et al.*, 2010). A quetiapina teve o maior efeito entre as outras medicações, mas foi mal tolerada quando comparada com o placebo no estudo de Slee (2019). Metanálise mais recente considerou, porém, que os antipsicóticos de segunda geração não são superiores ao placebo para o tratamento desse transtorno (Chen *et al.*, 2019). O uso de antipsicóticos ainda é controverso na literatura, mas parece ter boa indicação principalmente quando usado em associação ou em casos refratários.

A pregabalina, um modulador do canal de cálcio a_2d, demonstrou eficácia superior ao placebo no tratamento agudo, parecendo comparável ao alprazolam, ao lorazepam e à venlafaxina, com início de ação em uma semana e manutenção do efeito ansiolítico por seis meses (Pande *et al.*, 2003), sendo o medicamento recomendado caso o paciente não tolere ISRS ou IRSN (National Institute for Health and Care Excellence, 2014). Tem como vantagem o início precoce da eficácia ansiolítica equivalente aos benzodiazepínicos de alta potência e apresenta efeitos adversos mínimos, como sonolência, tontura, boca seca e ganho de peso. Segundo estudo de Chen *et al.* (2019), essa classe apresentou efeito maior nos resultados em comparação com o placebo e foi semelhante aos ISRS.

O anti-histamínico hidroxizina demonstrou eficácia ansiolítica superior à do placebo em estudos controlados (Llorca *et al.*, 2002). Doses de 50 mg/dia são efetivas na redução de sintomas ansiosos, enquanto doses entre 50 e 100 mg/dia podem promover sedação excessiva e limitam seu uso no TAG (Argyropoulos *et al.*, 2000).

A agomelatina – um novo antidepressivo agonista do receptor melatonérgico –, em metanálise realizada em 2019, mostrou um efeito maior que o do placebo e semelhante ao dos ISRS (Chein *et al.*, 2019), em concordância com resultados obtidos anteriormente por Stein (2008), que já afirmava que a agomelatina era eficaz no tratamento do TAG (Stein *et al.*, 2018). A agomelatina mostrou-se eficaz e superior ao placebo tanto na dose de 10 mg quanto na de 25 mg, sendo maior o efeito com a dose de que 25 mg (Chein *et al.*, 2019). Embora bem tolerada, o maior índice de lesão hepática é digno de nota clínica (Freiesleben & Furczyk, 2015; Stein *et al.*, 2017).

Os resultados de estudos com os moduladores de serotonina, como a trazodona e a vortioxetina, ainda não são suficientes na literatura. Há estudos de revisão demonstrando eficácia, porém, em recente metanálise de Chen *et al.*, não se mostraram superiores ao placebo para o tratamento do transtorno de ansiedade generalizada (Chen *et al.*, 2019).

A bupropiona, a mirtazapina e a nefazodona podem ser úteis no tratamento do TAG como opções de segunda ou terceira linha, embora não haja estudos controlados por placebo que comprovem essa indicação (Chen *et al.*, 2019).

A comorbidade com outros transtornos psiquiátricos pode ocorrer em até 90,4% dos pacientes com TAG. O transtorno depressivo é a condição comórbida mais frequente, com prevalência de 62,4%, seguida por distimia (39,5%), abuso e dependência de álcool (37,6%), fobia simples (35,1%), fobia social (34,4%), abuso e dependência de substâncias (27,6%) e transtorno do pânico (23,5%) (Davidson, 2009). Por esse motivo, o tratamento inadequado do TAG pode colocar o paciente em risco de qualquer outro transtorno psiquiátrico.

Metanálise que comparou 22 fármacos (incluindo placebo) para o tratamento do TAG, realizada com 25.441 pacientes em 89 estudos de 1994 a 2017, demonstrou que a duloxetina, a pregabalina, a venlafaxina e o escitalopram foram mais eficazes do que o placebo, com boa aceitabilidade relativamente boa. Mirtazapina, sertralina, fluoxetina, buspirona e agomelatina também foram eficazes e bem toleradas, mas esses achados foram limitados a amostras pequenas. A quetiapina apresentou o maior efeito, mas foi mal tolerada quando em comparação com o placebo. Da mesma forma, a paroxetina e os benzodiazepínicos foram eficazes, mas também pouco tolerados em comparação com o placebo (Slee, 2019).

O TAG é uma doença crônica que necessita de tratamento em longo prazo, sempre visando à remissão dos sintomas. A interrupção precoce da medicação pode levar à recaída e, por isso, a duração do tratamento é um fator importante para o prognóstico.

FOBIA SOCIAL (OU TRANSTORNO DE ANSIEDADE SOCIAL)

No tratamento da fobia social, devem-se priorizar três alvos principais (Davidson, 2003). Os primeiros objetivos são o controle do medo e a redução da esquiva e dos sintomas fisiológicos relacionados com o transtorno. Em segundo lugar, busca-se restaurar a autoestima e melhorar a qualidade de vida e o funcionamento social. Finalmente, devem-se tratar condições comórbidas, como abuso ou dependência de álcool e substâncias, depressão e TAG.

Os ISRS (escitalopram, fluvoxamina, paroxetina e sertralina) são considerados o tratamento medicamentoso de primeira linha (Davidson, 2003). Foi comprovado por uma metanálise que o uso de antidepressivos inibidores da recaptação de monoaminas nesse transtorno mostra um efeito altamente significativo na prevenção de recaída quando em comparação com o placebo (Donovam *et al.*, 2010).

Outras opções são os inibidores da recaptação de serotonina e noradrenalina, como a venlafaxina, os IMAO, fármacos gabaérgicos, como a gabapentina, e os betabloqueadores (Schneier, 2011).

Entre os IMAO, a fenelzina mostrou-se superior ao atenolol e ao placebo no tratamento da fobia social (Liebowitz *et al.*, 1992). Apesar de não existirem motivos contra o uso de IMAO no tratamento da fobia social, seu uso deve ser reservado para os casos em que não houve sucesso terapêutico com outras classes de antidepressivos, principalmente devido ao risco de efeitos deletérios quando não respeitadas as orientações de restrição dietética.

Em função de anormalidades nos sistemas gabaérgico e glutamatérgico, as evidências para o uso de anticonvulsivantes têm se tornado cada vez mais consistentes, com base em estudos abertos e ensaios controlados por placebo e randomizados com topiramato, tiagabina, levetiracetam e ácido valproico (Van Ameringen *et al.*, 2009).

A pregabalina foi avaliada em estudos controlados de indivíduos portadores de fobia social (Feltner *et al.*, 2011; Pande *et al.*, 2004). Doses de 150 mg/dia foram equivalentes ao efeito observado com placebo, mas 600 mg/dia mostraram-se mais efetivos que o placebo, embora com mais efeitos colaterais, como sonolência e tontura (Feltner *et al.*, 2011).

A buspirona apresenta benefícios limitados para o tratamento da fobia social (Van Vliet *et al.*, 1997). Em um estudo de 12 semanas controlado com placebo, somente 7% dos pacientes responderam ao tratamento. Possivelmente, a dose utilizada de 30 mg foi insuficiente, todavia doses mais elevadas tendem a ser menos toleradas.

A D-cicloserina é um agonista parcial do receptor N-metil-D--aspartato que melhora o aprendizado e a memória, além de facilitar a extinção do estímulo fóbico com relação a animais. Alguns ensaios duplo-cegos controlados e randomizados avaliaram o uso da D-cicloserina para aumentar a exposição na abordagem da fobia social e mostraram resultados promissores (Jorstad-Stein & Heimberg, 2009).

Agentes betabloqueadores parecem não ser úteis para o tratamento da fobia social. Entretanto portadores de ansiedade de desempenho, ou seja, aqueles que apresentam medo relacionado aos atos de falar ou atuar em público, apresentam boa resposta a betabloqueadores administrados duas horas antes da situação temida.

Propostas para a sistematização do tratamento da fobia social resultam da comparação do tamanho do efeito terapêutico entre as diversas classes de psicofármacos (Davidson, 2003). Essa comparação reflete diferenças entre as proporções de resposta à medicação em relação ao placebo. O efeito mais consistente foi verificado entre os benzodiazepínicos, seguidos por fenelzina, ISRS, anticonvulsivantes, buspirona e betabloqueadores. Considerando-se o efeito e as limitações ao uso, para casos com sintomas intensos recomenda-se iniciar com um benzodiazepínico, como alprazolam ou clonazepam, a fim de reduzir a apreensão inicial, associado a um ISRS (Schatzberg *et al.*, 2009). O benzodiazepínico deve ser retirado após o início de ação do ISRS. O tratamento medicamentoso deve ser mantido por pelo menos um ano e mostrar evidências de que o paciente pode enfrentar as situações temidas.

Apesar de todas as recomendações e do amplo arsenal terapêutico, a taxa de resposta situa-se entre 35% e 65% ao final de dois a três meses de tratamento. Quando existe sintomatologia residual, é necessária a avaliação de outras estratégias terapêuticas em busca da remissão e da restauração do potencial individual. Nesse contexto, uma opção é combinar um antidepressivo com um anticonvulsivante ou aliar a psicofarmacoterapia com a abordagem psicossocial caso ainda não esteja inserida no arsenal.

TRANSTORNO DE ESTRESSE PÓS-TRAUMÁTICO (TEPT)

Por definição, o TEPT é um transtorno psiquiátrico que cursa com respostas fisiológicas e psicológicas resultantes de uma exposição a eventos que envolvem morte ou situações de risco de morte, lesão grave ou ameaça à integridade física, como desastres naturais, explosões, traumas físicos ou sexuais, acidentes automobilísticos ou epidemias. O evento traumático é persistentemente reexperimentado por meio de imagens, pensamentos ou pesadelos. O indivíduo mostra esforço para evitar estímulos associados ao trauma e apresenta sintomas de hipervigilância, irritabilidade ou ataques de raiva e dificuldade para se concentrar.

A presença de condições comórbidas, como depressão, outros transtornos ansiosos e abuso de substâncias, é frequente e está associada a aumento do risco de suicídio. Por esse motivo, a avaliação inicial de um paciente com TEPT sempre deve incluir uma pesquisa sobre o risco de suicídio.

Estudos demonstram que aproximadamente 20% das pessoas que vivenciam uma situação de estresse intenso desenvolvem o transtorno (Schatzberg *et al.*, 2009).

Os psicofármacos mais estudados para o tratamento do TEPT são os ISRS, que parecem associar-se à melhora significativa de 40% a 50% dos pacientes. Essa taxa de melhora pode ser influenciada pelos mecanismos serotoninérgicos envolvidos nos sintomas do TEPT, como impulsividade, intenção suicida, humor deprimido e pensamentos intrusivos (Argyropoulos *et al.*, 2000). Quatro motivos sustentam os ISRS como a abordagem de primeira escolha para o tratamento medicamentoso do TEPT: promovem a melhora das três categorias de sintomas – revivescências, esquiva e hipervigilância; são efetivos no tratamento de transtornos psiquiátricos frequentemente encontrados em comorbidade; reduzem comportamentos suicida, impulsivo e agressivo; e apresentam boa tolerabilidade e poucos efeitos colaterais.

A redução da gravidade dos sintomas foi demonstrada com fluoxetina, sertralina e paroxetina em duas a quatro semanas de tratamento, enquanto sintomas de raiva e irritabilidade mostraram atenuação logo na primeira semana (Shalev, 2009). Ainda há carência de estudos que comparem os ISRS entre si, mas parece não haver diferenças quanto à eficácia.

Foi comprovado por estudo de metanálise que o uso de antidepressivos inibidores da recaptação de monoaminas no tratamento desse transtorno mostra um efeito altamente significativo para a prevenção de recaída quando em comparação com placebo (Donovam *et al.*, 2010).

Estudos com ADT demonstraram a eficácia da amitriptilina e da imipramina, as quais, em doses de até 300 mg/dia, mostraram-se superiores ao placebo e produziram melhora clínica significativa. A imipramina promoveu significativa redução do fenômeno de revivescências, enquanto não houve modificações quanto a esquiva e apatia. Em contrapartida, a amitriptilina melhorou o comportamento de esquiva e a apatia, mas não teve efeito sobre pensamentos e imagens intrusivas relacionados ao evento traumático (Argyropoulos *et al.*, 2000).

O estudo de Jonas *et al.* (2013) relata que, entre os medicamentos em estudo, há evidência moderada (com base na escala utilizada por Harvey, Bryant e Tarrier, 2003) da eficácia de fluoxetina, sertralina e venlafaxina, assim como de topiramato e paroxetina, na redução de sintomas (segundo a escala CAPS) em comparação com placebo. Há também eficácia moderada da venlafaxina para a remissão da doença, porém não da fluoxetina e da sertralina. Nas comparações, a paroxetina apresentou eficácia superior à da sertralina e o topiramato foi superior a fluoxetina, sertralina e venlafaxina. Não há estudos suficientes que comparem as medicações entre si (Jonas, 2013).

Os IMAO parecem promover melhora clínica moderada a intensa, principalmente quanto a revivescências, pesadelos e *flashbacks*. No entanto, o efeito é sutil sobre sintomas como hipervigilância, apatia e esquiva. A principal resistência quanto à prescrição dessa classe no tratamento do TEPT é a alta prevalência de abuso de álcool e outras drogas, o que pode produzir interações letais (Argyropoulos *et al.*, 2000).

A contribuição dos benzodiazepínicos no tratamento do TEPT parece modesta, pois não há melhora quanto aos sintomas de esquiva e *flashbacks*. Além disso, devido à frequente comorbidade do TEPT com abuso de álcool e drogas, o uso de benzodiazepínicos nessa população aumenta o risco de dependência e da potencialização de depressão respiratória (Argyropoulos *et al.*, 2000).

Existe um crescente interesse acerca do uso dos anticonvulsivantes no tratamento do TEPT. Estudos abertos com divalproato e carbamazepina demonstraram eficácia limitada (Shalev, 2009). A lamotrigina apresenta efetividade comprovada, melhorando os sintomas do TEPT, como as revivescências e a esquiva (Hertzberg *et al.*, 1999). O topiramato parece promissor e demonstrou efetividade tanto em monoterapia quanto em combinação com outro psicofármaco (Berlant, 2004; Mello *et al.*, 2009).

A prazosina, um antagonista alfa-1-adrenérgico, parece ser eficaz como agente potencializador na redução dos sintomas de TEPT e mostrou-se superior ao placebo na diminuição da ocorrência de pesadelos, colaborando para o início e a manutenção do sono, o que reduz a gravidade do transtorno e traz melhorias à funcionalidade do indivíduo (Krystal & Davidson, 2007; Raskind *et al.*, 2007). Nos casos dos pacientes que apresentam insônia causada por pesadelos, é a medicação de escolha.

Os medicamentos cujo alvo é o sistema autônomo, como a clonidina e o propranolol, são recomendados para o tratamento sintomático. Porém, estudos demonstram que ainda carecem de evidências claras quanto à sua eficácia (Schatzberg *et al.*, 2009).

Dados interessantes sugerem que a administração precoce de um betabloqueador pode interromper o desenvolvimento do TEPT. Em estudo piloto de Pitman *et al.*, (2002), um grupo de pacientes recebeu 160 mg/dia de propranolol por dez dias e outro grupo recebeu placebo horas após vivenciar um evento traumático. Depois de três meses, o grupo tratado com o betabloqueador mostrou-se menos propenso a apresentar aumento da resposta fisiológica ou hipervigilância quando exposto a lembranças do trauma. Os autores concluíram que a administração precoce do betabloqueador reduz a consolidação de memórias associadas ao trauma e o desenvolvimento de TEPT (Pitman *et al.*, 2002).

Segundo estudo de revisão publicado na Cochrane em 2014, existe evidência de qualidade moderada de que a hidrocortisona é efetiva na prevenção do desenvolvimento do TEPT em adultos. Não foram encontradas evidências de que o propranolol, o escitalopram, o temazepam e a gabapentina também o sejam, mas esses achados foram provenientes de poucos estudos, com número reduzido de participantes e com várias limitações metodológicas. Mais estudos são necessários para avaliar a eficácia do tratamento farmacológico na prevenção do TEPT e para identificar fatores que modulam o efeito do tratamento (Amos *et al.*, 2014).

Outra opção em estudo é a 3,4-metilenodioximetanfetamina (MDMA), conhecida como *ecstasy*, que é uma substância psicodélica de uso recreativo que, associada à psicoterapia, facilitaria o tratamento: o paciente estaria mais propenso a reviver algumas experiências traumáticas com nível de engajamento emocional apropriado. O tratamento com MDMA e psicoterapia foi associado a maior taxa de resposta. As taxas de remissão foram, de modo semelhante, maiores nesse mesmo grupo experimental. Também houve redução considerável no número dos sintomas e em sua intensidade, além de um potencial efeito duradouro. Os estudos de dose-resposta referem que a substância pode ser administrada de forma segura em ambiente clínico, mas discordam quanto à sua eficácia. Efeitos colaterais foram observados, destacando-se o aumento dos sintomas depressivos e de ideação suicida. Contudo, ainda faltam evidências suficientes que suportem o amplo uso da psicoterapia associada à MDMA em relação aos tratamentos convencionais (Bahji, 2019).

TRANSTORNO OBSESSIVO-COMPULSIVO (TOC)

Obsessões e compulsões são as características centrais do TOC. Obsessões referem-se a ideias, pensamentos, impulsos ou imagens persistentes que são vivenciados como intrusivos e inapropriados e causam desconforto. Compulsões são definidas como atos, comportamentos ou pensamentos repetitivos elaborados para lidar com a ansiedade provocada pelas obsessões.

O diagnóstico requer que as obsessões e as compulsões causem desconforto, consumam pelo menos uma hora ou provoquem prejuízo funcional. Em algum momento, o indivíduo reconhece os sintomas como excessivos ou inexplicáveis.

Desde a década de 1980, a clomipramina tem sido o tratamento padrão do TOC em doses de 150 a 250 mg/dia. Existem alguns preditores de resposta a esse ADT. Sintomas iniciais mais graves e a presença de rituais de limpeza, com exceção da lavagem das mãos, predizem uma fraca resposta ao psicofármaco. O início dos sintomas em uma idade mais avançada parece predizer uma boa resposta à clomipramina (Argyropoulos *et al.*, 2000).

Evidências atuais apontam para uma eficácia comparável entre todos os ISRS no tratamento do TOC (Schatzberg *et al.*, 2009). Em geral, empregam-se doses mais altas do que as utilizadas no tratamento da depressão. O aumento da dose deve ser gradual, mas pode atingir até três a quatro vezes a dose inicial. Deve-se aguardar pelo menos 8 a 12 semanas antes de trocar o antidepressivo ou buscar associações. Os psicofármacos noradrenérgicos, como a nortriptilina e a bupropiona, são pouco eficazes no TOC.

Foi comprovado por estudo de metanálise que o uso de antidepressivos inibidores da recaptação de monoaminas nesse transtorno mostra um efeito altamente significativo para a prevenção de recaída quando em comparação com placebo (Donovam *et al.*, 2010).

Os tratamentos de primeira linha para o TOC são os ISRS e a clomipramina, um tricíclico. Há controvérsias em relação à comparação de eficácia entre esses fármaco, mas há metanálises que demostram a superioridade da clomipramina. Devido ao perfil de efeitos colaterais, muitas vezes os ISRS são a melhor escolha (Ackerman *et al.*, 2002; Math *et al.*, 2007). Nos casos refratários a ISRS, há a indicação de associar clomipramina ou antipsicóticos (Flament *et al.*, 1997; Fontenelle *et al.*, 2007).

A terapia cognitivo-comportamental (TCC) ocupa lugar de destaque no tratamento do TOC, principalmente pela aplicação de técnicas de "exposição com prevenção de resposta", demonstrando evidência tanto na forma individual quanto em grupo.

Portadores de TOC grave, incapacitante e com refratariedade comprovada a múltiplas intervenções farmacológicas e à TCC têm no tratamento cirúrgico uma opção a ser considerada (Nutin *et al.*, 2003; Mallet *et al.*, 2008). Os critérios de refratariedade variam de acordo com os estudos, mas, em geral, denomina-se refratário aquele paciente com pouca ou nenhuma melhora após ter sido submetido a pelo menos três tentativas de tratamento farmacológico (incluindo ISRS e clomipramina), na dose máxima recomendada ou tolerada, por pelo menos 10 a 12 semanas (Bloch, 2006). É necessário não ter apresentado resposta a duas tentativas de potencialização dos ISRS com antipsicóticos ou com a clomipramina e não ter respondido à terapia comportamental constituída por, no mínimo, 20 sessões de uma hora de duração (Jenike *et al.*, 1998).

NOVOS FÁRMACOS

O desenvolvimento de novos psicofármacos para o tratamento da ansiedade tem como alvo os sistemas neurotransmissores implicados na neurobiologia dos sintomas ansiosos.

A agomelatina, um agonista melatonérgico MT (1)/MT (2) e antagonista 5-HT (2C), tem sido relatada no tratamento de transtornos ansiosos. Além disso, os benefícios relacionados à melhora do padrão de sono podem ter um impacto positivo nos sintomas ansiosos (Fornaro *et al.*, 2010).

A terapêutica com medicina alternativa utilizando preparações à base de plantas para transtornos de ansiedade ainda necessita de mais estudos para testar a eficácia e a segurança de seu uso (Baric *et al.*, 2018). O canabidiol vem sendo estudado para uso em diversas patologias neuropsiquiátricas. No caso dos transtornos ansiosos, de modo geral, as evidências atuais indicam que tem um potencial considerável. Entretanto, há necessidade de estudos adicionais dos efeitos crônicos e terapêuticos em populações clínicas relevantes (Blessing *et al.*, 2015).

A estimulação magnética transcraniana (EMT), aprovada pela Food and Drug Administration (FDA) para transtorno depressivo maior, tem sido também testada para transtornos de ansiedade, mas ainda há poucos estudos para esse tipo de transtorno. Uma metanálise sugere que a EMT pode ser um tratamento eficaz para o TAG e o TEPT, mas que não há resultados para fobia específica e transtorno do pânico (Cirillo *et al.*, 2019). Um estudo avaliou a eficácia da EMT comparando pacientes depressivos com TEPT a pacientes depressivos sem TEPT. Os resultados são similares, não sendo a presença de TEPT impeditiva para o tratamento de transtorno depressivo com EMT (Hernandez *et al.*, 2020).

DIFICULDADES NA ADESÃO AO TRATAMENTO

Os pacientes com transtornos de ansiedade geralmente são pessoas com perfil mais ansioso. A preocupação quanto aos mecanismos de ação da medicação, ao tempo de uso, aos benefícios e aos efeitos colaterais provoca dúvidas e favorece o uso errôneo e a má adesão ao tratamento. A explicação aos pacientes sobre seu diagnóstico e seu tratamento, o tempo de uso até a melhora, a ocorrência da "piora inicial", os efeitos colaterais e o esclarecimento de demais dúvidas aumentam a chance de sucesso do tratamento farmacológico (Cruz *et al.*, 2016).

CRIANÇAS E ADOLESCENTES

Alguns transtornos ansiosos, principalmente a fobia social e o TOC, têm início na adolescência. Por isso, muitos jovens sofrem com sintomas persistentes, graves e incapacitantes. Ensaios controlados e randomizados indicam que ISRS e clomipramina são eficazes no TOC e que a paroxetina é eficaz na fobia social (Baldwin *et al.*, 2005). Sugere-se que o tratamento se inicie com doses mais baixas e aumente de forma gradativa, avaliando-se os efeitos colaterais.

IDOSOS

O início de sintomas ansiosos em indivíduos com mais de 65 anos é menos comum do que entre a população jovem. Estudos controlados com placebo indicam que a venlafaxina é eficaz em idosos com TAG e que o citalopram pode ser empregado para o tratamento de diversos transtornos ansiosos (Baldwin *et al.*, 2005).

PACIENTES COM CARDIOPATIAS

Os ADT devem ser evitados em indivíduos com doenças cardíacas, pois elevam a frequência cardíaca, induzem hipotensão ortostática e reduzem a condução cardíaca. Já os ISRS apresentam mínimos efeitos cardiovasculares e exercem efeito benéfico na agregação plaquetária (Baldwin *et al.*, 2005).

CONCLUSÃO

Diversas opções farmacológicas estão disponíveis atualmente. Considerar um bom diagnóstico, o perfil do paciente e suas comorbidades, utilizando as evidências de tratamento e associando o tratamento psicoterápico, é a maneira mais eficaz de tratar os transtornos ansiosos.

BIBLIOGRAFIA

- Ackerman DL, Greenland S. Multivariate meta-analysis of controlled drug studies for obsessive-compulsive disorder. J Clin Psychopharmacol. 2002;22:309-17.
- American Psychiatric Association. Manual Diagnóstico e Estatístico de Doenças Mentais, 4. ed. Arlington: APA, 2000.
- Amos T, Stein DJ, Ipser JC. Pharmacological interventions for preventing post-traumatic stress disorder (PTSD). Cochrane Database Syst Rev. 2014;2014(7):CD006239.
- Argyropoulos SV, Sandford JJ, Nutt DJ. The psychobiology of anxiolytic drug. Part 2: Pharmacological treatments of anxiety. Pharmacol Ther. 2000;88(3):213-27.
- Bahji A, Forsyth A, Groll D, Hawken ER. Efficacy of 3,4-methylenedioxymethamphetamine (MDMA)-assisted psychotherapy for posttraumatic stress disorder: A systematic review and meta-analysis. Prog Neuropsychopharmacol Biol Psychiatry. 2020;96:109735.
- Baldwin DS, Anderson IM, Nutt DJ, Bandelow B, Bond A, Davidson JR, et al. Evidence-based guidelines for the pharmacological treatment of anxiety disorders: recommendations from the British Association for Psychopharmacology. J Psychopharmacol. 2005;19(6):567-96.
- Baldwin DS, Anderson IM, Nutt DJ, Allgulander C, Bandelow B, den Boer JA et al. Evidence-based pharmacological treatment of anxiety disorders, post-traumatic stress disorder and obsessive-compulsive disorder: a revision of the 2005 guidelines from the British Association for Psychopharmacology. J Psychopharmacol. 2014;28(5):403-39.
- Bandelow B, Seidler-Brandler U, Becker A, Wedekind D, Ruther E. Meta-analysis of randomized controlled comparisons of psychopharmacological and psychological treatments for anxiety disorders. World J Biol Psychiatry. 2007;8(3):175-87.
- Baric H, Đorđević V, Cerovečki I, Trkulja V. Complementary and Alternative Medicine Treatments for Generalized Anxiety Disorder: Systematic Review and Meta-analysis of Randomized Controlled Trials. Adv Ther. 2018;35(3):261-88.
- Berdot S, Bertrand M, Dartigues JF, Fourrier A, Tavernier B, Ritchie et al. Inappropriate medication use and risk of falls – a prospective study in a large community-dwelling elderly cohort. BMC Geriatr. 2009;9:30.
- Berlant JL. Prospective open-label study of add-on and monotherapy topiramate in civilians with chronic nonhallucinatory posttraumatic stress disorder. BMC Psychiatry. 2004;4:24.

- Blessing EM, Steenkamp MM, Manzanaes J, Marmar CR. Cannabidiol as a Potential Treatment for Anxiety Disorders. Neurotherapeutics. 2015;12(4):825-36
- Bloch MH, Landeros-Weisenberger A, Kelmendi B, Coric V, Bracken MB, Leckman JF. A systematic review: antipsychotic augmentation with treatment refractory obsessive-compulsive disorder. Mol Psychiatry. 2006;11(7):622-32.
- Brett J, Murnion B. Management of benzodiazepine misuse and dependence. Aust Prescr. 2015;38(5):152-5.
- Bruce SE, Vasile RG, Goisman RM, Salzman C, Spencer M, Machan JT et al. Are benzodiazepines still the medication of choice for patients with panic disorder with or without agoraphobia? Am J Psychiatry. 2003;160(8):1432-8.
- Bowers L, Callaghan P, Clark N, Evers C. Comparisons of psychotropic drug prescribing patterns in acute psychiatric wards across Europe. Eur J Clin Pharmacol. 2004;60(1):29-35.
- Cirillo P, Gold AK, Nardi AE, Ornelas AC, Nieremberg AA, Camprodon J et al. Transcranial magnetic stimulation in anxiety and trauma-related disorders: a systematic review and meta-analysis. Brain Behav 2019;9(6):e01284.
- Costa CO, Branco JC, Vieira IS, Souza LDM, Silva RA. Prevalência de ansiedade e fatores associados em adultos. J Bras Psiquiatr. 2019;68(2):92-100.
- Charney DS. Neuroanatomical circuits modulating fear and anxiety behaviors. Acta Psych Scand. 2003:108(Suppl 417):38-50.
- Chawla N, Anothaisintawee T, Charoenrungrueangchai K, Thaipisuttikul P, McKay GJ, Attia J et al. Drug treatment for panic disorder with or without agoraphobia: systematic review and network meta-analysis of randomised controlled trials. BMJ. 2022;376:e066084.
- Chen TR, Huang HC, Hsu JH, Ouyang WC, Lin KC. Pharmacological and psychological interventions for generalized anxiety disorder in adults: a network meta-analysis. J Psychiatr Res 2019;118:73-83.
- Cruz LP, Vedana KGG, Mercedes BPC, Miasso AI. Dificuldades relacionadas à terapêutica medicamentosa no transtorno de ansiedade. Rev Eletr Enferm. 2016;18:1-10.
- Davidson JR. First-line pharmacotherapy approaches for generalized anxiety disorder. J Clin Psychiatry. 2009;70(Suppl 2):25-31.
- Davidson JRT. Pharmacotherapy of social phobia. Acta Psych Scand. 2003;108(Suppl 417):65-71.
- Depping AM, Komossa K, Kissling W, Leucht S. Second-generation antipsychotics for anxiety disorders. Cochrane Database Syst Rev. 2010;2010(12):CD008120.
- Feltner DE, Liu-Dumaw M, Schweizer E, Bielski R. Efficacy of pregabalin in generalized social anxiety disorder: results of a double-blind, placebo-controlled, fixed-dose study. Int Clin Psychopharmacol. 2011;26(4): 213-20.
- Flament MF, Bisserbe JC. Pharmacologic treatment of obsessive-compulsive disorder: comparative studies. J Clin Psychiatry. 1997;58(Suppl 12):18-22.
- Fontenelle LF, Nascimento AL, Mendlowicz MV, Shavitt RG, Versiani M. An update on the pharmacological treatment of obsessive-compulsive disorder. Expert Opin Pharmacother. 2007;8(5):563-83.

- Fornaro M, Prestia D, Colicchio S, Perugi G. A systematic, updated review on the antidepressant agomelatine focusing on its melatonergic modulation. Curr Neuropharmacol. 2010;8(3):287-304.
- Gao K, Muzina D, Gajwani P, Calabrese JR. Efficacy of typical and atypical antipsychotics for primary and comorbid anxiety symptoms or disorders: a review. J Clin Psychiatry. 2006;67(9):1327-40.
- Goddard AW, Brouette T, Almai A, Jetty P, Woods SW, Charney D. Early co-administration of clonazepam with sertraline for panic disorder. Arch Gen Psychiatry. 2001;58(7):681-6.
- Hamer M, Batty GD, Seldenrijk A, Kivimaki M. Antidepressant medication use and future risk of cardiovascular disease: the Scottish Health Survey. Eur Heart J 2011;32(4):437-42.
- Hertzberg MA, Butterfield MI, Feldman ME, Beckham JC, Sutherland SM, Connor KM et al. A preliminary study of lamotrigine for the treatment of posttraumatic stress disorder. Biol Psychiatry. 199945(9):1226-9.
- Hernandez MJ, Reljic T, Van Trees K, Phillips S, Hashimie J, Bajor L et al. Impact of Comorbid PTSD on Outcome of Repetitive Transcranial Magnetic Stimulation (TMS) for Veterans with Depression. J Clin Psychiatry. 2020;81(4):19m13152.
- Hofmann SG, Wu JQ, Boettcher H. Effect of Cognitive-Behavioral Therapy for Anxiety Disorders on Quality of Life: A Meta-Analysis. J Consult Clin Psychol. 2014;82(3);375-91.
- Jenike MA. Neurosurgical treatment of obsessive-compulsive disorder. Br J Psychiatry. 1998;173(Suppl 35):79-90.
- Jørstad-Stein EC, Heimberg RG. Social phobia: an update on treatment. Psychiatr Clin North Am. 2009;32(3):641-63.
- Jonas DE, Cusack K, Forneris CA, Wilkins TM, Sonis J, Middleton JC et al. Psychological and Pharmacological Treatments for Adults with Posttraumatic Stress Disorder (PTSD). Rockville (MD): Agency for Healthcare Research and Quality (US); 2013.
- Khawam EA, Laurencic G, Malone Jr DA. Side effects of antidepressants: an overview. Cleve Clin J Med. 2006;73(4):351-3, 356-61.
- Krystal AD, Davidson JR. The use of prazosin for the treatment of trauma nightmares and sleep disturbance in combat veterans with post-traumatic stress disorder. Biol Psychiatry. 2007;61(8):925-7.
- Lader M. Benzodiazepine harm: How can it be reduced? Br J Clin Pharmacol. 2014;77(2):295-301.
- Licata SC, Rowlett JK. Abuse and dependence liability of benzodiazepine-type drugs: GABA(A) receptor modulation and beyond. Pharmacol Biochem Behav. 2008;90(1):74-89.
- Liebowitz MR, Schneier F, Campeas R, Hollander E, Hatterer J, Fyer A et al. Phenelzine vs atenolol in social phobia. A placebo-controlled comparison. Arch Gen Psychiatry. 1992;49(4):290-300.
- Lintzeris N, Mitchell TB, Bond AJ, Nestor L, Strang J. Pharmacodynamics of diazepam co-administered with methadone or buprenorphine under high dose conditions in opioid dependent patients. Drug Alcohol Depend. 2007;91(2-3):187-94.

- Llorca PM, Spadone C, Sol O, Danniau A, Bougerol T, Corruble E et al. Efficacy and safety of hydroxyzine in the treatment of generalized anxiety disorder: a 3-month double-blind study. J Clin Psychiatry. 2002;63(11):1020-7.
- López-Muñoz F, Alamo C, García-García P. The discovery of chlordiazepoxide and the clinical introduction of benzodiazepines: Half a century of anxiolytic drugs. J Anxiety Disord. 2011;25(4):554-62.
- Mallet L, Polosan M, Jaafari N, Baup N, Welter ML, Fontaine D et al. Subthalamic nucleus stimulation in severe obsessive-compulsive disorder. N Engl J Med. 2008;359(20):2121-34.
- Math SB, Reddy YCJ. Issues in the pharmacological treatment of obsessive--compulsive disorder. Int J Clin Pract. 2007;61(7):1188-97.
- Mello MF, Yeh MS, Barbosa Neto J, Braga LL, Fiks JP, Mendes DD et al. A randomized, double-blind, placebo-controlled trial to assess the efficacy of topiramate in the treatment of post-traumatic stress disorder. BMC Psychiatry. 2009;9:28.
- Meneses AKS, Moura LF, Mafra VR. Transtorno de ansiedade generalizada: uma revisão da literatura e dados epidemiológicos. Revista Amazônia Science & Health, 2017;5(3):42-9.
- National Institute for Health and Care Excellence. Generalized Anxiety Disorder and Panic Disorder (With or without Agoraphobia) in Adults: Management in Primary, Secondary and Community Care. London: NICE; 2019.
- Nulman I, Rovet J, Stewart DE, Wolpin J, Pace-Asciak P, Shuhaiber S et al. Child development following exposure to tricyclic antidepressants or fluoxetine throughout fetal life: a prospective, controlled study. Am J Psychiatry. 2002;159(11):1889-95.
- Nuttin BJ, Gabriëls LA, Cosyns PR, Meyerson BA, Andréewitch S, Sunaert SG et al. Long-term electrical capsular stimulation in patients with obsessive-compulsive disorder. Neurosurgery. 2003;52(6):1263-72.
- Pande AC, Crockatt JG, Feltner DE, Janney CA, Smith WT, Weisler R et al. Pregabalin in generalized anxiety disorder: a placebo-controlled trial. Am J Psychiatry. 2003;160(3):533-40.
- Pande AC, Feltner DE, Jefferson JW, Davidson JRT, Pollack M, Stein MB et al. Efficacy of the novel anxiolytic pregabalin in social anxiety disorder: a placebo-controlled, multicenter study. J Clin Psychopharmacol. 2004;24(2):141-9.
- Papp LA. Anxiety Disorders: somatic treatment. In Sadock BJ, Sadock VA, Ruiz P. Kaplan & Sadocks Comprehensive Textbook of Psychiatry. 7. ed. Philadelphia. Lippincott Williams & Wilkins; 2000.
- Pitman RK, Sanders KM, Zusman RM, Healy AR, Cheema F, Lasko NB et al. Pilot study of secondary prevention of posttraumatic stress disorder with propranolol. Biol Psychiatry. 2002;51(2):189-92.
- Pull CB, Damsa C. Pharmacotherapy of panic disorder. Neuropsychiatr Dis Treat. 2008;4(4):779-95.
- Raskind MA, Peskind ER, Hoff DJ, Hart KL, Holmes HA, Warren D et al. A parallel group placebo controlled study of prazosin for trauma nightmares and sleep disturbance in combat veterans with post-traumatic stress disorder. Biol Psychiatry. 2007;61(8):928-34.
- Rakofsky JJ, Dunlop BW. Treating nonspecific anxiety and anxiety disorders in patients with bipolar disorder: a review. J Clin Psychiatry. 2011;72(1):81-90.

- Ravindran LN, Stein MB. The pharmacologic treatment of anxiety disorders: a review of progress. J Clin Psychiatry. 2010;71(7):839-54.
- Rickels K, Downing R, Schweizer E, Hassman H. Antidepressants for the treatment of generalized anxiety disorder. A placebo-controlled comparison of imipramine, trazodone, and diazepam. Arch Gen Psychiatry. 1993;50(11):884-95.
- Schatzberg AF, Cole JO, DeBattista C. Manual de Psicofarmacologia Clínica. 6. ed. Porto Alegre: Artmed; 2009.
- Schneier FR. Pharmacotherapy of social anxiety disorder. Expert Opin Pharmacother. 2011;12(4):615-25.
- Shalev AY. Posttraumatic Stress Disorder and Stress – Related Disorders. Psychiatr Clin N Am. 2009;32(3):687-704.
- Slee A, Nazareth I, Bondaronek P, Liu Y, Cheng Z, Freemantle N. Pharmacological treatments for generalized anxiety disorder: a systematic review and network meta-analysis. Lancet. 2019;393(10173):768-77.
- Stein DJ, Ahokas AA, Bodinat C. Efficacy of Agomelatine in Generalized Anxiety Disorder: A Randomized, Double-Blind, Placebo-Controlled Study. J Clin Psychopharmacol. 2008;28(5):561-6.
- Stein MB, Goin MK, Pollack MH, Roy-Byrne P, Sareen J, Simon NM. Practice Guideline For The Treatment Of Patients With Panic Disorder. 2. ed. Virginia: American Psychiatric Association; 2009.
- Stein DJ, Ahokas A, Jarema M, Avedisova AS, Vavrusova L, Chaban O et al. Efficacy and safety of agomelatine (10 or 25 mg/day) in non-depressed out-patients with generalized anxiety disorder: a 12-week, double-blind, placebo-controlled study. Eur Neuropsychopharmacol. 2017;27(5):526-37.
- Stevens JC, Pollack MH. Benzodiazepines in clinical practice: consideration of their long-term use and alternative agents. J Clin Psychiatry. 2005;66(Suppl 2):21-7.
- Taylor D. Antidepressant drugs and cardiovascular pathology: a clinical overview of effectiveness and safety. Acta Psychiatr. Scand. 2008;118(6):434-42.
- Van Ameringen M, Mancini C, Patterson B, Simpson W. Pharmacotherapy for social anxiety disorder: an update. Isr J Psychiatry Relat Sci. 2009;46(1):53-61.
- Van Vliet IM, den Boer JA, Westenberg HG, Pian KL. Clinical effects of buspirone in social phobia: a double-blind placebo-controlled study. J Clin Psychiatry. 1997;58(4):164-8.
- Weiss J, Dormann SMG, Martin-Facklam M, Kerpen CJ, Ketabi-Kiyanvash N, Haefeli WE. Inhibition of P-glycoprotein by newer antidepressants. J Pharmacol Exp Ther. 2003;305(1):197-204
- Weissman AM, Levy BT, Hartz AJ, Bentler S, Donohue M, Ellingrod VL et al. Pooled analysis of antidepressant levels in lactating mothers, breast milk, and nursing infants. Am J Psychiatry. 2004;161(6):1066-78.
- Zhornitsky S, Potvin S, Moteshafi H, Dubreucq S, Rompré PP, Stip E. Dose-response and comparative efficacy and tolerability of quetiapine across psychiatric disorders: a systematic review of the placebo-controlled monotherapy and add-on trials. Int Clin Psychopharmacol. 2011;26(4):183-92.

Psicofarmacologia do Transtorno Depressivo Maior

Taís Michele Minatogawa-Chang
Priscila Teresa Peranovich Rocco
Frederico Navas Demetrio
Lucas Borrione

INTRODUÇÃO

O transtorno depressivo maior (TDM) apresenta prevalência em um ano e ao longo da vida de 6,6% e 16,2%, respectivamente, e acomete duas vezes a três vezes mais as mulheres (Kupfer, Frank & Phillips, 2012). Entre os transtornos mentais, o TDM é a terceira causa mais importante de anos perdidos por incapacidade, exercendo consideráveis impactos psicossocial e econômico devido ao prejuízo funcional associado e aos custos com o tratamento (GBD, 2016). Além disso, está associado a importante risco de suicídio, atualmente estimado em 15% nos episódios mais graves (Gonda, *et al.*, 2007; Chachamovich *et al.*, 2009).

As taxas de resposta e remissão do TDM são moderadas. Dados do Sequenced Treatment Alternatives to Relieve Depression (STAR*D), um ensaio clínico multicêntrico grande e pragmático, demonstraram que apenas um terço dos pacientes alcança remissão após o primeiro tratamento com medicação antidepressiva e um terço adicional não a alcança mesmo após quatro tentativas com diferentes medicamentos (Rush *et al.*, 2006). Paralelamente, o TDM costuma ser um quadro subtratado. Segundo a Organização Mundial da Saúde (OMS), em países em desenvolvimento, mais de 70% dos pacientes com esse transtorno não recebem tratamento adequado (Wang *et al.*, 2007).

Sistemas classificatórios, como o Manual Diagnóstico e Estatístico (DSM-5), em sua quinta edição (American Psychiatric Association, 2013), e a Classificação Estatística Internacional de Doenças e Problemas Relacionados à Saúde (CID-10) (World Health Organization, 1992) concordam nas manifestações clínicas imprescindíveis ao diagnóstico: humor deprimido e perda de interesse ou prazer nas atividades, na maior parte dos dias, ao longo de duas semanas. Outros sintomas não essenciais, incluídos em ambas as classificações, são: alterações do apetite, mudanças no padrão do sono, redução da concentração, fadiga ou perda de energia, pensamentos recorrentes de morte, ideação ou planejamento suicida e ideias excessivas de culpa e inutilidade. O DSM-5 adiciona agitação ou retardo psicomotor observados por terceiros como um de seus critérios, enquanto a CID-10 inclui autoestima e autoconfiança reduzidas.

A etiologia do TDM é multifatorial. Teorias mais aceitas associam fatores biológicos, hereditários e ambientais. Por exemplo, polimorfismos funcionais na região promotora do gene 5-HTT (transportador de serotonina) foram identificados como moderadores na resposta ao estresse, aumentando o risco de se desenvolver um episódio depressivo ao longo da vida (Caspi *et al.*, 2003). Outras alterações neurobiológicas, como hipofunção do córtex pré-frontal dorsolateral esquerdo e de regiões frontotemporais, também foram associadas à manifestação de sintomas depressivos (Padmanabhan *et al.*, 2019). Adicionalmente, fatores de risco para refratariedade e recorrência de episódios depressivos incluem maus-tratos sofridos na infância, sintomas residuais na vigência de tratamento e múltiplas recorrências ao longo da vida, refletindo a complexidade fisiopatológica desse transtorno mental (Buckman *et al.*, 2018).

PLANEJAMENTO TERAPÊUTICO

A abordagem farmacológica do TDM faz-se mediante o emprego de medicamentos antidepressivos cuja eficácia é comprovadamente superior à do placebo (Cipriani *et al.*, 2018). A terapia cognitivo-comportamental (TCC), associada ou não a medicamentos, também apresenta eficácia comprovada no tratamento do TDM (Li *et al.*, 2018), mas não faz parte do tema deste capítulo.

O planejamento terapêutico medicamentoso é baseado na evolução clínica do TDM e foi didaticamente dividido (Kupfer, 1991) em três fases: aguda, continuação e manutenção (**Figura 6.1**), que se mantêm clinicamente úteis até os dias de hoje.

Figura 6.1. Curva de Kupfer (1991).

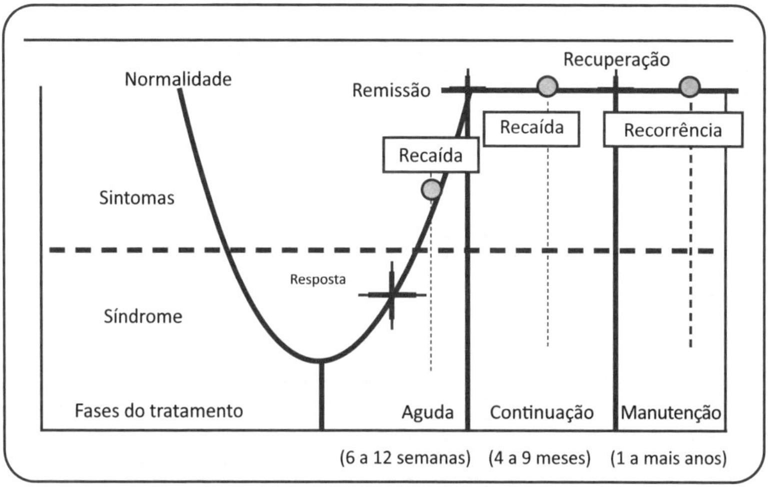

Fonte: adaptada de Kupfer, 1991.

A resposta terapêutica é classificada, de acordo com critérios temporais, em **resposta**, **remissão** e **recuperação**. Arbitrariamente, define-se **resposta** como a melhora clínica evidenciada por redução ≥ 50% de pontuação em escalas de avaliação padronizadas (Stahl, 2013), como a Escala de Depressão de Hamilton (HAM-D) (Hamilton, 1967) ou a Escala de Depressão de Montgomery-Asberg (MADRS) (Montgomery & Asberg, 1979). A **remissão** dos sintomas é considerada quando a pontuação na HAM-D com 17 itens é ≤7 ($HAM\text{-}D_{17} \leq 7$) por mais de duas semanas e menos de seis meses. Já a **recuperação** indica a apresentação assintomática, isto é, $HAM\text{-}D_{17} \leq 7$, por mais de seis meses (Keller, 2003). Com frequência, o tratamento medicamentoso não é mantido por tempo suficiente e em doses adequadas, o que contribui para a falha em se atingir a remissão (Gutierrez *et al.*, 2003). Além disso, a completa recuperação funcional do indivíduo, isto é, o retorno pleno às condições pessoais, ocupacionais e afetivas, entre outras, pode levar mais tempo e depender de outras abordagens, além da psicofarmacológica.

Durante o seguimento, outros dois eventos relevantes para o acompanhamento da resposta terapêutica são as **recaídas** e as **recorrências** (Stahl, 2013). Por **recaída** entende-se o retorno do mesmo episódio depressivo (de forma plena ou parcial) durante a resposta terapêutica, antes da recuperação, enquanto **recorrência** é o aparecimento de outro episódio depressivo após o período de recuperação.

Considerando-se os aspectos de resposta e evolução aqui descritos, planeja-se a estratégia de intervenção de acordo com as fases propostas por Kupfer (1991) e reatualizadas pelas diretrizes do Canadian Network for Mood and Anxiety Treatments (CANMAT, 2016): fase aguda (quando o tratamento deve almejar a remissão completa dos sintomas, sempre que possível) e fases de continuação/manutenção (uma vez atingida a remissão, essas fases são focadas na prevenção de recidivas e recorrências) (Kennedy *et al.*, 2016).

Fase aguda: a opção por tratamento medicamentoso é influenciada por gravidade e apresentação dos sintomas, presença de comorbidades psiquiátricas e clínicas, faixa etária, preferências do paciente, associação com gestação ou lactação e padrões de resposta prévia a medicações antidepressivas. Resposta prévia positiva a determinada medicação prediz nova resposta em um episódio depressivo posterior.

A efetividade dos antidepressivos pode ser considerada comparável entre classes e intraclasses. Situações especiais, entretanto, mostram respostas diferenciadas. Em depressões atípicas, inibidores da monoamina oxidase (IMAO) são superiores aos antidepressivos tricíclicos (ADT) (Quitkin *et al.*, 1993), enquanto os ADT são mais efetivos em pacientes com depressão de características melancólicas (Valerio *et al.*, 2018).

Dessa forma, a escolha do antidepressivo baseia-se em alguns fatores (Kennedy *et al.*, 2016):

- aspectos psicopatológicos;
- condições comórbidas psiquiátricas (p. ex., transtornos de ansiedade, TOC, uso de álcool e outras substâncias);
- condições comórbidas clínicas (p. ex., cardiopatias, nefropatias, hepatopatias);
- gestação ou lactação;
- padrões de resposta e efeitos colaterais em tratamentos anteriores;
- preferências do paciente;
- interações medicamentosas;
- custos e acesso às diferentes medicações.

Uma vez escolhido e iniciado o tratamento, se pelo menos uma melhora moderada não for observada após quatro a oito semanas, deve-se reavaliar o regime de tratamento e verificar a adesão e os fatores farmacocinéticos e farmacodinâmicos. Diante de resposta insatisfatória ou ausente, as opções de manejo incluem (McIntyre *et al.*, 2014):

- otimização da dose do antidepressivo escolhido;
- troca para outro antidepressivo (preferencialmente de outra classe);
- potencialização com lítio ou tri-iodotironina (T_3);
- associação de antidepressivos de classes diferentes;
- potencialização com antipsicóticos atípicos;
- potencialização com psicoestimulantes;
- neuromodulação (p. ex., estimulação magnética transcraniana);
- eletroconvulsoterapia (ECT).

Após qualquer alteração, o paciente deve ser monitorizado por quatro a oito semanas de forma mais frequente. Diante de falha terapêutica, procede-se novamente à reavaliação clínica e terapêutica, principalmente quanto à presença de transtorno afetivo bipolar (TAB) subjacente não diagnosticado (American Psychiatric Association, 2013).

Fase de continuação: o objetivo é a prevenção de recaídas, motivo pelo qual se recomenda manter a medicação antidepressiva durante 16 a 20 semanas após a remissão (American Psychiatric Association, 2013). A dose utilizada na fase aguda geralmente é mantida durante a estabilização, embora existam variações na prática clínica corrente (American Psychiatric Association, 2013).

Fase de manutenção: o objetivo é prevenir recorrências, ou seja, novo episódio depressivo após a recuperação de um episódio anterior. A decisão pela manutenção do antidepressivo depende de alguns fatores (American Psychiatric Association, 2013):

- risco de recorrência: episódios anteriores, sintomas residuais, diagnóstico psiquiátrico não afetivo associado, presença de transtorno médico geral crônico;
- gravidade do episódio;
- efeitos colaterais;
- preferência do paciente.

Na maior parte dos casos a dose que foi eficaz nas fases aguda e de continuação é mantida durante essa fase (American Psychiatric Association, 2013). De modo geral, o tratamento com antidepressivos deve ser continuado por um ano após remissão dos sintomas, caso seja o primeiro episódio, ou indefinidamente, caso a depressão seja recorrente.

O planejamento do tratamento do TDM em fases é possível graças à existência e ao aprimoramento constante dos antidepressivos, que são dotados de diferentes mecanismos de ação (**Tabela 6.1**) e assim subdivididos:

- ADT;
- inibidores seletivos da recaptação de serotonina (ISRS);
- IMAO;
- inibidores da recaptação de serotonina e noradrenalina (IRSN): venlafaxina, desvenlafaxina e duloxetina;
- inibidores da recaptação de dopamina (e, em menor grau, de noradrenalina): bupropiona;
- inibidores seletivos da recaptação de noradrenalina: reboxetina;
- antidepressivos noradrenérgicos e serotoninérgicos específicos (NaSSA): mirtazapina;
- inibidores da recaptação de serotonina e antagonistas de receptores de serotonina (SARI): nefazodona e trazodona;
- agentes melatoninérgicos: agomelatina;
- agentes multimodais: vortioxetina;
- outros: *hypericum*.

De acordo com o perfil farmacodinâmico de cada classe, podem-se prever possíveis efeitos colaterais (**Tabela 6.2**), embora existam diferenças individuais entre cada antidepressivo (**Tabela 6.3**). A singularidade quanto ao perfil de efeitos adversos constitui um dos fatores na escolha do antidepressivo, conforme mencionado anteriormente.

Efeitos colaterais exercem papel fundamental na adesão e, por consequência, na probabilidade de sucesso terapêutico. Assim, seu manejo adequado (**Tabela 6.4**) é tão importante quanto o acompanhamento da resposta durante o tratamento.

Tabela 6.1. Perfil farmacodinâmico dos antidepressivos

	Amitriptilina	Nortriptilina	Imipramina	Desipramina	Clomipamina	Desmetilclomipramina	Maprotilina	Fluoxetina	Fluvoxamina	Sertralina	Paroxetina	Citalopram	Venlafaxina	Bupropiona	Reboxetina	Mirtazapina	Mianserina	Nefazodona	Trazodona	Agomelatina	Vortioxetina
Recaptura de NA	+++	++++	+++	+++++	+++	+++++	++++	++	++	++	+++	+	++	+	+++	+	0	++	+	n/c	++
Recaptura de 5HT	+++	++	+++	++	++++	+++	+	+++	++++	++++	+++++	++++	+++	+/-	0	+	0	++	++	n/c	++
Recaptura de DA	+	+	+	+	+	+	+	+	+	++	+	+/-	+	++	0	-	+	+	+/-	n/c	++
Bloqueio de alfa-1	+++	+	+	+	++	+	+	0	0	0	0	0	n/c	0	+	n/c	n/c	n/c	+	n/c	n/c
Bloqueio de alfa-2	n/c	n/c	n/c	n/c	n/c	n/c	n/c	n/c	n/c	n/c	n/c	n/c	n/c	n/c	n/c	+++	n/c	n/c	n/c	n/c	n/c
Bloqueio de 5HT1	++	++	+	++	+	n/c	+/-	+/-	+/-	+/-	+/-	+/-	+/-	+/-		-	n/c	+++	+++	n/c	++
Bloqueio de 5HT2	+++	+++	+++	++	+++	+++	++	++	+	+	+/-	+	+/-	+/-		++++	++++	+++	++++	++	+++
Bloqueio de Ach muscarínico	+++	++	+++	++	+++	n/c	++	+	+/-	++	++	-	-	+/-	+	++	+	+/-	-	n/c	+
Bloqueio de H1	++++	+++	+++	++	+++	++	++++	+	-	+/-	+/-	++	-	+	n/c	+++++	++++	+/-	++	n/c	n/c
Efeito direto em membrana	sim	sim	sim	sim	sim	sim	sim	não	não	não	não	não	não	não	não	não	não	não	não?	n/c	n/c
Efeito melatoninérgico																				+++	

Os símbolos 0, +/-, +, ++, +++, ++++, +++++ objetivam mostrar progressivamente o potencial de cada medicamento no efeito citado em relação aos demais, não implicando necessariamente uma relação exata com sua K_i (constante intrínseca de dissociação) entre vários neurotransmissores/receptores.

n/c: não consta nas referências citadas.

Fonte: adaptada de Moreno *et al.*, 1999; Moreno e Moreno, 1999; Bazire, 2001; Preskorn, 1996.

Tabela 6.2. Efeitos colaterais dos antidepressivos com base no mecanismo de ação

Bloqueio do transportador de noradrenalina
Ansiedade
Elevação da pressão arterial
Diaforese
Taquicardia
Tremor
Inibição da recaptação de serotonina
Redução do apetite no início do tratamento e ganho de peso posterior
Sintomas ansiosos dependentes da dose
Distúrbios na ereção e ejaculação e redução da libido
Efeitos colaterais extrapiramidais
Interação perigosa com inibidores da monoamina oxidase e triptofano
Náuseas, vômito e diarreia
Sedação ou insônia
Síndrome serotoninérgica
Inibição da recaptação de dopamina
Ativação ou piora de sintomas psicóticos
Agitação psicomotora
Bloqueio de receptores alfa-1-adrenérgicos
Hipotensão postural e tontura
Potencialização dos efeitos anti-hipertensivos de outras medicações
Taquicardia reflexa
Bloqueio de receptores dopaminérgicos D_2
Efeitos colaterais extrapiramidais
Elevação de prolactina
Bloqueio de receptores histaminérgicos H_1
Vertigem
Aumento do risco de quedas em idosos
Hipotensão postural
Sedação
Ganho de peso
Bloqueio de receptores muscarínicos
Visão turva
Prejuízo da memória e cognição
Efeitos gastrointestinais: boca seca, constipação
Precipitação de glaucoma de ângulo fechado
Taquicardia sinusal
Retenção ou hesitação urinária

Fonte: adaptada de Khawam *et al.*, 2006.

Tabela 6.3. Características individuais dos antidepressivos quanto a seus efeitos colaterais

	Anticolinérgicos	Sedação	Insônia	Hipotensão postural	Náuseas	Disfunção sexual	Ganho de peso	Específicos	Inibição de enzimas hepáticas	Letalidade
Tricíclicos										
Amitriptilina	++	++	-	++	-	+	++		++	+++
Clomipramina	++	++	+	++	+	++	+		++	++
Imipramina	++	+	+	++	-	+	+		++	+++
Nortriptilina	+	+	+	+	-	+	-		++	++
ISRS										
Citalopram	-	-	+	-	++	++	-		-	+
Sertralina										
Fluoxetina	-	-	+	-	++	++	-		++	+
Fluvoxamina										
Paroxetina										
IRSN										
Venlafaxina	-	-	+	-	++	++	-	Hipertensão	-	+
Duloxetina	+	+	+	-	++	-	+		+	?
SARI/NaSSa										
Trazodone	-	++	-	++	-	-	+	Priapismo	?	+
Nefazodone	+	+	-	+	+	-	++		++	+
Mianserina	+	++	-	-	-	-	-	Discrasia	?	+
Mirtazapina	-	++	-	-	-	-	++		-	+
IMAO										
Tranilcipromina	+	+	++	++	+	++	++	Crise hipertensiva com simpatomiméticos	?	+++
Moclobemida	-	-	+	-	+	-	-		-	+
Agonistas de dopamina										
Bupropiona	-	-	++	-	+	-	-		-	+
Outros antidepressivos										
Agomelatina	-	++	-	-	++	-	-	Aumento de transaminases	-	-
Vortioxetina	-	-	+	-	++	-	-		+	-

++: Relativamente comum ou forte; +: pode ocorrer ou moderadamente forte; -: ausente ou raro/fraco; ?: desconhecido/informação insuficiente.

Fonte: adaptada de Fleck *et al.*, 2003.

Tabela 6.4. Manejo de efeitos colaterais

Eefeito colateral	Tratamento
Hipotensão ortostática	Reduzir a dose, interromper o medicamento, fludrocortisona, inserir sal na dieta, usar meia elástica de alta compressão, ingerir líquidos
Redução do débito cardíaco	Interromper o medicamento
Arritmias	Interromper o medicamento
Hipertensão	Diminuir a dose, interromper o medicamento
Crise hipertensiva	Interromper o medicamento, administrar fentolamina intravenosa
Aumento do colesterol	Diminuir a dose, interromper o medicamento
Xerostomia	Bochechar com pilocarpina, inserir goma de mascar ou balas
Constipação	Hidratação, dieta rica em fibras, exercício físico, laxante
Retenção urinária	Betanecol
Alterações visuais	Colírio de pilocarpina
Delirium	Interromper o medicamento, antipsicótico
Sedação	Dosagem ao deitar
Ganho de peso	Diminuir a dose, trocar o antidepressivo
Náuseas e vômitos	Diminuir a dose, interromper o medicamento
Insônia	Diminuir a dose, interromper o medicamento, dosagem matinal
Mioclonia	Diminuir a dose, interromper o medicamento, clonazepam
Sintomas extrapiramidais	Diminuir a dose, interromper o medicamento
Convulsões	Diminuir a dose, interromper o medicamento, anticonvulsivante
Cefaleia	Diminuir a dose, interromper o medicamento
Disfunção erétil	Diminuir a dose, interromper o medicamento, sildenafil, ioimbina
Disfunção orgásmica	Diminuir a dose, interromper o medicamento, amantadina, ciproeptadina
Priapismo	Interromper o medicamento, correção cirúrgica
Síndrome serotonérgica	Interromper o medicamento
Agranulocitose	Interromper o medicamento, monitorização hematológica

Fonte: adaptada de APA, 2013.

DEPRESSÃO COM CARACTERÍSTICAS MELANCÓLICAS

Introdução

A apresentação clínica mais consistente para o diagnóstico inclui retardo ou agitação psicomotora, insônia terminal, perda de peso ou de apetite, anedonia, qualidade distinta do humor, variação diurna (com piora no período matinal), culpa e, ocasionalmente, delírio (geralmente, com características de ruína e culpa desmesuradas). Apresenta boa resposta a ADT e a ECT (Valerio *et al.*, 2018; Shashank *et al.*, 2019).

Opções terapêuticas disponíveis

Antidepressivos tricíclicos

Os ADT são classificados, de acordo com sua estrutura, em:

- aminas terciárias ou dimetiladas: amitripitilina, imipramina, clomipramina;
- aminas secundárias ou monometiladas: desipramina, nortriptilina.

Os ADT bloqueiam a recaptação de serotonina, noradrenalina e, em menor grau, dopamina e os receptores colinérgicos muscarínicos, histaminérgicos H_1 e α-1-adrenérgicos (**Tabela 6.1**). A ação antidepressiva parece estar relacionada ao bloqueio da recaptação de serotonina e noradrenalina, enquanto as outras propriedades parecem contribuir para os efeitos colaterais (**Tabelas 6.2 e 6.3**).

Assim, o bloqueio α-1-adrenérgico provoca hipotensão ortostática e tontura, enquanto as ações anticolinérgicas estão associadas a boca seca, visão borrada, retenção urinária e constipação, além de prejuízo cognitivo em idosos. O bloqueio histaminérgico leva a sedação e ganho ponderal.

Além de particularidades farmacodinâmicas, cada ADT apresenta perfil farmacocinético distinto (**Tabela 6.5**).

A nortriptilina apresenta superioridade farmacológica entre o grupo dos ADT, visto que é um potente inibidor da recaptação de noradrenalina, e exibe boa efetividade, com poucos efeitos colaterais e baixa toxicidade. Sua segurança em combinação com IMAO ou ISRS é uma vantagem, principalmente no tratamento de pacientes refratários que podem requerer uma associação entre antidepressivos (Gillman, 2007).

A clomipramina tem se consolidado no tratamento da depressão grave, pois seu mecanismo de ação se aproxima aos agentes inibidores da recaptação de serotonina e noradrenalina (Gillman, 2007).

Para a monitorização sanguínea (**Tabela 6.5**), sugere-se a medida da concentração plasmática de ADT pelo menos uma vez durante o tratamento, repetindo-se em caso de mudança da condição clínica do paciente, preocupação com adesão ao tratamento ou má resposta terapêutica em doses usuais.

A chance de remissão do quadro clínico é duas a três vezes maior se a concentração plasmática estiver dentro dos limites estabelecidos para cada antidepressivo. Níveis plasmáticos superiores a 1.000 ng/mL podem ser fatais.

Deve-se avaliar, também a concentração dos metabólitos ativos, especialmente imipramina, amitriptilina e clomipramina, cujos principais metabólitos ativos (respectivamente, desipramina, nortriptilina e desmetilclomipramina) são aminas secundárias com potente efeito noradrenérgico, às vezes atingindo até 70% da concentração plasmática total circulante (Preskorn, 1993).

Nos idosos e nos pacientes com diminuição da função renal, as concentrações plasmáticas dos metabólitos podem exceder em várias vezes a concentração prevista pela quantidade ingerida de ADT (Preskorn, 1993).

Tabela 6.5. Perfil farmacocinético dos antidepressivos tricíclicos

	Dose (mg/dia)	Meia-vida (horas)	Ligação proteica (%)	Metabolização	Metabólito ativo	Excreção	Intervalo terapêutico (ng/mL)
Amitriptilina	75 a 300	21	94,8	Hepática	Nortriptilina	Renal	75 a 175
Clomipramina	75 a 250	21 a 31	96-97	Hepática	Dismetilclo-mipramina	Renal	200 a 250
Imipramina	75 a 300	12	90,1	Hepática	Desipramina	Renal	240 a 300
Maprotilina	78 a 175	27 a 28	88	Hepática		Hepática e renal	200 a 250
Nortriptilina	50 a 150	12 a 56	Alta	Hepática		Renal	50 a 150

Fonte: adaptada de Cordioli, Gallois & Isolan, 2015.

A dosagem deve ser feita 12 horas após a última tomada e depois de se alcançar o *steady state*, normalmente cinco meias-vidas, o que corresponde, na maioria dos ADT, a uma semana de dose estável.

Situações específicas

Aumento do risco de aceleração da ciclagem em transtornos bipolares: mesmo associados aos estabilizadores do humor, os ADT têm altas taxas de virada (*switch*) para mania ou hipomania. Além disso, estão implicados na desestabilização do transtorno afetivo bipolar, aumentando a tendência de ciclagem e, possivelmente, transformando um ciclador lento em um ciclador rápido (Melhuish Beaupre *et al.*, 2020).

Idosos: este grupo apresenta maior risco de efeitos colaterais, pois desenvolve maiores concentrações plasmáticas com uma dose preestabelecida e tem maiores riscos de sofrer com diversas possibilidades de interações medicamentosas (American Psychiatric Association, 2013; Cordioli, Gallois & Isolan, 2015). Por esses motivos, indivíduos idosos em uso de ADT apresentam maior propensão a abandonar o tratamento antidepressivo em comparação com indivíduos tratados com ISRS (Wilson & Mottram, 2004). Para diminuição do risco cardiovascular, deve-se realizar um eletrocardiograma (ECG) basal em indivíduos acima de 50 anos que receberão prescrição de ADT.

Teratogenicidade e uso na lactação: os ADT são considerados categoria C pela Food and Drug Administration (FDA) durante a gestação (alguns estudos em animais demonstraram efeitos adversos e não há estudos controlados em seres humanos). O clínico deve pesar possíveis riscos e benefícios na hora de prescrever um ADT a uma gestante, inclusive quanto ao risco de desenvolvimento de depressão grave sem alguma intervenção medicamentosa. Sugere-se evitar ADT no primeiro trimestre da gestação e próximo ao parto para a prevenção de efeitos colaterais nos neonatos, como retenção urinária, alterações respiratórias inespecíficas, cianose periférica, hipertonia, tremores e espasmos. Adaptações na dosagem são necessárias de acordo com o período da gestação. O uso na lactação deve ser evitado ou a amamentação deve ser descontinuada (Cordioli, Gallois & Isolan, 2015).

Crianças: realizar avaliação cardiológica (ECG basal e a cada alteração de dose) devido aos efeitos cardiotóxicos dos ADT.

Combinação com IMAO: a imipramina e a clomipramina são potentes inibidores da recaptação de serotonina. Portanto, não são seguras em combinação com IMAO, em virtude do risco de síndrome serotoninérgica, muitas vezes fatal. Os outros ADT podem ser associados com cuidado, por profissionais capacitados, aos IMAO em casos refratários (Gillman, 2007).

Inibidores da Recaptação de Serotonina e Noradrenalina e outros Antidepressivos

Os IRSN e outros antidepressivos apresentam mecanismo de ação (**Tabela 6.1**) e farmacocinética distintos entre os representantes (**Tabela 6.6**).

Tabela 6.6. Perfil farmacocinético dos novos antidepressivos

	Dose (mg/dia)	Meia-vida (horas)	Ligação proteica (%)	Metabolização	Metabólito ativo	Excreção
Venlafaxina	75 a 375	5	27	Hepática	O-desmetil-venlafaxina	Renal e fecal
Desvenlafaxina	50	11	30	Hepática < 5%	Não	Renal (70% a 80%)
Duloxetina	40 a 60	12	> 90	Hepática		Renal e fecal
Mirtazapina	15 a 45	20 a 40	85	Hepática	Desmetilmirtazapina	Renal e fecal
Bupropiona	200 a 450	10 a 12	85	Hepática		Renal e fecal
Reboxetina	4 a 12	13	97	Hepática		Renal
Trazodona	200 a 600	5 a 9	89 a 95	Hepática	Metil-cloro-fenil-piperazina (mCPP)	Renal e biliar
Nefazodona	300 a 500	2 a 4	> 99	Hepática	Hidroxi-nefazodona, triazolediona, mCPP	Renal
Agomelatina	25 a 50	2 a 3	> 95	Hepática		Renal
Vortioxetina	5 a 20	66	98	Hepática		Renal (56%) e fecal (26%)

Fonte: adaptada de Cordioli, Gallois & Isolan, 2015.

Inibidores Seletivos da Recaptura de Serotonina e Noradrenalina

Venlafaxina

A venlafaxina e seu metabólito ativo, a oxidismetilvenlafaxina (ODV), são inibidores seletivos da recaptura de serotonina (em doses terapêuticas baixas – 75 mg/dia) e de noradrenalina (em doses terapêuticas intermediárias, superiores 75 mg/dia). Apresentam fraca inibição da recaptação de dopamina, que é clinicamente significativa em doses mais elevadas (principalmente acima de 225 mg). Essa progressiva inibição da recaptação das três monoaminas implicadas na fisiopatologia do TDM, com elevação da dose, pode ser responsável pela eficácia em depressões graves ou resistentes aos ISRS (Stahl, 2013; Cipriani *et al.*, 2018). A venlafaxina não apresenta afinidade significativa por receptores muscarínicos, a_1-adrenérgicos ou histaminérgicos. Pr isso, tem baixo potencial para causar efeitos anticolinérgicos, hipotensão ortostática, sedação e ganho ponderal (Gutierrez *et al.*, 2003).

» *Eficácia*

Em nosso meio, a eficácia da venlafaxina foi comparada à da amitriptilina, demostrando ser semelhante e com melhor tolerabilidade (Gentil *et al.*, 2000).

Em metanálise, a superioridade da eficácia e da tolerabilidade da venlafaxina sobre outros antidepressivos foi sustentada, o que indica que esse antidepressivo deve ser pelo menos considerado diante de resposta parcial ou ausente em relação a outras classes (Smith *et al.*, 2002).

» *Efeitos colaterais* (Tabelas 6.2 e 6.3)

A elevação da pressão arterial (PA) pode ocorrer com o uso de altas doses de venlafaxina. Por isso, recomendam-se cautela especialmente em pacientes previamente hipertensos e monitorização regular da PA em pacientes em uso de doses superiores a 225 mg/dia (Khawam *et al.*, 2006).

Outro evento relevante é a síndrome de descontinuação associada à interrupção abrupta do uso de venlafaxina, que cursa com náusea, sonolência, insônia e ansiedade. A prevenção envolve a retirada gradual da medicação (Gutierrez *et al.*, 2003; Khawam *et al.*, 2006).

A exposição durante o terceiro trimestre gestacional pode cursar com a síndrome do desconforto neonatal, cuja causa pode ser a toxicidade ou a retirada do estímulo serotoninérgico. Apresenta-se com tremor, inquietação, aumento do tônus muscular, distúrbios digestivos, alterações do apetite e desconforto respiratório. Entretanto, os sinais e os sintomas geralmente são de leve intensidade e se resolvem em duas semanas sob medidas de suporte (Way, 2007).

Desvenlafaxina

É o sal succinato do metabólito ativo da venlafaxina (ODV). Apresenta maior equilíbrio na inibição da recaptação de serotonina e noradrenalina, desde sua dose terapêutica mínima (50 mg/dia), em comparação com a venlafaxina (STAHL, 2013). Apresenta baixa ligação com proteínas plasmáticas (30%) e é excretada principalmente de forma inalterada na urina (45%); cerca de 20% sofrem conjugação e menos de 5% são biotransformados pelo CYP3A4. Como não depende de CYP2D6, não sofre alteração de níveis plasmáticos em diferentes fenótipos (metabolizadores pobres ou extensivos). Não inibe nem estimula qualquer fração do CYP (Preskorn, Patroneva *et al.*, 2009).

» *Eficácia*

A desvenlafaxina, que está aprovada desde 2008 para o tratamento da depressão (50 mg/dia) e para os sintomas vasomotores da menopausa (100 mg/dia), apresenta eficácia para o tratamento da depressão, o que foi demonstrado em nove ensaios clínicos com doses entre 50 e 400 mg/dia. Não foi demonstrada eficácia diferencial em doses superiores a 50 mg/dia, mas aumento dos *drop-outs* por efeitos colaterais (Boyer *et al.*, 2008, Liebowitz *et al.*, 2008). Contudo, apesar da curva dose-resposta achatada, as doses podem ser elevadas acima de 50 mg/dia em casos individuais (Preskorn *et al.*, 2009).

» *Efeitos colaterais*

O principal efeito colateral é a náusea (16% dos pacientes) na primeira semana de tratamento, mas com menos de 1% de descontinuação por esse motivo. Disfunções sexuais foram infrequentes, especialmente em mulheres. A desvenlafaxina foi neutra em relação ao peso nos estudos de curto prazo e hipertensão sustentada, embora incomum, foi mais frequente em dose elevadas (> 200 mg/dia). Sintomas de descontinuação incluíram náuseas, vertigem, diarreia e irritabilidade (dados dos estudos com 50 mg/dia) (Boyer *et al.*, 2008).

Duloxetina

Aprovada em agosto de 2004 para o tratamento do TDM e em setembro de 2004 para o tratamento de dor neuropática em pacientes diabéticos.

» *Eficácia*

Os primeiros estudos atribuem a eficácia da duloxetina à potente inibição de transportadores de noradrenalina e serotonina desde o início da ação, em contraste com o mecanismo de ação da venlafaxina, variável de acordo com a dose. Supõe-se que esse mecanismo contribua para a remissão total dos sintomas (Stahl, 2013).

Em estudo aberto e multicêntrico, encontrou-se superioridade da duloxetina em relação a placebo em curto e longo prazos, após seguimento de um ano. Além disso, detectaram melhora em sintomas depressivos, sintomas dolorosos e bem-estar geral, avaliados por meio de escalas padronizadas (Raskin *et al.*, 2003).

» *Efeitos colaterais (Tabelas 6.2 e 6.3)*

Assim como a venlafaxina, associa-se a maior risco de elevação da pressão arterial e à síndrome de descontinuação. A duloxetina não deve ser administrada em combinação com IMAO e só pode ser iniciada após 14 dias de interrupção desses psicofármacos (Khawam *et al.*, 2006).

Em contraposição à venlafaxina, o equilíbrio entre a ação sobre os receptores serotoninérgicos e noradrenérgicos desde o início sugere uma relativa ausência de efeitos colaterais sexuais. Doses iniciais de venlafaxina promovem o bloqueio da recaptação de serotonina, resultando no aparecimento de efeitos colaterais sexuais que tendem a se amenizar com o bloqueio progressivo da recaptação de noradrenalina e dopamina (Werneke *et al.*, 2006).

Ainda se carece de dados definitivos sobre os efeitos do uso da duloxetina durante a gestação, embora estudos recentes tenham mostrado risco pequeno de malformações cardíacas em fetos expostos e risco maior de hemorragia pós-parto (Huybrechts *et al.*, 2020). Um relato de caso aponta para uma associação entre o uso de duloxetina no terceiro trimestre de gestação e a ocorrência de síndrome do desconforto neonatal (Eyal & Yaeger, 2008), mas ainda é muito cedo para se firmarem conclusões a respeito da segurança da duloxetina durante a gestação.

Antidepressivos Noradrenérgicos e Serotoninérgicos Específicos

Mirtazapina

Composto tetracíclico da classe das piperazinoazepinas (Fawcett & Barkin, 1998).

» *Eficácia*

Há evidências bem estabelecidas de sua eficácia em depressões moderadas ou graves, inclusive as melancólicas, com boa tolerabilidade em pacientes idosos, apresentando perfil de tolerabilidade superior ao de ADT e ISRS (Cipriani *et al.*, 2018).

Mirtazapina como potencializador de outros antidepressivos: tem sido preconizada como adjuvante na potencialização de ISRS e venlafaxina, principalmente devido à sua capacidade de minimizar os efeitos colaterais desses medicamentos.

» *Efeitos colaterais*

Os efeitos colaterais estão listados nas **Tabelas 6.2** e **6.3**.

Inibidores da Recaptação de Dopamina (e, em menor grau, de Noradrenalina)

Bupropiona

Pertencente à classe das aminocetonas e dotada de estrutura monocíclica, seu metabólito ativo atua como bloqueador da recaptação de noradrenalina e dopamina. Apresenta propriedades ativadoras e, até mesmo, estimulantes. De relevância clínica, o mecanismo da bupropiona não envolve o bloqueio serotoninérgico. Por isso, a ocorrência de efeitos colaterais sexuais é menos frequente do que o observado com o uso dos ISRS e da venlafaxina (Jefferson *et al.*, 2005).

A formulação de liberação controlada apresenta efeitos favoráveis na adesão, visto que possibilita a administração uma vez ou duas vezes ao dia, além de reduzir efeitos colaterais associados aos picos de níveis plasmáticos (Stahl, 2013).

» *Eficácia*

Pode ser uma alternativa para pacientes que apresentaram efeitos colaterais sexuais intensos, sendo uma opção para potencialização (Stahl, 2013).

» *Efeitos colaterais (Tabelas 6.2 e 6.3)*

Associada a um risco de 0,4% de provocar convulsões quando administrada em doses de 400 mg/dia, seu uso deve ser cauteloso em pacientes portadores de epilepsia, descargas epileptiformes ao eletroencefalograma, abuso/dependência de álcool, transtorno alimentar, abstinência de benzodiazepínicos, trauma cranioencefálico ou transtorno mental orgânico (Khawam *et al.*, 2006).

Inibidor Seletivo da Recaptura de Noradrenalina (NARI ou NRI)

Reboxetina

» *Eficácia*

Superior à do placebo e pelo menos equivalente à da imipramina, da desipramina e da fluoxetina. A reboxetina foi eficaz na fase aguda (4-6 semanas) e na prevenção de recaídas (até 12 meses) (Burrows *et al.*, 1998).

» *Efeitos colaterais*

Os efeitos colaterais estão listados nas **Tabelas 6.2** e **6.3**.

Inibidores da Recaptação de Serotonina e Antagonistas de Receptores de Serotonina

As principais propriedades dos SARI, que os distinguem dos demais antidepressivos, são o bloqueio predominantemente de receptores 5-HT2 e a fraca inibição da recaptação de serotonina (Stahl, 2013).

Sabe-se que a estimulação de receptores 5-HT2 pode causar agitação, ansiedade e disfunções sexuais. Portanto, os SARI parecem não apresentar esse perfil de efeitos adversos.

Trazodona

Apesar de existirem estudos controlados que mostram efeitos semelhantes aos dos ADT e dos ISRS e superiores aos do placebo (Feighner & Boyer, 1988), a trazodona, que pertence à classe das fenilpiperazinas, frequentemente é considerada um antidepressivo menos eficaz, principalmente para depressões mais graves (Cipriani *et al.*, 2018). Essa impressão pode estar associada a sedação e lentificação cognitiva, efeitos que contribuem para a não adesão dos pacientes, além de facilitarem o uso de doses subterapêuticas. A formulação de liberação controlada pode amenizar esses efeitos colaterais.

» *Efeitos colaterais (Tabelas 6.2 e 6.3)*

Um efeito colateral raro é o priapismo, que deve ser tratado com injeção de agentes agonistas α-adrenérgicos nos corpos cavernosos do pênis para evitar danos vasculares. Esse efeito pode ocorrer durante as primeiras quatro semanas de tratamento e não depende da dose administrada (Khawam *et al.*, 2006)

Nefazodona

Ao contrário da trazodona, trata-se de um antidepressivo da classe das fenilpiperazinas com efeitos cardiotóxicos irrelevantes (Preskorn, 1995), mas não é comercializada desde 2004, devido a casos de necrose hepática fulminante com ocorrência em 1:250 mil usuários (Tzimas *et al.*, 2003).

Outros

Agomelatina

A agomelatina é um agonista melatoninérgico (receptores MT_1 e MT_2) com atividade antagonista conjunta em receptores serotoninérgicos 5HT2C (Norman & Olver, 2019). O efeito pró-melatoninérgico auxilia na restauração do ritmo circadiano fisiológico, enquanto o antagonismo 5HT2C aumenta os níveis de norepinefrina e dopamina no córtex pré-frontal, podendo resultar em melhora de queixas anedônicas (Norman & Olver, 2019).

Foi aprovada como antidepressivo na União Europeia em 2009. No entanto, ainda carece de aprovação pela FDA para tratamento em monoterapia do TDM (Sansone & Sansone, 2011). Na prática clínica, é frequentemente usada como coadjuvante no tratamento de pacientes com TDM e insônia inicial (junto a outras medicações, geralmente ISRS, exceto fluvoxamina), diminuindo-se a necessidade de uso de benzodiazepínicos. Os efeitos terapêuticos, principalmente o alívio da insônia, podem ser evidenciados desde a primeira semana de tratamento.

» *Efeitos colaterais*

Os efeitos colaterais da agomelatina são mais comumente observados nas primeiras duas semanas de tratamento, sendo mais comuns náuseas, tontura, sonolência matinal e fadiga, que costumam ser leves e transitórias. Efeitos colaterais mais graves são incomuns, mas chama-se a atenção para possível aumento de transaminases e, raramente, hepatite medicamentosa (Gahr *et al.*, 2013). Desse modo, recomenda-se monitoramento de enzimas hepáticas antes e depois de iniciado o tratamento, bem como a cada aumento de dose. A medicação deve ser descontinuada se houver sinais clínicos de hepatite e colestase (p. ex., icterícia, urina escura) ou se as transaminases ultrapassarem três vezes o limiar da normalidade, mesmo na ausência de sintomas clínicos.

Vortioxetina

A vortioxetina, aprovada pela FDA para o tratamento do TDM em 2013, é considerada um agente multimodal com ações complexas e sinérgicas em diversas vias monoaminérgicas (Sanchez *et al.*, 2015). Em relação às vias serotoninérgicas, a vortioxetina bloqueia suas bombas de recaptação e se liga a receptores serotoninérgicos associados à proteína-G (5HT1A, 5HT1B, 5HT1D e 5HT7) e a receptores serotoninérgicos associados a canais iônicos (5HT3). O agonismo em receptores 5HT1A pós-sinápticos pode aliviar os efeitos redutores da libido associados ao bloqueio da recaptação dessa monoamina, enquanto o antagonismo 5HT3 teoricamente aumenta as atividades noradrenérgica, acetilcolinérgica e glutamatérgica, com efeitos pró-cognitivos associados (potencializados por antagonismo 5HT7) (Sanchez *et al.*, 2015).

Os efeitos terapêuticos da vortioxetina são, por vezes, observados desde a segunda semana de tratamento, mas podem levar até oito semanas, em doses adequadas, para exercer ação completa.

» *Efeitos colaterais*

Os efeitos colaterais mais comuns são náuseas, vômitos e constipação, que costumam ser transitórios e leves. A vortioxetina não está comumente associada a ganho de peso e sedação e pode ser uma alternativa interessante para pacientes que desenvolvem disfunção sexual com ISRS e/ou apresentem queixas cognitivas, inclusive idosos (Stahl, 2013).

Hypericum

O extrato de *Hypericum perforatum* é comumente utilizado como antidepressivo na Europa. A erva-de-são-joão (*St. John's wort*), também conhecida como hipérico, é nativa do Hemisfério Norte (Cordioli, Gallois & Isolan, 2015) e, no Brasil, não é endêmica.

» *Eficácia*

Seus efeitos antidepressivos parecem advir de dois princípios ativos: hipericina (e pseudo-hipericina) e hiperforina. O principal mecanismo de ação é a inibição da recaptação de serotonina, efeito da hipericina e, principalmente, da hiperforina. Ações da hiperforina na inibição da recaptação de noradrenalina e dopamina, além da serotonina, podem indicar que essa é o melhor marcador de atividade (Josey & Tackett, 1999).

» *Usos*

O extrato de *Hypericum* mostrou eficácia superior à do placebo para o tratamento de depressão leve a moderada (Williams, *et al.*, 2000). Além disso, parece exercer efeito benéfico para transtorno afetivo sazonal, síndrome pré-menstrual, dor crônica, depressão pós-parto e distimia (Josey & Tackett, 1999). A dose recomendada é de 300 mg do extrato (com, no mínimo, 0,3% de hipericina) três vezes ao dia. Sendo a meia-vida da hipericina de 24 horas e a da hiperforina de apenas 3 horas, a posologia em três tomadas está de acordo com a biodisponibilidade e a farmacocinética da hiperforina (Biber *et al.*, 1998).

Revisões feitas por autores mais céticos (ou mais criteriosos), entretanto, concluem que o hipérico não deveria ser utilizado como antidepressivo até que dados mais definitivos estivessem disponíveis (Deltito & Beyer, 1998).

» *Efeitos colaterais*

Segundo Woelk *et al.* (1994), em ordem decrescente de frequência, os principais efeitos adversos foram sintomas gastrointestinais (náuseas, dores abdominais, perda do apetite, diarreia etc.), reações alérgicas, fadiga, ansiedade, tontura, entre outros (incluindo boca seca, distúrbio do sono, palpitações, fraqueza). Seu uso, entretanto, não é recomendado a gestantes e lactantes (Josey & Tackett, 1999). O hipérico também está relacionado à ativação do citocromo P450 no fígado, podendo reduzir o nível sérico de outros fármacos que demandem esse tipo de metabolização (p. ex., alguns antirretrovirais, anticoncepcionais orais e agentes anticancerígenos) (Cordioli, Gallois & Isolan, 2015).

DEPRESSÃO COM CARACTERÍSTICAS ATÍPICAS

Introdução

Esse subtipo de transtorno depressivo descrito no DSM-5 caracteriza-se por reatividade de humor a experiências positivas, hipersonia, hiperfagia, sensação de peso nos membros e hipersensibilidade à rejeição interpessoal não limitada aos episódios depressivos (American Psychiatric Association, 2013). Existem achados sugerindo que os ISRS e os IMAO são mais efetivos que os ADT nesse subgrupo de pacientes.

Opções terapêuticas disponíveis

Inibidores seletivos da recaptação de serotonina

Os ISRS inibem pelo menos dez vezes mais a recaptação de serotonina que a recaptação de outras monoaminas. Embora agrupadas no mesmo mecanismo de ação, essas medicações apresentam diferenças farmacocinéticas (**Tabela 6.7**).

Tabela 6.7. Propriedades farmacocinéticas dos ISRSs

	Sertralina	Fluoxetina	Fluvoxamina	Paroxetina	Citalopram	Escitalopram
Meia-vida (extremos ou média)	Sertralina = 25 a 26 horas Desmetil-sertralina = 66-109h	Fluoxetina = 24 a 140 horas /5 dias norfluoxetina = 168 a 216 horas /15 dias	13 a 22 horas/ 10 horas = agudo 15,6 horas = crônico	24 horas/ 10 horas = agudo 21 horas = crônico	33h	27 a 32 horas
Atividade dos metabólitos	Pouca inibição de recaptação, leve inibição de isoenzimas	Com inibição de recaptação e inibição de isoenzimas	Sem inibição de recaptação, mínima inibição de isoenzimas	Sem inibição de recaptação, inibição de isoenzimas desconhecida	Sem inibição de recaptação, leve inibição de isoenzimas	Sem inibição de recaptação, leve inibição de isoenzimas
Ligação a proteínas plasmáticas	> 95%	> 95%	> 77%	> 95%	50% a 80%	~ 56%
Tempo para *steady-state*	4 a 5 dias	30 a 60 dias (maior em idosos)	3 a 5 dias (maior em idosos)	4 a 5 dias (maior em idosos)	6 a 7 dias (maior em idosos)	6 a 7 dias (maior em idosos)
INIBIÇÃO DE ISOENZIMAS						
CYP2D6	+	+ + +	+	+ + +	+	+
CYP1A2	0 a +	0 a +	+++	+ (?)	+	?
CYP3A3/4	0 a +	+	++	?	?	0
CYP2C19	0 a +	+	+++	?	0 a +	?

Continua >>

>> Continuação

	Sertralina	Fluoxetina	Fluvoxamina	Paroxetina	Citalopram	Escitalopram
PROPRIEDADES FARMACODINÂMICAS						
Dose usual (depressão)	50 a 150 mg/dia	20 a 40 mg/dia	150 mg/dia	20 a 40 mg/dia	40 a 60 mg/dia	10 a 30 mg/dia
Curva de relação dose-resposta	Menos achatada em doses mais altas	Muito achatada	Achatada	Achatada	Achatada	Achatada
Proporcionalidade dose/nível sérico	Sim	Não	Fracamente negativa	Não	Sim	Sim
Propriedades de ligação secundárias	Receptor sigma Recaptura de dopamina Recaptura de noradrenalina	Recaptura de noradrenalina Receptor 5-HT2	Receptor sigma	Receptor colinérgico muscarínico Óxido nítrico sintase	Ausentes	Ausentes

++: Relativamente comum ou forte; +: pode ocorrer ou moderadamente forte; 0: ausente ou raro/fraco; ?: desconhecido/informação insuficiente.
Fonte: adaptada de Waugh e Goa, 2003; Caccia, 1998. Moreno *et al.*, 1999; Baumann, 1996; Stahl, 1998a; Preskorn, 1996; Bazire, 2001; DeVane, 1998; Montgomery, 1995.

Os ISRS apresentam efeitos colaterais mais bem tolerados por muitos pacientes, além de serem seguros e de terem baixa toxicidade, o que favorece seu uso, p. ex., por pacientes idosos e/ou com elevado risco suicida.

Fluoxetina

Trata-se do ISRS menos seletivo na recaptação de noradrenalina. Pode causar agitação, ansiedade e insônia nas primeiras semanas de uso, demandando conduta consciencIosa com benzodiazepínicos. Deve-se iniciar com doses menores (10 mg) em pacientes com ansiedade comórbida importante. A meia-vida longa facilita a adesão ao tratamento e reduz o risco de síndrome de descontinuação, bastante comum com a suspensão rápida dos outros ISRS. Pode ser uma alternativa interessante para pacientes com TDM e aumento do apetite/peso, além de fadiga (Brambilla *et al.*, 2005).

Fluvoxamina

Com menor incidência de disfunção sexual que os demais ISRS, apresenta efeitos benéficos no sono (devendo ser tomada à noite, sempre que possível), pouca interferência no peso corporal e no sistema cardiovascular, segurança terapêutica na população idosa (Westenberg & Sandner, 2006) e utilidade em estados depressivos ansiosos (possivelmente devido ao antagonismo em receptores sigma-1) e transtorno obsessivo-compulsivo comórbidos. Sintomas de descontinuação ocorrem em retiradas abruptas. Como a fluvoxamina bloqueia o metabolismo de xantinas (teofilina e cafeína), seu uso deve ser cauteloso em pacientes que utilizem aminofilina.

Paroxetina

Além da atividade ISRS, a paroxetina tem leve efeito anticolinérgico (sedativo), o que pode ser útil em transtornos de ansiedade, particularmente no transtorno do pânico e na fobia social. O efeito anticolinérgico, no entanto, pode estar associado a maior incidência de disfunção sexual, déficit cognitivo em idosos, aumento do apetite e constipação intestinal. A interrupção abrupta provoca importante síndrome de descontinuação em virtude de sua curta meia-vida (existe formulação de liberação prolongada, a qual pode minimizar esse efeito). A paroxetina também está associada a importantes redução de libido e ganho ponderal, devendo ser evitada em pacientes com hiperfagia. Entre os ISRS, está mais associada a risco de defeitos cardíacos fetais se usada durante a gestação, sendo considerada categoria D pela FDA.

Sertralina

A sertralina é um ISRS com discreta atividade dopaminérgica e antagonismo em receptores sigma-1. Trata-se de uma opção bastante recomendada se houver transtorno do pânico comórbido ao TDM. É uma das medicações ISRS mais seguras do ponto de vista cardiovascular (especialmente em pacientes que sofreram infarto agudo do miocárdio [IAM] recente ou angina) e em idosos, grande parte em função do baixo perfil de interações medicamentosas. Apresenta curva de dose-resposta pouco achatada, ou seja, doses elevadas (> 250 mg/dia) podem demonstrar eficácia superior em termos de remissão completa dos sintomas, tornando-a preferível em casos mais graves e, também, nas depressões atípicas (com hipersonia e hiperfagia), além de ser um fraco inibidor de CYP2D6 em doses até 150 mg/dia. Dos ISRS, é um dos agentes mais associados ao desenvolvimento de diarreia, devendo ser utilizado com cautela nos pacientes com síndrome do intestino irritável comórbida.

Citalopram

A dose antidepressiva, diferentemente do que é divulgado pelo fabricante, deve ser de 40 mg/dia. A curva dose-resposta se achata a partir de 60 mg/dia, sem eficácia adicional acima de 80 mg/dia. O citalopram está associado, de forma infrequente, a alargamento do intervalo QTc (Tampi *et al.*, 2015). Pela baixa interação farmacocinética, é útil em pacientes polimedicados e em idosos, bem como na associação de antidepressivos para casos resistentes.

Escitalopram

Trata-se do enantiômero S da mistura racêmica chamada "citalopram" (ver anteriormente) e um dos inibidores de recaptação de serotonina mais seletivos que existem. Exibe pouquíssimas interações medicamentosas, sendo uma opção bastante atraente para pacientes polimedicados. *In vitro*, mostrou-se 30 a 100 vezes mais potente que o enantiômero *R*-citalopram. Assim, a dose efetiva é cerca de quatro vezes menor em relação à mistura racêmica (p. ex., 10 mg de escitalopram podem equivaler a 40 mg de citalopram). Na prática, a dose usual de escitalopram é a metade daquela do composto racêmico (Waugh & Goa, 2003). Ajustes posológicos não são necessários em pacientes com insuficiência hepática ou renal leve a moderada (Ables & Baughman, 2003) e o início de ação parece ser mais rápido em comparação com o citalopram (Burke & Gergel *et al.*, 2002). Apesar de alguns estudos apontarem a eficácia superior do escitalopram em relação ao citalopram (Yevtushenko *et al.*, 2007), outros contrapõem essa afirmação (Burke *et al.*, 2002; Ruhe *et al.*, 2006). Diferenças metodológicas, como a comparação de doses não equivalentes, podem ser responsáveis por essas discordâncias.

SITUAÇÕES ESPECÍFICAS

Transtornos ansiosos

Os ISRS estão aprovados pela FDA para o tratamento de depressão, transtorno de ansiedade generalizada, TOC, transtorno do pânico, bulimia e fobia social. Os diferentes transtornos de ansiedade podem ocorrer de forma comórbida ao TDM em até 50% dos casos, necessitando de tratamento com antidepressivos por período indeterminado.

Comorbidades clínicas

O uso de citalopram, escitalopram e sertralina em pacientes polimedicados e com múltiplas comorbidades clínicas é preferível devido ao menor potencial de interação dessas medicações. No entanto, pacientes insones e com disfunções sexuais às vezes exibem menor tolerância a esse grupo de fármacos. Diminuição do apetite e perda de peso podem ocorrer no início do tratamento, embora o efeito em longo prazo seja o aumento de peso.

Abuso de drogas ilícitas

Existe aumento do risco de desenvolvimento de síndrome serotoninérgica com o uso de cocaína e 3,4-metilenodioximetanfetamina (MDMA) (*ecstasy*), de modo que o emprego de ISRS deve ser cauteloso.

Transtorno afetivo bipolar

Embora com menor potencial de *switch* que os ADT, devem ser utilizados com cautela e associados a estabilizadores de humor e/ou antipsicóticos atípicos. A combinação de fluoxetina com olanzapina está aprovada pela FDA para o tratamento da depressão em pacientes com TAB tipo 1 e depressão refratária (Silva *et al.*, 2013).

Insuficiência hepática

Pacientes com cirrose hepática alcoólica apresentam depuração reduzida de fluoxetina, sertralina e fluvoxamina. A meia-vida já bastante longa da fluoxetina pode ser ainda mais ampliada, sendo recomendadas a redução da dose pela metade e a utilização em dias alternados.

Insuficiência renal

Redução de dose é recomendada, especialmente do citalopram, do qual 13% são excretados intactos na urina. O uso de fluoxetina é contraindicado se o *clearance* de creatinina for inferior a 10 mL/m. Entre 10 e 50 mL/m, utilizá-la em dias alternados, com cautela. Quanto à paroxetina, é recomendada a redução da dose inicial.

Gestação e lactação

A literatura mostra baixo risco de teratogenicidade associada ao uso ISRS na gestação, mas as análises são dificultadas devido a outros fatores de risco associados presentes em gestantes deprimidas (Anderson *et al.*, 2020). A paroxetina tem sido associada, entretanto, a maior frequência de malformações cardiovasculares (defeitos de septo atriais e ventriculares) (Way, 2007) e, mais recentemente, um grande estudo caso-controle multicêntrico associou a venlafaxina a maior risco de teratogenicidade, embora haja a necessidade de um número maior de estudos para que se estabeleça uma relação mais inequívoca (Anderson *et al.*, 2020).

Dados disponíveis sobre o risco de prematuridade são conflitantes, visto que alguns estudos indicam maior frequência de nascimentos pré-termo, enquanto outros não estabeleceram essa associação (Way, 2007). Em relação ao crescimento fetal intrauterino, os ISRS parecem não afetar esse parâmetro (Way, 2007).

A associação a maior risco de abortos espontâneos não encontra consenso na literatura, sendo tendência atual considerar-se o risco atribuível à doença em si, não aos antidepressivos (Way, 2007). Estudos sugerem que o uso de fluoxetina e sertralina seja seguro na lactação, mas os efeitos no lactente devem ser observados com rigor (Epperson *et al.*, 2001; Epperson *et al.*, 2003).

Por outro lado, pesquisas recentes também têm mostrado associação de depressão gestacional não tratada e risco de parto prematuro e baixo peso ao nascer, de modo que as decisões sobre o uso de psicofármacos antidepressivos na gestação devem ser tomadas caso a caso, de maneira judiciosa e com ampla discussão acerca de prós e contras com a paciente (Jarde *et al.*, 2016). É preciso sempre considerar, nesses casos, a indicação de psicoterapia, que pode ser uma opção mais vantajosa em casos leves e sem ideação suicida.

Crianças

O uso de ISRS em crianças ainda depende de maiores estudos, embora existam dados consistentes sobre eficácia e segurança do uso de fluoxetina em crianças e adolescentes com depressão (Whittington *et al.*, 2004).

Risco de suicídio entre crianças e adolescentes

Em 2004, a agência reguladora de alimentos e remédios dos Estados Unidos (FDA) divulgou um alerta sobre um provável aumento no risco de pensamentos e comportamentos suicidas durante os primeiros meses de tratamento em crianças e adolescentes em uso de ISRS. Observou-se o dobro de ocorrências de comportamento suicida nessa população, com taxa de aproximadamente 4%, em comparação com placebo. Entretanto, não se estabeleceu relação de causalidade entre utilização de ISRS e suicídio nessa população (US Food and Drug Administration Public Health Advisory, 2004). Uma possível explicação é que os ISRS podem provocar ansiedade e agitação, novos efeitos adversos, capazes de piorar o humor e aumentar o risco de suicídio entre indivíduos com depressão.

Concluiu-se, então, que os antidepressivos em geral, incluindo os ISRS, associam-se a pequeno risco de indução de pensamentos e ideação suicida em indivíduos com menos de 25 anos de idade, havendo posterior redução do risco, por volta dos 30 a 40 anos de idade (Brent, 2016). Além de considerar os potenciais prejuízos possivelmente atribuídos aos antidepressivos, a decisão terapêutica deve se basear nos benefícios conhecidos em sintomas de depressão, ansiedade, pânico e transtorno obsessivo-compulsivo (Möller *et al.*, 2008).

Síndrome serotoninérgica

Esse quadro pode ser precipitado tanto pela superdosagem de um ISRS quanto por sua interação com qualquer fármaco que aumente a atividade serotoninérgica. Os critérios diagnósticos da síndrome e seus possíveis fatores desencadeantes estão descritos nas **Tabelas 6.8 e 6.9**.

Tabela 6.8. Critérios diagnósticos para a síndrome serotoninérgica

A. Pelo menos três das seguintes características clínicas devem ocorrer, coincidentemente com a adição ou o incremento de dose de um reconhecido agente serotoninérgico, a um regime medicamentoso estabelecido: • Agitação; • Alteração do estado mental (confusão, hipomania); • Mioclonias; • Hiper-reflexia; • Diaforese; • Calafrios; • Tremores; • Diarreia; • Incoordenação; • Febre.
B. Outras possíveis etiologias (infecciosa, metabólica, abuso ou abstinência de substâncias) devem ser afastadas.
C. Um medicamento antipsicótico não foi iniciado nem teve sua dosagem aumentada antes do início dos sintomas descritos em A.

Fonte: adaptada de Lane & Baldwin, 1997.

Tabela 6.9. Fármacos que aumentam a atividade serotoninérgica

Inibidores da recaptura de serotonina	
Citalopram Fluvoxamina Fluoxetina Paroxetina Sertralina Nefazodona Trazodona	Amitriptilina Clomipramina Imipramina Venlafaxina Dextrometorfan Meperidina Anfetaminas Cocaína
Inibidores do metabolismo de serotonina	
Isocarboxazida Fenelzina Tranilcipromina Seleginina Moclobemida	
Incrementa a síntese de serotonina	
L-triptofano	
Incrementam a liberação de serotonina	
MDMA (3,4-metilenodioximetanfetamina ou *ecstasy*) Anfetaminas Cocaína Fenfluramina	
Agonistas diretos de receptor de serotonina	
Buspirona Sumatriptano Diidroergotamina	
Incremento inespecífico da atividade serotoninérgica	
Eletroconvulsoterapia Lítio	

Fonte: adaptada de Lane & Baldwin, 1997.

Existem relatos de tratamento da síndrome serotoninérgica com cipro-heptadina (4 a 8 mg por via oral), entretanto ainda não se sabe se esse antagonista do receptor de serotonina modifica a evolução do quadro (Graudins *et al.*, 1998).

Inibidores da monoamina oxidase

Os IMAO aumentam os níveis sinápticos de monoaminas pela inibição de seu catabolismo pela enzima monoamina oxidase. A recomposição da atividade plena da MAO pode ocorrer duas semanas depois da suspensão do fármaco (Baldessarini, 1996).

Podem ser não seletivos para MAO-A ou MAO-B, como a tranilcipromina e a fenelzina. No entanto, a eficácia antidepressiva parece estar associada à inibição da fração MAO-A, e não à fração MAO-B (Lipper *et al.*, 1979).

A tranilcipromina e a fenelzina inibem irreversivelmente essas enzimas e apresentam maior potencial de interação com medicamentos e substâncias simpatomiméticas, antidepressivos de outras categorias, opiáceos e alimentos ricos em tiramina, exigindo que o paciente adote uma dieta específica a fim de evitar crises hipertensivas. A crise hipertensiva é definida pela elevação da pressão arterial diastólica acima de 120 mmHg e se caracteriza por cefaleia occipital com irradiação frontal, palpitação, rigidez no pescoço, náuseas, vômitos, sudorese, midríase, fotofobia e dor torácica em aperto (Stahl, 2013).

Outras possíveis indicações são a fobia social e o transtorno do pânico, também havendo descrições do uso de IMAO no tratamento de dor crônica, delírios de infestação, narcolepsia, anorexia, bulimia e transtorno obsessivo-compulsivo.

Moclobemida

A moclobemida é o principal medicamento disponível com ação seletiva de inibição reversível de MAO-A e com eficácia comparável à de todos os tipos de antidepressivos convencionais (Fitton *et al.*, 1992). Por ser reversível (ou seja, pode ser deslocada do sítio enzimático ocupado por outro substrato da enzima MAO-A), oferece menor risco de interação com medicamentos e alimentos. Por exemplo, se houver ingestão de alimentos ricos em tiramina, à medida que a tiramina for absorvida, haverá liberação de noradrenalina, a qual tomará o lugar do inibidor reversível na enzima MAO-A, reativando-a no intestino, no fígado e nos neurônios simpatomiméticos e permitindo a destruição das aminas prejudiciais (Stahl & Felker, 2008).

Selegilina

A seleginina é um inibidor seletivo da MAO-B que apresenta efeito antidepressivo em doses superiores a 10 mg/dia, quando perde a seletividade para MAO-B, tornando-se indistinguível da fenelzina tanto em riscos quanto em benefícios.

Tranilcipromina

O único IMAO irreversível comercializado no Brasil é a tranilcipromina, a qual pode causar insônia e ativação, sugerindo-se, portanto, a administração antes das 16 horas. Pode estar associada a maior chance de interações com outros medicamentos e alimentos. A dose terapêutica situa-se entre 40 e 80 mg, podendo ser utilizados até 180 mg/dia em depressões refratárias se houver boa tolerabilidade individual e sob monitorização frequente da pressão arterial.

» *Eficácia*

A eficácia dos IMAO foi considerada semelhante à dos ADT e superior à do placebo para o tratamento da depressão em diversos estudos (Berwish Amsterdam, 1989; Stewart *et al.*, 1993); para depressões cronificadas e para distimia, a eficácia dos IMAO aparenta ser superior à dos ADT (Vallejo *et al.*, 1987; Versiani, 1998). Os IMAO também apresentam maior eficácia em pacientes bipolares com depressão anérgica quando em comparação com ADT (Thase *et al.*, 1992). São possivelmente mais benignos que ADT, caso provoquem virada maníaca em bipolares (Zarate *et al.*, 1995). A incidência de disfunção sexual é menor do que a reportada com ISRS e ADT (Osvath *et al.*, 2003).

Situações específicas

Idosos: em pacientes idosos, apresenta perfil de tolerabilidade superior quando em comparação com os ADT e ISRS (Amrein *et al.*, 1997). A moclobemida é indicada em casos refratários (Gareri *et al.*, 1998) em pacientes demenciados (Amrein *et al.*, 1999).

Gestantes: o uso de IMAO irreversíveis deve ser restringido durante a gestação em função do risco de anomalias congênitas (Austin & Mitchell, 1998).

Comorbidades clínicas: feocromocitoma e aneurisma intracraniano são contraindicações absolutas ao uso de IMAO. Sua administração deve ser cautelosa em pacientes em uso de anti-hipertensivos devido ao risco de hipotensão (Khawam *et al.*, 2006).

Riscos da associação com outros antidepressivos (Tabela 6.10): o uso da associação com antidepressivos pode ser bastante eficaz, sendo indicada a descontinuação (5-10 dias para ADT e 14 dias para IMAO) antes de a combinação ser iniciada. A administração deve ser concomitante, em doses conservadoras. Casos restritos de crise serotoninérgica, com hiperpirexia, convulsões e colapso cardiorrespiratório foram descritos, em geral, com sobredoses e associações com outras drogas, lícitas ou ilícitas (Perry *et al.*, 1991). Outras alterações incluem a potencialização dos efeitos de hipoglicemiantes orais, anticolinérgicos, barbitúricos e alguns anti-hipertensivos, como metildopa, reserpina e altas doses de propranolol (Klein, 1980).

Tabela 6.10. Interações medicamentosas dos IMAO

Fármaco	Interação	Observações
Outro IMAO	Potencialização de efeitos colaterais e risco de convulsões	Aguardar pelo menos uma semana para trocar de IMAO
ADT	Possibilidade de hipertensão e convulsões	Combinação possível para depressões refratárias
ISRS	Síndrome serotoninérgica	Aguardar no mínimo 5 semanas para trocar fluoxetina por IMAO e pelo menos 2 semanas no caso inverso
Anfetaminas	Risco de hipertensão arterial	
Buspirona	Risco de hipertensão arterial	
Meperidina	Possibilidade fatal de síndrome caracterizada por hiperpirexia, coma e hipertensão arterial	
Simpatomiméticos	Possibilidade de crise hipertensiva	
Hipoglicemiantes	Possibilidade de piora de hipoglicemia	

Fonte: adaptada de Schatzberg *et al.*, 2001.

» *Efeitos colaterais*

O mais comum é hipotensão ortostática, que provoca sensação de fadiga (Rabkin *et al.*, 1984). Alguns efeitos neurotóxicos podem ocorrer por deficiência de piridoxina, como ataxia, tremor, hiper-reflexia, parestesias e convulsões, os quais são revertidos com doses de 150-300 mg/dia de piridoxina. Tranilcipromina pode ter efeitos estimulantes similares ao das drogas anfetamínicas, lícitas ou ilícitas (Baldessarini, 1996).

TRANSTORNO DEPRESSIVO PERSISTENTE

Conhecido anteriormente como neurose depressiva ou distimia, caracteriza-se por um quadro crônico (com duração superior a dois anos e sem períodos assintomáticos superiores a dois meses), podendo ser subclínico ou exibir sintomas proeminentes (American Psychiatric Association, 2013). Mais frequente no gênero feminino, tem prevalência de 0,5% durante a vida e início insidioso, geralmente antes dos 21 anos (American Psychiatric Association, 2013). Se os sintomas surgirem antes dos 21 anos, denomina-se início precoce, o que parece estar relacionado com maior propensão para transtornos de personalidade e por uso de substâncias (American Psychiatric Association, 2013).

Também deve incluir pelo menos dois dos seguintes sintomas: diminuição de apetite ou hiperfagia, fatigabilidade, alteração do padrão de sono, baixa autoestima, falta de concentração ou dificuldade para tomar decisões e desesperança.

Compartilha sintomas similares aos do TDM. Enquanto o TDM envolve episódios depressivos maiores distintos, com repercussões marcantes no funcionamento do indivíduo, o transtorno depressivo persistente caracteriza-se por sintomas depressivos crônicos e menos severos por, pelo menos, dois anos. Portanto, as principais características definidoras são gravidade, cronicidade e persistência (American Psychiatric Association, 2013).

O diagnóstico é considerado somente diante de ausência de episódios depressivos maiores durante os primeiros dois anos de sintomas depressivos persistentes ou diante de remissão completa de episódio depressivo maior, ou seja, com duração mínima de dois meses, antes do início do transtorno depressivo persistente.

Comorbidade com transtornos de ansiedade, traços de personalidade do *cluster* C, traços de personalidade depressiva e estresse crônico está associada a menores taxas de recuperação. Antidepressivos de nova geração mostraram eficácia semelhante à dos ADT, com a vantagem de estarem associados a menores taxas de abandono devido a efeitos colaterais (Williams *et al.*, 2000).

TRANSTORNO DISFÓRICO PRÉ-MENSTRUAL

Caracteriza-se por humor acentuadamente deprimido, grave ansiedade, instabilidade afetiva e diminuição do interesse, manifestações que ocorrem por pelo menos um ano, regularmente, durante a última semana da fase lútea e com remissão após o início da menstruação.

Os sintomas de humor repetem-se a cada ciclo, o que justifica sua inclusão no espectro de transtornos de humor recorrente, não sendo mais considerado um mero epifenômeno do ciclo menstrual.

Esses sintomas são suficientemente graves para interferir nos rendimentos habituais e devem estar ausentes por, pelo menos, uma semana após a menstruação (American Psychiatric Association, 2013).

Em geral, prevalece em 1,8% a 5,8% das mulheres, com início dos sintomas até os 20 anos e desaparecimento com a menopausa (American Psychiatric Association, 2013).

As mulheres que tiveram transtorno depressivo maior recorrente e transtorno bipolar I ou II parecem estar em maior risco para transtorno disfórico pré-menstrual (American Psychiatric Association, 2013).

O principal diagnóstico diferencial é com a síndrome pré-menstrual, que não apresenta sintomas tão intensos quanto o transtorno disfórico pré-menstrual e, além disso, não se associa a prejuízo funcional.

Opções terapêuticas disponíveis

Os ISRS são os antidepressivos de primeira linha para o tratamento do transtorno disfórico pré-menstrual (Dimmock *et al.*, 2000), apresentando benefícios tanto para sintomas físicos quanto para sintomas comportamentais.

A eficácia dos ISRS nesse transtorno tem início rápido, o que permite a administração da medicação somente durante a fase lútea. O regime intermitente parece ser tão eficaz quanto o contínuo, além de reduzir efeitos colaterais e, consequentemente, aumentar a adesão (Dimmock *et al.*, 2000).

TRANSTORNO DEPRESSIVO COM INÍCIO NO PÓS-PARTO

Trata-se de quadro clínico grave, com início até quatro semanas pós-parto. Entre os sintomas incluem-se insônia, instabilidade afetiva, fadiga e até mesmo ideias delirantes com relação ao recém-nascido.

O tratamento inclui a abordagem psicoterápica e o uso de antidepressivos. Todos os antidepressivos são excretados no leite materno, embora nem todos sejam detectados no lactente (Weissman *et al.*, 2004). Na maioria dos casos, níveis séricos de nortriptilina, paroxetina e sertralina são indetectáveis no recém-nascido. Níveis de citalopram e fluoxetina geralmente excedem o nível recomendado, que seria em torno de 10% da concentração materna (Weissman *et al.*, 2004), mas poucos eventos adversos foram relatados em associação com qualquer antidepressivo (Weissman *et al.*, 2004).

BIBLIOGRAFIA

- Ables AZ, Baughman OL 3rd. Antidepressants: update on new agents and indications. Am Fam Physician. 2003;67(3):547-54.
- American Psychiatric Association. Diagnostic and Statistical Manual of Mental Disorders. Washington, DC: APA; 2013.
- Amrein R, Martin JR, Cameron AM. Moclobemide in patients with dementia and depression. Adv Neurol. 1999;80:509-19.
- Amrein R, Stabl M, Henauer S, Affolter E, Jonkanski I. Efficacy and tolerability of moclobemide in comparison with placebo, tricyclic antidepressants, and selective serotonin reuptake inhibitors in elderly depressed patients: a clinical overview. Can J Psychiatry. 1997;42(10):1043-50.
- Anderson KN, Lind JN, Simeone RM, Bobo WV, Mitchell A, Riehle-Colarusso T et al. Maternal Use of Specific Antidepressant Medications During Early Pregnancy and the Risk of Selected Birth Defects. JAMA Psychiatry. 2020;77(12):1246-55.
- Austin MP, Mitchell PB. Psychotropic medications in pregnant women: treatment dilemmas. Med J Aust. 1998;169(8):428-31.
- Berwish NJ, Amsterdam JD. An overview of investigational antidepressants. Psychosomatics. 1989;30(1):1-18.
- Biber A, Fischer H, Romer A, Chatterjee SS. Oral bioavailability of hyperforin from hypericum extracts in rats and human volunteers. Pharmacopsychiatry. 1998;31(Suppl 1):36-43.
- Boyer P, Montgomery S, Lepola U, Germain JM, Brisard C, Ganguly R et al. Efficacy, safety, and tolerability of fixed-dose desvenlafaxine 50 and 100 mg/day for major depressive disorder in a placebo-controlled trial. Int Clin Psychopharmacol. 2008;23(5):243-53.
- Brambilla P, Cipriani A, Hotopf M, Barbui C. Side-effect profile of fluoxetine in comparison with other SSRI, tricyclic and newer antidepressants: a meta-analysis of clinical trial data. Pharmacopsychiatry. 2005;38(2):69-77.
- Brent DA. Antidepressants and Suicidality. Psychiatr Clin North Am. 2016;39(3):503-12.
- Buckman JEJ, Underwood A, Clarke K, Saunders R, Hollon SD, Fearon P et al. Risk factors for relapse and recurrence of depression in adults and

how they operate: A four-phase systematic review and meta-synthesis. Clin Psychol Ver. 2018;64:13-38.

- Burke WJ, Gergel I, Bose A. Fixed-dose trial of the single isomer SSRI escitalopram in depressed outpatients. J Clin Psychiatry. 2002;63(4):331-6.
- Burrows GD, Maguire KP, Norman TR. Antidepressant efficacy and tolerability of the selective norepinephrine reuptake inhibitor reboxetine: a review. J Clin Psychiatry. 1998;59(Suppl 14):4-7.
- Caspi A, Sugden K, Moffitt TE, Taylor A, Craig IW, Harrington H et al. Influence of life stress on depression: moderation by a polymorphism in the 5-HTT gene. Science. 2003;301(5631):386-9.
- Chachamovich E, Stefanello S, Botega N, Turecki G. Which are the recent clinical findings regarding the association between depression and suicide? Braz J Psychiatry. 2009;31(Suppl 1):518-25.
- Cipriani A, Furukawa TA, Salanti G, Chaimani A, Atkinson LZ, Ogawa Y et al. Comparative efficacy and acceptability of 21 antidepressant drugs for the acute treatment of adults with major depressive disorder: a systematic review and network meta-analysis. Lancet. 2018;391(10128):1357-66.
- Cordioli AV, CB, Isolan L. Psicofármacos: consulta rápida. Porto Alegre: Artmed; 2015.
- Deltito J, Beyer D. The scientific, quasi-scientific and popular literature on the use of St. John's Wort in the treatment of depression. J Affect Disord. 1998;51(3):345-51.
- Dimmock PW, Wyatt KM, Jones PW, O'Brien PM. Efficacy of selective serotonin-reuptake inhibitors in premenstrual syndrome: a systematic review. Lancet. 2000;356(9236):1131-6.
- GBD 2016 Disease and Injury Incidence and Prevalence Collaborators. Global, regional, and national incidence, prevalence, and years lived with disability for 328 diseases and injuries for 195 countries, 1990-2016: a systematic analysis for the Global Burden of Disease Study 2016. Lancet. 2017;390(10100):1211-59.
- Epperson CN, Jatlow PI, Czarkowski K, Anderson GM. Maternal fluoxetine treatment in the postpartum period: effects on platelet serotonin and plasma drug levels in breastfeeding mother-infant pairs. Pediatrics. 2003;112(5):e425.
- Epperson N, Czarkowski KA, Ward-O'Brien D, Weiss E, Gueorguieva R, Jatlow P et al. Maternal sertraline treatment and serotonin transport in breast-feeding mother-infant pairs. Am J Psychiatry. 2001;158(10):1631-7.
- Eyal R, Yaeger D. Poor neonatal adaptation after in utero exposure to duloxetine. Am J Psychiatry. 2008;165(5):651.
- Fawcett J, Barkin RL. Review of the results from clinical studies on the efficacy, safety and tolerability of mirtazapine for the treatment of patients with major depression. J Affect Disord. 1998;51(3):267-85.
- Feighner JP, Boyer WF. Overview of USA controlled trials of trazodone in clinical depression. Psychopharmacology (Berl). 1988;95(Suppl):550-3.
- Fitton A, Faulds D, Goa KL. Moclobemide. A review of its pharmacological properties and therapeutic use in depressive illness. Drugs. 1992;43(4):561-96.

- Gahr M, Freudenmann RW, Connemann BJ, Hiemke C, Schönfeldt-Lecuona C. Agomelatine and hepatotoxicity: implications of cumulated data derived from spontaneous reports of adverse drug reactions. Pharmacopsychiatry. 2013;46(6):214-20.
- Gareri P, Stilo G, Bevacqua I, Mattace R, Ferreri G, Sarro G. Antidepressant drugs in the elderly. Gen Pharmacol. 1998;30(4):465-75.
- Gentil V, Kerr-Correa F, Moreno R, D'Arrigo Busnello E, Campos JA, Juruena MF et al. Double-blind comparison of venlafaxine and amitriptyline in outpatients with major depression with or without melancholia. J Psychopharmacol. 2000;14(1):61-6.
- Gillman PK. Tricyclic antidepressant pharmacology and therapeutic drug interactions updated. Br J Pharmacol. 2007;151(6):737-48.
- Gonda X, Fountoulakis KN, Kaprinis G, Rihmer Z. Prediction and prevention of suicide in patients with unipolar depression and anxiety. Ann Gen Psychiatry. 2007;6:23.
- Graudins A, Stearman A, Chan B. Treatment of the serotonin syndrome with cyproheptadine. J Emerg Med. 1998;16(4):615-9.
- Gutierrez MA, Stimmel GL, Aiso JY. Venlafaxine: a 2003 update. Clin Ther. 2003;25(8):2138-54.
- Hamilton M. Development of a rating scale for primary depressive illness. Br J Soc Clin Psychol. 1967;6(4):278-96.
- Huybrechts KF, Bateman BT, Pawar A, Bessette LG, Mogun H, Levin R et al. Maternal and fetal outcomes following exposure to duloxetine in pregnancy: cohort study. BMJ. 2020;368:m237.
- Jarde A, Morais M, Kingston D, Giallo R, MacQueen GM, Giglia L et al. Neonatal Outcomes in Women With Untreated Antenatal Depression Compared With Women Without Depression: A Systematic Review and Meta-analysis. JAMA Psychiatry. 2016;73(8):826-37.
- Jefferson JW, Pradko JF, Muir KT. Bupropion for Major Depressive Disorder: Pharmacokinetic and Formulation Considerations. Clin Ther, 2005;27(11):1685-95.
- Josey ES, Tackett RL. St. John's wort: a new alternative for depression? Int J Clin Pharmacol Ther, 1999;37(3):111-9.
- Keller MB. Past, present, and future directions for defining optimal treatment outcome in depression. Remission and beyond. JAMA, 2003;289(23):3152-60.
- Kennedy SH, Lam RW, McIntyre RS, Tourjman SV, Bhat V, Blier P et al. and C. D. W. Group. Canadian Network for Mood and Anxiety Treatments (CANMAT) 2016 Clinical Guidelines for the Management of Adults with Major Depressive Disorder: Section 3. Pharmacological Treatments. Can J Psychiatry. 2016;61(9):540-60.
- Khawam EA, Laurencic G, Malone DA Jr. Side effects of antidepressants: an overview. Cleve Clin J Med. 2006;73(4):351-3.
- Kupfer DJ. Long-Term treatment of depresion. J Clin Psychiatry. 1991;52(Suppl 5):28-34.
- Kupfer DJ, Frank E, Phillips ML. Major depressive disorder: new clinical, neurobiological, and treatment perspectives. Lancet. 2012;379(9820):1045-55.

- Li JM, Zhang Y, Su WJ, Liu LL, Gong H, Peng W et al. Cognitive behavioral therapy for treatment-resistant depression: A systematic review and meta-analysis. Psychiatry Res. 2018;268:243-50
- Liebowitz MR, Manley AL, Padmanabhan SK, Ganguly R, Tummala R, Tourian KA. Efficacy, safety, and tolerability of desvenlafaxine 50 mg/day and 100 mg/day in outpatients with major depressive disorder. Curr Med Res Opin. 2008;24(7):1877-90.
- Lipper S, Murphy DL, Slater S, Buchsbaum MS. Comparative behavioural effects of clorgyline and pargyline in man: a preliminary evaluation. Psychopharmacology (Berl). 1979;62:123-8.
- McIntyre RS, Filteau MJ, Martin L, Patry S, Carvalho A, Cha DS et al. Treatment-resistant depression: definitions, review of the evidence, and algorithmic approach. J Affect Disord. 2014;156:1-7.
- Melhuish Beaupre LM, Tiwari AK, Gonçalves VF, Lisoway AJ, Harripaul RS, Muller DJ et al. Antidepressant-Associated Mania in Bipolar Disorder: A Review and Meta-analysis of Potential Clinical and Genetic Risk Factors. J Clin Psychopharmacol. 2020;40(2):180-5.
- Montgomery AS, Asberg M. A new depression scale designed to be sensitive to change. Br J Psychiatry. 1979;134:382-9.
- Norman TR, Olver JS. Agomelatine for depression: expanding the horizons? Expert Opin Pharmacother. 2019;20(6):647-56.
- Osvath P, Fekete S, Voros V, Vitrai J. Sexual dysfunction among patients treated with antidepressants – a Hungarian retrospective study. Eur Psychiatry. 2003;18(8):412-4.
- Padmanabhan JL, Cooke D, Joutsa J, Siddiqi SH, Ferguson M, Darby RR et al. A Human Depression Circuit Derived From Focal Brain Lesions. Biol Psychiatry. 2019;86(10):749-58.
- Preskorn S, Patroneva A, Silman H, Jiang Q, Isler JA, Burczynski ME et al. Comparison of the pharmacokinetics of venlafaxine extended release and desvenlafaxine in extensive and poor cytochrome P450 2D6 metabolizers. J Clin Psychopharmacol. 2009;29(1):39-43.
- Preskorn SH. Pharmacokinetics of antidepressants: why and how they are relevant to treatment. J Clin Psychiatry. 1993;54(Suppl):14-34.
- Preskorn SH. Recent pharmacologic advances in antidepressant therapy for the elderly. Am J Med. 1993;94(5A):25-125.
- Preskorn SH. Comparison of the tolerability of bupropion, fluoxetine, imipramine, nefazodone, paroxetine, sertraline, and venlafaxine. J Clin Psychiatry. 1995;56(Suppl 6):12-21.
- Quitkin FM, Stewart JW, McGrath PJ, Tricamo E, Rabkin JG, Ocepeck-Welikson K et al. Columbia atypical depression – a subgroup of depressives with better response to MAOI than to Tryciclic Antidepressants or Placebo. Br J Psychiatry Suppl. 1993;163(Supl 21):30-4.
- Rabkin J, Quitkin F, Harrison W, Tricamo E, McGrath P. Adverse reactions to monoamine oxidase inhibitors, part I: a comparative study. J Clin Psychopharmacol. 1984;4(5):270-8.
- Raskin J, Goldstein DJ, Mallinckrodt CH, Ferguson MB. Duloxetine in the long-term treatment of major depressive disorder. J Clin Psychiatry. 2003;64(10):1237-44.

- Ruhe HG, Huyser J, Swinkels JA, Schene AH. Switching antidepressants after a first selective serotonin reuptake inhibitor in major depressive disorder: a systematic review. J Clin Psychiatry. 2006;67(12):1836-55.
- Rush AJ, Trivedi MH, Wisniewski SR, Nierenberg AA, Stewart JW, Warden D et al. Acute and longer-term outcomes in depressed outpatients requiring one or several treatment steps: a STAR*D report. Am J Psychiatry, 2006;163(11):1905-17.
- Sanchez C, Asin KE, Artigas F. Vortioxetine, a novel antidepressant with multimodal activity: review of preclinical and clinical data. Pharmacol Ther. 2015;145:43-57.
- Sansone RA, Sansone LA. Agomelatine: a novel antidepressant. Innov Clin Neurosci. 2011;8(11):10-4.
- Shashank RB, Surya S, Bishnoi R. Presence of Melancholic and Psychotic Features Could Favor Response to Electroconvulsive Therapy in Major Depression. J ECT. 2019;35(4):222-3.
- Silva MT, Zimmermann IR, Galvao TF, Pereira MG. Olanzapine plus fluoxetine for bipolar disorder: a systematic review and meta-analysis. J Affect Disord. 2013;146(3):310-8.
- Smith D, Dempster C, Glanville J, Freemantle N, Anderson I. Efficacy and tolerability of venlafaxine compared with selective serotonin reuptake inhibitors and other antidepressants: a meta-analysis. Br J Psychiatry. 2002;180:396-404.
- Stahl SM. Stahl's essential psychopharmacology: Neuroscientific basis and practical applications. Cambridge: Cambridge University Press; 2013.
- Stahl SM, Felker A. Monoamine oxidase inhibitors: a modern guide to an unrequited class of antidepressants. CNS Spectr. 2008;13(10):855-70.
- Stewart J, McGrath P, Rabkin J, Quitkin F. Atypical depression: a valid clinical entity? Psych Clin North America 1993;16(3):479-95.
- Tampi RR, Balderas M, Carter KV, Tampi DJ, Moca M, Knudsen A et al. Citalopram, QTc Prolongation, and Torsades de Pointes. Psychosomatics. 2015;56(1):36-43.
- Thase M, Mallinger A, McKnight D, Himmelhoch J. Treatment of imipramine-resistant recurent depression. IV: a double blind crossover study of tranylcypromine for anergic bipolar depression. Am J Psychiatry. 1992;149(2):195-8.
- Tzimas GN, Dion B, Deschênes M. Early onset, nefazodone-induced fulminant hepatic failure. Am J Gastroenterol. 2003;98(7):1663-4.
- Valerio MP, Szmulewicz AG, Martino DJ. A quantitative review on outcome-to-antidepressants in melancholic unipolar depression. Psychiatry Res. 2018;265:100-10.
- Vallejo J, Gasto C, Salamero M. Double-blind study of imipramine versus phenelzine in melancholias and dysthymic disorders. Br J Psychiatry. 1987;151:639-42.
- Versiani M. Pharmacotherapy of dysthymic and chronic depressive disorders: overview with focus on moclobemide. J Affect Disord. 1998;51(3):323-32.
- Wang PS, Aguilar-Gaxiola S, Alonso J, Angermeyer MC, Borges G, Bromet EJ et al. Use of mental health services for anxiety, mood, and substance disorders in 17 countries in the WHO world mental health surveys. Lancet. 2007;370(9590):841-50.

- Waugh J, Goa KL. Escitalopram: a review of its use in the management of major depressive and anxiety disorders. CNS Drugs. 2003;17(5):343-62.
- Way CM. Safety of Newer Antidepressants in Pregnancy. Pharmacotherapy. 2007;27(4):546-52.
- Weissman AM, Levy BT, Hartz AJ, Bentler S, Donohue M, Ellingrod VL et al. Pooled analysis of antidepressant levels in lactating mothers, breast milk, and nursing infants. Am J Psychiatry. 2004;161(6):1066-78.
- Werneke U, Northey S, Bhugra D. Antidepressants and sexual dysfunction. Acta Psychiatr Scand. 2006;114(6):384-97.
- Westenberg HGM, Sander C. Tolerability and safety of fluvoxamine and other antidepressants. Int J Clin Pract. 2006;60(4):482-91.
- Whittington CJ, Kendall T, Fonagy P, Cottrell D, Cotgrove A, Boddington E. Selective serotonin reuptake inhibitors in childhood depression: systematic review of published versus unpublished data. Lancet. 2004;363(9418):1341-5.
- Williams JW Jr, Mulrow CD, Chiquette E, Noël PH, Aguilar C, Cornell J. A systematic review of newer pharmacotherapies for depression in adults: evidence report summary. Ann Intern Med. 2000;132(9):743-56.
- Wilson K, Mottram P. A comparison of side effects of selective serotonin reuptake inhibitors and tricyclic antidepressants in older depressed patients: a meta-analysis. Int J Geriatr Psychiatry. 2004;19(8):754-62.
- Woelk H, Burkard G, Grünwald J. Benefits and Risks of the Hypericum Extract LI 160: Drug Monitoring Study with 3.250 Patients. J Geriatr Psychiatry Nerol. 1994;7(Supl 1):534-38.
- World Health Organization. The ICD-10 classification of mental and behavioural disorders: Clinical descriptions and diagnostic guidelines. Geneva: World Health Organization; 1992.
- Yevtushenko VY, Belous AI, Yevtushenko YG, Gusinin SE, Buzik OJ, Agibalova TV. Efficacy and tolerability of escitalopram versus citalopram in major depressive disorder: a 6-week, multicenter, prospective, randomized, dou ble-blind, active-controlled study in adult outpatients. Clin Ther. 2007;29(11):2319-32.
- Zarate CA Jr, Tohen M, Baraibar G, Kando J, Mirin J. Prescribing Trends of Antidepressants in Bipolar Depression. J Clin Psychiatry. 1995;56(6):260-4.

Psicofarmacologia do Transtorno Afetivo Bipolar

Débora Luciana Melzer
Teng Chei Tung

TRANSTORNO AFETIVO BIPOLAR: INTRODUÇÃO E BREVE HISTÓRICO

O transtorno afetivo bipolar (TAB) representa um dos maiores desafios terapêuticos na Psiquiatria devido à sua complexidade clínica, exigindo diferentes estratégias, as quais precisam ser ajustadas de maneira individual a partir de premissas baseadas em evidências científicas que estão longe de abarcar minimamente as necessidades de uma grande proporção de pacientes que até hoje ainda não alcançam uma reabilitação satisfatória.

O TAB pode ser considerado um diagnóstico que congrega um amplo espectro de condições clínicas em que o humor apresenta oscilações muito mais amplas do que na população em geral, além de disfunções que instabilizam os ritmos biológicos (sono, apetite), as funções cognitivas (atenção, concentração e memória), as funções metabólicas (alterações no apetite e no peso), os sistemas endócrinos (distúrbios da tireoide, diabetes melito), as funções da psicomotricidade (agitação, lentificação) e a impulsividade (compras excessivas, suicídio).

Apesar de tipicamente exibir fases de relativa eutimia entre os episódios de alteração de humor, o período sintomático está presente por aproximadamente metade do tempo de vida, fazendo com que os pacientes não consigam manter uma funcionalidade adequada em termos profissionais por cerca de 30% do tempo, com grande impacto na qualidade de vida. Uma revisão sistemática mostrou que os custos anuais globais por pessoa com TAB variam de 1.904 dólares a 33.090 dólares, com altos custos associados a absenteísmo e prejuízo por diminuição da produtividade no trabalho.

As estimativas de prevalência de TAB variam. A The World Mental Health Survey Initiative estimou prevalência total ao longo da vida de 2,4% (Merikangas *et al.*, 2011). Entretanto, um estudo epidemiológico realizado em São Paulo (com área de captação da região do Hospital das Clínicas da Faculdade de Medicina da Universidade de São Paulo (FMUSP)), na década de 1990, mostrou uma prevalência para a vida toda de 8,3% nessa população.

A época de surgimento é normalmente no final da adolescência e no início da fase adulta (25 anos), com apresentação de um padrão familiar de ocorrência e predomínio de casos dentro de uma mesma família, ainda que com padrões diversos de manifestação.

O TAB I tem prevalência igual entre homens e mulheres, enquanto episódios maníacos são mais comuns em homens e episódios depressivos, em mulheres. Quando os episódios maníacos ocorrem em mulheres, elas têm mais probabilidade do que os homens de apresentar um quadro misto (p. ex., mania e depressão). As mulheres também exibem taxa mais alta de ciclagem rápida, definida como quatro ou mais episódios maníacos no período de um ano.

DEFINIÇÃO DO TRANSTORNO AFETIVO BIPOLAR E DESCRIÇÃO DE EPISÓDIOS

O TAB engloba um espectro de subgrupos diagnósticos cuja divisão se baseia principalmente na gravidade da elevação do humor experimentada durante episódios agudos (**Figura 7.1**).

Nesse espectro, o TAB I foi colocado em um polo devido à presença de pelo menos um episódio maníaco. Os episódios maníacos podem ser antecedidos ou seguidos por episódios hipomaníacos ou depressivos maiores.

No outro extremo do espectro, a ciclotimia é caracterizada pela presença de sintomas hipomaníacos e depressivos que, embora crônicos, não satisfazem os critérios diagnósticos para um episódio depressivo maior ou episódio maníaco/hipomaníaco. O diagnóstico de transtorno ciclotímico é feito em adultos que apresentam pelo menos dois anos (um ano em crianças) de períodos hipomaníacos e depressivos, sem jamais atenderem aos critérios para um episódio de mania, hipomania ou depressão maior.

O TAB II situa-se entre os dois polos, com episódios hipomaníacos e depressivos maiores.

A quinta edição do Manual Diagnóstico e Estatístico de Transtornos Mentais (DSM-5) substituiu a categoria transtorno bipolar não especificado de outra forma (NOS) no DSM-4 por duas novas categorias: outro transtorno bipolar e relacionado especificado e outro transtorno bipolar e relacionado não especificado (APA, 2014).

Além disso, o DSM-5 incluiu transtorno bipolar e relacionado induzido por substância/medicamento e transtorno bipolar e relacionado devido a outra condição médica. As características essenciais do transtorno bipolar e do transtorno relacionado devido a outra condição médica incluem a presença de um período proeminente e persistente de humor anormalmente elevado, expansivo ou irritável e de atividade ou energia anormalmente aumentada predominando no quadro clínico atribuível a outra condição médica (critério B). Na maioria dos casos, o quadro maníaco ou hipomaníaco pode surgir durante a apresentação inicial da condição médica. Para uma discussão mais detalhada das categorias de diagnóstico, aconselhamos o leitor a consultar as diretrizes do DSM-5 e do Royal Australian e New Zealand College of Psychiatrists para tratamento de transtornos do humor.

As características diagnósticas do transtorno bipolar e do transtorno relacionado induzido por substância/medicamento são essencialmente as mesmas que as de mania, hipomania ou depressão.

Uma exceção importante ao diagnóstico de transtorno bipolar e transtorno relacionado induzido por substância/medicamento é o caso de hipomania ou mania que ocorre após o uso de medicamento antidepressivo ou outros tratamentos e persiste além dos efeitos fisiológicos do fármaco.

Essa condição é considerada indicadora de transtorno bipolar real, e não de transtorno bipolar e transtorno relacionado induzido por substância/medicamento. Da mesma forma, os indivíduos com episódios maníacos ou hipomaníacos evidentes induzidos por eletroconvulsoterapia que persistem além dos efeitos fisiológicos do tratamento são diagnosticados com transtorno bipolar, e não com transtorno bipolar e transtorno relacionado induzido por substância/medicamento.

O DSM-5 também inclui uma série de especificadores que os médicos podem utilizar para esclarecer melhor o curso, a gravidade e os recursos específicos dos TB. Embora uma descrição mais detalhada possa ser encontrada no DSM-5 (APA, 2014), os especificadores disponíveis e seu uso em todo o espectro estão listados na **Tabela 7.5**.

Muitos desses especificadores também podem ser usados para orientar as decisões de tratamento para mania aguda. Entre

Figura 7.1. Fases do transtorno afetivo bipolar.

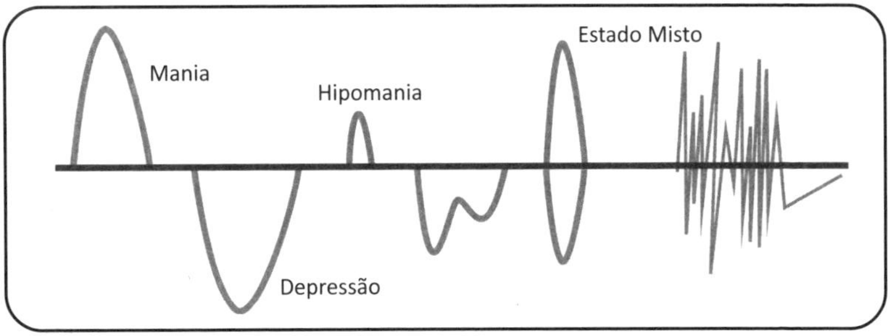

Fonte: adaptada de Melzer e Teng, 2006.

eles, o especificador de características mistas, que substituiu episódios mistos, merece consideração, em razão das apresentações múltiplas e complexas.

Episódio maníaco

Segundo o DSM-5, o episódio maníaco consiste em:

A. Um período distinto de humor anormal e persistentemente elevado, expansivo ou irritável e aumento anormal e persistente da atividade dirigida a objetivos ou da energia, com duração mínima de uma semana e presente na maior parte do dia, quase todos os dias (ou qualquer duração, se a hospitalização se fizer necessária).

B. Acompanha-se de, pelo menos, três (quatro, se o humor for apenas irritável) dos seguintes sintomas:

1. autoestima inflada ou grandiosidade;
2. redução da necessidade de sono;
3. loquacidade maior que a habitual ou pressão para continuar falando;
4. fuga de ideias ou experiência subjetiva de que os pensamentos estão acelerados;
5. distratibilidade;
6. aumento da atividade dirigida a objetivos (seja socialmente, no trabalho ou na escola, seja sexualmente) ou agitação psicomotora (ou seja, atividade sem propósito, não dirigida a objetivos);
7. Envolvimento excessivo em atividades com elevado potencial para consequências dolorosas.

C. A perturbação do humor é suficientemente grave, a ponto de causar prejuízo acentuado no funcionamento social e profissional ou de levar à necessidade de hospitalização, a fim de prevenir dano a si mesmo ou a outras pessoas, ou existem características psicóticas.
D. O episódio não é atribuível aos efeitos fisiológicos de uma substância (p. ex., droga de abuso, medicamento, outro tratamento) ou a outra condição médica.

Nota: um episódio maníaco completo que surge durante o tratamento antidepressivo (p. ex., medicamento, eletroconvulsoterapia), mas que persiste em um nível de sinais e sintomas além do efeito fisiológico desse tratamento, é evidência suficiente para um episódio maníaco e, portanto, para um diagnóstico de transtorno bipolar tipo I.

Episódio hipomaníaco

Consiste em:
A. Um período distinto de humor anormal e persistentemente elevado, expansivo ou irritável e aumento anormal e persistente da atividade ou de energia, com duração mínima de quatro dias consecutivos e presente na maior parte do dia, quase todos os dias.
B. Durante o tempo de perturbação do humor e aumento de energia e atividade, a persistência de três (ou mais) dos sintomas da mesma lista do diagnóstico de episódio de mania (quatro, se o humor for apenas irritável) em grau significativo representa mudança notável em relação ao comportamento habitual.
C. O episódio está associado a clara alteração no funcionamento, que não é característica do indivíduo quando assintomático. A perturbação do humor e a mudança no funcionamento são observáveis por outras pessoas.
D. O episódio não é suficientemente grave a ponto de causar prejuízo acentuado no funcionamento social e profissional ou de levar à necessidade de hospitalização. Havendo características psicóticas, o episódio é, por definição, maníaco.
E. O episódio não é atribuível aos efeitos fisiológicos de uma substância (p. ex., droga de abuso, medicamento, outro tratamento).

Nota: Um episódio hipomaníaco completo que surge durante tratamento antidepressivo (p. ex., medicamento, eletroconvulsoterapia), mas que persiste em um nível de sinais e sintomas além do efeito fisiológico desse tratamento, é evidência suficiente para um diagnóstico de episódio hipomaníaco. Recomenda-se cautela, porém, para que um ou dois sintomas (principalmente aumento da irritabilidade, nervosismo ou agitação após uso de antidepressivo) não sejam considerados suficientes para o diagnóstico de episódio hipomaníaco nem necessariamente indicativos de uma diátese bipolar.

Episódio depressivo

Consiste em:

A. Presença de cinco (ou mais) dos seguintes sintomas, durante o mesmo período de duas semanas, desde que represente uma mudança em relação ao funcionamento anterior, para que se caracterize um episódio depressivo. Pelo menos um dos sintomas é (1) humor deprimido ou (2) perda de interesse ou prazer.

Nota: não incluir sintomas que sejam claramente atribuíveis a outra condição médica.

1. Humor deprimido na maior parte do dia, quase todos os dias, conforme indicado por relato subjetivo (p. ex., sente-se triste, vazio ou sem esperança) ou por observação feita por outra pessoa (p. ex., parece choroso). (**Nota:** em crianças e adolescentes, pode ser humor irritável.)
2. Acentuada diminuição de interesse ou prazer em todas ou quase todas as atividades, na maior parte do dia, quase todos os dias (conforme indicado por relato subjetivo ou observação feita por outra pessoa).
3. Perda ou ganho significativo de peso sem estar fazendo dieta (p. ex., mudança de mais de 5% do peso corporal em um mês) e redução ou aumento no apetite quase todos os dias. (**Nota:** em crianças, considerar o insucesso em obter o ganho de peso esperado.)
4. Insônia ou hipersonia quase diária.
5. Agitação ou retardo psicomotor quase todos os dias (observável por outras pessoas; não meramente sensações subjetivas de inquietação ou de estar mais lento).
6. Fadiga ou perda de energia quase todos os dias.
7. Sentimentos de inutilidade ou culpa excessiva e inapropriada (que podem ser delirantes), quase todos os dias (não meramente autorrecriminação ou culpa por estar doente).

8. Capacidade diminuída para pensar e se concentrar ou indecisão, quase todos os dias (por relato subjetivo ou observação feita por outra pessoa).
9. Pensamentos recorrentes de morte (não somente medo de morrer), ideação suicida recorrente sem um plano específico, tentativa de suicídio ou plano específico para cometê-lo.

B. Os sintomas causam sofrimento clinicamente significativo ou prejuízo no funcionamento social e profissional ou em outras áreas importantes da vida do indivíduo.
C. O episódio não é atribuível aos efeitos fisiológicos de uma substância ou a outra condição médica.

Nota: respostas a uma perda significativa (p. ex., luto, ruína financeira, perdas por desastre natural, doença médica grave ou incapacidade) podem incluir sentimentos de tristeza intensos, ruminação acerca da perda, insônia, falta de apetite e perda de peso, observados no critério A, que podem se assemelhar a um episódio depressivo. Embora esses sintomas possam ser entendidos ou considerados apropriados à perda, a presença de um episódio depressivo maior, além da resposta normal a uma perda significativa, deve ser também cuidadosamente considerada. Essa decisão exige inevitavelmente exercício do juízo clínico, com base na história do indivíduo e nas normas culturais para a expressão de sofrimento no contexto de uma perda.

Transtorno ciclotímico

A. Presença, por pelo menos dois anos (um ano em crianças e adolescentes), de vários períodos com sintomas hipomaníacos que não satisfazem os critérios para episódio hipomaníaco e vários períodos com sintomas depressivos que não satisfazem os critérios para episódio depressivo maior.
B. Durante o tempo antes citado de dois anos (um ano em crianças e adolescentes) os períodos hipomaníaco e depressivo estiveram presentes por, pelo menos, metade do tempo, e o indivíduo não permaneceu sem os sintomas por mais de dois meses consecutivos.
C. Os critérios para um episódio depressivo maior, episódio maníaco ou episódio hipomaníaco nunca foram satisfeitos.
D. Os sintomas do critério A não são mais bem explicados por transtorno esquizoafetivo, esquizofrenia, transtorno

esquizofreniforme, transtorno delirante, outro transtorno do espectro da esquizofrenia e outro transtorno psicótico especificado ou transtorno do espectro da esquizofrenia e outro transtorno fisiológico não especificado. Os sintomas não são atribuíveis aos efeitos fisiológicos de uma substância (p. ex., droga de abuso, medicamento) ou a outra condição médica (p. ex., hipertireoidismo).

E. Os sintomas causam sofrimento ou prejuízo clinicamente significativo do funcionamento social e profissional ou em outras áreas importantes da vida do indivíduo.

TRATAMENTO DO TRANSTORNO BIPOLAR E VÁRIOS NÍVEIS DE ESTRATÉGIAS DE TRATAMENTO

A escolha do tratamento do transtorno bipolar se baseia principalmente na eficácia, na tolerabilidade e na segurança.

O uso de diretrizes e algoritmos de tratamento é importante para o aumento da eficiência e a diminuição do custo.

Os principais objetivos do tratamento do transtorno bipolar são a estabilização do humor e, portanto, a prevenção de recorrências. O tratamento inclui a abordagem com psicofármacos, mas é fundamental a adequada avaliação do paciente para o estabelecimento de estratégia terapêutica adequada:

- controle do risco de suicídio;
- controle dos sintomas dos episódios que são mais incapacitantes;
- controle de comorbidades psiquiátricas, especialmente transtornos ansiosos e abuso ou dependência de drogas;
- controle das comorbidades médicas que mais contribuem para agravar o quadro do paciente;
- pesquisa e orientação com relação a preconceitos, estigmas e falta de informação sobre a doença, tanto pelo paciente como por familiares e amigos;
- avaliação dos prejuízos nas relações interpessoais e sociofuncionais;
- avaliação do histórico de esquemas medicamentosos já utilizados.

O tratamento farmacológico dos transtornos bipolares é dividido em fases aguda e de manutenção. Entretanto, também envolve a formulação de estratégias diferentes para o paciente que está vivenciando mania, hipomania ou depressão.

Segundo a APA, os propósitos de tratamento na fase aguda são a estabilização do episódio com remissão e retorno à normalidade e rápido controle da agitação, da agressividade e da impulsividade para a segurança do paciente. Na fase de manutenção, o principal objetivo é a redução do risco de suicídio.

Como os tratamentos que são prescritos para um episódio agudo de humor geralmente são continuados na terapia de manutenção, a eficácia da manutenção deve ser considerada na escolha de tratamentos de fase aguda. Aqueles que demonstraram eficácia em todo o espectro da doença devem, portanto, ser tentados antes dos que mostraram eficácia apenas em fases seletivas do distúrbio.

Um estabilizador do humor ideal deve ser efetivo nas fases agudas dos episódios depressivos e maníacos, bem como na prevenção de recorrências dos episódios, não devendo induzir o outro polo da doença (virada de mania para depressão ou de depressão para mania) e atuar nas situações de ciclagem rápida.

Atualmente não existe um medicamento que preencha totalmente o critério de estabilizador do humor ideal. Vários têm sido desenvolvidos e utilizados como estabilizadores de humor: lítio, anticonvulsivantes, antipsicóticos e benzodiazepínicos, mas apenas o lítio e a quetiapina se aproximam do conceito mais restritivo de estabilizador de humor.

O lítio e sua combinação com antidepressivos, antipsicóticos e benzodiazepínicos têm sido as principais abordagens à doença. Todavia, três anticonvulsivantes estabilizadores do humor – carbamazepina, valproato e lamotrigina – foram adicionados mais recentemente, bem como uma série de antipsicóticos atípicos, a maioria aprovada para o tratamento de mania aguda, um deles também como monoterapia para depressão aguda e três para tratamento profilático.

Cada um desses medicamentos está associado a um perfil de efeito colateral e de segurança único, não sendo possível prever que algum deles seja eficaz para todos os pacientes. Muitas vezes, é necessário tentar diferentes opções antes que o tratamento ideal seja encontrado.

Importantes evidências mostram que o lítio é útil em todas as fases do tratamento da doença bipolar, além de ser efetivo na prevenção do suicídio, com alguns estudos apontando redução desse risco em até 75% quando em comparação com o placebo e com outros tratamentos (Cipriani *et al.*, 2005). Os antipsicóticos de primeira e de segunda gerações são largamente utilizados e alguns são aprovados pela Food and Drug Administration (FDA), órgão regulador de medicamentos nos Estados Unidos. Todos os antipsicóticos de segunda geração são aprovados para o tratamento da mania aguda e, alguns, para o da depressão bipolar. Alguns anticonvulsivantes, como o divalproato, possuem amplo espectro de eficácia, inclusive em episódios mistos, disforia e ciclagem rápida. A lamotrigina pode ser útil na profilaxia da depressão bipolar, mas não parece ser eficaz no tratamento agudo ou profilático da mania. O uso dos antidepressivos deve ser feito sempre em associação a uma substância antimaníaca, mas ainda é controverso no TAB, devido ao potencial de induzir virada para mania ou hipomania, episódios mistos ou ciclagem rápida (Moreno, 2008).

Devem-se evitar substâncias "desestabilizantes", como cafeína em excesso, fármacos estimulantes, drogas ilícitas e algumas medicações.

Nos casos de transtorno bipolar, a polifarmacoterapia acaba sendo mais a regra do que a exceção, visto que cerca de 50% dos pacientes fazem uso de mais de três medicamentos; 13,3%, mais de cinco; e 14,7% tomam apenas um.

Uma recente revisão sistemática confirmou que, se não houver um controle sobre o uso da polifarmacoterapia, essa prática acarretará alto custo financeiro, o que pode prejudicar a adesão e provocar eventos adversos em excesso. Além disso, não há evidências de que pacientes submetidos a regimes mais complexos de tratamento terão evolução mais favorável (Kim *et al.*, 2021).

A melhora da assistência clínica inclui esquemas mais simples de tratamento, otimização de doses antes da associação a outros agentes, supressão de medicações pouco efetivas e consideração dos riscos e dos benefícios inerentes a cada escolha.

TRATAMENTO FARMACOLÓGICO: ESTABILIZADORES DE HUMOR

Lítio

O carbonato de lítio é considerado o protótipo do "estabilizador do humor", No entanto, visto que o início de sua ação antimaníaca é lento, ele geralmente é suplementado nas fases iniciais do tratamento por antipsicóticos atípicos, anticonvulsivantes estabilizadores do humor ou benzodiazepínicos de alta potência.

Os níveis terapêuticos do lítio estão entre 0,6 e 1,2 mEq/L. Seu uso agudo tem sido limitado nos últimos anos por sua eficácia imprevisível, seus efeitos colaterais problemáticos e a necessidade de exames laboratoriais frequentes. A introdução de medicamentos mais modernos, com efeitos colaterais mais favoráveis, toxicidade mais baixa e menos necessidade de exames laboratoriais resultou no declínio do uso desse fármaco. Para muitos pacientes, porém, seus benefícios clínicos podem ser notáveis.

O lítio é indicado em todas as fases de tratamento do transtorno bipolar, tanto na mania aguda quanto na depressão aguda, além de ter eficácia profilática comprovada na fase de manutenção. Está associado, também, a uma redução na morbimortalidade dos pacientes, levando à diminuição do número de reinternações.

As principais indicações do lítio no tratamento do TAB, de acordo com as diretrizes da Rede Canadense para Tratamentos de Humor e Ansiedade (CANMAT, do inglês Canadian Network for Mood and Anxiety Treatments), encontram-se na **Tabela 7.1**.

Tabela 7.1. Indicações do lítio – primeiras e segundas linhas em ordem hierárquica de efetividade

Indicações	Primeira linha	Segunda linha	Terceira linha
Mania aguda	Lítio Lítio + quetiapina Lítio + aripiprazol Lítio + risperidona Lítio + asenapina	Lítio + olanzapina Lítio + divalproato	Lítio + haloperidol Lítio + carbamazepina Lítio + oxcarbazepina Lítio + tamoxifeno
Depressão bipolar	Lítio + lurasidona Lítio	Lítio + ISRS Lítio + bupropiona	
Manutenção	Lítio Lítio + quetiapina Lítio + aripiprazol	Lítio + lurasidona Lítio + ziprasidona	

ISRS: inibidor seletivo da recaptação de serotonina.
Fonte: adaptada de Yatham *et al.*, 2009.

Seu mecanismo de ação ainda não está claramente elucidado, mas sabe-se que o lítio interfere no mecanismo do segundo mensageiro IP3, aumentando a formação da rota complementar do DAG e levando a PKC a fosforilar várias proteínas responsáveis por diversas funções.

Além dos amplos estudos avaliando os possíveis mecanismos intracelulares que estariam associados à capacidade de estabilização do humor do lítio, várias pesquisas demostraram que o lítio apresenta características neuroprotetoras, diminuindo a neurotoxicidade por aumentar a recaptação de glutamato (Bauer, 2003), regulando a fosforilação da proteína tau e, talvez, protegendo contra a neurodegeneração induzida pela proteína beta-amiloide (Alvarez *et al.*, 2002). Nunes *et al.* (2007), em um estudo realizado no Brasil, observaram que havia menor taxa de prevalência de doença de Alzheimer em pacientes que usavam lítio em comparação aos que não o utilizavam, reforçando a hipótese neuroprotetora do lítio e ampliando a atuação do lítio a um possível papel profilático na doença de Alzheimer. Outro estudo (Bearden *et al.*, 2007) também mostrou evidências de neuroproteção e neuroplasticidade do uso de lítio comparando pacientes tratados com lítio, não tratados e controles, em que aqueles apresentavam evidências de aumento do hipocampo em relação aos outros. A ação neuroprotetora do lítio também foi verificada na atuação sobre o ciclo do fosfoinositol, da proteína quinase C, do fator neurotrófico derivado do cérebro (BDNF, do inglês *brain derived neurotrophic factor*) e na regulação do estresse oxidativo e da apoptose em mitocôndrias e retículo endoplasmático.

O lítio parece ser menos eficaz nos cicladores rápidos e nos episódios mistos, mas pode ser útil na profilaxia dessas condições, principalmente nos pacientes previamente respondedores a lítio (Goodwin & Jamison, 2007). Evidências antigas (Bowden *et al.*, 1994) mostraram que, nos pacientes com episódio misto e história de ciclagem rápida, o divalproato apresentou maior eficácia do que o lítio. Outro estudo (Goldberg *et al.*, 1998) aponta que, em pacientes usuários de drogas de abuso, a carbamazepina e o divalproato são aparentemente mais efetivos que o lítio nos episódios de mania.

Recentes evidências indicam que o lítio pode beneficiar a desregulação do ritmo circadiano presente no TB, atrasar os ritmos da fase sono-vigília e aumentar a regularidade das atividades diárias (produzindo benefícios para a estabilização do ritmo social), entre outros benefícios. O mecanismo de ação parece estar associado a genes circadianos previamente estabelecidos (p. ex., NR1D1, PER2, ARNTL), afetando a expressão desses genes e promovendo a liberação de melatonina (Gold & Kinrys, 2019).

O lítio é rápida e completamente absorvido pelo estômago e pelo intestino, não interfere na ingestão alimentar, atinge seu pico sérico em 1 a 2 horas na formulação comum e em 4 a 5 horas na formulação de liberação controlada, não sofre metabolização, não tem ação no sistema citocromo P450 e não depende de proteínas plasmáticas para sua distribuição. Sua excreção é quase exclusivamente renal e, por isso, essa deve ser rigorosamente assistida. A reabsorção ocorre principalmente no túbulo proximal, assim como a do sódio. Portanto, é necessário cautela com medicamentos que diminuem a reabsorção de sódio, como os diuréticos tiazídicos, pois podem promover intoxicação por lítio. Sudorese excessiva, diminuição da ingestão de água, dieta hipossódica, condições clínicas com vômitos e diarreia também podem facilitar o início da intoxicação por lítio. Possui uma estreita janela terapêutica, com nível sérico de 0,8 a 1 mEq/L para profilaxia de novos episódios de humor na manutenção. Para a fase aguda de mania, o nível sérico considerado adequado seria de 0,8 a 1,2 mEq/L. Níveis séricos superiores podem ser bem tolerados, mas há maior risco de intoxicação, que pode ser grave. Quando houver necessidade de retirada do lítio, ela deve ser gradual, em 15 a 30 dias, pois a descontinuação abrupta pode aumentar o risco de recaídas (Baldessarini *et al.*, 1999).

» *Modo de usar*

Recomenda-se inicialmente avaliar as funções renal (ureia, creatinina, sódio e potássio) e tireoidiana (TSH, T_3, T_4 livre e anticorpos antiperoxidase) e realizar eletrocardiograma (pessoas com mais de 40 anos ou com possibilidade de apresentar cardiopatias), hemograma completo e dosagem de cálcio e fósforo com o objetivo de determinar comorbidades que interfiram na farmacocinética e na farmacodinâmica, além de teste de gravidez para todas as mulheres em idade fértil. Iniciar com uma dose baixa de 300 mg no primeiro dia, passando a 600 mg no segundo dia e 900 mg no terceiro dia e ajustar conforme a dosagem sérica. A litemia deve ser realizada cinco a sete dias após o início do tratamento ou depois de cada alteração da dose. O paciente deve ser orientado a permanecer 12 horas sem usar a medicação antes da coleta do sangue para a litemia. A dose pode variar entre 600 e 2.100 mg, em geral mais baixa em indivíduos idosos (iniciar com 150 mg), podendo-se dividi-la em uma ou duas tomadas diárias.

» *Contraindicações relativas*

Insuficiência renal grave, alterações de condução cardíaca, insuficiência cardíaca congestiva, psoríase, infarto agudo do miocárdio recente, primeiro trimestre de gestação, afecções cerebelares, leucemia mieloide e glomerulonefrite constituem contraindicações relativas ao uso do lítio. A eficácia do lítio em quadros afetivos orgânicos com lesão cerebral parece ser inferior à dos anticonvulsivantes (Silver *et al.*, 2002). Não existe contraindicação absoluta, devendo a indicação do lítio ser avaliada de acordo com a condição clínica de cada paciente.

» *Reações adversas e intoxicação*

Aumentos da ingestão de água e da diurese são muito comuns, podendo raramente ocorrer diabetes insípido, quando a ingestão de água supera 5 litros por dia, o que geralmente responde com a diminuição da ingestão de água. Casos resistentes a essa orientação podem necessitar de diuréticos tiazídicos ou amilorida para controlar o diabetes insípido, tratamento que deve ser realizado sob rigoroso controle em razão do risco de intoxicação. Pode ocorrer aumento ponderal, de forma significativa, em alguns casos, sendo necessário, me médio prazo, orientar o paciente sobre o aporte de ingestão de alimentos e bebidas doces. Tremores de extremidades são comuns e, não raramente, dependentes da dose. Quando leves, são geralmente bem tolerados, exceto em profissões que exigem controle psicomotor fino (dentistas, cirurgiões), casos que algumas vezes necessitam do uso de propranolol 10 mg, duas vezes a três vezes por dia. Alterações gastrointestinais com epigastralgia e diarreia são comuns. A formulação de liberação controlada pode diminuir a epigastralgia. Sonolência é relativamente rara e comumente resolvida com a concentração da dose no período da noite.

Disfunções tireoidianas

Entre pacientes com história familiar de hipotireoidismo ou naqueles com risco de desenvolver alguma patologia tireoidiana, há relatos de indução de hipotireoidismo (Freeman & Freeman, 2006). O uso prolongado de lítio não eleva a autoimunidade tireoidiana, mesmo aumentando-se seu volume e o hormônio estimulante da tireoide (TSH) (Bauer *et al.*, 2007). O paciente precisa ser orientado desde o início do tratamento acerca de que o lítio não causa hipotireoidismo, mas acelera um problema subclínico preexistente. O hipotireoidismo pode ser facilmente controlado com a reposição de tiroxina (T_4) e não indica suspensão do lítio.

Problemas dermatológicos

Psoríase e acne podem piorar com o uso do lítio. Queda de cabelos, aumento da oleosidade cutânea e capilar ou alteração da textura do cabelo também são relatados de forma menos comum. Para queda de cabelo, o uso de formulação com selênio 50 mg e zinco 25 mg ou biotina 5 mg pode ser útil.

» *Intoxicação*

Normalmente está relacionada a fatores como desidratação, diminuição da excreção renal, dieta pobre em sódio ou ingestão de dose excessiva. Portanto, o paciente deve ser aconselhado a se hidratar bem e a não usar medicações que possam diminuir a excreção renal do lítio, como tiazídicos e anti-inflamatórios, assim como a dosagem deve ser reavaliada em caso de diarreia, vômitos ou quaisquer outras situações que possam levar à desidratação, como dias de muito calor em regiões tropicais. É necessário orientar os pacientes e os familiares sobre os principais sintomas de intoxicação, como náuseas e vômitos, boca seca, fala arrastada, nistagmo, dor abdominal, diarreia, ataxia, tremores grosseiros, fasciculações musculares, disartria e visão turva (litemias acima de 1,5 mEq/L). Na presença de alguns desses sintomas, o lítio deve ser suspenso e o paciente, levado ao pronto-socorro. Deve-se avaliar o paciente, monitorá-lo e hidratá-lo adequadamente. Há indicação de hemodiálise quando ocorrer litemia acima de 4 mEq/L ou superior a 2,5 mEq/L com sinais e sintomas neurológicos.

Existem relatos de sequelas pós-intoxicação pelo lítio, conhecidas como síndrome de neurotoxicidade irreversível provocada pelo lítio (SILENT, do inglês *syndrome of irreversible lithium effectuated neurotoxicity*), que é caracterizada pela persistência dos sintomas de disfunção cerebelar mesmo após a suspensão do lítio. O mecanismo ainda é incerto, mas acredita-se que seja devido a uma desmielinização em algumas áreas do sistema nervoso central (SNC), principalmente cerebelo, causada pelo lítio (Adityanjee *et al.*, 2005).

Divalproato de sódio

O valproato (ácido valproico ou divalproato sódico) ultrapassou o uso de lítio para mania aguda. Diferentemente do lítio, o valproato é indicado apenas para mania aguda, embora haja evidências incompletas de efeitos profiláticos. Os níveis de dose típicos de ácido valproico são 750 a 2.500 mg por dia, alcançando níveis sanguíneos entre 50 e 120 µg/mL. A dose de carga oral de 15 a 20 mg/kg de divalproato de sódio a partir do primeiro dia de tratamento tem sido bem tolerada e está associada a início rápido da resposta. Uma série de exames laboratoriais é necessária durante o tratamento com essa substância.

O divalproato de sódio (forma ácido-sal no nível molecular) é a única forma aceita pela FDA para o tratamento da fase aguda de mania e sua profilaxia. O ácido valproico também pode ser encontrado nas apresentações valproato de sódio, de ácido em si ou como uma mistura de ambos. Todas as apresentações garantem a presença de ácido valproico no sangue, mas as diferenças de farmacocinética de cada uma alteram a biodisponibilidade, os picos de concentração sérica e, como resultado, os efeitos adversos. A formulação de liberação lenta parece estar associada a menos efeitos colaterais, como ganho de peso e sintomatologia gástrica. Nessa formulação, deve-se ressaltar a necessidade de ajuste da dose na substituição do divalproato de liberação imediata, pois a formulação lenta apresenta bioequivalência menor que a de liberação imediata, sendo sugerido aumento em até um terço da dose anterior de liberação imediata. O divalproato é muito utilizado em nossa prática clínica, em função de sua resposta eficaz nos quadros de mania, além de como tratamento de primeira escolha nos quadros de mania disfórica ou estados mistos e na profilaxia do TAB (Bowden, 2000).

As principais indicações do divalproato no tratamento do TAB, de acordo com as diretrizes do CANMAT e da International Society for Bipolar Disorders (ISBD), estão resumidas na **Tabela 7.2**.

O divalproato ainda não tem seu mecanismo de ação claramente elucidado. Entretanto, acredita-se que possa inibir a função dos canais de cálcio e/ou sódio e, talvez assim, potencializar a ação inibitória do ácido gama-aminobutírico (GABA), além de reduzir a ação excitatória do glutamato (Stahl, 2002). Outras hipóteses sugerem que a ação do divalproato ocorreria pela estimulação indireta (via aumento da atividade gabaérgica) dos sistemas serotoninérgicos e dopaminérgicos (Teng & Moreno, 2001). Trata-se de um fármaco de intensa metabolização pelo fígado, sendo necessária a monitorização periódica da função hepática. Pode haver um leve aumento das transaminases hepáticas, que, em geral, regride espontaneamente. O hemograma deve ser realizado antes de se iniciar o tratamento e, depois, semestralmente, pois pode ocorrer trombocitopenia. Pacientes que serão submetidos a cirurgia durante o uso do divalproato devem ter as provas de coagulação também monitoradas (tempo de protrombina [TP], tempo de

Tabela 7.2. Indicações do divalproato no TAB – primeiras e segundas linhas em ordem hierárquica de efetividade

Indicações	Primeira linha	Segunda linha	Terceira linha
Mania aguda	Divalproato Divalproato + quetiapina Divalproato + risperidona Divalproato + asenapina	Divalproato + olanzapina Lítio + divalproato	Divalproato + carbamazepina Divalproato + oxcarbazepina Divalproato + haloperidol Divalproato + tamoxifeno
Depressão bipolar	Divalproato + lurasidona	Divalproato Divalproato + SRS Divalproato + bupropiona	—
Manutenção	Divalproato Divalproato + quetiapina Divalproato + aripiprazol	Divalproato + lurasidona Divalproato + ziprasidona	—

Fonte: adaptada de Yatham *et al.*, 2009.

tromboplastina parcialmente ativada [TTPa] e plaquetas). Liga-se amplamente às proteínas plasmáticas, principalmente à albumina.

Mulheres em idade fértil devem utilizar método contraceptivo eficaz durante o tratamento com divalproato. Com potencial efeito teratogênico, sua utilização no primeiro trimestre de gestação é contraindicada pelo risco de malformação do tubo neural, mas parte desse risco pode ser prevenida pelo uso profilático de ácido fólico (2 a 5 mg/dia). Além disso, também foi descrita a síndrome fetal do valproato (retardo do crescimento intrauterino, dismorfismo facial, malformação cardíaca e de membros). É pouco secretado no leite, porém são insuficientes as informações sobre os efeitos na criança. A American Academy of Pediatrics considera o divalproato compatível com a amamentação.

» *Modo de usar*

Primeiramente, avaliar as funções hepática e renal e solicitar um hemograma completo. Os exames devem ser repetidos um mês após o início do tratamento e a cada 6 a 24 meses se não for observada alguma anormalidade. O ácido valproico apresenta nível sérico terapêutico entre 50 e 150 mg/mL. Sugerimos iniciar com uma dose de 500 mg/dia, com aumento semanal de 10 mg/kg/dia, até atingir um nível terapêutico adequado ou o limite da tolerabilidade clínica, não ultrapassando a dose de 60 mg/kg/dia. O ácido valproico se liga a proteínas plasmáticas, de modo que pacientes desnutridos podem ter respostas com doses e níveis plasmáticos menores.

É rapidamente absorvido por via oral, independentemente da ingesta alimentar, e tem meia-vida curta, de cerca de 12 horas, sendo sugerida a prescrição de mais de uma tomada por dia na formulação de liberação imediata, enquanto, formulação de liberação lenta, uma única tomada diária é suficiente.

» *Contraindicações*

Insuficiência hepática, gravidez, crianças com menos de 2 anos de idade.

Algumas interações medicamentosas são relevantes: fluoxetina, que aumenta a concentração do divalproato; s-varfarina, cuja fração livre é aumentada, com risco de sangramento; lamotrigina, cujos níveis são rapidamente aumentados, com risco de *rash* cutâneo grave, devendo-se reduzir a dose dessa pela metade.

» *Reações adversas e intoxicação*

Ganho de peso, prurido, gastrite (que pode ser minimizada com a apresentação de liberação lenta ou conservando-se a medicação em geladeira). Outros efeitos são queda e alterações na textura dos cabelos, ovários policísticos, hiperandrogenismo, náuseas e vômitos, sonolência, tontura, astenia, lesões acidentais, dor abdominal, dispneia, erupção cutânea, trombocitopenia, elevação de enzimas hepáticas e pancreatite (muito raramente). Sua toxicidade é baixa, ocorrendo intoxicação, mas comumente em crianças. Em ingestões de grandes volumes, o indivíduo pode apresentar sedação aumentada, convulsões, hiper-reflexia, depressão respiratória, coma e morte.

Carbamazepina

A carbamazepina tem eficácia comprovada no tratamento de mania aguda e episódio misto com evidências mais discretas na fase de manutenção. Quando associada a outros estabilizadores de humor, especialmente ao lítio, reduz a taxa de hospitalizações e recorrências na profilaxia de fases.

Suas doses típicas para tratar mania aguda variam entre 800 e 1.600 mg por dia, divididos em três a quatro tomadas, associadas a níveis sanguíneos entre 6 e 12 μg/mL.

Foi o primeiro anticonvulsivante a comprovar sua eficácia na mania, sendo aprovado pela FDA em 2004 para essa indicação. Seu mecanismo de ação está associado ao bloqueio dos canais de cálcio pré-sinápticos dependentes de voltagem com a provável liberação de glutamato na fenda sináptica e diminuição do *turnover* do GABA (Stahl, 2002). Atualmente, a apresentação aprovada pela FDA para o tratamento de mania aguda é a de liberação prolongada, que pode ser prescrita em duas tomadas ao dia.

As principais indicações da carbamazepina para o tratamento do TAB, de acordo com as diretrizes do CANMAT/ISBD, estão resumidas na **Tabela 7.3**.

Tabela 7.3. Indicações da carbamazepina no tratamento do TAB

Indicações	Primeira linha	Segunda linha	Terceira linha
Mania aguda	___	Carbamazepina	Carbamazepina + lítio Carbamazepina + divalproato
Depressão bipolar	___	___	Carbamazepina
Manutenção	___	Carbamazepina	___

Fonte: adaptada de Yatham *et al.*, 2009.

» *Modo de usar*

Iniciar com 100 a 200 mg à noite, aumentando de forma gradual cerca de 200 mg a cada cinco dias. A carbamazepina possui metabolização hepática pelo sistema mitocondrial oxidativo CYP3A4 e é indutora do metabolismo hepático, incluindo o próprio metabolismo, o que reduz sua meia-vida com o uso por mais de três semanas. As doses podem variar de 200 a 1.600 mg/dia nas fases de manutenção, sendo fundamental controlar seus níveis séricos nos primeiros meses de uso.

É absorvida no trato gastrointestinal de forma lenta, alcança o pico plasmático em 2 a 8 horas, e tem meia-vida variável, conforme o uso: no início, pode chegar a 54 horas e, depois do uso prolongado, cair para 8 horas devido ao fenômeno da autoindução das enzimas hepáticas CYP3A4, CYP1A2 e CYP2C9. Sua excreção é basicamente renal e cerca de 80% se ligam a proteínas plasmáticas.

» *Contraindicações*

Gestação, insuficiência hepática, alterações hematológicas e bloqueio de ramo cardíaco. A carbamazepina diminui a ação dos anticoncepcionais. Portanto, é necessário orientar pacientes em idade fértil sobre o risco, acrescentar outros métodos contraceptivos e suplementar ácido fólico.

» *Reações adversas e intoxicação*

Reações alérgicas de pele, náuseas, sonolência, vertigem, anorexia, cefaleia, leucopenia, elevação de enzimas hepáticas, diplopia, transtornos da acomodação visual, vômitos, secura na boca e ataxia. Podem ocorrer eventos raros, porém relevantes, como síndrome de Stevens-Johnson, agranulocitose, anemia aplástica, tromboembolismo, hepatite e hiponatremia.

Na intoxicação, podem ocorrer alteração de ritmo cardíaco (bloqueio atrioventricular, taquicardia sinusal), convulsões, hipertensão arterial, hiporreflexia ou hiper-reflexia, depressão respiratória e coma.

Cuidado especial deve ser tomado na associação com outros fármacos, em virtude de potencial alteração de níveis séricos da carbamazepina e dos demais medicamentos.

Oxcarbazepina

Ainda que seja estruturalmente semelhante à carbamazepina, mostra menor neurotoxicidade quando em comparação com ela, além de menor capacidade de indução enzimática. Sua principal indicação é como anticonvulsivante. Segundo as diretrizes do CANMAT/ISBD, a oxcarbazepina pode ser utilizada como tratamento de terceira linha na mania aguda, associada a lítio ou divalproato.

Seu mecanismo de ação se dá por bloqueio dos canais de sódio sensíveis a voltagem, aumento da condutância de potássio e redução da entrada de cálcio e sódio na célula. Apresenta meia vida de cerca de 9 horas, com pico máximo de concentração plasmática de 4,5 horas pós-ingestão. Não apresenta interação com o sistema microssomal CYP450, mas induz discretamente a subfamília CYP3A4, e exibe poucas interações medicamentosas, embora mantenha o risco de diminuir a concentração sanguínea de anticoncepcionais orais, assim como de alguns bloqueadores dos canais de cálcio.

As toxicidades hematológica e hepática são raras e a alteração laboratorial mais significativa é a hiponatremia, que pode ocasionar tonturas e fraqueza. Portanto, em pacientes que fazem uso de diuréticos ou que façam restrição a sódio (hipertensos), o controle laboratorial de sódio e potássio deve ser realizado.

» *Modo de usar*

Devido ao tempo de meia-vida, deve-se tomar 2 vezes ao dia. Iniciar com 300 mg, de 12 em 12 horas, com aumentos progressivos até doses de 1.800 mg/dia ou superiores, de acordo com a tolerabilidade e a eficácia clínica, com dose média de 1.200 mg ao dia em 2 ou 3 tomadas. Não há necessidade de monitorização do nível sérico.

» *Contraindicação relativa*

Bloqueio atrioventricular.

» *Reações adversas*

Sonolência, vômito, fadiga, vertigem e cefaleia.

» *Intoxicação*

Manifestações semelhantes às da intoxicação pela carbamazepina.

Lamotrigina

É aprovada pela FDA como anticonvulsivante e estabilizador de humor de primeira linha para tratamento preventivo e para episódios depressivos no TAB, mesmo em monoterapia. Seu uso não é recomendado em monoterapia nos episódios de mania. Um estudo mostrou que os principais benefícios da lamotrigina na depressão bipolar aguda se dão sobre a lentificação psicomotora e a cognição. Seu mecanismo de ação é a inibição dos canais de sódio, que leva à estabilização da membrana neuronal, o que inibe a liberação de neurotransmissores, principalmente o glutamato. As evidências para a prevenção de episódios depressivos são mais consistentes do que para episódios maníacos e discretamente superiores ao lítio como prevenção de episódios depressivos (Bowden *et al.*, 2003). De acordo com o CANMAT (Yatham *et al.*, 2009), a lamotrigina pode ser escolhida como tratamento de primeira linha na fase de manutenção de pacientes com depressão em monoterapia, caso tenham apenas história de manias leves.

As principais indicações da lamotrigina no tratamento do TAB, de acordo com as diretrizes do CANMAT/ISBD, estão resumidas na **Tabela 7.4**.

Tabela 7.4. Indicações da lamotrigina no tratamento do TAB

Indicações	Primeira linha	Segunda linha	Terceira linha
Mania aguda	—	—	—
Depressão bipolar	Lamotrigina (monoterapia ou associação)	—	—
Manutenção	Lamotrigina	—	Lamotrigina + aripiprazol

Fonte: adaptada de Yatham *et al.*, 2009.

» *Modo de usar*

Iniciar com 25 mg 1 vez ao dia e aumentar 25 mg a cada duas semanas até 100 mg ao dia. A partir da quinta semana a dose pode ser aumentada em 100 mg a cada semana até a dose-alvo de 200 a 400 mg/dia em dose única diária. A absorção não é alterada pela ingestão de alimentos, liga-se a proteínas plasmáticas e não tem metabolismo de primeira passagem. Sua meia-vida é de 24 a 35 horas.

» *Contraindicações relativas*

Insuficiência hepática e aleitamento materno, por ser excretada no leite e apresentar lenta eliminação no recém-nascido. Como é inibidora da di-hidrofolatorredutase, apresentaria teoricamente maior risco de malformações fetais se utilizada no primeiro trimestre da gestação. Na realidade, existem poucas informações a respeito, as quais parecem indicar tratar-se de medicação segura.

» *Reações adversas e intoxicação*

Rash cutâneo, que é mais comum com o aumento rápido das doses (pode chegar à síndrome de Stevens-Johnson), tontura, sedação, diplopia, cefaleia, ataxia, náuseas e vômitos. A intoxicação é um evento raro e pode caracterizar-se por sedação, ataxia, diplopia, náuseas e vômitos. O paciente deve receber medidas de suporte hospitalar.

ANTIPSICÓTICOS DE PRIMEIRA GERAÇÃO

Os antipsicóticos típicos (haloperidol, clorpromazina e outros) foram os primeiros medicamentos utilizados na mania, mas não exercem efeito antidepressivo notável. Segundo uma metanálise (Cipriani *et al.*, 2011), o haloperidol se mostrou significativamente mais eficaz que lítio, divalproato, quetiapina, asenapina, ziprasidona, aripiprazol e carbamazepina no tratamento da mania aguda.

Apresentam efeitos colaterais em longo prazo, incluindo extrapiramidais (que podem ser irreversíveis), principalmente a discinesia tardia. Segundo as diretrizes do CANMAT/ISBD, no tratamento de mania aguda, o haloperidol é medicação de segunda linha em monoterapia e terceira linha em associação a lítio ou divalproato, enquanto a clorpromazina aparece como opção de terceira linha em monoterapia.

ANTIPSICÓTICOS DE SEGUNDA GERAÇÃO

Inúmeros estudos clínicos randomizados e metanálises confirmam a eficácia do uso de antipsicóticos atípicos como risperidona, ziprasidona, aripiprazol, quetiapina, olanzapina, paliperidona de liberação prolongada e asenapina no manejo da mania aguda, assim como a eficácia de alguns deles no tratamento da depressão bipolar aguda (Vieta *et al.*, 2010).

Na fase de manutenção em pacientes que apresentaram boa resposta ao tratamento do episódio agudo, o habitual é manter as medicações que levaram à estabilização do quadro, com ajustes e redução de doses devido aos efeitos colaterais (**Tabela 7.5**).

Tabela 7.5. Tratamento da mania aguda com antipsicóticos atípicos de acordo com o CANMAT/ISBD

Primeira linha	Segunda linha	Terceira linha	Não recomendado
Quetiapina, asenapina, aripiprazol, paliperidona, risperidona, cariprazina, quetiapina + Li/DVP, aripiprazol + Li/DVP, risperidona + Li/DVP, asenapina + Li/DVP	Olanzapina, olanzapina + Li/DVP, ziprasidona	Clozapina	—

Li: lítio; DVP: divalproato.
Fonte: adaptado de Yatham *et al.*, 2018.

Os antipsicóticos atípicos assumiram um lugar de destaque no tratamento da depressão bipolar, principalmente pelas evidências consistentes apresentadas pela quetiapina e pela lurasidona (Yatham *et al.*, 2018). A olanzapina também apresentou eficácia antidepressiva associada a inibidor seletivo da recaptação de serotonina (ISRS), como se pode ver na **Tabela 7.6**.

Tabela 7.6. Tratamento da depressão bipolar com antipsicóticos atípicos de acordo com o CANMAT/ISBD

Primeira linha	Segunda linha	Terceira linha	Não recomendado
Quetiapina, lurasidona + Li/DVP, lurasidona	Cariprazina, olanzapina + fluoxetina, APA + ISRS, APA + bupropiona	Aripiprazol (adj.), asenapina (adj.), olanzapina	Monoterapia com aripiprazol

Li: lítio; DVP: divalproato; APA: antipsicóticos atípicos; ISRS: inibidores seletivos da recaptação de serotonina; adj.: adjuvante.
Fonte: adaptada de Yatham *et al.*, 2018.

De acordo com as diretrizes do CANMAT/ISBD (Yatham *et al.*, 2018), os antipsicóticos de segunda geração são considerados uma opção importante na manutenção, como descrito na **Tabela 7.7**.

Tabela 7.7. Tratamento de manutenção com antipsicóticos atípicos e outros fármacos do TAB de acordo com o CANMAT/ISBD

Primeira linha	Segunda linha	Terceira linha	Não recomendado
Quetiapina, asenapina, quetiapina + Li/DVP, aripiprazol + Li/DVP, aripiprazol	Olanzapina, risperidona (monoterapia e adj), paliperidona, lurasidona + Li/DVP, ziprasidona + Li/DVP	Aripiprazol + lamotrigina, clozapina (adj.), olanzapina + fluoxetina	—

Li: lítio; DVP: divalproato; adj.: adjuvante.
Fonte: adaptada de Yatham *et al.*, 2018.

Em 2019 a asenapina transdérmica foi aprovada pela FDA para o tratamento da esquizofrenia. Se essa apresentação for aprovada para o tratamento do TB, será mais uma opção farmacológica, principalmente em casos de difícil adesão (Musselman *et al.*, 2021).

OUTROS FÁRMACOS NÃO ESTABILIZADORES DE HUMOR QUE TAMBÉM SÃO USADOS NO TRATAMENTO

Tamoxifeno

Medicamento utilizado na prevenção de recidiva de câncer de mama e outros cânceres sensíveis a estrógenos. Possui efeito inibidor de glicogênio sintetase cinase 3 (GSK-3), um dos principais alvos intracelulares da ação do lítio, exibindo evidências parciais de eficácia em mania (Yatham *et al.*, 2009). A posologia é de 20 a 40 mg/dia em dose única ou fracionada.

Topiramato

Aprovado pela FDA como anticonvulsivante, seu mecanismo de ação envolve o aumento da função do GABA e a redução da função do glutamato por meio da interferência (antagonismo) nos canais de sódio e cálcio (Stahl, 2002). Não tem evidências clínicas significativas como efetivo estabilizador de humor, mas apresenta o interessante efeito colateral de perda de peso (ao contrário dos demais estabilizadores). Como os pacientes costumam queixar-se de lentificação do pensamento e déficit de concentração e memória, sugerimos, nessas situações, utilizá-lo em doses baixas com aumento lento e gradual. Pelas diretrizes do CANMAT/ISBD, o topiramato pode ser indicado como tratamento de terceira linha com a associação aos esquemas de tratamento para depressão bipolar e manutenção do TAB (Yatham *et al.*, 2009), não sendo recomendado como monoterapia. As doses usuais seriam as mesmas doses antiepilépticas (100 a 500 mg/dia, em média, divididos em duas tomadas).

Gabapentina

Anticonvulsivante de terceira geração, foi sintetizado para ser análogo do GABA, mas foi verificado que não havia modulação direta no receptor GABA. Ao interagir com o transportador do GABA, parece aumentar os níveis desse neurotransmissor. Também pode diminuir os níveis de glutamato (Stahl, 2002). Mostrou-se pouco eficaz como estabilizador de humor, sendo indicado atualmente como potencializador do tratamento de manutenção do TAB como opção de terceira linha (Yatham *et al.*, 2005) por seus efeitos ansiolíticos e sedativos. A dose pode partir de 600 a 3.600 mg/dia em duas tomadas ou mais.

Uma recente revisão sistemática mostrou que a gabapentina e seu metabólito ativo, a pregabalina, não têm eficácia clínica significativa como monoterapia ou terapia adjuvante para pacientes com TB. Vários ensaios controlados e randomizados indicaram que a gabapentina e a pregabalina são ineficazes para o tratamento da mania, com apenas pequenos ensaios abertos que apoiaram seu potencial papel adjuvante. Pode exercer um papel coadjuvante para pacientes em depressão ou com comorbidade de ansiedade ou transtornos relacionados com o uso de substâncias (Ng *et al.*, 2021).

Modafinila

Substância aprovada para o tratamento da narcolepsia, a modafinila demonstrou, em estudos controlados com placebo, eficácia na potencialização do tratamento da depressão bipolar com esquemas terapêuticos com lítio ou divalproato, associados ou não a antidepressivos, sem aumento das taxas de virada para hipomania e mania. Apresenta alto risco de interação medicamentosa com diversos outros fármacos e de reações dermatológicas graves em doses altas. Recomendada pelas diretrizes do CANMAT/ISBD como segunda linha no tratamento adjuvante da depressão bipolar (Yatham *et al.*, 2009). A dose seria de 100 a 200 mg/dia pela manhã.

N-acetilcisteína

É um tratamento para aumentar a produção de muco brônquico e também um antioxidante para proteção pulmonar e hepática. Um estudo duplo-cego controlado por placebo demonstrou eficácia nos sintomas depressivos durante a fase de manutenção, sendo uma opção ainda em investigação para o tratamento da depressão bipolar. A dose utilizada seria entre 2.400 e 4.000 mg/dia, em 3 a 4 tomadas ao dia.

Pramipexol

O pramipexol é um antiparkinsoniano com ação agonista de receptor dopaminérgico. Em um estudo piloto duplo-cego controlado por placebo em pacientes com TAB II com depressão que estavam em tratamento com lítio ou divalproato o pramipexol foi significativamente mais eficaz que o placebo, apesar de a amostra ser bem pequena (*n* = 21) (Zarate *et al.*, 2004). Seu uso deve ser feito com cuidado, pois o risco de virada maníaca não pôde ser observado com níveis adequados de sensibilidade nesse estudo. Nas diretrizes do CANMAT/ISBD (Yatham *et al.*, 2009), ele é indicado como tratamento de terceira linha, associado ao lítio, no manejo da depressão bipolar. As doses usuais seriam de 0,375 a 4,5 mg por dia em três tomadas diárias. Apesar da falta de evidências mais consistentes, o pramipexol possivelmente pode ocupar um lugar na terapia adjunta da depressão bipolar refratária (Au-Yeung *et al.*, 2021).

Ômega-3 e ácido eicosapentaenoico

Os ácidos graxos ômega-3 são óleos essenciais, ou seja, o corpo humano não consegue produzi-los. Fundamentais para a sobrevivência humana, com utilização preponderante pelo cérebro, sua principal fonte animal origina-se dos óleos de peixe, principalmente de águas frias, e suas duas principais frações (ácido docosa-hexaenoico [DHA] e ácido eicosapentaenoico [EPA]) correspondem a cerca de 30% do total de ácidos graxos do óleo de peixe. Um estudo duplo-cego controlado por placebo (*n* = 85) demonstrou eficácia antidepressiva como tratamento adjuvante aos esquemas antes ineficazes. Já para a manutenção, as evidências são apenas para o uso da associação EPA + DHA. As doses ideais ainda não foram definidas claramente, sendo indicada a reposição da quantidade diária recomendada (no caso do óleo de peixe, 3 g/dia; no caso do EPA, 1 a 2 g/dia).

Alopurinol

O alopurinol foi estudado como potencializador do lítio em mania aguda em um estudo duplo-cego controlado por placebo, realizado no nosso meio, que comparou alopurinol, dipiridamol e placebo em pacientes com episódio de mania que estavam em uso de lítio por quatro semanas (Machado-Vieira *et al.*, 2008). O alopurinol apresentou eficácia antimaníaca significativamente superior em relação aos demais comparadores, a qual se correlacionou à diminuição dos níveis séricos de ácido úrico. Esse resultado sugere um papel relevante do sistema purinérgico no tratamento de episódios maníacos. A dose deve ser diária, após a refeição, entre 100 e 600 mg/dia em geral.

Bloqueadores de canal de cálcio

Há alguns relatos de caso e ensaios clínicos com amostragem pequena demonstrando uma possível eficácia do uso de bloqueadores de canal de cálcio como antimaníacos, mas as evidências não são consistentes, sendo o verapamil não recomendado para o tratamento da mania aguda (Yatham *et al.*, 2009). A principal limitação são os efeitos colaterais importantes que estão presentes com o uso dessas medicações nas doses preconizadas como estabilizadoras de humor, entre eles cefaleia, náusea, xeroftalmia, obstipação intestinal, bradicardia (quando associados verapamil e lítio) e neurotoxicidade (associado à carbamazepina) (Currier & Goodnick, 1998). A nimodipina é o bloqueador do canal de cálcio mais estudado (Goodnick, 2000), o único com propriedades de bloqueio de descargas epilépticas e impacto em uma variedade de sistemas, incluindo o da serotonina e o das catecolaminas. Os estudos, porém, são muito pequenos e só mostram algum benefício em pacientes cicladores rápidos.

ESTRATÉGIAS DE TRATAMENTO DE FASE AGUDA

Mania e hipomania

A mania aguda, ou hipomania, em geral é a fase mais fácil de tratar.

Os agentes podem ser usados de forma isolada ou em combinação para diminuir a exaltação do paciente. É mais aconselhável tratar pacientes com mania grave no hospital, onde a dosagem agressiva é possível e uma resposta adequada pode ser obtida em alguns dias ou em algumas semanas. A adesão ao tratamento, entretanto, é muitas vezes problemática, porque indivíduos com mania frequentemente não têm um entendimento de sua doença e se recusam a tomar medicamentos. Visto que o julgamento pode estar comprometido, impulsividade e agressividade se combinam para colocar o paciente ou outras pessoas em risco. Portanto, muitos pacientes na fase maníaca devem ser medicados para proteger a si e aos outros contra danos.

Inicia-se o tratamento com um estabilizador de humor (lítio, divalproato de sódio ou carbamazepina) associado ou não a um antipsicótico ou a um benzodiazepínico, dependendo da necessidade (sintomas psicóticos, insônia). A suspensão de antidepressivos que estejam sendo usados pelo paciente pode ser necessária. São importantes, também, a investigação e a suspensão de agentes estimulantes, como anfetaminas, outros moderadores de apetite e drogas recreativas de qualquer natureza.

Na mania aguda, pode-se introduzir o divalproato de sódio nas doses de ataque de 20 a 30 mg/kg/dia por dois dias, com possíveis ajustes posteriores (Hirschfeld *et al.*, 1999). Em hipomanias, doses iniciais menores podem ser utilizadas, com aumento gradual de cerca de 250 mg a cada sete dias até atingir um nível sérico entre 50 e 150 mg/mL (Teng & Moreno, 2002).

Atualmente as evidências dos ensaios clínicos randomizados comprovam a eficácia e a segurança dos antipsicóticos atípicos (em monoterapia ou combinados com lítio ou divalproato) para o tratamento de hipomania e mania aguda. Novas formulações, como a quetiapina de liberação estendida (XR), e novos medicamentos, como asenapina (em monoterapia ou associada ao lítio ou divalproato) e paliperidona (apenas em monoterapia), apresentaram evidências de eficácia em mania aguda (Yatham *et al.*, 2009).

De acordo com as diretrizes canadenses, a monoterapia geralmente é escolhida para os casos mais leves. Se o tratamento de primeira linha (lítio, divalproato, olanzapina, risperidona, quetiapina, ziprasidona e aripiprazol) não mostrar resposta em duas semanas, deve-se aperfeiçoá-lo antes de tentar terapias consideradas de segunda e terceira linhas.

Algumas evidências recentes mostraram a eficácia da olanzapina intramuscular em situações de emergências psiquiátricas envolvendo pacientes bipolares. Outros estudos também mostram a efetividade do aripiprazol intramuscular nessas condições, apesar de ainda não estar disponível em nosso meio (Yatham *et al.*, 2009). Os efeitos adversos e o nível de eficácia antidepressiva e antimaníaca comparativa entre os antipsicóticos atípicos estão descritos na **Tabela 7.8**.

Depressão bipolar

As opções atuais para o tratamento da depressão bipolar são: lítio, anticonvulsivantes, com destaque para a lamotrigina, e antipsicóticos atípicos, com destaque para a quetiapina, a lurasidona e a associação de olanzapina e ISRS (Baldessaini *et al.*, 2020). Alguns casos de episódios depressivos bipolares resistentes ao tratamento farmacológico podem necessitar de tratamento com eletroconvulsoterapia (Frye, 2011).

Tabela 7.8. Antipsicóticos atípicos: comparação entre reações adversas

Antipsicóticos	Efeito antimaníaco	Efeito antidepressivo	Reações adversas significativas
Risperidona	++	-	Aumento de prolactina, efeitos extrapiramidais discretos
Olanzapina	++	++ (assoc. c/ fluoxetina)	Aumento de peso, diabetes melito, sonolência
Ziprasidona	++	-	Perda de peso, náuseas, sonolência, efeitos extrapiramidais discretos
Quetiapina	++	++	Sonolência
Clozapina	++	-	Sonolência, convulsões, agranulocitose grave
Aripiprazol	++	-	Náuseas, acatisia
Asenapina*	++	-	Sonolência, tontura, efeitos extrapiramidais discretos, aumento de peso
Paliperidona**	++	-	Aumento de prolactina, efeitos extrapiramidais discretos, aumento de peso discreto
Lurasidona	-	++	Sonolência, acatisia, náusea e parkinsonismo

++: evidências claras (dois ensaios clínicos controlados com placebo); +: evidências parciais (ensaios clínicos com fármaco de comparação); -: sem evidências até o momento. *Shering Corp., 2009; **Citrome, 2010.
Fonte: Yatham e cols., 2009.

O lítio pode ser usado em monoterapia ou em associação, não havendo relatos na literatura de ciclagem para mania em pacientes tratados com lítio em monoterapia.

Lamotrigina ainda é uma opção bastante apoiada em monoterapia para o tratamento de profilaxia da depressão bipolar. Devido à necessidade de um aumento lento e gradual da dose (incrementos de 25 mg de lamotrigina a cada semana até atingir 200 mg/dia ou ajuste de 50 mg a cada duas semanas até atingir 200 mg/dia), seu uso como antidepressivo na depressão bipolar aguda é limitado.

Monoterapia com quetiapina é recomendada pelos últimos consensos na dose de 300 a 600 mg/dia para o tratamento da depressão bipolar aguda, com alguns estudos mostrando fortes evidências de seu uso na manutenção de recorrências de episódios depressivos. A introdução da quetiapina deve ser feita de forma intensiva, com aumentos diários de até 300 mg/dia. O esquema preconizado é iniciar com 50 mg na primeira noite, 100 mg na segunda noite, 200 mg na terceira noite e 300 mg na quarta noite, sendo possível aumentar a dose até 600 mg até a sétima noite.

A ciclagem para mania é a grande preocupação do psiquiatra quando opta por um antidepressivo para o paciente bipolar. De fato, os consensos mais recentes frisam que seu uso deve sempre ser combinado com estabilizador de humor e, quando o quadro não responder a lamotrigina, substituído por lítio ou quetiapina em monoterapia. O acréscimo de antidepressivos ao tratamento não mostrou benefício nem risco quando associados a estabilizador de humor (Young *et al.*, 2000).

A olanzapina associada à fluoxetina mostrou evidências suficientes comparáveis com a lamotrigina, mas deve-se avaliar o risco de ganho de peso e alteração de perfil lipídico dos pacientes que a utilizam.

A lurasidona foi aprovada como monoterapia e tratamento adjuvante da depressão bipolar aguda. Por exemplo, se um paciente estava em uso de lítio e teve um episódio depressivo bipolar agudo disruptivo ou não respondeu à monoterapia com lítio, recomenda-se a associação com lurasidona, lamotrigina ou quetiapina ou a troca para monoterapia com quetiapina ou lurasidona (Yatham *et al.*, 2018). Seu baixo risco de aumento ponderal pode ser útil para pacientes bipolares que já apresentem síndrome metabólica (Yatham *et al.*, 2018).

O aripiprazol ainda não mostrou evidências positivas no tratamento da depressão bipolar em monoterapia, principalmente pela presença de sintomas extrapiramidais.

Episódios mistos

O primeiro passo é suspender o antidepressivo se o paciente estiver em uso de algum. A resposta ao divalproato é mais favorável do que ao lítio e sua titulação deve ser rápida: podem-se introduzir doses de ataque de 20 a 30 mg/kg/dia por dois dias, com possíveis ajustes posteriores (Hirschfeld *et al.*, 1999). Entre os antipsicóticos atípicos, os estudos mostraram evidências positivas com o uso da olanzapina.

A lurasidona também demonstrou ter eficácia no tratamento de sintomas depressivos e hipomaníacos na depressão com características mistas (Yatham *et al.*, 2018).

Os indivíduos que apresentam episódios mistos tendem a apresentar pior evolução, maior possibilidade de recorrências, maior frequência de abuso de álcool ou substâncias e associações com quadros neuropsiquiátricos (enxaqueca, convulsões, história de traumatismo cranioencefálico [TCE]) e endocrinológicos. A eletroconvulsoterapia (ECT) é uma alternativa eficaz nesses casos, principalmente quando o risco de suicídio é muito significativo.

ESTRATÉGIAS DE TRATAMENTO DE MANUTENÇÃO

Após a estabilização do quadro agudo, o paciente deve ser mantido em uso de estabilizador de humor. A interrupção do tratamento aumenta o risco de novo episódio (depressivo ou maníaco) e novos episódios aumentam o risco de surgimento de quadros psicóticos, cronificação do quadro, menor intervalo entre crises e maior tendência à ciclagem rápida e a prejuízos cognitivos em longo prazo. Revisões regulares da história do paciente, incluindo resumos em formas gráficas esquemáticas, auxiliam na avaliação de longo prazo do tratamento do TAB, evitando repetição de estratégias malsucedidas e possibilitando uma programação racional do tratamento (Taveira & Moreno, 2002). Psicoterapia e continência familiar também são fundamentais para a adesão ao tratamento (Leboyer *et al.*, 2010).

ESTRATÉGIAS PARA INDIVÍDUOS DE ALTO RISCO PARA TB

A literatura existente sobre os indivíduos de alto risco para TB fornece pouca evidência geral sobre a farmacoterapia para essa população. A indicação é reservada para sintomas mais graves e deve ser considerada diante de uma avaliação precisa da relação risco/benefício.

Os efeitos associados a medicamentos antidepressivos em jovens de alto risco para o desenvolvimento de TB sugerem que intervenções alternativas são necessárias para o manejo da depressão e da ansiedade. Benzodiazepínicos devem ser evitados devido ao potencial de abuso e dependência. Baixas doses de trazodona e mirtazapina (até 100 mg/dia para trazodona, 3,75-15 mg/dia para mirtazapina e até 25 mg/dia para agomelatina) têm um bom perfil de segurança, com baixas taxas de virada maníaca, e podem ser consideradas alternativas importantes aos hipnóticos. A lurasidona e o aripiprazol apresentaram perfil de segurança favorável: a primeira tem proporcionado bons resultados em pacientes depressivos e com sintomas subliminares hipomaníacos, enquanto o segundo mostrou-se eficaz para sintomas hipomaníacos (Del Favero *et al.*, 2021).

Ressalta-se que as evidências são insuficientes para compor as diretrizes de tratamento. Os dados abrem caminhos para possibilidades de pesquisas voltadas à assistência precoce da população em questão.

CONCLUSÃO

Ao analisarmos as diretrizes e os algoritmos de tratamento estabelecidos pelas associações psiquiátricas nacionais e internacionais, percebemos grande número de divergências, mas também pontos em comum.

1. Independentemente da fase, usar estabilizadores de humor ou antimaníacos.
2. Nunca utilizar antidepressivos sem estabilizador de humor em pacientes com depressão bipolar. A lamotrigina pode ser uma opção de monoterapia no tratamento e na prevenção da depressão bipolar.
3. Mania e hipomania devem ser tratadas da mesma forma.
4. Não há dados consistentes em relação ao tratamento dos episódios mistos e de ciclagem rápida.
5. Lítio ainda é medicação de primeira linha.

O tratamento psicofarmacológico do transtorno afetivo bipolar depende primeiramente de um diagnóstico adequado, principalmente em pacientes deprimidos que fazem parte do espectro bipolar, os quais podem ser prejudicados pelo uso de antidepressivos sem estabilizador de humor, o que leva a ciclagem rápida, estados mistos, quadros psicóticos e refratariedade ao tratamento.

As principais reações adversas dos estabilizadores de humor estão listadas na **Tabela 7.9**. A eficácia comparativa entre os estabilizadores do humor está sumarizada na **Tabela 7.10**, enquanto um resumo geral dos principais parâmetros dos estabilizadores de humor está apresentado na **Tabela 7.11**.

O transtorno afetivo bipolar é uma doença crônica de seguimento complexo, com nuances na terapêutica farmacológica e com necessidade de acompanhamento psiquiátrico especializado. Novos fármacos se juntam aos já consagrados, como o lítio e a carbamazepina, e o desenvolvimento da psicofarmacologia garantirá o surgimento de outros que ainda poderão contribuir para o controle adequado dessa doença.

Tabela 7.9. Principais reações adversas dos estabilizadores de humor

Reações adversas	Carbonato de lítio	Carbamazepina	Divalproato de sódio	Oxcarbazepina	Lamotrigina
Distúrbio gastrointestinal	++	+	++	+	+
Alterações cognitivas	+	+	+	-	-
Ganho de peso	+	-	++	-	-
Rash cutâneo	+	-	+	+	-
Cefaleia	-	+	-	+	+
Tonturas/sedação	+	++	++	+	+
Agranulocitose	-	+	--	-	-

--: muito raro; -: pouco frequente; +: frequente; ++: bastante frequente.
Fonte: adaptada de Melzer & Teng, 2006.

Tabela 7.10. Eficácia do estabilizador de humor × fase do transtorno afetivo bipolar

Estabilizador de humor	Mania aguda	Episódio misto	Episódio depressivo	Tratamento de longo prazo
Carbonato de lítio	++	+	+	++
Carbamazepina	++	+	?	?
Divalproato de sódio	++	++	?	?
Oxcarbazepina	+	?	?	-
Lamotrigina	-	-	++	+

++: evidências consistentes; +: evidências existentes; ?: evidências questionáveis; -: ausência de evidências.
Fonte: adaptada de Melzer & Teng, 2006.

Tabela 7.11. Principais estabilizadores de humor e parâmetros mais significativos

Estabilizador de humor	Nível sérico	Dose máxima usual	Efeitos colaterais principais	Intoxicação	Contra-indicações	Precauções
Carbonato de Lítio	0,7 a 1,0 mEq/L	2.100 mg/dia	Poliúria, polidpsia tremores, náuseas, alterações dermatológicas e hipotireoidismo	Litemias acima de 1,5 mEq/L, ataxia, tremores, fasciculações, disartria e visão turva, litemias acima de 2,5 mEq/L podem necessitar de hemodiálise	Insuficiência renal severa, alterações de condução cardíaca, ICC grave	Psoríase, IAM recente, primeiro trimestre de gestação, afecções cerebelares, leucemia mieloide, glomerulonefrite
Carbamazepina	4 a 15 µg/mL	1.200 mg/dia	Sonolência, náuseas, tonturas, anorexia, sedação e manifestações dermatológicas	Tonturas, convulsões, bloqueio AV, hiporreflexia ou hiper-reflexia, discinesias, depressão respiratória e coma – fazer lavagem gástrica e administrar carvão ativado	São relativas: gestação, insuficiência hepática e alterações hematológicas	Leucopenia, plaquetopenia, interações medicamentosas; pode causar elevação das enzimas hepáticas, sendo necessário monitorar função hepática e solicitar hemograma; síndrome de Stevens-Johnson é rara
Oxcarbazepina	Não é necessário dosar	2.400 mg/dia	Sonolência, vertigem e cefaleia	Semelhante à carbamazepina (ver anteriormente)	Bloqueio atrioventricular	Pode causar hiponatremia (tonturas e fraqueza), sendo necessário monitorar sódio, principalmente em quem faz restrição
Divalproato de Sódio (dosa-se o ácido valproico)	450 a 150 µg/mL	60 mg/kg/dia	Ganho de peso, aumento do apetite, náuseas, tonturas, sonolência, vômitos, astenia, *rash* cutâneo e trombocitopenia	Sedação, hiper-reflexia, convulsões, depressão respiratória e coma – fazer lavagem gástrica e administrar naloxona	Gestação e insuficiência hepática	Monitorização de hemograma e função hepática, pois, ainda que raras, são relevantes: insuficiência hepática fulminante e pancreatite aguda
Lamotrigina	Não é necessário dosar	400 mg/dia	*Rash* cutâneo, sonolência e distúrbio gastrointestinal	Sedação, ataxia, diplopia, náuseas e vômitos – recomenda-se lavagem gástrica	Insuficiência hepática (relativa)	Risco de *rash* cutâneo que pode evoluir para Stevens-Johnson (aumenta o risco com a associação ao ácido valproico)

Fonte: adaptada de Melzer, Teng, 2006.

BIBLIOGRAFIA

- Adityanjee A, Munshi KR, Thampy A. The syndrome of irreversible lithium-effectuated neurotoxicity. Clin Neuropharmacol. 2005;28(1):38-49.
- Alvarez G, Muñoz-Montaño JR, Satrústegui J, Avila J, Bogónez E, Diaz-Nido J. Regulation of tau phosphorylation and protection against beta-amyloid-induced neurodegeneration by lithium. Possible implications for Alzheimer's disease. Bipolar Disord. 2002;4(3):153-65.
- American Psychiatric Association. DSM-5: Manual Diagnóstico e Estatístico de Transtornos Mentais. 5. ed. Porto Alegre: Artmed; 2014.
- American Psychiatric Association. Practice Guideline for the Treatment of Patients With Bipolar Disorder (Revision). Am J Psychiatry. 2002;159(Suppl 4): 1-50.
- Angst J, Angst F, Stassen HH. Suicide risk in patients with major depressive disorder. J Clin Psychiatry. 1999;60(Suppl 2):57-62.
- Au-Yeung SK, Griffiths J, Roberts S, Edwards C, Yu LM, Bogacz R et al. PAX-D: study protocol for a randomised placebo-controlled trial evaluating the efficacy and mechanism of pramipexole as add-on treatment for people with treatment resistant depression. Evid Based Ment Health. 2022;25(2):77-83.
- Baethge C, Smolka MN, Gruschka P, Berghöfer A, Schlattmann P, Bauer M et al. Does prophylaxis-delay in bipolar disorder influence outcome? Results from a long-term study of 147 patients. Acta Psychiatr Scand. 2003;107(4):260-7.
- Baldessarini RJ, Vázquez GH, Tondo L. Bipolar depression: a major unsolved challenge. Int J Bipolar Disord. 2020;8(1):1.
- Bauer M, Alda M, Priller J, Young LT. Implicate of the neuroprotective effects of lithium for the treatment of bipolar and neurodegenerative disorders. Pharmacopsychiatry. 2003;36(Suppl 3):S250-4.
- Bauer M, Blumentritt H, Finke R, Schattmann P, Adli M, Baethge C et al. Using ultrasonography to determine thyroid size and prevalence of goiter in lithium-treated patients with affective disorders. J Affect Disord. 2007;104(1-3):45-51.
- Bearden CE, Thompson PM, Dutton RA, Frey BN, Peluso MAM, Nicoletti M et al. Greater cortical gray matter density in lithium-treated patients with bipolar disorder. Biol Psychiatry. 2007;62(1):7-16.
- Bowden CL, Bruger AM, Swann AC, Calabrese JR, Janicak PG, Petty F et al. Efficacy of divalproex vs lithium and placebo in the treatment of mania. JAMA. 1994;271(12):918-24.
- Bowden CL, Calabrese JR, McElroy SL, Gyulai L, Wassef A, Petty F et al. A randomized, placebo-controlled 12-month trial of divalproex and lithium in treatment of outpatients with bipolar I disorder. Arch Gen Psychiatry. 2000;57(5):481-9.
- Bowden CL, Calabrese JR, Sachs G, Yatham LN, Asghar SA, Hompland M et al. A placebo-controlled 18-month trial of lamotrigine and lithium maintenance treatment in recently manic or hypomanic patients with bipolar I disorder. Arch Gen Psychiatry. 2003;60(4):392-400.

- Cipriani A, Pretty H, Hawton K, Geddes JR. Lithium in the prevention of suicidal behavior and all-cause mortality in patients with mood disords: a systematic review of randomized trials. Am J Psychiatry, 2005;162(10):1805-19.
- Citrome L. Paliperidone palmitate – review of the efficacy, safety and cost of a new second-generation depot antipsychotic medication. Int J Clin Pract. 2010;64(2):216-39.
- Currier MB, Goodnick PJ. Calcium antagonists and newer anticonvulsants. In: Goodnick PJ. Mania: clinical and research perspectives. Washington, DC: American Psychiatric Press; 1998.
- Del Favero E, Montemagni C, Bozzatello P, Brasso C, Riccardi C, Rocca P. The Management of Prodromal Symptoms of Bipolar Disorder: Available Options and Future Perspectives. Medicina (Kaunas). 2021;57(6):545.
- Dietrich DE, Kropp S, Emrich HM. Oxcarbazepine in affective and schizoaffective disorders. Pharmacopsychiatry. 2001;34(6):242-50.
- Freeman MP, Freeman SA. Lithium: clinical considerations in internal medicine. Am J Med. 2006;119(6):478-81.
- Frye MA. Clinical practice. Bipolar disorder – a focus on depression. N Engl J Med. 2011;364(1):51-9.
- Gold AK, Kinrys G. Treating Circadian Rhythm Disruption in Bipolar Disorder. Curr Psychiatry Rep. 2019;21(3):14.
- Goldberg JF, Garno JL, Leon AC, Kocsis JH, Portera L. Rapid titration of mood stabilizers predicts remission from mixed or pure mania in bipolar disorder. J Clin Psychiatry. 1998;59(4):151-8.
- Goodnick PJ. The use of nimodipine in the treatment of mood disorders. Bipolar Disord. 2000;2(3 Pt 1):165-73.
- Goodwin FK, J amison KR. Fundamentals of treatment. In: Goodwin FK, Jamison KR. Manic depressive illness bipolar disorders and recurrent depression. 2. ed. New York: Oxford University Press; 2007.
- Hirschfeld RM, Allen MH, McEvoy JP, Keck PE Jr, Russell JM. Safety and tolerability of oral loading divalproex sodium in acutely manic bipolar patients. J Clin Psychiatry. 1999;60(12):815-8.
- Kane JM. Tardive dyskinesia in affective disorders. J Clin Psychiatry. 1999;60(Suppl 5):43-9.
- Kessler RC, Merikangas KR, Wang PS. Prevalence, comorbidity, and service utilization for mood disorders in the United States at the beginning of the twenty-first century. Annu Rev Clin Psychol. 2007;3:137-58.
- Kim AM, Salstein L, Goldberg JF. A Systematic Review of Complex Polypharmacy in Bipolar Disorder: Prevalence, Clinical Features, Adherence, and Preliminary Recommendations for Practitioners. J Clin Psychiatry. 2021;82(3):20r13263.
- Leboyer M, Kupfer DJ. Bipolar disorder: new perspectives in health care and prevention. J Clin Psychiatry. 2010;71(12):1689-95.
- Machado-Vieira R, Manji HK, Zarate CA Jr. The role of lithium in the treatment of bipolar disorder: convergent evidence for neurotrophic effects as a unifying hypothesis. Bipolar Disord. 2009;11(Suppl 2):92-109.
- Machado-Vieira R, Soares JC, Lara DR, Luckenbaugh DA, Busnello JV, Marca G et al. A double-blind, randomized, placebo-controlled 4-week study on the efficacy and safety of the purinergic agents allopurinol and dipyri-

damole adjunctive to lithium in acute bipolar mania. J Clin Psychiatry. 2008;69(8):1237-45.

- Maj M. The effect of lithium in bipolar disorder: a review of recent research evidence. Bipolar Disord. 2003;5(3):180-8.
- Melzer DL, Teng CT. Psicofarmacologia do Transtorno Afetivo Bipolar. In: Teng CT, Demetrio FN. Psicofarmacologia Aplicada. São Paulo: Atheneu; 2006. p. 103-126.
- Merikangas KR, Jin R, He JP, Kessler RC, Lee S, Sampson NA et al. Prevalence and correlates of bipolar spectrum disorder in the world mental health survey initiative. Arch Gen Psychiatry. 2011;68(3):241-51.
- Moreno DH. Prevalência e características do espectro bipolar em amostra populacional definida da cidade de São Paulo. 232 p. Tese (Doutorado em Ciências). Faculdade de Medicina da Universidade de São Paulo, Universidade de São Paulo, São Paulo; 2004.
- Moreno RA. Procedimentos Terapêuticos. In: Moreno RA, Moreno DH. Da Psicose maníaco-depressiva ao espectro bipolar. 2. ed. São Paulo: Segmento Farma; 2008, p. 377-478.
- Morgan VA, Mitchell PB, Jablensky AV. The epidemiology of bipolar disorder: sociodemographic, disability and service utilization data from the Australian National Study of Low Prevalence (Psychotic) Disorders. Bipolar Disord. 2005;7(4):326-37.
- Musselman M, Faden J, Citrome L. Asenapine: an atypical antipsychotic with atypical formulations. Ther Adv Psychopharmacol. 2001;11:20451253211035269.
- Ng QX, Han MX, Teoh SE, Yaow CYL, Lim YL, Chee KT. A Systematic Review of the Clinical Use of Gabapentin and Pregabalin in Bipolar Disorder. Pharmaceuticals (Basel). 2021;14(9):834.
- Nunes PV, Forlenza OV, Gattaz WF. Lithium and risk for Alzheimer's disease in elderly patients with bipolar disorder. Br J Psychiatry. 2007;190:359-60.
- Organização Mundial da Saúde. Código Internacional de Doenças (CID-10). 10. ed. In: Caetano D. Classificação de Transtornos Mentais e de Comportamentos da CID-10: descrições clínicas e diretrizes diagnósticas, Porto Alegre: Artes Médicas; 1993.
- Oswald P, Souery D, Kasper S, Lecrubier Y, Montgomery S, Wyckaert S et al. Current issues in bipolar disorder: a critical review. Eur Neuropsychopharmacol. 2007;17(11):687-95.
- Silver JM, Hales RE, Yudofsky SC. Neuropsychiatric aspects of traumatic brain injury. In: Yudofsky SC, Hales RE. Neuropsychiatry and Clinical Neurosciences. Washington: American Psychiatry Publishing; 2002. p. 625-72.
- Soares MBM, Almeida KM, Moreno RA. Tratamento médico clínico. In: Moreno RA, Moreno DH. Transtorno Bipolar do Humor. São Paulo: Lemos Editorial; 2002. p. 267-322.
- Shering Corporation. Saphris (asenapine) highlights of prescribing information [Internet]. Acesso em: 17 jun. 2010. Disponível em: <http://www.rxabbvie.com/pdf/saphris_pi.pdf>.
- Stahl SM. Psicofarmacologia: Bases neurocientíficas e aplicações práticas. Rio de Janeiro: Medsi; 2002. p. 235-87.

- Taveira ACA, Moreno RA. Caso Clínico 3 – transtorno bipolar do humor de início na adolescência. In: Moreno RA, Moreno DH. Transtorno Bipolar do Humor. São Paulo: Lemos Editorial; 2002. p. 367-74.
- Teng CT, Moreno RA. O papel do divalproato de sódio no tratamento dos transtornos de humor: eficácia, tolerabilidade e segurança. Rev Psiquiatr Clin. 2002;29(1):42-53.
- Yatham LN, Kennedy SH, O'Donovan C, Parikh S, MacQueen G, McIntyre R. Canadian Network for mood and anxiety treatments (CANMAT) guidelines for the management of patients with bipolar disorder: consensus and controversies. Bipolar Disord. 2005;7(Suppl 3):5-69.
- Yatham LN, Kennedy SH, Parikh SV, Schaffer A, Bond DJ, Frey BN et al. Canadian Network for Mood and Anxiety Treatments (CANMAT) and International Society for Bipolar Disorders (ISBD) 2018 guidelines for the management of patients with bipolar disorder. Bipolar Disord. 2018;20(2):97-170.
- Yatham LN, Kennedy SH, Schaffer A, Parikh SV, Beaulieu S, O'Donovan C et al. Canadian Network for Mood and Anxiety Treatments (CANMAT) and International Society for Bipolar Disorders (ISBD) collaborative update of CANMAT guidelines for the management of patients with bipolar disorder: update 2009. Bipolar Disord. 2009:11(3):225-55.
- Young L, Joffe RT, Robb JC, MacQueen GM, Marriott M, Patelis-Siotis I. Double-blind comparison of addiction of a second mood stabilizers versus an antidepressant to an initial mood stabilizer for treatment of patients with bipolar depression. Am J Psychiatry. 2000;157(1):124-6.
- Zarate CA Jr, Payne JL, Singh J, Quiroz JA, Luckenbaugh DA, Denicoff KD et al. Pramipexole for bipolar II depression: a placebo-controlled proof of concept study. Biol Psychiatry. 2004;56(1):54-60.

Psicofarmacologia dos Transtornos Mentais na Infância e na Adolescência

Fábio Pinato Sato

INTRODUÇÃO

A maior parte das medicações psicotrópicas usadas na infância e na adolescência se concentra no tratamento de três grandes patologias psiquiátricas: transtorno de déficit de atenção e hiperatividade (TDAH), transtorno depressivo maior (TDM) e transtornos ansiosos (TA). De todas as medicações prescritas, 80% compreendem os psicoestimulantes, os antipsicóticos atípicos (ou de segunda geração), os antagonistas alfa-adrenérgicos e os antidepressivos.

Alguns princípios básicos devem ser sempre lembrados na prescrição de qualquer psicotrópico:

- a certificação diagnóstica ou um alvo específico de sintoma (p. ex., no caso dos transtornos do espectro autista deve ser realizada por intermédio dos protocolos existentes (Manual Diagnóstico e Estatístico dos Transtornos Mentais – 5ª Revisão [DSM-5] – e Classificação Estatística Internacional de Doenças e Problemas Relacionados à Saúde – 11ª Revisão [CID-11]);
- a prescrição das medicações deve ser seguida, sempre que possível, de abordagens psicoterápicas reconhecidamente validadas para a situação;
- as medicações psicotrópicas precisam ser devidamente regulamentadas pela Food and Drug Administration (FDA), garantindo, assim, um padrão formal de segurança e eficácia em suas indicações/liberações;
- a monoterapia, preferencialmente, deve ser utilizada;
- as mudanças na conduta terapêutica, tanto na medicação quanto nas doses, devem ser realizadas sequencialmente, não de forma simultânea;
- a segurança da terapêutica escolhida é sempre a chave para uma boa eficácia (perfil de efeitos colaterais e riscos de toxicidade).

PSICOESTIMULANTES E AGENTES AGONISTAS ALFA-2-ADRENÉRGICOS

Psicoestimulantes

Atualmente, no Brasil, existem três formulações disponíveis para o tratamento do TDAH: o cloridrato de metilfenidato (*d-, l-*) de curta ação, o cloridrato de metilfenidato de longa ação e o dimesilato de lisdexanfetamina. O termo psicoestimulante (PE) é usado para caracterizar o aumento da atividade do sistema nervoso central (SNC) em algumas regiões cerebrais e sua inibição em outras (neocórtex e zonas frontais).

Os estudos controlados e randomizados que fizeram parte do protocolo de aprovação dos psicoestimulantes pela FDA mostraram alta eficácia na redução dos sintomas principais do TDAH. Em comparação com o placebo, os PE mostraram resposta significativamente maior na redução dos sintomas externalizantes do TDAH e de seus sintomas disruptivos, caracterizando, assim, seu alto impacto nos sintomas comportamentais em detrimento de seu baixo impacto nos sintomas cognitivos e de aprendizagem.

Seu mecanismo de ação se baseia na capacidade de liberar catecolaminas (dopamina e noradrenalina) e bloquear sua recaptação. O metilfenidato, assim como a cocaína, tem afinidade pelo transportador de dopamina, cujo bloqueio é agora considerado mecanismo putativo para a ação de psicoestimulantes no SNC humano.

No Brasil, a única anfetamina disponível é a lisdexanfetamina, produzida a partir de seu dextro (D) isômero único. Ainda não são comercializadas as versões racêmicas, com as misturas de sais.

A eficácia no tratamento quando em comparação com o metilfenidato é semelhante. Algumas crianças cujos efeitos colaterais inviabilizaram o uso de metilfenidato obtiveram êxito com as anfetaminas, as quais são metabolizadas pelo fígado e excretadas pela urina. A ingestão com vitamina C ou suco de frutas diminui sua absorção, enquanto agentes alcalinizantes a aumentam.

AGONISTAS ALFA-2-ADRENÉRGICOS

A clonidina, um receptor agonista alfa-2-adrenérgico pré-sináptico indicado para o tratamento de hipertensão arterial, é o único fármaco dessa categoria regulamentado pela Agência Nacional de Vigilância Sanitária (Anvisa) e disponível no Brasil (a guanfacina não é comercializada).

A clonidina para o tratamento do TDAH é considerada uma opção aos psicoestimulantes, tendo mostrado moderada eficácia na redução dos sintomas de hiperatividade e impulsividade, principalmente quando associados a outras comorbidades psiquiátricas, como transtorno de oposição e desafio, transtorno de conduta, quadros de ansiedade e transtorno de tiques (**Tabela 8.1**).

Tabela 8.1. Especificações das medicações para o tratamento de TDAH

Medicação	Nome comercial	Tempo de ação	Dose inicial	Dose-padrão	FDA
Metilfenidato (curta duração)	Ritalina®	3 a 5 horas	5 mg	30 a 40 mg (doses divididas)	Sim ≥ 6 anos[a]
Metilfenidato (longa ação) (lib em 2 picos)	Ritalina LA®	8 a 10 horas	10-20 mg	30 a 40 mg	Sim ≥ 6 anos
Metilfenidato (longa ação) (lib linear)	Concerta®	10 a 12 horas	18 mg	36 a 54 mg	Sim ≥ 6 anos
Lisdexanfetamina	Venvanse®	8 a 10 horas	30 mg	50 a 70 mg	Sim ≥ 6 anos
Clonidina	Atensina®	3 a 5 horas	0,025 mg	0,4 mg (doses divididas)	Sim ≥ 6 anos

[a]Em 2011, a Associação Americana de Pediatria incluiu, em seu protocolo de tratamento, o uso do metilfenidato em crianças a partir de 4 anos.
Fonte: desenvolvida pelo autor.

Precauções

Recomendam-se atenção especial aos efeitos colaterais (**Tabela 8.2**) e alguns cuidados especiais (**Tabela 8.3**).

Tabela 8.2. Principais efeitos colaterais

Dor abdominal
Redução/perda do apetite[a]
Redução de peso
Insônia
Irritabilidade
Déficit no crescimento[b]

[a]Atenção à escolha do fármaco (duração e liberação) e ao horário de uso.
[b]Efeito colateral raro e controverso desde sua descrição, em 1972, com descrições de redução de 1 a 1,5 cm no crescimento, mas com compensação no final da adolescência. Sempre é útil lembrar as pausas aos finais de semana e nas férias.
Fonte: desenvolvida pelo autor.

Tabela 8.3. Cuidados especiais

Hipersensibilidade ao fármaco de escolha
Sintomas psiquiátricos, como ansiedade, tensão e agitação, além da presença de tiques ou história familiar de TT
Glaucoma
Não usar concomitantemente com os inibidores de monoamina oxidase (IMAO)
Fármacos com potencial de abuso e dependência
Aumento da pressão arterial
Redução do limiar convulsivo
Checagem cardiológica com a realização de um eletrocardiograma de base (atenção às histórias cardiológicas pessoal e familiar)

Fonte: desenvolvida pelo autor.

ANTIDEPRESSIVOS

Os antidepressivos são formalmente indicados para o tratamento de TA, transtorno obsessivo-compulsivo (TOC) e transtornos do humor (além da enurese).

Os TA mais comuns na infância e na adolescência são o transtorno de ansiedade generalizada, o transtorno de ansiedade social e o transtorno de ansiedade de separação os quais têm prevalência de, pelo menos, 15% a 20% da maioria dos sintomas nessa população), enquanto o transtorno de estresse pós-traumático, o TOC e o transtorno do pânico são menos prevalentes. Com exceção da duloxetina, nenhum outro antidepressivo é formalmente liberado pela FDA para o tratamento dos TA, em parte devido às regras impostas pelo órgão, exigindo que os estudos de validação sejam feitos para a patologia específicas, sem levar em conta o grande número de comorbidades desses transtornos, principalmente na infância. O National Institute of Health (NIH), no entanto, mediante vários estudos multicêntricos de relevância, demonstrou a eficácia e a segurança de fluoxetina, sertralina e fluvoxamina no tratamento dos TA na infância e na adolescência.

Os principais sintomas-alvo dos TA são os medos, as fobias, as preocupações exageradas e as queixas somáticas (**Tabela 8.4**).

Os antidepressivos classificados como inibidores seletivos da recaptação de serotonina (ISRS) são os fármacos de escolha para o tratamento dos TA, do TOC e dos transtornos de humor, os quais incluem o transtorno depressivo maior (TDM) e o transtorno do humor bipolar (THB). Os únicos antidepressivos tricíclicos (TC)

Tabela 8.4. Principais queixas somáticas

Queixas	Incidência
Irritação/impaciência	74%
Dor epigástrica	70%
Rubor facial	51%
Palpitações	48%
Tensão muscular	45%
Sudorese	45%
Tremor	43%
Fadiga	35%
Sentir-se paralisado	32%
Calafrios e ondas de calor	31%

Fonte: desenvolvida pelo autor.

formalmente indicados são a clomipramina e a imipramina, esta última somente na enurese noturna (**Tabela 8.5**). Veja especificações de alguns antidepressivos na **Tabela 8.6**.

Tabela 8.5. Indicações para o tratamento de TA, TOC e TDM

Medicação	Indicações	Aprovações FDA
Fluoxetina	TA TOC TDM	Não Sim, ≥ 7 anos Sim, ≥ 8 anos
Sertralina	TA TOC	Não Sim, ≥ 6 anos
Fluvoxamina	TA TOC	Não Sim, ≥ 7 anos
Escitalopram	TDM	Sim, ≥ 12 anos
Duloxetina[a]	TA	Sim, ≥ 7 anos
Clomipramina[b]	TA TOC	Não Sim, ≥ 10 anos
Imipramina	Enurese	Sim, ≥ 6 anos

[a]Antidepressivo inibidor seletivo da recaptação de serotonina e noradrenalina.
[b]Antidepressivo tricíclico.
Fonte: desenvolvida pelo autor.

Tabela 8.6. Especificações dos antidepressivos

Medicação	Nome comercial	Dose inicial	Dose máxima	Meia-vida	Apresentações
Fluoxetina	Prozac®	5 a 10 mg	60 mg	24 a 72 horas	Cápsulas, comprimidos ou gotas
Escitalopram	Lexapro®	5 a 10 mg	20 mg	14 a 16 horas	Comprimidos ou gotas
Sertralina	Zoloft®	6 a 12 anos: 25 mg 13 a 17 anos: 50 mg	200 mg	14 a 16 horas	Cápsulas ou comprimidos
Fluvoxamina	Luvox®	25 mg	8 a 11 anos: 200 mg 12 a 17 anos: 300 mg	14 a 16 horas	Comprimidos
Duloxetina	Cymbalta®	30 mg	120 mg	14 a 16 horas	Cápsulas

Fonte: desenvolvida pelo autor.

A escolha dos antidepressivos se baseia em alguns aspectos, como sua meia-vida, sua posologia e seu potencial de interação medicamentosa. A fluoxetina, por possuir uma meia-vida de 24 a 72 horas, pode ser indicada a pacientes com perfil ruim de adesão ao tratamento; a fluvoxamina tem sua utilização dificultada em virtude de sua posologia indicar o uso fracionado; e o escitalopram, por ter um impacto menor nas isoenzimas do citocromo P450, é menos vulnerável às interações medicamentosas (todas as informações sobre as medicações estão disponíveis no Drug@FDA).

Tendo-se em conta que as ações terapêuticas ocorrem dentro de três a quatro semanas, o ajuste da dose deve ser feito com cuidado e atenção aos efeitos colaterais que ocorrem no início do tratamento, como hipercinesia, insônia, inquietação (sintomas de "ativação", mais comuns em crianças pequenas), dor abdominal, diarreia e desconfortos gerais. Preconiza-se o ajuste a cada quatro ou sete dias, tendo como meta a dose-padrão estabelecida.

O tratamento para o TDM é dividido em três fases: aguda, manutenção de médio prazo e manutenção de longo prazo. O objetivo principal da fase aguda, que dura em torno de 6 a 12 semanas, é o recrudescimento dos sintomas depressivos. A fase de manutenção de médio prazo visa à consolidação da remissão e mantém-se por período de 4 a 12 meses. A manutenção de longo prazo objetiva a prevenção das recaídas ou até a recorrência de novos episódios. Portanto, prolonga-se além de um ano. Grande parte dos estudos se concentra na fase aguda e poucos são os das fases de manutenção.

Os antidepressivos TC não são liberados pela FDA para o tratamento de TDM na infância e na adolescência. Os estudos realizados não mostraram respostas melhores que o placebo (hipótese da maturação neuronal) e houve grande incidência de efeitos colaterais, além da letalidade em casos de intoxicação.

Em outubro de 2004, a FDA lançou um alerta, a ***FDA BLACK-BOX WARNING***, em caráter restritivo, sobre o risco de suicídio (ideação suicida, pensamentos suicidas ou morte por suicídio) associado ao uso dos antidepressivos ISRS. Foi elaborado um guia para o paciente e sua família, descrevendo a medicação em questão, o propósito de seu uso e a ocorrência dos efeitos colaterais. Incluía também orientações sobre o fato de o acompanhamento médico ser realizado com frequência semanal nas primeiras quatro semanas, quinzenal nas próximas 4 ou 12 semanas e, após esse período, a critério médico.

Em maio de 2007, a FDA reelaborou o alerta, informando aos pais apenas o necessário sobre o risco de suicídio e o uso dos antidepressivos. Não há mais a restrição, apenas um guia ressaltando os cuidados necessários.

O suicídio induzido pelo uso de antidepressivos entre crianças e adolescentes é raro. Dois estudos estruturaram a mudança de paradigma realizada pela FDA em 2007. O primeiro, com 4.300 participantes em 23 ensaios clínicos, mostrou que 2% das crianças e dos adolescentes que usaram a medicação placebo, contra 4% dos que usaram antidepressivos, apresentaram pensamentos suicidas e/ou ideação suicida (diferença de risco de 2%). O segundo estudo, com 27 ensaios clínicos e 5.300 participantes, mostrou diferença de risco de 0,7%. Um terceiro estudo, com 35 ensaios clínicos e 6.000 participantes, foi realizado, mostrando diferença de risco de 0,9%.

Alguns efeitos colaterais estão listados na **Tabela 8.7** e as interações medicamentosas, na **Tabela 8.8**.

ANTIPSICÓTICOS

Os antipsicóticos são indicados pela FDA para o tratamento da esquizofrenia e de outros transtornos psicóticos, do THB, do transtorno de Tourett e de algumas alterações do comportamento. Seus efeitos-alvo incluem delírios, alucinações, alterações formais

Tabela 8.7. Principais efeitos colaterais dos antidepressivos

Sintomas gastrointestinais – dor epigástrica, diarreia, constipação
Náusea, boca seca
Inquietação – acatisia
Sudorese excessiva
Cefaleia
Aumento ou diminuição do apetite
Aumento ou redução do sono; despertares noturnos
Pesadelos, sonhos vívidos
Impulsividade, agitação, irritabilidade (comportamentos de ativação)[a]
Sexuais – diminuição da libido, anorgasmia, retardo ejaculatório

*Geralmente bem tolerados, os antidepressivos podem acarretar os efeitos colaterais, que são dependentes da dose e que tendem a reduzir ou até remitir-se com o tempo de uso.
[a]Das crianças e dos adolescentes em uso de antidepressivos, 3% a 8% são vulneráveis aos sintomas de ativação, que, a princípio, devem ser diferenciados dos sintomas de hipomania e mania.
Fonte: desenvolvida pelo autor.

Tabela 8.8. Interações medicamentosas

Enzimas do citocromo P450, CYP3A3/4 e CYP2D6 medeiam 30% a 50% do mecanismo oxidativo da metabolização dos fármacos, exceto citalopram/escitalopram e sertralina
A inibição das enzimas do citocromo P450 converte um metabolizador normal em um metabolizador lento, com potencial de intoxicação aumentado
Atenção aos outros fármacos que também são metabolizados pelo citocromo P450: antidepressivos tricíclicos, antipsicóticos, antiarrítmicos, anti-hipertensivos, teofilina, atomoxetina, benzodiazepínicos, carbamazepina e varfarina
Risco de síndrome serotoninérgica com o uso concomitante de IMAO

IMAO: inibidor da monoamina oxidase.
Fonte: desenvolvida pelo autor.

do pensamento, estabilizações do humor (nos quadros maniformes e na irritabilidade), agitações e quadros que envolvem comportamentos agressivos.

O mecanismo de ação básico dos antipsicóticos típicos ou convencionais ocorre pelo bloqueio dos receptores dopaminérgicos D_2, principalmente na via mesolímbica, reduzindo os sintomas psicóticos positivos (delírios, alucinações, alterações da linguagem e da forma de comunicação, discurso e comportamento desorganizados, comportamento catatônico e agitação psicomotora) de uma forma geral. Para que o bloqueio seja capaz, no entanto, de reduzir os sintomas, ele se estende por todo o cérebro, inclusive pelas vias mesocortical e nigroestriatal, acarretando, assim, efeitos colaterais indesejáveis (apatia, anedonia, falta de motivação e interesse para diversas situações de vida diária e vários distúrbios de movimento – síndrome extrapiramidal [SEP], como o parkinsonismo, discinesia tardia, acatisia e distonia aguda). O bloqueio específico dos receptores D_2 na via dopaminérgica tuberoinfundibular provoca elevação das concentrações plasmáticas da prolactina (hiperprolactinemia) associada a galactorreia e a amenorreia.

Veja os efeitos colaterais dos antipsicóticos de primeira geração (**Tabela 8.9**) e de segunda geração (**Tabela 8.10**).

Tabela 8.9. Efeitos colaterais dos antipsicóticos típicos ou de primeira geração

Sintomas extrapiramidais
Bloqueio dos receptores D_2 na via nigroestriatal Distúrbios de movimento como os da doença de Parkinson: rigidez, acinesia/bradicinesia e tremor (parkinsonismo)
Discinesia tardia
Bloqueio crônico dos receptores D_2 na via nigroestriatal – supersensibilização ou suprarregulação (risco de 5% dos pacientes; risco genético) Distúrbio de movimento hipercinético: mastigação constante, protrusão de língua, caretas faciais, movimentação de membros (espasmos rápidos)
Efeitos anticolinérgicos
Bloqueio dos receptores colinérgicos muscarínicos M_1 Boca seca, visão turva, constipação intestinal e embotamento cognitivo
Sedação, ganho de peso, hipotensão ortostática
Bloqueio dos receptores histaminérgicos H_1 Bloqueio dos receptores α_1-adrenérgicos
Alterações metabólicas e endocrinológicas
Bloqueio dos receptores D_2 na via tuberoinfundibular Galactorreia, amenorreia, ginecomastia e disfunções sexuais

Fonte: desenvolvida pelo autor.

Os antipsicóticos atípicos ou de segunda geração (por terem sido desenvolvidos após a introdução da clozapina) têm atuação igual à dos típicos em relação aos sintomas positivos (delírios, alucinações, e distúrbios na comunicação e na linguagem e comportamento desorganizado), mas com perfil reduzido de efeitos colaterais (extrapiramidais e na hiperprolactinemia), o que se deve ao panorama farmacológico associado a essa classe de medicamentos. Esses antipsicóticos podem ser definidos como antagonistas da serotonina-dopamina, ou seja, que antagonizam, simultaneamente, os receptores serotoninérgicos 5HT2A e os dopaminérgicos D_2. Outras ações importantes incluem as de agonistas parciais nos receptores 5HT1A e D2.

Tabela 8.10. Efeitos colaterais dos antipsicóticos atípicos ou de segunda geração

Distonia aguda
Pouca ou quase nenhuma diferença entre os antipsicóticos
Discinesia tardia
Pouca ou nenhuma diferença entre os antipsicóticos, sendo muito rara essa manifestação em crianças
Efeitos anticolinérgicos
Olanzapina > Quetiapina > Lurasidona > Risperidona = Aripiprazol = Bexpiprazol
Sedação
Olanzapina > Lurasidona > Quetiapina > Risperidona ≥ Aripiprazol = Bexpiprazol
Ganho de peso
Olanzapina > Lurasidona > Quetiapina > Risperidona > Aripiprazol = Bexpiprazol
Alterações metabólicas (hipercolesterolemia, hipertrigliceridemia, hiperglicemia)
Olanzapina > Lurasidona > Quetiapina > Risperidona > Aripiprazol = Bexpiprazol
Alterações endocrinológicas (ginecomastia e galactorreia)
Risperidona[a] > Lurasidona > Olanzapina > Quetiapina > Aripiprazol = Bexpiprazol

[a]Prolactina < 80 ng/mL como limite tolerável.
Fonte: desenvolvida pelo autor.

As indicações formais, determinadas pela FDA, para o uso dos antipsicóticos são: transtornos psicóticos (incluindo a esquizofrenia de início precoce – antes dos 13 anos), o transtorno de Tourette, THB (incluindo irritabilidade associada ao transtorno do espectro autista) e outras alterações do comportamento (**Tabelas 8.11** a **8.14**).

A escolha dos antipsicóticos se baseia muito mais no perfil do paciente, associado aos efeitos colaterais previstos, do que na própria eficácia, visto que todos foram eficazes no controle dos sintomas psicóticos de forma parecida. Por exemplo, a olanzapina é associada a alterações metabólicas e maior ganho de peso,

Tabela 8.11. Principais antipsicóticos disponíveis no mercado brasileiro utilizados em crianças e adolescentes

Medicação	Dose usual	Equivalência dose	Meia-vida	Apresentações
Haloperidol	0,5 a 10 mg	2 mg	12 a 38 horas	Gotas, comprimidos e solução injetável
Clorpromazina	10 a 200 mg	75 mg	8 a 33 horas	Gotas, comprimidos e solução injetável
Pimozida	2 a 6 mg	2 mg	55 horas	Comprimidos
Tioridazina	20 a 400 mg	100 mg	10 horas	Comprimidos
Risperidona	2 mg	1 mg	20 a 24 horas	Solução oral, comprimidos e solução injetável de depósito
Quetiapina	100 a 600 mg	75 mg	6 a 7 horas	Comprimidos
Aripiprazol	2,5 a 15 mg	5 mg	75 horas	Comprimidos
Olanzapina	2,5 a 20 mg	4 mg	21 a 54 horas	Comprimidos
Paliperidona	3 a 12 mg	1,5 mg	23 horas	Comprimidos e solução injetável
Lurasidona	40 a 80 mg	40 mg	18 a 31 horas	Comprimidos

Fonte: desenvolvida pelo autor.

Tabela 8.12. Indicações para o tratamento de esquizofrenia e transtorno de Tourette

Medicação	Nome comercial	Indicações	Aprovações FDA
Haloperidol	Haldol®	Transtornos psicóticos Transtorno de Tourette Hiperatividade Alterações de comportamento Explosões afetivas	Sim, ≥ 3 anos
Pimozida	Orap®	Transtorno de Tourette	Sim, ≥ 8 anos
Risperidona	Risperdal®	Esquizofrenia	Sim, ≥ 13 anos
Quetiapina	Seroquel®	Esquizofrenia	Sim, ≥ 13 anos
Aripiprazol	Aristab®	Esquizofrenia	Sim, ≥ 13 anos
Olanzapina	Zyprexa®	Esquizofrenia	Sim, ≥ 13 anos
Paliperidona	Invega®	Esquizofrenia	Sim, ≥ 12 anos
Lurasidona	Latuda®	Esquizofrenia	Sim, ≥ 13 anos
Bexpiprazol	Rexulti®	Esquizofrenia	Sim, ≥ 13 anos

Fonte: desenvolvida pelo autor.

Tabela 8.13. Indicações para o tratamento dos transtornos de humor[abc]

Medicação	Indicações	Aprovações FDA
Risperidona	Transtorno de humor bipolar	Sim, ≥ 10 anos
Quetiapina	Transtorno de humor bipolar	Sim, ≥ 10 anos
Aripiprazol	Transtorno de humor bipolar	Sim, ≥ 10 anos
Olanzapina	Transtorno de humor bipolar	Sim, ≥ 10 anos
Lurasidona	Transtorno de humor bipolar	Sim, ≥ 10 anos

a: transtornos de humor; b: transtorno depressivo maior; c: transtorno de humor bipolar.
Fonte: desenvolvida pelo autor.

Tabela 8.14. Indicações para o tratamento dos sintomas-alvo no transtorno do espectro autista (TEA)

Medicação	Indicações	Aprovações FDA
Risperidona	Irritabilidade	Sim, 5 a 6 anos
Aripiprazol	Irritabilidade	Sim, 6 a 17 anos

Fonte: desenvolvida pelo autor.

ao contrário do aripiprazol, que mantém baixos índices de ganho ponderal e poucas alterações metabólicas; a quetiapina, que é associada à sedação; e a risperidona, associada à suscetibilidade ao aumento da prolactina (geralmente com doses > 3 mg/dia) e aos efeitos endocrinológicos (ginecomastia e amenorreia). Atualmente os antipsicóticos atípicos são as medicações de escolha para o tratamento de sintomas psicóticos e/ou alterações de comportamento em crianças e adolescentes, devido ao perfil enxuto de efeitos colaterais.

ESTABILIZADORES DE HUMOR

Lítio

Os estabilizadores de humor são um grupo heterogêneo de medicações que incluem o carbonato de lítio, os anticonvulsivantes e os antipsicóticos (principalmente os antipsicóticos atípicos ou de segunda geração). São indicados para o tratamento de mania, depressão, irritabilidade e instabilidades de humor associadas ao THB (**Tabela 8.15**).

Tabela 8.15. Descrição das indicações formais pela FDA

Medicação	Indicações	Aprovações FDA
Lítio	Transtorno do humor bipolar	Sim, ≥ 12 anos
Divalproato de sódio	Epilepsia	Desde a infância
Carbamazepina	Epilepsia	Desde a infância
Oxcarbazepina	Epilepsia	≥ 4 anos
Lamotrigina	Epilepsia	≥ 2 anos

Fonte: desenvolvida pelo autor.

O uso dos estabilizadores de humor (com exceção dos antipsicóticos atípicos), no entanto, tem diminuído devido a três fatores:

- a maioria dos estudos de eficácia no tratamento da fase maníaca do transtorno do humor bipolar demonstra pouca ou nenhuma significância com relação ao placebo;
- a monitorização sanguínea, muitas vezes, é necessária;
- o custo-benefício em relação à resposta terapêutica e aos efeitos colaterais é ruim.

O lítio é um metal alcalino (**Li**) de número atômico 3 e massa atômica 7 do grupo 1 da tabela periódica. Foi a primeira medicação liberada pela FDA para o tratamento do THB em adolescentes. Por ter excreção basicamente renal, depende dos níveis de hidratação corporal para se manter eficaz e seguro.

A seguir, veja as precauções básicas (**Tabela 8.16**) e os efeitos colaterais (**Tabela 8.17**) no uso de estabilizadores do humor.

Tabela 8.16. Principais cuidados ao usar estabilizadores de humor

Precauções básicas
Índice terapêutico estreito • 0,8 a 1,2 mEq/L – janela terapêutica • ≥ 1,2 mEq/L – intoxicação
Sinais e sintomas de intoxicação: mal-estar geral com diarreia, vômitos, tontura, zumbido, fraqueza muscular acompanhada por dificuldade para andar e falta de coordenação motora, visão borrada
Realização das dosagens séricas – litemias até a dose ideal (a dose sérica necessita de pelo menos 5 dias para se estabilizar)
Realização de exames antes e durante o uso do lítio (hemograma, função renal, função tireoidiana e eletrocardiograma)
Usar com muita precaução concomitantemente com anti-inflamatórios e diuréticos
Manter a hidratação corporal por meio da ingesta hídrica frequente (restrição moderada a bebidas com cafeína)

Fonte: desenvolvida pelo autor.

Tabela 8.17. Efeitos colaterais dos estabilizadores de humor

Ganho de peso
Gastrointestinais
Náuseas, vômitos e diarreia
Neurológicos
Certa lentificação, tremores e ataxia
Dermatológicos
Acne e *rash* cutâneo
Endocrinológico
Hipotireoidismo
Renal
Certa poliúria

Fonte: desenvolvida pelo autor.

MEDICAÇÕES DE USO *OFF-LABEL*

As medicações de uso ***off-label*** são usadas sem a devida aprovação da FDA, mas seguindo o consenso médico e a experiência clínica estruturada nos protocolos de tratamento para cada patologia ou conjunto de sintomas.

A **Tabela 8.18** contém algumas medicações que não foram discutidas no decorrer do capítulo, mas que fazem parte da rotina da clínica médica psiquiátrica. Outras tantas medicações também têm seu uso ***off-label***, como o divalproato de sódio, a carbamazepina, o lítio, alguns antidepressivos, alguns antipsicóticos e até mesmo os psicoestimulantes. Dicas importantes você encontra na **Tabela 8.19**.

É um dever ético informar aos pais ou responsáveis da criança e do adolescente que as medicações eventualmente prescritas pelo médico não têm a aprovação formal da FDA.

Tabela 8.18. Medicações prescritas sem aprovação da FDA

Medicação	Nome comercial	Dose-padrão	Meia-vida	Aprovações FDA
Clonazepam	Rivotril®	0,25 a 2 mg	30 a 40 horas	Não*
Lorazepam	Lorax®	0,25 a 5 mg	10 a 20 horas	Não
Alprazolam	Frontal®	0,25 a 4 mg	12 a 15 horas	Não
Melatonina	Melatonin®	0,5 a 10 mg	35 a 50 min	Não**

*Quadro de desinibição em crianças associado ao uso de benzodiazepínicos: irritabilidade, agressividade e agitação.

**Indicação para distúrbios do sono em crianças com transtorno do espectro autista.

Fonte: desenvolvida pelo autor.

Tabela 8.19. Dicas finais

Utilizar apenas o peso da criança como referência na dosagem da medicação pode acarretar uma prescrição subclínica, tendo-se em vista que a metabolização é mais rápida nessa população
Familiares, professores e outros cuidadores são importantes fontes para avaliar os efeitos terapêuticos ou os eventuais efeitos colaterais das medicações
As crianças e os adolescentes, sempre que possível, devem ser parceiros no tratamento, sendo, portanto, orientados sobre o uso, as características, os horários e os prazos da medicação
Crianças pequenas costumam ser mais sensíveis aos efeitos colaterais
O uso *off-label*, com bom senso, de algumas medicações é uma prática frequente nos Estados Unidos
É importante discriminar as possíveis comorbidades existentes
Lembrar-se das síndromes de retirada de alguns antidepressivos: paroxetina, fluvoxamina, escitalopram, venlafaxina
Sempre levar em conta o custo-benefício do efeito terapêutico e da ocorrência dos efeitos colaterais

Fonte: desenvolvida pelo autor.

BIBLIOGRAFIA

- Amato D, Natesan S, Yavich L, Kapur S, Muller CP. Dynamic regulation of dopamine and serotonin responses to salient stimuli during chronic haloperidol treatment. Int J Neuropsychopharmacol. 2011;14(10):1327-39.
- American Psychiatric Association. Manual Diagnóstico e Estatístico de Transtornos Mentais. 5. ed. Porto Alegre: Artmed; 2014.
- Biederman J, Krishnan S, Zhang Y, McGough JJ, Findling RL. Efficacy and tolerability of lisdexamfetamine dimesylate (NRP-104) in children with attention-deficit/hyperactivity disorder: a phase III, multicenter, randomizade, double-blind, forced-dose, parallel-group study. Clin Ther. 2007;29(3):450-63.
- Biederman J, Spencer TJ, Monuteaux MC, Faraone SV. A naturalistic 10-year prospective study of height and weight in children with attention-deficit hyperactivity disorder grown up: sex and treatment effects. J Pediatr. 2010;157(4):635-40.
- Birmaher B, Ryan ND, Williamson DE, Brent SA, Kaufman J, Dahl RE et al. Childhood and adolescent depression: a review of the past 10 years. Part I. J Am Acad Child Adolesc Psychiatry. 1996;35(11):1427-39.
- Bridge JA, Birmaher B, Iyengar S, Barbe RP, Brent DA. Placebo response in randomizade controlled trials of antidepressants for pediatric major depressive disorder. Am J Psychiatry. 2009;166(1):42-9.
- Bridge JA, Iyengar S, Salary CB, Barbe RP, Birmaher B, Pinchs HA et al. Clinical response and risk for reported suicidal ideation and suicide attempts in pediatric antidepressant treatment: a meta-analysis of randomized controlled trials. JAMA. 2007;297(15):1683-96.

- Committee on Psychosocial Aspects of Child and Family Health and Task Force on Mental Health. Policy Statement – The future of pediatrics: mental health competencies for pediatric primary care. Pediatrics. 2009;124(1):410-21.
- Connor DF, Barkley RA, Davis HT. A pilot study of methylphenidate, clonidine, or the combination in the ADHD comorbid with aggressive oppositional defiant or conduct disorder. Clin Pediatr (Phila). 2000;39(1):15-25.
- Connor DF, Fletcher KE, Swason JM. A meta-analysis of clonidine for symptoms of attention-deficit hyperactivity disorder. J Am Acad Child Adolesc Psychiatry. 1999;38(12):1551-9.
- Correl CU, Manu P, Olshanskiy V, Napolitano B, Kane JM, Malhotra AK. Cardiometabolic risk of second-generation antipsychotic medications during first-time use in chidren and adolescents. JAMA. 2009;302(16):1765-73.
- Correl CU, Sheridan EM, DelBello MP. Antipsychotics and mood stabilizer efficacy and tolerability in pediatric and adult patients with bipolar I mania: a comparative analysis of acute, randomizade, placebo-controlled trials. Bipolar Disord. 2010;12(2):116-41.
- Faraone SV, Biederman J, Morley CP, Spencer TJ. Effect of stimulants on height and weight: a review of the literature. J Am Acad Child Adolesc Psychiatry. 2008;47(9):994-1009.
- Faraone SV, Biederman J, Spencer TJ, Aleardi M. Comparing the efficacy of medications used for ADHA using meta-analisys. MedGenMed. 2006;8(4):4.
- Friedman RA. Antidepressants' Black-Box Warning – 10 years later. N Engl J Med. 2014;371(18):1666-8.
- Gelenberg AJ, Freeman MP, Markowitz JC, Rosenbaum JF, Thase ME, Trivedi MH et al. Practice Guideline for the Treatment of Patients with Major Depressive Disorder. 3. ed. Arlington, VA: American Psychiatric Association; 2010.
- Geller B, Luby JL, Joshi P, Wagner KD, Emslie G, Walkup JT et al. A randomized controlled trial of risperidone, lithium or divalproex sodium for initial treatment of bipolar I disorder, maniac or mixed phase, in children and adolescents. Arch Gen Psychiatry. 2012;69(5):515-28.
- Ginsburg GS, Riddle MA, Davies M. Somatic symptoms in children and adolescents with anxiety disorders. J Am Acad Child Adolesc Psychiatriy. 2006;45(10):1179-87.
- Goldman SE, Adkins KW, Calcutt MW, Carter MD, Goodpaster RL, Wang L et al. Melatonin in Children with Autism Spectrum Disorders: Endogenous and Pharmacokinetic Profiles in Relation to Sleep. J Autism Dev Disord. 2014;44(10):2525-35.
- Graae F, Milner J, Rizzoto L, Klein RG. Clonazepan in childhood anxiety disorders. J Am Acad Child Adolesc Psychiatry. 1994;33(3):372-6.
- Greenhill LL, Pliszka S, Dulcan MK, Bernet W, Arnold V, Beitchman J. Practice parameter for the use of stimulant medications in the treatment of children, adolescents, and adults. J Am Acad Child Adolesc Psychiatry. 2002;41(2 Suppl): 26S-49S.
- Halloran DR, Swindle J, Takemoto SK, et al. Multiple psychiatric diagnoses common in privately insured children on atypical antipsychotics. Clin Pediatr (Phila). 2010;49(5):485-90.
- Hammad TA, Laughren T, Raccoosin J. Suicidality in pediatric patients treated with antidepressant drugs. Arch Gen Psychiatry. 2006;63(3):332-9.

- Hazell P, O'Connell D, Heathcote D, Henry D. Tricyclic drugs for depression in children and adolescents. Cochrane Database Syst Rev. 2000;2000(3):CD002317.
- Jensen JB, Kumra S, Leitten W, Oberstar J, Anjum A, White T. A comparative pilot study of second-generation antipsychotics in children and adolescents with schizophrenia-spectrum disorders. J Child Adolesc Psychopharmacol. 2008;18(4):317-26.
- Kapur S, Remington G. Atypical antipsychotics: new directions and new challenges in the treatment of schizophrenia. Annu Rev Med. 2001;52:503-17.
- Katz LY, Kozyrskyj AL, Prior HJ, Enns MW, Cox BJ, Sareen J. Effect of regulatory warnings on antipressant prescription rates, use of health services and outcomes among children, adolescents and young adults. CAMJ. 2008;178(8):1005-11.
- Kennard BD, Emslie GJ, Mayes TL, Nakonezny PA, Jones JM, Foxwell AA et al. Sequential treatment wiyh fluoxetine and relapse-prevention CBT to improve outcomes in pediatric depression. Am J Psychiatry. 2014;171(10):1083-90.
- Krause M, Zhu Y, Huhn M, Schneider-Thoma J, Bighelli I, Chaimani A et al. Efficacy, acceptability, and tolerability of antipsychotics in children and adolescents with schizophrenia: A network meta-analysis. Eu Neuropsychopharmacol. 2018;28(6):659-74.
- Olfson M, Blanco C, Wang S, Laje G, Correl CU. National trends in the mental health care of children, adolescents, and adults by office-based physicians. JAMA Psychiatry. 2014;71(1):81-90.
- Organização Mundial da Saúde. Classificação de Transtornos Mentais e de Comportamento da CID-10 – Diretrizes clínicas e diagnósticas, 10 ed. Porto Alegre: Artes Médicas; 1993.
- Pappagallo M, Silva PR. The effect of atypical antipsychotic agents on prolactin levels in children and adolescents. J Child Adolesc Psychopharmacol. 2004;14(3):359-71.
- Remington G, Kapur S. Antipsychotics dosing: how much but also how often? Schizophr Bull. 2010;36(5):900-3.
- Robb AS, McNamara N, Pavuluri MN, et al. Lithium in the acute treatment of a mania cor mixed episode in pediatric bipolar I disorder: a randomized, double-blind, placebo-controlled study. Abstract from the Annual Meeting of the American Academy of Child and Adolescent Psychiatry; 2014.
- Safer D, Allen R, Barr E. Depression of growth in hyperactive children on stimulant drugs. N Engl J Med. 1972;287(5):217-20.
- Safer DJ, Zito JM. Treatment-emergent adverse events from selective serotonin reuptake inhibitors by age group: children versus adolescents. J Child Adolesc Psychopharmacol. 2006;16(1-2):159-69.
- Schwartz BS, Bailey-Davis L, Bandeen-Roche K, Pollak J, Hirsch AG, Nau C et al. Attention deficit disorder, stimulant use, and childhood body mass index trajectory. Pediatrics. 2014;133(4):668-76.
- Sthal SM. Agentes Antipsicóticos. In: Psicofarmacologia: Bases Neurocientíficas e Aplicações Práticas. 4. ed. Rio de Janeiro: Guanabara Koogan, 2013. p. 78-219.
- Strawn JR, Prakash A, Zhang Q, Pangallo BA, Stroud CE, Cai N et al. A randomized, placebo-controlled study of duloxetine for the treatment of chil-

dren and adolescents with generalized anxiety disorder. J Am Acad Child Adolesc Psychiatry. 2015;54(4):283-93.
- Strawn JR, Welge JA, Wehry AM, Keeshin B, Rynn MA. Efficacy and tolerability of antidepressants in pediatric anxiety disorders: a systematic review and meta-analysis. Depress Anxiety. 2015;32(3):149-57.
- Subcommittee on Attention-Deficit/Hiperactivity Disorder, Sttering Commitee on Quality Improvement and Management. ADHD: Clinical Practice Guideline for the Diagnosis, Evaluation, and Treatment of Attention-Deficit/Hyperactivity Disorder in Children and Adolescents. Pediatrics. 2011;128(5):1007-22.
- Swanson JM, Lerner M, Williams L. More frequent diagnosis of attention deficit-hyperactivity disorder. N Engl J Med. 1995;333(14):944.
- US Department of Mental Health and Human Services. Agency for Healthcare Research and Quality. The number of practicing primary care physicians in the United States.
- Vitiello B. Research in child and adolescent pychopharmacology: recent accomplishments and new challenges. Psychopharmacology (Berl). 2207;191(1):5-13.
- Volkow ND, Ding YS, Fowler JS, Wang GJ, Logan J, Gatley JS et al. Is methylphenidate like cocaine? Studies on their pharmacokinetics and distribution in the human brain. Arch Gen Psychiatry. 1995;52(6):456-63
- Wagner KD, Redden L, Kowatch RA, Wilens TE, Segal S, Chang K et al. A double-blind, randomized, placebo-controlled trial of divalproex extended-release in the treatment of bipolar disorder in children and adolescents. J Am Acad Child Adolesc Psychiatry. 2009;48(5):519-32.
- Wang LJ, Chen CK, Huang YS. Neurocognitive performance and behavioral symptoms in patients with attention-deficit/hyperactivity disorder during twenty-four months of treatment with methylphenidate. J Child Adolesc Psychopharmacol. 2015;25(3):246-53.
- Wilens TE, Wyatt D, Spencer TJ. Disentangling disinhibition. J Am Acad Child Adolesc Psychiatry. 1998;37(11):1225-7.
- Zuvekas S, Vitiello B. Stimulant medication use in children: a 12-year perspective. Am J Psychiatry. 2012;169(2):160-6.

Psicofarmacologia dos Transtornos Mentais no Idoso

Tânia Corrêa de Toledo Ferraz Alves
Teng Chei Tung

INTRODUÇÃO

O aumento da expectativa de vida traz como consequência imediata o crescimento da prevalência e da incidência de doenças potencialmente crônicas, entre elas os transtornos mentais nos idosos. Assim, o maior conhecimento dos aspectos da psicofarmacologia dos idosos é importante para todos os médicos.

Os transtornos mentais são prevalentes na terceira idade, principalmente declínio cognitivo, transtornos de humor, transtornos ansiosos e insônia. Nos idosos, os quadros psiquiátricos frequentemente se apresentam em comorbidade com os quadros clínicos gerais, como hipertensão, diabetes, dislipidemias, entre outros. A **Tabela 9.1** apresenta a preocupação que pode se associar à presença de comorbidades em idosos.

Além disso, com o avançar da idade ocorrem mudanças fisiológicas no organismo que interferem no metabolismo dos fármacos. Portanto, as alterações na farmacocinética e na farmacodinâmica devem ser levadas em consideração, assim como a interação medicamentosa, visto que os idosos frequentemente tomam mais de um medicamento. A polifarmácia do idoso o torna particularmente vulnerável à ocorrência de interações medicamentosas e reações adversas, principalmente devido às variadas patologias que ocorrem cronicamente (**Tabela 9.2**).

Tabela 9.1. Psicofármacos potencialmente inapropriados para idosos, considerando-se o diagnóstico ou a condição clínica (Beers/2002)

Doença ou condição	Droga	Preocupação
Hipertensão arterial sistêmica	Pílulas dietéticas e anfetaminas	Possibilidade de elevação da pressão arterial em consequência da atividade simpatomimética
Convulsão ou epilepsia	Clozapina, clorpromazina, tioridazina e bupropiona	Possibilidade de diminuir o limiar convulsivo
Retenção urinária baixa	Anticolinérgicos, anti-histamínicos, antiespasmódicos gastrointestinais, relaxantes musculares, antidepressivos tricíclicos e descongestionantes	Possibilidade de diminuir o fluxo urinário levando à retenção urinária
Arritmias	Antidepressivo tricíclico	Preocupação devido a efeitos pró-arrítmicos e possibilidade de alterar o intervalo QT
Insônia	Descongestionantes, metilfenidato, inibidores da monoamina oxidase e anfetaminas	Cuidado com efeitos de estimulação do sistema nervoso central
Doença de Parkinson	Antipsicóticos convencionais e tacrina	Cuidado com seus efeitos antidopaminérgicos
Declínio cognitivo	Barbitúricos, anticolinérgicos, antiespasmódicos, relaxantes musculares e estimulantes do sistema nervoso central (metilfenidato ou anfetamina)	Cuidado com alteração do nível de consciência
Depressão	Benzodiazepínicos de longa duração, alfa-metildopa, reserpina, guanetidina	Possibilidade de induzir ou agravar a depressão
Anorexia e má nutrição	Benzodiazepínicos de longa duração, alfa-metildopa, reserpina e guanetidina	Cuidado com efeitos anorexígenos
Síncopes e quedas	Benzodiazepínicos de curta duração ou de média duração e antidepressivo tricíclico	Possibilidade de produção de ataxia, redução da função psicomotora, síncopes e quedas
Obesidade	Olanzapina	Estímulo do apetite e ganho ponderal
Doença pulmonar obstrutiva crônica	Benzodiazepínicos de longa duração e betabloqueadores (propranolol)	Possibilidade de induzir depressão respiratória
Constipação	Bloqueadores do canal de cálcio, anticolinérgicos e antidepressivos tricíclicos	Possibilidade de exacerbar a constipação

Fonte: desenvolvida pela autoria do capítulo.

Tabela 9.2. Fármacos potencialmente inapropriados para idosos, segundo os critérios de Beers (2019)

Fármaco	Preocupação	Qualidade da evidência
Antipsicóticos tricíclicos, principalmente amitriptilina	Efeito anticolinérgico, hipotensão postural e sedação	Forte, alta
Benzodiazepínicos	Aumento da sensibilidade, meia-vida longa, propiciando sedação prolongada e aumento da incidência de quedas e fraturas, e risco de síndrome de abstinência	Forte, moderada
Anticolinérgicos e anti-histamínicos	Possibilidade de causar confusão mental ou sedação e redução do *clearance* dos anticolinérgicos com o envelhecimento	Forte, moderada
Barbitúricos	Alto potencial de abuso e risco de sobredose mesmo em doses baixas	Forte, alta
Relaxantes musculares	Efeitos anticolinérgicos, sedação e aumento do risco de quedas	Forte, moderada
Hipnóticos não benzodiazepínicos	Efeitos colaterais semelhantes aos dos benzodiazepínicos, dependência, quedas e parassonia	Forte, moderada
Antipsicóticos convencionais	Aumento da sensibilidade aos efeitos colaterais extrapiramidais	Forte, moderada
Antipsicóticos atípicos	Eventos cerebrovasculares e cardiovasculares	Forte, moderada
Antiparkinsonianos	Não recomendados para tratamento de sintomas extrapiramidais de antipsicóticos	Forte, moderada

Fonte: desenvolvida pela autoria do capítulo.

FARMACOCINÉTICA E FARMACODINÂMICA NA TERCEIRA IDADE

Com o decorrer do envelhecimento diversas alterações fisiológicas são esperadas e ocorrem no organismo do indivíduo, tendo como consequências lógicas alterações no funcionamento dos mecanismos envolvidos na farmacocinética e na famarcodinâmica. Em linhas gerais, pode-se definir farmacocinética como o conjunto de processos com os quais o organismo lida em relação a determinado fármaco: absorção, metabolismo, distribuição e excreção.

Absorção

Os reais efeitos do envelhecimento sobre o processo de absorção dos fármacos ainda permanecem desconhecidos, apesar das várias mudanças já bem caracterizadas. É sabido que ocorrem alterações no pH gástrico, redução do esvaziamento gástrico, acometiment do intestino por uma diminuição gradual de motilidade, bem como da espessura de sua mucosa, e redução do fluxo sanguíneo em todo o sistema gastrointestinal. Como em grande parte da farmacocinética, esse impacto deve ser avaliado individualmente para cada fármaco, tendo-se em vista que cada um tem características próprias. De medicações com alta permeabilidade, pode-se esperar que a absorção seja limitada pelo fluxo sanguíneo gastrointestinal, normalmente diminuído em pessoas idosas.

Metabolismo

Ocorre redução do volume hepático e de seu aporte sanguíneo, acarretando diminuição no efeito da primeira passagem. Dessa forma, fármacos que dependem de ativação hepática terão menor biodisponibilidade, enquanto aqueles independentes desse mecanismo a terão aumentada.

Distribuição

O aumento da idade cursa com alteração da composição corpórea, caracterizada principalmente pela redução da massa e da porcentagem de água corporal total em contraposição com o aumento relativo da porcentagem de gordura. O resultado disso é o prolongamento da meia-vida de fármacos lipofílicos, o que exige maior atenção ao processo de *washout*. Algumas alterações também ocorrem na concentração de proteínas plasmáticas e redução da albumina sérica pode resultar em maior fração livre de alguns fármacos. É importante salientar, no entanto, que, normalmente, essas alterações só têm magnitude clinicamente relevante em pacientes desnutridos.

Excreção

A avaliação das funções renal e hepática é muito importante, especialmente nessa fase da vida, pois grande parte dos fármacos utilizados na Psiquiatria sofrem metabolismo hepático e são excretados pelos rins. Além disso, determinados fármacos não sofrem metabolismo hepático, mas dependem particularmente do bom funcionamento dos rins para que possam ser eliminados de forma adequada. O comprometimento das funções renal ou hepática pode resultar no aumento da meia-vida dessas substâncias e, consequentemente, no risco de intoxicação.

Pacientes idosos também apresentam alterações relacionadas à farmacodinâmica, exibindo frequentemente respostas exacerbadas a agentes do sistema nervoso central (SNC). Isso ocorre, em grande parte, por alteração de neurotransmissores/receptores, mudanças hormonais (principalmente hormônios sexuais) e maior permeabilidade da barreira hematoencefálica em vista da redução da atividade da glicoproteína-P, responsável pela remoção ativa de fármacos do cérebro.

Sendo assim, citam-se como regras básicas as estratégicas a seguir, para minimizar o risco de efeitos adversos em idosos.

- Escolher o medicamento reconhecidamente mais eficiente e seguro.
- Prescrever o menor número possível de medicamentos.
- Preferir medicamentos cujo esquema de administração seja mais simples.
- Atentar-se a interações medicamentosas ao se adicionar um novo medicamento ao regime terapêutico.
- Avaliar a função renal e adaptar a dose do medicamento.
- Reconhecer que um sinal clínico ou um sintoma pode ser uma reação adversa.
- Não adicionar um medicamento para combater a reação adversa de outro.
- Utilizar fonte eletrônica de informações sobre interações medicamentosas, especialmente para novos medicamentos.

TRANSTORNOS PSICÓTICOS

Sintomas psicóticos em idosos não são incomuns e representam grande desafio diagnóstico e terapêutico, por estarem associados a uma enorme gama de fatores etiológicos. Algumas das principais causas incluem *delirium*, demência, transtornos do humor, outras doenças do SNC, efeitos colaterais de medicações e outras substâncias de abuso.

Os antipsicóticos são o tratamento de escolha, havendo, atualmente, uma crescente preferência pelos atípicos devido à menor incidência de efeitos colaterais extrapiramidais, que podem ser especialmente maléficos nessa população. Entretanto, alguns cuidados devem ser tomados na associação de antipsicóticos e outras medicações na polifarmácia (**Tabela 9.3**).

Tabela 9.3. Cuidado especial em relação a efeitos colaterais quando da combinação com antipsicótico

Antipsicótico	Antidepressivo	Estabilizador de humor	Outras drogas
Aripripazol	Paroxetina, ATC, IMAO, nefazodona	Lítio, carbamazepina, lamotrigina	Codeína, cetoconazol, fenitoína
Clozapina	Fluoxetina, fluvoxamina, paroxetina, sertralina, bupropiona, mirtazapina, nefazodona, trazodona, ATC, IMAO	Lítio, carbamazepina, gabapentina, lamotrigina, valproato	Atenolol, cafeína, captopril, codeína, corticoides, digoxina, cetoconazol, loratadina, antibiótico macrolídeo, nifedipina, fenitoína, teofilina, tramadol, varfarina
Olanzapina	Fluoxetina, fluvoxamina, paroxetina, mirtazapina, nefazodona, ATC, IMAO	Lítio, carbamazepina, lamotrigina, valproato	Codeína, fenitoína, teofilina, tramadol
Quetiapina	Fluvoxamina, nefazodona, ATC, IMAO	Lítio, carbamazepina, lamotrigina, valproato	Codeína, loratadina, cetoconazol, fenitoína, tramadol
Risperidona	Fluoxetina, paroxetina, nefazodona, ATC, IMAO	Lítio, carbamazepina, lamotrigina	Codeína, fenitoína, tramadol
Ziprazidona	Fluoxetina, fluvoxamina, nefazodona, ATC, IMAO	Lítio, carbamazepina, lamotrigina, valproato	Codeína, fenitoína, tramadol, digoxina, cetoconazol
Convencional de alta potência	Fluoxetina, fluvoxamina, paroxetina, ATC, IMAO	Lítio, carbamazepina, lamotrigina	Codeína, fenitoína, tramadol
Convencional de média potência	Fluoxetina, fluvoxamina, paroxetina, nefazodona, ATC, IMAO	Lítio, carbamazepina, lamotrigina, valproato	Atenolol, captopril, codeína, digoxina, loratadina, nifedipina, fenitoína, tramadol
Convencional de baixa potência	Fluoxetina, fluvoxamina, paroxetina, mirtazapina, nefazodona, trazodona, ATC, IMAO	Lítio, carbamazepina, lamotrigina, valproato, gabapentina	Atenolol, captopril, codeína, digoxina, loratadina, nifedipina, antibiótico macrolídeo, fenitoína, tramadol

ATC: antidepressivo tricíclico; IMAO: inibidor da monoamina oxidase.
Fonte: desenvolvida pela autoria do capítulo.

Em contrapartida, os antipsicóticos de segunda geração têm sido associados a distúrbios do metabolismo bastante relevantes, principalmente ganho de peso, dislipidemia e hiperglicemia, estando associados, inclusive, a aumento da mortalidade entre pacientes que utilizam essas medicações regularmente.

De forma geral, todos têm boa eficácia no controle dos sintomas psicóticos, devendo-se atentar ao perfil de queixas e potenciais efeitos adversos quando da escolha (**Tabelas 9.4 e 9.5**).

- **Risperidona:** pode estar associada a efeitos adversos extrapiramidais, principalmente em altas doses, tendo em vista seu alto potencial de bloqueio de receptores dopaminérgicos nigroestriatais. Também está associada a hiperprolactinemia, sonolência excessiva, ganho ponderal, hipotensão e quedas, devendo seu uso ser monitorado sistematicamente. Vale ressaltar que está aprovada em doses baixas para manejo de sintomas neuropsiquiátricos em idosos com demência.
- **Olanzapina:** bastante associada a ganho ponderal, alterações metabólicas e sonolência, porém com menos incidência de sintomas parkinsonianos quando em comparação com a risperidona.
- **Quetiapina:** raramente produz efeitos adversos extrapiramidais, tendo boa eficácia tanto nos sintomas negativos quanto nos positivos. Também pode ser indicada a pacientes portadores de alterações comportamentais relacionadas a quadros de demência. Seus principais efeitos colaterais são relacionados a sonolência excessiva e hipotensão postural.
- **Ziprasidona:** tem menor incidência de alterações metabólicas quando em comparação com a olanzapina e a risperidona, tendo também melhor perfil de influência no desempenho cognitivo, por atuar pouco em receptores colinérgicos. Pode estar associada a maior incidência de sintomas extrapiramidais quando em comparação com a quetiapina.
- **Aripiprazol:** pode ser efetivo tanto em sintomas negativos quanto positivos, mas alguns estudos reportaram casos de piora inicial dos sintomas psicóticos e da agitação. Tem menor potencial sedativo e pode bloquear receptores dopaminérgicos de forma bastante importante em altas doses. Tem meia-vida prolongada, devendo ser utilizado com cautela em pacientes portadores de alterações da função renal. Vale notar que a formulação em gotas favorece o uso por idosos.

Tabela 9.4. Principais antipsicóticos atípicos prescritos a idosos

Antipsicótico	Dose	Particularidade
Quetiapina	25-50 mg, liberação rápida: sedação (controle do sono) 200-300 mg: ação antidepressiva 300-600 mg: estabilizador de humor > 600 mg: efeito antipsicótico	Poucos efeitos adversos extrapiramidais Eficaz para sintomas negativos e positivos. Indicada para alterações comportamentais relacionadas a quadros de demência Principais efeitos colaterais: sonolência excessiva, ganho de peso dependente da dose e hipotensão postural
Risperidona	2 a 6 mg/dia	Efeitos adversos extrapiramidais (> 4 mg) Bloqueio de receptores dopaminérgicos nigroestriatais Efeitos colaterais: hiperprolactinemia, sonolência excessiva, ganho de peso, hipotensão e quedas Aprovada pela Anvisa para demência
Olanzapina	5 a 20 mg/dia	Efeito colateral: ganho significativo de peso e alterações metabólicas, sonolência, menor incidência de sintomas parkinsonianos Atenção aos níveis de colesterol e glicemia
Ziprasidona	40-160 mg/dia, em duas tomadas diárias, às refeições	Tem menor incidência de alterações metabólicas e melhor perfil de influência no desempenho cognitivo, por atuar pouco em receptores colinérgicos Maior incidência de sintomas extrapiramidais, quando em comparação com a quetiapina Maior risco de alargamento QT
Aripiprazol	10-20 mg	Eficaz para sintomas negativos e positivos Efeitos colaterais: piora inicial dos sintomas psicóticos e agitação/acatisia Menor potencial sedativo e possibilidade de bloquear receptores dopaminérgicos em doses altas Apresentação em gotas no Brasil, sendo necessário titular a dose Meia-vida prolongada, devendo ser utilizado com cautela em pacientes portadores de alterações da função renal

Fonte: desenvolvida pela autoria do capítulo.

Tabela 9.5. Antipsicóticos utilizados no idoso e perfil de efeitos adversos

Fármaco	Aumento de peso	Sedação	Extrapiramidal	Efeitos anticolinérgicos	Hipotensão postural	Prolongamento QTc no ECG
Haloperidol	+	++	+++	-/+	-	+
Aripiprazol	+	+	+	-	-	-/+
Clozapina	++++	+++	-/+	+++	+++	+
Olanzapina	++++	++	+	++	+	+
Quetiapina	+++	++	-/+	++	++	+
Risperidona	+++	+	+++	+	+	+

ECG: eletrocardiograma.
Fonte: adaptada de Gibson, 2018.

TRANSTORNOS DO HUMOR

Os transtornos de humor na população geriátrica, bem como em outras faixas etárias, são as doenças mentais mais prevalentes, quer sejam aquelas de início precoce e que se estendem ao longo da vida, quer sejam aquelas que incidem apenas em uma fase avançada da vida. Apesar de serem bastante frequentes, jamais devem ser consideradas aspectos normais do envelhecimento ou de menor potencial danoso, pois geralmente interferem de forma determinante em qualidade de vida, funcionalidade e desempenho cognitivo, além de estarem intimamente ligadas com pior prognóstico de doenças associadas, maior mortalidade (inclusive por suicídio) e maior taxa de utilização de serviços de saúde.

Depressão

O diagnóstico da depressão no idoso pode ser desafiador, visto que não raramente os pacientes apresentam-se sem uma polarização clara do humor e já sofrem de alterações cognitivas e funcionais prévias. Em geral não relatam tristeza ou melancolia, exibindo como principais queixas sintomas físicos que podem ou não ser decorrentes de outras doenças associadas.

Invariavelmente outras doenças clínicas capazes de mimetizar sintomas depressivos devem ser investigadas, como alterações tireoidianas ou cardíacas e doenças cerebrais orgânicas, como tumores, ataque isquêmico transitório e acidente vascular encefálico, entre outras.

A resposta ao tratamento pode ser variável, principalmente pela frequente existência de comorbidades e fatores causais associados. Alterações vasculares cerebrais podem levar o indivíduo a apresentar pior prognóstico ou simplesmente exigir maior tempo de espera e mais persistência para que a resposta clínica desejada seja obtida. A abordagem inicial deve incluir, necessariamente, avaliações para risco de suicídio e existência de sintomas psicóticos, inventário completo de doenças associadas ou uso de medicações que podem levar a sintomas depressivos, etilismo e consumo de drogas ilícitas. Dados relacionados a quadros depressivos prévios (idade de início, tratamentos, duração, tempo de remissão), histórias pessoal e familiar de resposta a medicações e condições sociais associadas também podem ser úteis. A psicoterapia deve ser sempre considerada opção de tratamento concomitante às medidas farmacológicas, bem como a adoção da prática regular de exercícios físicos.

É aconselhável a adoção de cuidados mais rigorosos durante o uso de antidepressivos em idosos:

- aguardar o tempo adequado para resposta, que costuma ser de 4 a 6 semanas, mas pode se estender até 12 semanas;
- monitorar sistematicamente os efeitos colaterais;
- iniciar o tratamento com dosagens mais baixas e elevá-las paulatinamente até níveis terapêuticos (*start low, go slow but go*).

Em linhas gerais, a recomendação padrão para o tratamento inicial do quadro depressivo no idoso é a monoterapia, sendo os inibidores seletivos da recaptação de serotonina (ISRS) normalmente a primeira escolha devido às razoáveis taxas de resposta associadas a maior tolerabilidade quando em comparação com os antidepressivos tricíclicos. Os critérios de escolha para a decisão do fármaco que será utilizado passam pela magnitude de interações medicamentosas, pelo tempo de meia-vida, pelo perfil de efeitos colaterais e pela facilidade de posologia, entre outros. A princípio, sertralina, citalopram e escitalopram são os ISRS mais utilizados como tratamento de primeira linha. Alguns dos potenciais efeitos colaterais dos ISRS são acatisia, alterações gastrointestinais, bradicardia sinusal, mudanças de apetite (especialmente anorexia), alterações de sono e hiponatremia. A **Tabela 9.6** apresenta as doses e as particularidades em idosos.

Antidepressivo	Dose inicial (mg)	Faixa terapêutica (mg)	Mecanismo de ação	Particularidade em idosos	Riscos em idosos
Citalopram	10 a 20	20 a 60	Inibidores seletivos da recaptação da serotonina	Pouca interação medicamentosa	Quedas, perda de peso e hiponatremia Acatisia
Escitalopram	5 a 10	10 a 30		Pouca interação medicamentosa	
Fluoxetina	10 a 20	20 a 60		Meia-vida longa e risco de interação medicamentosa	
Paroxetina	10 a 20	20 a 40			
Sertralina	25 a 50	25 a 200		Pouca interação medicamentosa	
Fluvoxamina	50	50 a 200		Boa resposta ao TOC	
Venlafaxina	37,5 a 75	75 a 225	Inibidores da recaptação de serotonina e noradrenalina	Quadros dolorosos associados a depressão	Picos hipertensivos – monitoramento sistemático da pressão arterial
Desvenlafaxina	50	50 a 100			
Duloxetina	30	30 a 90			
Mirtazapina	15	15 a 45	Tetracíclico	Sintomas de insônia, perda de peso. Potencialização	Hipotensão postural e ganho de peso
Vortioxetina	5 a 10	10 a 15	Multimodal Modulação direta da atividade de receptores serotoninérgicos, modulação da neurotransmissão de sistemas de serotonina, noradrenalina, dopamina, histamina, acetilcolina, GABA e glutamato	Melhora cognitiva	Ansiedade inicial Aumento dos efeitos colaterais se dose > 15 mg
Trazodona	50	50 a 150	Antagonista/inibidor da recaptação de 5-HT2A	Sintomas de insônia e disfunção sexual	
Bupropiona	150	150 a 300	Inibidores da recaptação de noradrenalina e dopamina	Potencialização. Melhora da letargia, adinamia, disfunção sexual e sonolência excessiva	Insônia e aumento do risco de crise convulsiva
Nortriptilina	12,5 a 25	50 a 150	Tricíclicos	Pouco utilizados em idosos. Nortriptilina e amitriptilina podem ser usadas para auxílio do manejo da dor e do sono	Efeitos anticolinérgicos, sedação, constipação, retenção urinária, confusão mental. Prolongamento do intervalo QT
Amitriptilina	12,5 a 25	25 a 100			
Clomipramina	12,5 a 25	25 a 150			
Imipramina	12,5 a 25	50 a 150			

Fonte: desenvolvida pela autoria do capítulo.

Como dito anteriormente, as taxas de remissão tendem a ser mais baixas nos idosos do que nos adultos jovens, e, frequentemente, outras estratégias farmacológicas são necessárias. O tratamento de segunda linha pode ser feito mediante a troca do antidepressivo ou a associação de agentes potencializadores. Entre as opções de classes antidepressivas têm-se:

- **Inibidores da recaptação de serotonina e noradrenalina, entre eles a venlafaxina e a duloxetina:** podem ser considerados fármacos seguros para o tratamento da depressão em idosos, sendo indicados especialmente para aqueles que sofrem com sintomas de dor crônica associada. Alguns estudos mostram maior incidência de efeitos colaterais quando em comparação com os ISRS. A venlafaxina exige atenção especial quanto ao risco de ocorrência de picos hipertensivos ao longo do tratamento, sendo recomendado o monitoramento sistemático da pressão arterial.
- **Inibidores da recaptação de noradrenalina e dopamina, dos quais a bupropiona é o principal fármaco:** pode ser uma opção viável para aqueles pacientes cujas queixas principais recaem sobre sintomas de letargia, adinamia e sonolência excessiva, bem como aqueles que não toleram os efeitos colaterais relacionados ao aumento da atividade serotoninérgica. Também podem ser utilizados como agentes potencializadores. Devem ser evitados em pacientes com história de epilepsia e trauma cranioencefálico recente.
- **Tetracíclico:** a mirtazapina é um antidepressivo cuja ação principal é seu potente antagonismo por receptores alfa-2 adrenérgicos, 5-HT2A, 5-HT2C, 5-HT3 e histaminérgicos. Seus principais efeitos colaterais incluem sedação (especialmente em baixas doses), ganho ponderal, boca seca e constipação intestinal. Pode ser utilizada em combinação com a venlafaxina em pacientes que respondem mal a outras alternativas farmacológicas.
- **Antagonista/inibidor da recaptação 5-HT2A:** a nefazodona é um potente antagonista de receptor 5-HT2A com bloqueio secundário da recaptação de serotonina e adrenalina. Trata-se de um potente inibidor da CYP450 e, dessa forma, apresenta perfil de interações medicamentosas desfavorável. Foi retirada de mercado em alguns países devido a relatos consistentes de hepatotoxicidade. A trazodona compartilha o mesmo mecanismo de ação serotoninérgico da nefazodona, porém sem efeito significativo na neurotransmissão noradrenérgica. Adicionalmente, a trazodona também tem propriedades antagonistas em receptores histamí-

nicos e alfa-1-adrenérgicos, sendo indicada principalmente em combinação com outros antidepressivos por seu efeito sedativo.

- **Tricíclicos:** devem ser utilizados com cautela em função de seus efeitos colaterais anticolinérgicos, como sedação, constipação, retenção urinária, confusão mental e *delirium* em um grupo de pacientes com maior tendência ao desenvolvimento dessas alterações. Também podem prolongar o intervalo QT em pacientes que possivelmente já tenham alterações cardíacas, podendo levar a taquiarritmias ventriculares ameaçadoras à vida, como *torsades de pointes*.

Existem diversos estudos que têm por objetivo sistematizar a conduta no tratamento da depressão em idosos, como o The Sequenced Treatment Alternatives to Relieve Depression (STAR*D) Study e o The Duke Somatic Treatment Algorithm for Geriatric Depression (STAGED) Approach, este último modificado e validado para a população brasileira em 2013. Outras alternativas terapêuticas incluem o uso de lítio e quetiapina, que serão discutidos a seguir, hormônio tireoidiano, cetamina, eletroconvulsoterapia e estimulação magnética transcraniana.

A **Tabela 9.7** mostra o nível de evidência dos medicamentos no tratamento da depressão em idosos.

Tabela 9.7. Algoritmo para tratamento farmacológico da depressão em idosos

Recomendação	Tratamento	Evidência
Primeira linha	Duloxetina, mirtazapina, sertralina	Nível 1
	Bupropiona, citalopram/escitalopram, desvenlafaxina, venlafaxina, vortioxetina	Nível 2
Segunda linha	Mudar para:	
	Nortriptilina	Nível 1
	Trazodona	Nível 2
	Bupropiona	Nível 3
	Combinar com:	
	Aripiprazol, lítio	Nível 1
	Metilfenidato	Nível 2
Terceira linha	Mudar para:	
	Amitriptilina, imipramina	Nível 2
	Combinar com:	
	ISRS ou ISRN com bupropiona ou ISRS	Nível 3

ISRS: inibidor seletivo da recaptação de serotonina; ISRN: inibidor seletivo da recaptação de noradrenalina.

Fonte: desenvolvida pela autoria do capítulo.

Depressão refratária: cetamina

Nas últimas duas décadas a cetamina tem sido estudada como opção terapêutica eficaz e segura para depressão resistente ao tratamento, estados dolorosos refratários e ideação suicida em idosos. A taxa de resposta ao uso da cetamina como adjuvante de quadros depressivos tem sido em torno de 50% em estudos controlados por placebo, podendo se manifestar em minutos ou horas após a dissociação mental transitória.

A cetamina proporciona alívio consistente e rápido da depressão maior e da ideação suicida. O mecanismo para esse efeito ainda não está totalmente elucidado, mas o transtorno depressivo maior está associado à regulação negativa sináptica no córtex pré-frontal e no hipocampo, e acredita-se que a cetamina provoque um aumento de glutamato, o que leva a uma série de eventos que resultam em sinaptogênese e reversão dos efeitos negativos da depressão e do estresse crônico.

Além da via intravenosa (IV), a mais utilizada, outras vias foram tentadas em diferentes ensaios, como oral, intranasal, subcutânea, intramuscular e sublingual. A Food and Drug Administration (FDA) e a Agência de Vigilância Sanitária (Anvisa) aprovaram o uso do *spray* nasal de escetamina (Spravato®) em conjunto com um antidepressivo oral para o tratamento da depressão resistente e de pacientes com alto risco de suicídio.

Em idosos, os efeitos colaterais são uma consideração importante no uso da cetamina. Uma revisão sistemática sobre os efeitos colaterais da cetamina no tratamento da depressão relata a presença de cefaleia, tontura, dissociação, aumento da pressão arterial e visão turva associados a sintomas de ansiedade e perda de memória. Outros efeitos colaterais potencialmente preocupantes em idosos foram cistite e disfunção vesical com aumento da frequência urinária, urgência, disúria, urgeincontinência e, ocasionalmente, hematúria dolorosa. George *et al.* estudaram doses progressivamente maiores (0,1 a 0,5 mg/kg) de cetamina em pacientes idosos com quadros depressivos resistentes a tratamento e verificaram que a cetamina foi segura e eficaz no tratamento desses idosos, havendo, inclusive, resposta em doses a partir de 0,2 mg/kg e sustentação da remissão com o tratamento de manutenção. É interessante notar que a dose única de cetamina já evidenciou redução dos sintomas depressivos quando em comparação com o midazolam (medicação utilizada como controle). A redução de sintomas se sustentou por mais de 24 horas. Esses resultados propõem a cetamina como opção viável para o tratamento de idosos com depressão resistente.

Depressão com sintomas psicóticos

A ocorrência de sintomas psicóticos associados ao quadro depressivo lhe confere maior gravidade, exigindo cuidado intensivo e imediato, tendo em vista maiores riscos à segurança do paciente e dos que estão ao seu redor, menor adesão medicamentosa e pior prognóstico. Nesses casos, a eletroconvulsoterapia pode ser indicada primariamente, embora a combinação de agente antidepressivo e um antipsicótico também seja bem indicada.

Transtorno afetivo bipolar

O transtorno afetivo bipolar (TAB) em idosos configura-se como uma entidade heterogênea com grande variabilidade de características e dependente da idade de início dos sintomas, podendo ter implicações no tratamento e no prognóstico. Fatores de risco genéticos, p. ex., desempenham importante papel no TAB de início precoce, enquanto têm relevância indefinida no TAB de início tardio. Em compensação, várias condições neurológicas e orgânicas são determinantes para a instalação da doença, especialmente alterações vasculares cerebrais, lesões e infecções de sistema nervoso central e trauma cranioencefálico.

O desfecho e o prognóstico também variam bastante, podendo haver diferenças no que diz respeito a tempo de remissão e recorrência em comparação com pacientes mais jovens.

O tratamento em si não diverge significativamente em comparação com o do adulto jovem, mas, seguindo-se as regras gerais da psicofarmacologia do paciente idoso, deve-se observar maior cautela quando da realização de associações. Entre as opções terapêuticas destacam-se as descritas a seguir (**Tabela 9.8**).

- **Carbonato de lítio:** consolidado como padrão-ouro de resposta, não apresenta declínio na resposta ao longo da vida, mas o padrão de resposta em idosos ainda carece de maiores estudos. Ainda não está determinado, por meio de estudos clínicos randomizados, qual seria a dosagem sérica ideal de lítio em idosos. Deve-se prestar atenção redobrada à dosagem sérica da substância, pois o envelhecimento normalmente cursa com declínio da taxa de filtração glomerular e redução do *clearance* renal, levando a aumento de meia-vida e do risco de intoxicação. Monitoramento da função renal, da função tireoidiana, ECG e hemograma são especialmente necessários em idosos. Diabetes insípido neurogênico, toxicidade cardiovascular, ataxia e interações medicamentosas são efeitos colaterais em idosos que devem ser considerados. Alguns estudos têm demonstrado que seu uso crônico parece apresentar efeito protetor para demência em pacientes bipolares. Nunes *et al.* (2007) demonstraram que a prevalência de doença de Alzheimer em pacientes bipolares sem uso contínuo do lítio era de 33%, enquanto naqueles que o utilizaram, de 5%. O uso de lítio nessa população, entretanto, necessita de maior controle por parte do clínico e de atenção por parte dos pacientes. Nos idosos, a utilização combinada com ISRS pode aumentar a prevalência de efeitos neurotóxicos do lítio. Medicações como a teofilina reduzem a concentração de lítio, enquanto tiazídicos, anti-inflamatórios não esteroidais e inibidores da conversão da angiotensina aumentam a meia-vida.

- **Valproato de sódio:** também se mostra eficaz no tratamento agudo e de manutenção do transtorno afetivo bipolar, sendo efetivo em níveis séricos que podem variar entre 31 e 106 mg/mL A fração livre do valproato parece estar aumentada em idosos, enquanto sua meia-vida está prolongada. Em relação a interações medicamentosas, o ácido acetilsalicílico (AAS) aumenta sua fração livre, enquanto a carbamazepina e a fenitoína a reduzem. O divalproato ainda eleva os níveis séricos da lamotrigina, aumentando o risco de síndrome de Stevens-Johnson. Cuidados relativos a função hepática, discrasias sanguíneas e interações medicamentosas devem ser frequentes durante o uso dessa medicação.
- **Carbamazepina:** seu uso em idosos ainda carece de maiores validações, mas parece que seu uso em longo prazo é seguro. Deve ser avaliada a presença de comorbidades hematológicas, assim como de ritmo cardíaco e disfunção hepática. Como principais efeitos colaterais, a carbamazepina apresenta a possibilidade de sedação, ataxia, nistagmo, leucopenia, síndrome da secreção inapropriada do hormônio antidiurético (SIADH) e agranulocitose. Também é importante ressaltar a grande capacidade de indução do sistema do citocromo P450 e a consequente diminuição de meia-vida de diversas medicações em uso pelos idosos.

- **Lamotrigina:** sua utilização em idosos ainda não está suficientemente estudada. Sua indicação é principalmente para o tratamento e a prevenção de depressão bipolar, sendo, em alguns casos, indicada quando há depressão bipolar refratária. Seu uso combinado com o divalproato pode apresentar riscos, especialmente aumento sérico da lamotrigina e do risco de desenvolvimento síndrome de Stevens-Johnson. Os efeitos colaterais em idosos incluem diarreia, cefaleia, náuseas e infecções, assim como xerostomia, mas principalmente, diferentemente do lítio, lombalgia. Não houve diferença significativa de *rash* com relação a adultos jovens.
- **Lurasidona:** um estudo recente avaliou a segurança da lurasidona, utilizada em monoterapia e combinada ao carbonato de lítio, em pacientes com idades entre 55 e 75 anos e o diagnóstico de depressão bipolar tipo I, demonstrando pouca influência da medicação em indicadores metabólicos (peso, níveis de colesterol, triglicerídeos e glicemia). A dose terapêutica varia entre 40 a 120 mg ao dia, sendo necessário lembrar-se de que a absorção é dependente de alimentos.

Tabela 9.8. Opções de tratamento para episódio de mania e episódio misto

Episódios	Tratamento de preferência	Também considerar
Mania moderada	Estabilizador do humor apenas Retirada do antidepressivo caso o paciente já esteja em uso de algum	-----
Mania não psicótica severa	Estabilizador do humor associado a um antipsicótico Retirada do antidepressivo caso o paciente esteja em uso de algum	Estabilizador do humor apenas
Mania psicótica	Estabilizador do humor associado a um antipsicótico Retirada do antidepressivo caso o paciente esteja em uso de algum	Eletroconvulsoterapia Estabilizador do humor associado a um antipsicotico e a um benzodiazepínico Antipsicótico apenas
Episódio misto	-----	Estabilizador do humor associado a um antipsicótico Estabilizador do humor apenas

Fonte: desenvolvida pela autoria do capítulo.

O uso de antipsicóticos atípicos no tratamento do transtorno bipolar tem se tornado mais frequente principalmente por apresentar boas tolerabilidade e resposta. Apesar do melhor perfil e da menor probabilidade de desenvolver discinesia tardia, ainda não há dados de longo prazo, especialmente em idosos, que corroborem essa tendência de maior segurança. A maioria dos dados de idosos na verdade representa uma extrapolação de dados de adultos jovens.

Aripiprazol, olanzapina, quetiapina, risperidona e ziprasidona são aprovados pelo órgão regulatório dos Estados Unidos (FDA) para o tratamento de quadros bipolares.

Essas medicações apresentam maior probabilidade, com relação aos típicos, de desenvolver síndrome metabólica e descompensação de diabetes melito e dislipidemia. Dados em relação ao seu uso em pacientes com sintomas psicóticos na demência sugeriram um aumento na mortalidade de idosos, o que levou ao estabelecimento de alerta quanto ao uso dessas medicações.

A princípio, o tratamento de manutenção é feito com o mesmo esquema farmacológico com o qual se atingiu a remissão do quadro agudo, devendo-se realizar ajustes de acordo com o tempo de evolução, os efeitos colaterais e as oscilações de sintomas.

A eletroconvulsoterapia também mostrou-se eficaz em pacientes resistentes à farmacoterapia, tanto durante a fase aguda quanto na manutenção, em casos bastante específicos e de difícil controle.

TRANSTORNO DE ANSIEDADE

Diversos estudos demonstraram que os transtornos de ansiedade e a depressão frequentemente compartilham fatores de risco semelhantes e também beneficiam-se de estratégias de tratamento similares. Mais do que isso, seus sintomas muitas vezes ocorrem de forma comórbida, coexistindo tanto nos transtornos ansiosos quanto nos de humor.

Em geral, a prevalência das doenças do espectro ansioso é menor que em adultos jovens, sendo mais frequentes o transtorno do pânico (TP) e o transtorno de ansiedade generalizada (TAG), cujos diagnósticos seguem os mesmos critérios e parâmetros do adulto jovem.

Os antidepressivos são considerados medicações de primeira classe para o tratamento dos transtornos ansiosos, sendo mais utilizados os ISRS, mesmo quando não há presença de sintomas depressivos comórbidos. Não há estudos que comprovem de maneira consistente a maior eficácia de um fármaco específico dentro dessa classe.

Os benzodiazepínicos são a classe medicamentosa mais prescrita para pacientes portadores de TAG, mas nunca devem ser considerados a primeira escolha, em função de potencial de dependência, risco de prejuízo cognitivo, sedação excessiva, alterações de marcha, quedas e pouca eficácia em sintomas depressivos. Podem ser benéficos por curtos períodos no primeiro estágio de tratamento, quando o efeito do antidepressivo ainda é aguardado. Quando usados, devem-se prescrever aqueles com menor meia-vida e sem metabólitos ativos, como o lorazepam. A buspirona também pode ser utilizada com o objetivo de causar menos sedação e prejuízo cognitivo quando em comparação com os benzodiazepínicos, sendo necessário ter atenção aos efeitos colaterais e lembrando-se de que não deve ser considerada substituta dos antidepressivos.

DELIRIUM

Trata-se de um transtorno mental grave, de início agudo, provocado normalmente por algum desequilíbrio na homeostase do organismo e que exige investigação imediata. É altamente prevalente em pacientes hospitalizados, havendo risco aumentado nos mais idosos e naqueles que já manifestam algum tipo de alteração cognitiva prévia, como síndrome demencial, por exemplo. A **Figura 9.1** descreve os desfechos do *delirium* em termos de riscos e pio-

Figura 9.1. Impacto clínico do *delirium* e desfechos esperados.

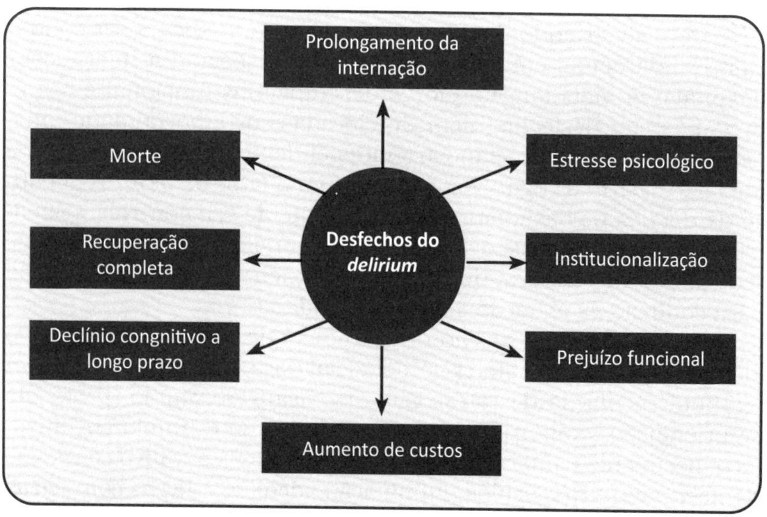

Fonte: desenvolvida pela autoria do capítulo.

ra do prognóstico. Esse transtorno caracteriza-se principalmente pela oscilação do nível de consciência, levando o indivíduo a apresentar confusão mental, déficit atencional, prejuízo do desempenho cognitivo e alterações comportamentais diversas.

Com base no tipo de alteração da atividade motora e do estado de alerta do paciente, pode-se dividir o *delirium* em três padrões: hiperativo-hiperalerta, hipoativo-hipoalerta e misto. No hiperativo, o paciente normalmente encontra-se mais inquieto e agitado, podendo até mesmo ficar agressivo, com maior produção delirante e alucinatória, além de importante desorganização do pensamento e, consequentemente, do discurso. O subtipo hipoativo, por sua vez, apresenta sintomatologia menos exuberante, destacando-se principalmente apatia, atividade psicomotora reduzida, contatos visual e verbal deficientes e produção verbal pobre. Por ter uma apresentação mais "rica", o *delirium* hiperativo é reconhecido mais fácil e precocemente; por outro lado, esses pacientes têm maior tendência a receber altas doses de antipsicóticos, o que pode, eventualmente, representar um risco de medicação excessiva.

As causas mais comuns de *delirium* em idosos são: desidratação, infecção do trato urinário, infecção pulmonar, distúrbios metabólicos, uso de medicação, entre outros. Como cerca de 50% dos casos de câncer ocorrem em pacientes acima de 65 anos, estudar e entender os aspectos preventivos, fisiopatológicos, terapêuticos e prognósticos do *delirium* faz-se especialmente importante na prática da Oncologia.

Deve ser tratado como uma emergência médica a ser conduzida rapidamente, em especial por estar associado a internações hospitalares mais longas, piores desempenhos funcional e cognitivo após seu desfecho, além de elevada morbimortalidade, que, pelo menos em parte, se mostra independente da condição médica inicial e do *status* cognitivo pré-mórbido. É fator de pior prognóstico da doença de base, independentemente de seu controle, principalmente devido ao risco de aspiração, embolia pulmonar, quedas, redução da ingesta oral de líquidos e alimentos e supermedicação para controle da agitação e da agressividade.

Sendo assim, a adoção de medidas que tenham por objetivo identificar pacientes com risco potencial para desenvolver *delirium* e a implementação de estratégias que visam preveni-lo (protocolo de orientação temporoespacial e atividades de estímulo cognitivo; reconhecimento e intervenção precoce de déficits auditivos e visuais [próteses auditivas, óculos, iluminação adequada, livros com letras maiores], estímulo à deambulação precoce, evitando-se métodos de contenção prolongados, protocolo de identificação ativa e precoce de desidratação, melhora da qualidade de sono, com medidas principalmente não farmacológicas) são as principais ferramentas disponíveis, já que o tratamento não tem impacto significativo na mortalidade e no risco de institucionalização em longo prazo.

O tratamento consiste no controle das causas orgânicas de base, que deram origem ao quadro confusional, associado a medidas de redução dos sintomas. Muitas das medidas comportamentais e ambientais preventivas listadas aqui também são úteis após a instalação do *delirium* e podem ser associadas, quando necessário, a medidas farmacológicas.

As opções farmacológicas mais utilizadas são os antipsicóticos típicos e atípicos, sendo o haloperidol aquele com maior nível de evidência em estudos. Os de baixa potência, como a clorpromazina ou a perciazina, são contraindicados pelo risco de rebaixamento do nível de consciência e pelos efeitos colaterais anticolinérgicos. As principais limitações ao uso dos antipsicóticos são os problemas de tolerabilidade devido à ocorrência de efeitos colaterais extrapiramidais, como bradicinesia, rigidez muscular, tremores, acatisia, distonia e discinesia, sendo esses menos proeminentes nos atípicos. Todos os antipsicóticos induzem quadros de hipotensão postural, o que pode levar a quedas e fraturas graves. As vias de administração preferenciais são a endovenosa e/ou a intramuscular, quando disponíveis, já que a tranquilização rápida é recomendável para reduzir a chance de complicações. Os antipsicóticos atípicos, que também têm demonstrado utilidade na redução do tempo de duração e da gravidade dos sintomas, apresentam menos efeitos colaterais do que os típicos, embora ainda careçam de estudos adicionais. Uma metanálise de três estudos pequenos comparando olanzapina e risperidona concluiu que ambas têm a mesma eficácia que o haloperidol.

Os benzodiazepínicos não são costumeiramente utilizados ou recomendados, tendo em vista serem mais associados a riscos de depressão respiratória e sedação excessiva. Entretanto, são alternativas interessantes nos quadros de *delirium* por abstinência de álcool ou benzodiazepínicos.

INSÔNIA

O envelhecimento é comumente associado a maior frequência de distúrbios do sono, principalmente para iniciá-lo e mantê-lo adequadamente. Esses problemas acarretam queixas de sonolência e tontura diurnas, dificuldade de concentração e memorização, irritabilidade, desânimo e sensação de fadiga crônica, aumentando o risco de quedas e acidentes, hospitalização e institucionalização.

É um problema de alta prevalência na população geriátrica e com grande variabilidade estatística entre os estudos, de acordo com a região de moradia, a ocorrência de comorbidades clínicas e psiquiátricas e o *setting* da pesquisa. Enquanto, em idosos da comunidade, a ocorrência de insônia pode variar entre 11% e 30%, em pacientes hospitalizados, esse percentual pode atingir de 27% a 37%.

Para o tratamento adequado, são fundamentais a identificação e o controle de condições comórbidas que contribuam para a perpetuação das queixas, bem como de fatores externos inapropriados, como uso de cafeína, bebidas alcoólicas e automedicação. O objetivo é a melhora da qualidade de sono noturno e do funcionamento global diurno. Para isso, é importante a avaliação adequada dos parâmetros do sono (tempo de latência, número de despertares, angústia noturna, frequência e gravidade das queixas, sintomas diurnos).

Assim sendo, a primeira atitude a ser tomada é a adoção de medidas de higiene do sono: evitar barulho (com tampão de ouvido), luz (cortinas nas janelas) e temperatura excessiva (cobertor/ar-condicionado) durante o período do sono; abster-se de, entre outras substâncias, cafeína, nicotina e bebidas alcoólicas nas quatro a seis horas que antecedem o sono; e, principalmente, evitar cochilos durante o dia. As medidas citadas são válidas mesmo para pacientes diagnosticados com distúrbios específicos do sono, como síndrome da apneia obstrutiva do sono (SAOS), distúrbios de ritmo circadiano (DRC), sonolência diurna excessiva, transtorno comportamental do sono REM (TCREM) e síndrome das pernas inquietas (SPI).

Quando a higiene do sono não alcança os objetivos, a escolha do fármaco para insônia (**Tabela 9.9**) a ser utilizado deve incluir, além dos critérios habituais do uso de medicações em idosos, avaliações quanto ao padrão de sintomas, aos objetivos de tratamento, à resposta e às reações adversas a fármacos anteriores, às comorbidades e às interações medicamentosas. O objetivo da terapia farmacológica é o mesmo das abordagens comportamentais, com a ressalva da existência de efeitos colaterais potencialmente danosos.

- **Benzodiazepínicos:** seu uso leva à redução do sono REM, da latência de sono e dos despertares noturnos. Deve-se dar preferência àqueles de meia-vida mais curta, pois, quanto maior o tempo de ação, maior o risco de sonolência diurna e de prejuízo do desempenho cognitivo e da funcionalidade diurnos. Inicialmente são bastante efetivos, porém apresentam grande risco de tolerância e, consequentemente, dependência. Outro dos principais efeitos adversos é o aumento de quedas e o de prejuízo ao equilíbrio.

- **Hipnóticos não benzodiazepínicos:**
  - **Zolpidem:** é o mais frequentemente utilizado. Apresenta meia-vida de 2 a 4 horas, não alterando a arquitetura do sono. Apesar de em menor intensidade quando em comparação com os benzodiazepínicos, também pode causar dependência. É contraindicado a pacientes portadores de problemas respiratórios noturnos e insuficiência hepática grave ou àqueles com depressão respiratória.
  - **Zopiclona:** assim como o zolpidem, também atua em receptores GABA, diminuindo a latência de sono e o número de despertares noturnos, sem alterar a arquitetura do sono. Apresenta metabolização no fígado, não sendo indicado a pacientes portadores de insuficiência hepática grave.
  - **Eszopiclona:** na mesma direção do zolpidem e da zopiclona, tem se mostrado eficaz para o tratamento da insônia inicial e dos despertares noturnos. Sua ação também se dá nos receptores GABA.
- **Antidepressivos:**
  - **Trazodona:** pode ser utilizada em baixas dosagens, principalmente pelo baixo risco de dependência. Apesar disso, tem maior propensão a provocar sonolência diurna residual. Os principais efeitos colaterais associados são náuseas e hipotensão, que podem ser graves em idosos.
  - **Mirtazapina:** conforme discutido anteriormente, pode ser uma opção para pacientes depressivos. Porém, deve-se prestar atenção ao potencial ganho de peso e a outros efeitos colaterais relacionados ao bloqueio histaminérgico, como hipotensão postural e tontura.
  - **Tricíclicos:** devem ser utilizados apenas caso outras medicações mais seguras e eficazes não surtam efeito, tendo em vista o potencial arritmogênico e outros efeitos adversos.
- **Antipsicóticos:** tanto os típicos de baixa/alta potência quanto os atípicos não devem ser utilizados em pacientes portadores de sintomas de insônia sem psicose ou outro quadro psicopatológico associado que justifique seu uso, tendo em vista o aumento da mortalidade associada.

- **Melatoninérgicos:**
  - **Melatonina**: hormônio produzido pela glândula pineal, secretado no período noturno, que funciona como um regulador endógeno do ciclo sono-vigília. Pode ser administrado ao deitar-se, geralmente na dose de 1 a 3 mg.
  - **Ramaeltona:** é um fármaco agonista potente dos receptores MT_1 e MT_2 usado no tratamento da insônia.

Tabela 9.9. Fármacos utilizados no tratamento da insônia

Nome	Meia-vida (horas)	Dose em idosos (mg/dia)
Agomelatina	1 a 2	25
Alprazolam	12 a 15	0,25 a 3
Amitriptilina	9 a 25	25
Bromazepam	10 a 30	0,75 a 3
Clonazepam	18 a 56	0,5 a 4
Diazepam	20 a 60	2 a 20
Lorazepam	10 a 20	0,5 a 3
Melatonina	1 a 2, 4	1 a 3
Midazolam	2,5	7,5 a 30
Mirtazapina	20 a 40	15 a 30
Nortriptilina	17	25 a 50
Quetiapina	7	25 a 50
Trazodona	5 a 9	50 a 150
Zolpidem	2 a 5	2,5 a 10

Fonte: desenvolvida pela autoria do capítulo.

ANTICOLINESTERÁSICOS E MEMANTINA

No tratamento das demências, podem-se realizar abordagens comportamental e farmacológica. A comportamental visa à orientação da realidade, sucintamente, por intermédio de calendários, relógios, correções de possíveis erros e integração com o meio. A abordagem farmacológica objetiva o retardo do declínio cognitivo por meio de inibidores da acetilcolinesterase. A FDA aprovou, em 2021, a medicação aducanumab para o tratamento de pacientes com doença de Alzheimer (DA).

As medicações atualmente disponíveis para uso nas demências de Alzheimer e mista são: rivastigmina (oral e transdérmica), galantamina (oral) e donepezila (oral). Os efeitos adversos mais comuns são náuseas, vômitos, tontura, cefaleia, dor abdominal, anorexia, fadiga e sonolência. Em casos moderados/graves, a associação da memantina, antagonista do glutamato N-metil-D-aspartato (NMDA), auxilia no manejo comportamental. Atualmente, há apresentações nas quais a donepezila e a memantina já estão associadas em diferentes concentrações.

A rivastigmina é um carbamato pseudoirreversível (o efeito é revertido por si mesmo em algumas horas), com ação predominante na AChE sobre a BuChE. Tem ação intermediária, sendo administrada duas vezes ao dia. A dose inicial é de 1,5 mg/dia, mas aumentos de 1,5 mg/dia a cada quatro semanas podem ser realizados até o máximo de 12 mg/dia. Os efeitos adversos mais comuns são náuseas, vômitos, tontura, cefaleia, dor abdominal, anorexia, fadiga e sonolência. Atualmente, há uma apresentação adesiva (*patch*), a qual deve ser usada uma vez ao dia, o que reduz muito a intolerância gastrointestinal.

A galantamina é um alcaloide terciário com ação inibitória reversível sobre a AChE e modulação alostérica em receptores nicotínicos. Tem ação intermediária e deve ser tomada duas vezes ao dia. Inicia-se com 8 mg/dia, podendo-se aumentar a cada quatro semanas, conforme a tolerabilidade, até, no máximo, 24 mg/dia. Interage com outras medicações metabolizadas pelo CYP450. Os principais efeitos adversos são náuseas, vômitos, diarreia, tontura e perda de peso.

A donepezila deve ser usada com extrema cautela em cardiopatas, pois pode haver efeito vagotônico nos nós sinoatrial e atrioventricular. Esse fármaco é capaz de causar bradicardia ou bloqueio cardíaco mesmo em pacientes sem antecedentes de cardiopatia. Trata-se de uma piperidina que atua como inibidor seletivo, reversível, de ação prolongada da AChE. A dose inicial é de 5 mg/dia em dose única, podendo-se aumentar para a dose máxima de 10 mg/dia em quatro semanas. Interage com outras medicações metabolizadas pelo CYP450. Outros efeitos adversos são síncope, náuseas, vômitos, diarreia, insônia.

O aducanumab é um anticorpo monoclonal que atua de forma dependente da dose e do tempo, removendo as placas de proteína beta-amiloides cerebrais. Portanto, é esperado que essa remoção de placas resulte em redução do declínio cognitivo. Os dados clínicos são muito complexos e as interpretações dos resultados, controversas. A medicação foi testada em dois estudos clínicos de fase 3 (EMERGE e ENGAGE) que acompanharam pacientes em fases iniciais pré-clínicas (*clinical dementia rating* [CDR] 0,5) e leve (CDR 1) com confirmação por biomarcadores da doença. O EMERGE demonstrou resultados positivos nos desfechos primário e secundário (redução do declínio cognitivo), enquanto, com o ENGAGE, apesar de não ter reduzido o declínio cognitivo, em revisão *post hoc*, verificou-se que os pacientes que receberam doses mais altas obtiveram resultado positivo no desfecho secundário (redução das placas de beta-amiloide). Riscos de microssangramentos e edema cerebral restringem seu uso. No Brasil, ainda não há aprovação da Anvisa para essa medicação. Em fases moderadas e graves da doença, a medicação não demonstrou eficácia, reforçando, assim, o diagnóstico precoce para a efetividade potencial do tratamento. Levando-se tudo isso em consideração, a aprovação do aducanumab é um passo inicial no desenvolvimento de novas terapêuticas voltadas para ações especificamente dirigidas à fisiopatologia da demência na doença de Alzheimer.

CONCLUSÃO

O objetivo deste capítulo foi revisar as particularidades da psicofarmacologia no tratamento dos principais transtornos mentais da população idosa. Como regras básicas podem-se citar as seguintes características dos medicamentos e as seguintes estratégias, a fim de reduzir o risco de efeitos adversos em idosos:

- eficiência e segurança;
- facilidade de administração;
- menos interação medicamentosa;
- não alterar as funções renal e hepática (adaptação de dose, se necessário);
- sinais e sintomas de reações adversas;
- evitar polifarmácia;
- avaliar comorbidades;
- custo (direto e indireto).

BIBLIOGRAFIA

- Abdallah CG, Adams TG, Kelmendi B, Esterlis I, Sanacora G, Krystal JH. Ketamine's mechanism of action: a path to rapid-acting antidepressants. Depress Anxiety. 2016;33(8):689-97.
- Alexopoulos GS, Streim J, Carpenterd, Docherty JP. Using antipsychotic agents in older patients. J Clin Psychiatry. 2004;65(Suppl 2):5-104.
- American Psychiatric Association. Practice guideline for the treatment of patients with bipolar disorder (revision). Am J Psychiatry. 2002;159(Suppl 4):1-50.

- Andrade L, Walters EE, Gentil V, Laurenti R. Prevalence of ICD-10 mental disorders in a catchment area in the city of Sao Paulo, Brazil. Soc Psychiatry Psychiatr Epidemiol. 2002;37(7):316-25.
- Anttila SA, Leinonen EV. A review of the pharmacological and clinical profile of mirtazapine. CNS Drug Rev. 2001;7(3):249-64.
- Aziz R, Lorberg B, Tampi RR. Treatments for late-life bipolar disorder. Am J Geriatr Pharmacother. 2006;4(4):347-64.
- Beekman ATF, Penninx BW, Deeg DJ, Ormel J, Braam AW, Van Tilburg W. Depression and physical health in later life: results from the Longitudinal Aging Study Amsterdam (LASA). J Affective Disord. 1997;46(3):219-31.
- Bijl RV, de Graaf R, Ravelli A, Smit F, Volleberg WAM. Gender and age-specific first incidence of DSM-III-R psychiatric disorders in the general population – Results from the Netherlands Mental Health Survey and Incidence Study (NEMESIS). Soc Psychiatry Psychiatric Epidemiol. 2002;37(8):372-9.
- Bowie MW, Slattum PW. Pharmacodynamics in older adults: a review. Am J Geriatr Pharmacother. 2007;5(3):263-303.
- Brasil. Ministério da Saúde. Agência Nacional de Vigilância Sanitária. Resolução nº 4.413, de 29 de outubro de 2020. Disponível em: <https://www.in.gov.br/en/web/dou/-/resolucao-re-n-4.413-de-29-de-outubro-de- 2020-285775352.
- Breitbart W, Alici Y. Agitation and Delirium at the End of Life: "We Couldn't Manage Him". JAMA. 2008;300(24):2898-910.
- Canadian Coalition for Seniors' Mental Health. CCSMH National Guidelines for Seniors' Mental Health. Markham: CCSMH; 2006.
- Carnes M, Howell T, Rosenberg M, Francis J, Hildebrand C, Knuppel J. Physicians vary in approaches to the clinical management of delirium. J Am Geriatr Soc. 2003;51(2):234-9.
- Daly EJ, Trivedi MH, Janik A, Li H, Zhang Y, Li X et al. Efficacy of esketamine nasal spray plus oral antidepressant treatment for relapse prevention in patients with treatment-resistant depression: a randomized clinical trial. JAMA Psychiatry. 2019;76(9):893-903.
- Fick DM, Cooper JW, Wade WE, Waller JL, Maclean JR, Beers MH. Updating the Beers criteria for potentially inappropriate medication use in older adults: results of a US consensus panel of experts. Arch Intern Med. 2003;163(22):2716-24.
- Food and Drug Administration. FDA approves new nasal spray medication for treatment-resistant depression; available only at a certified doctor's office or clinic. Silver Spring, MD: Press Announcements; 2019.
- George D, Gálvez V, Martin D, Kumar D, Leyden J, Hadzi-Pavlovic D et al. Pilot Randomized Controlled Trial of Titrated Subcutaneous Ketamine in Older Patients with Treatment-Resistant Depression. Am J Geriatr Psychiatry. 2017;25(11):1199-1209.
- Isaia G, Corsinovi K, Bo M, Santos-Pereira P, Michells G, Aimonino N et al. Insomnia among hospitalized elderly patients: prevalence, clinical characteristics and risk factors. Arch Gerontol Geriatr. 2011;52(2):133-7.
- Jibson MD, Marder S, Hermann R. Second-generation antipsychotic medicamentions: Pharmacology, Administration and Side-Effects [Internet].. 2018. Acesso em: 13 maio 2023. Disponível em: <https:www.uptodate.com/

contents/second-generation-antipsychotic-medications-pharmacology-administration-and-side-effects#topicContent>.

- Kruijshaar ME, Hoeymans N, Bijl RV, Spçijker J, Essink-Bot ML. Levels of disability in major depression: findings from the Netherlands Mental Health Survey and Incidence Study (NEMESIS). J Affect Disord. 2003;77(1):53-64.
- Lanctôt KL, Amatniek J, Ancoli-Israel S, Arnold SE, Ballard C, Cohen-Mansfieldh J et al. Neuropsychiatric signs and symptoms of Alzheimer's disease: new treatment paradigms. Alzheimers Dement (NY). 2017;3(3):440-9.
- Lyketsos CG, Miller DS. Addressing the Alzheimer's disease crisis through better understanding, treatment, and eventual prevention of associated neuropsychiatric syndromes. Alzheimers Dement. 2018;8(1):60-4.
- Maher RL, Hanlon J, Hajjar ER. Clinical consequences of polypharmacy in elderly. Expert Opin Drug Saf. 2014;13(1):57-65.
- Mangoni AA, Jackson SHD. Age-related changes in pharmacokinetics and pharmacodynamics: basic principles and practical applications. Br J Clin Pharmacol. 2004;57(1):6-14.
- Marcantoni WS, Akoumba BS, Wassef M, Mayrand J, Lai H, Richard-Devantoy S et al. A systematic review and meta-analysis of the efficacy of intravenous ketamine infusion for treatment resistant depression: January 2009-January 2019. J Affect Disord. 2020;277:831-41.
- Mark TL, Joish VN, Hay JW, Sheehan DV, Johnston SS, Cao Z. Antidepressant use in geriatric populations: the burden of side effects and interactions and their impact on adherence and costs. Am J Geriatr Psychiatry. 2011;19(3):211-21.
- McLean AJ, Le Couteur DG. Aging Biology and Geriatric Clinical Pharmacology. Pharmacol Rev. 2004;56(2):163-84.
- Mittmann N, Hermann N, Shulman KI, Silver IL, Busto UE, Borden EK et al. The effectiveness of antidepressants in elderly depressed outpatients: a prospective case series study. J Clin Psychiatry. 1999;60(10):690-7.
- Noaghiul S, Narayan M, Nelson JC. Divalproex treatment of mania in elderly patients. Am J Geriatr Psychiatry. 1998;6(3):257-62.
- Nunes PV, Forlenza OV, Gattaz WF. Lithium and risk for Alzheimer's disease in elderly patients with bipolar disorder. Br J Psychiatry. 2007;190:359-60.
- Oostervink F, Nolen WA, Kok RM. Two years' outcome of acute mania in bipolar disorder: different effects of age and age of onset. Int J Geriatr Psychiatry. 2015;30(2):201-9.
- Oslin DW, Have TRT, Streim JE, Datto CJ, Weintraub D, DiFilippo S et al. Probing the safety of medications in the frail elderly: evidence from a randomized clinical trial of sertraline and venlafaxine in depressed nursing home residents. J Clin Psychiatry. 2003;64(8):875-82.
- Perry EB Jr, Cramer JA, Cho HS, Petrakis IL, Karper LP, Genovese A et al. Psychiatric safety of ketamine in psychopharmacology research. Psychopharmacology. 2007;192(2):253-60.
- Rajji TK, Mulsant BH, Lotrich FE, Lokker C, Reynolds CF 3rd. Use of antidepressants in late-life depression. Drugs Aging. 2008;25(10):841-53.
- Ribeiz SR, Ávila R, Martins CB, Moscoso MAA, Steffens DC, Bottino CMC. Validation of a treatment algorithm for major depression in an older Brazilian sample. Int J Geriatr Psychiatry. 2013;28(6):647-53.

- Roose SP, Schatzberg AF. The efficacy of antidepressants in the treatment of late-life depression. J Clin Psychopharmacol. 2005;25(4 Suppl 1):S1-7.
- Ross CA, Peyser CE, Shapiro I, Folstein MF. Delirium: Phenomenologic and Etiologic Subtypes. Int Psychogeriatr. 1991;3(02):135-47.
- Rush AJ, Fava M, Wisniewski SR, Lavori PW, Trivedi MH, Sackeim HA et al. Sequenced treatment alternatives to relieve depression (STAR*D): rationale and design. Control Clin Trials. 2004;25(1):119-42.
- Sadock BJ, Sadock VA, Kaplan HI. Kaplan & Sadock's comprehensive textbook of psychiatry. 8. ed. Philadelphia, PA: Lippincott Williams & Wilkins; 2004.
- Schutte-Rodin S, Broch L, Buysse D, Dorsey C, Sateia M. Clinical guideline for the evaluation and management of chronic insomnia in adults. J Clin Sleep Med. 2008;4(5):487-504.
- Shah BM, Hajjar ER. Polypharmacy, adverse drug reactions, and geriatric syndromes. Clin Geriatr Med. 2012;28(2):173-86.
- Short B, Fong J, Galvez V, Shelker W, Loo CK. Side-effects associated with ketamine use in depression: a systematic review. Lancet Psychiatry. 2018;5(1):65-78.
- Shulman KI, Herrmann N. The nature and management of mania in old age. Psychiatr Clin North Am. 1999;22(3):649-65.
- Sjösten N, Kivelä SL. The effects of physical exercise on depressive symptoms among the aged: a systematic review. Int J Geriatr Psychiatry. 2006; 21(5):410-8.
- Solai LK, Mulsant BH, Pollock BG. Selective serotonin reuptake inhibitors for late-life depression: a comparative review. Drugs Aging. 2001;18(5):355-68.
- Spina E, Scordo MG. Clinically significant drug interactions with antidepressants in the elderly. Drugs Aging. 2002;19(4):299-320.
- Steffens DC, Doraiswamy PM, McQuoid DR. Bupropion SR in the naturalistic treatment of elderly patients with major depression. Int J Geriatr Psychiatry. 2001;16(9):862-5.
- Steffens DC, Pieper CF, Boswprth HB, MacFall JR, Provenzale JM, Payne ME et al. Biological and social predictors of long-term geriatric depression outcome. Int Psychogeriatr. 2005;17(1):41-56.
- Steffens DC, McQuoid DR, Krishnan KR. The Duke Somatic Treatment Algorithm for Geriatric Depression (STAGED) approach. Psychopharmacol Bull. 2002;36(2):58-68.
- Subramaniam H, Dennis MS, Byrne EJ. The role of vascular risk factors in late onset bipolar disorder. Int J Geriatr Psychiatry. 2007;22(8):733-7.
- Tampi RR, Forester BP, Agronin M. Aducanumab: evidence from clinical trial data and controversies. Drugs Context. 2021;10:2021-7-3.
- Taylor WD, Doraiswamy PM. A systematic review of antidepressant placebo-controlled trials for geriatric depression: limitations of current data and directions for the future. Neuropsychopharmacology. 2004;29(12):2285-99.
- The American Geriatrics Society 2015 Beers Criteria Update Expert Panel. American Geriatrics Society 2015 updated Beers Criteria for potentially inappropriate medication use in older adults. J Am Geriatr Soc. 2015;63(11):2227-46.

- Tulner LR, van Campen JPCM, Frankfort SV, Koks CHW, Benijen JH, Brandjes DPM et al. Changes in undertreatment after comprehensive geriatric assessment: an observational study. Drugs Aging. 2010;27(10):831-43.
- Turnheim K. Drug therapy in the elderly. Exp Gerontol. 2004;39(11-12):1731-8.
- van Eijk MMJ, Roes KCB, Honing MLH, Kuiper MA, Karakus A, van der Jagt M et al. Effect of rivastigmine as an adjunct to usual care with haloperidol on duration of delirium and mortality in critically ill patients: a multicentre, double-blind, placebo-controlled randomised trial. Lancet. 2010;376(9755):1829-37.
- Witlox J, Eurelings LSM, Jonghe JFM, Kalisvaart KJ, Eikelenboom P, van Gool WA. Delirium in Elderly Patients and the Risk of Postdischarge Mortality, Institutionalization, and Dementia: A Meta-analysis. JAMA. 2010;304(4):443-51.
- Lonergan E, Britton AM, Luxenberg J, Wyller T. Antipsychotics for delirium. Cochrane Database Syst Rev. 2007,2007(2):CD005594.

Psicofarmacologia nas Doenças Clínicas

Mariana Tiemi Mine de Moura
Alexandre Jack Dwan
Teng Chei Tung

A comorbidade entre doenças psiquiátricas e patologias clínicas tem uma relação bidirecional (Katon, 2011), sendo comum e importante para a psicofarmacologia. A depressão, p. ex., apresenta maior prevalência entre pacientes com comorbidades médicas do que sem, tanto em tratamento ambulatorial (até 10% em unidades gerais) quanto em internação (até 16%) (Katon, 2003). Pacientes com doenças crônicas têm duas a três vezes mais chances de apresentar depressão em comparação com indivíduos saudáveis (Katon, 2011). Diversos estudos demonstram que sintomas depressivos como comorbidade de doenças médicas estão associados à piora da evolução dos pacientes e a eventos cardiovasculares, neoplasias, tratamentos com imunomoduladores, diálise ou doenças com risco de morte, além de representarem prejuízo na adesão ao tratamento e se relacionarem a pior desempenho em índices fisiológicos funcionais (Katon, 2003).

Quanto a custos, alguns autores citam que até 40% dos pacientes definidos como de alto custo estão deprimidos (Welch *et al.*, 2009). Neles, o tratamento dos sintomas depressivos está relacionado à diminuição do número de dias com incapacitação para o trabalho. Outros autores sugerem que pacientes com transtornos do humor (depressão e transtorno bipolar) estão relacionados a gastos médicos até três vezes maiores que outros pacientes (Katon, 2003).

Durante muitos anos a associação entre transtornos psiquiátricos e doenças clínicas era explicada por possíveis reações psíquicas a doenças graves (reações de ajustamento), mas atualmente sabe-se que, além dessas reações, os transtornos mentais podem:

- apresentar fisiopatologias complementares (p. ex., doença de Huntington, transtorno obsessivo-compulsivo [TOC] e febre reumática);
- ser causados por transtornos clínicos e seus tratamentos (p. ex., transtornos psicóticos secundários a anfetaminas e corticoides, acidente vascular encefálico [AVE] e depressão);
- provocar transtornos clínicos ou levar a alterações clínicas, em função de seus tratamentos (p. ex., depressão levando à desnutrição, fluoxetina levando à hiponatremia);
- representar simples comorbidades sem relação causal (p. ex., paciente esquizofrênico com erisipela).

Especificamente em relação à depressão, os fatores biológicos subjacentes à sua associação com morbimortalidade cardiológica incluem menor variabilidade da frequência cardíaca, maior agregação plaquetária, índices mais altos de marcadores inflamatórios e menor adesão às mudanças de estilo de vida (como prática de exercício físico, cessação do tabagismo e uso regular das medicações) (Carney *et al.*, 1995).

Este capítulo aborda a utilização da medicação psiquiátrica por portadores de doenças clínicas encontradas frequentemente na prática diária, de acordo com os principais grupos psicofarmacológicos.

DOENÇA CARDIOVASCULAR

Diversas medicações psiquiátricas interferem no funcionamento cardíaco e estão envolvidas em alterações do ritmo cardíaco (geralmente taquicardias) e da condução elétrica e na resposta do organismo a mudanças de pressão (hipertensão e hipotensão ortostática – relacionadas a efeitos anticolinérgicos e bloqueio de receptores alfa-adrenérgicos). Algumas ainda estão associadas a alterações metabólicas, como dislipidemias, hiperglicemia, resistência periférica à insulina, alterações da função tireoidiana, ganho de peso, desequilíbrios hidroeletrolíticos e aumento de eventos cardiovasculares.

Como princípios gerais para esses pacientes, têm-se:

- a orientação aos pacientes e a monitorização constante da pressão arterial, dos batimentos cardíacos por eletrocardiografia e dos fatores de risco para doença cardiovascular;
- a indicação de evitar a polifarmacoterapia devido a possíveis interações medicamentosas e à potencial soma de efeitos adversos;

- a necessidade de introdução de medicações de maneira gradual, a fim de evitar efeitos adversos;
- o cuidado especial com pacientes idosos, em função do maior risco de alterações cardíacas prévias (p. ex., arritmias, insuficiência coronariana) e de comprometimento das funções hepática e/ou renal.

Antidepressivos

Pacientes com doença cardiovascular têm mais risco de depressão do que a população em geral. Pessoas com depressão são mais propensas a desenvolver doença cardiovascular e a taxa de mortalidade é mais alta entre elas do que na população geral (Hare *et al.*, 2014). Apesar de o tratamento da depressão em pacientes com doença cardiovascular estar relacionado a riscos potenciais e a efeitos adversos das medicações, ele costuma ser eficaz, melhorando a qualidade de vida, e ter potencial para aumentar a longevidade (Penninx *et al.*, 2001). Em geral, a primeira escolha recai sobre os antidepressivos serotoninérgicos, posto que apresentam efeito antiagregante plaquetário e estão menos relacionados a alterações pressóricas ou de condução cardíaca (Piña *et al.*, 2018). O principal cuidado a ser tomado deve ser com a possibilidade da ocorrência de interações medicamentosas, apresentadas, especialmente, por paroxetina e fluoxetina (Goodnick *et al.*, 2002). Em alguns casos, os inibidores seletivos da receptação de serotonina (ISRS) podem causar bradicardia e aumento do intervalo QT (em especial, citalopram e escitalopram, não se devendo passar das doses de 40 e de 20 mg, respectivamente, em pacientes com doenças cardiovasculares) (Hare *et al.*, 2014). Pacientes em uso de antidepressivos serotoninérgicos e anticoagulantes ou antiagregante plaquetário devem ser monitorados, devido ao maior risco de sangramento (Levenson & Ferrando, 2017).

A venlafaxina parece ser segura em doses baixas (inferiores a 225 mg/dia), mas doses mais altas, pelo aumento da transmissão noradrenérgica, estão associadas a aumento da pressão arterial e da frequência cardíaca, sendo recomendada a monitoração (Goodnick *et al.*, 2002). Alguns estudos mostram que, devido ao efeito noradrenérgico, a duloxetina pode aumentar a frequência cardíaca e elevar minimamente a pressão arterial em indivíduos saudáveis (Behlke *et al.*, 2020). Há poucos dados referentes ao uso de milnaciprano, mas também foi relacionado ao aumento de frequência cardíaca e da pressão arterial sistólica (Behlke *et al.*, 2020). A bupropiona também foi associada a aumento da frequência cardíaca (Mago *et al.*, 2014).

A mirtazapina, apesar do excelente perfil de interações medicamentosas e de não se relacionar a alterações de ritmo cardíaco, está associada à hipotensão ortostática, devido ao bloqueio de receptores alfaperiféricos (Hare *et al.*, 2014), e a ganho ponderal importante (Fawcett & Barkin, 1998; Watanabe *et al.*, 2010). A trazodona também pode provocar hipotensão ortostática (Piña *et al.*, 2018).

Os antidepressivos tricíclicos classicamente estão associados a prolongamento do QT (por ação *quinidine-like*), hipotensão ortostática, taquicardia (por ação em sítios muscarínicos) (Goodnick *et al.*, 2002) e, em casos mais graves, a bloqueio atrioventricular e fibrilação ventricular, devendo ser evitados (Piña *et al.*, 2018).

A tranilcipromina (inibidora não seletiva, irreversível, da MAO) é associada à hipotensão postural e, em pacientes que não aderem à dieta, podem ocorrer picos hipertensivos, devendo ser evitada em pacientes nos quais possam ser especialmente perigosos (Levenson & Ferrando, 2017).

Considerando-se o número limitado de ensaios clínicos que avaliam os efeitos da agomelatina em populações vulneráveis, ela parece ser segura do ponto de vista vascular em adultos e idosos com doença cardiovascular (Behlke *et al.*, 2020).

Em termos de segurança cardiovascular, a vilazodona e a vortioxetina têm sido bem toleradas em ensaios clínicos, sem efeitos em sinais vitais e intervalo QT. No entanto, mais estudos são necessários para avaliar a segurança e os efeitos dessas medicações em pacientes com doença cardiovascular (Behlke *et al.*, 2020).

Antipsicóticos

A mortalidade por doenças cardiovasculares aumenta em pacientes com esquizofrenia. As causas são multifatoriais, mas já se sabe que as medicações antipsicóticas estão relacionadas a efeitos colaterais cardiovasculares.

Os antipsicóticos estão associados a prolongamento do intervalo QT (especialmente as fenotiazinas, as butirofenonas e a ziprasidona) – com a possível exceção do aripiprazol – e a hipotensão ortostática (principalmente fenotiazinas, aripiprazol, clozapina, olanzapina, quetiapina e risperidona) (Goodnick *et al.*, 2002). Em longo prazo, a olanzapina e a quetiapina foram associadas a aumento na pressão arterial (Rotella *et al.*, 2020). A elevação da frequência cardíaca é comum em pacientes tratados com clozapina, mas a bradicardia é mais frequente entre os antipsicóticos de segunda geração.

Outros efeitos adversos importantes em pacientes com comorbidade cardiovascular incluem aumento da resistência periférica à insulina, dislipidemias e ganho de peso, os quais estão associados, em especial, a clozapina, olanzapina, quetiapina e risperidona (Almeras *et al.*, 2004; Casey, 2004; Tardieu *et al.*, 2003; Lean & Pajonk, 2003). A lurasidona é um dos antipsicóticos associados ao menor ganho de peso (Rognoni *et al.*, 2021). A ziprasidona, a lurasidona e o aripiprazol causam menos efeitos colaterais metabólicos.

A clozapina está também associada a risco de cardiomiopatia e miocardite (Merrill, Dec & Goff, 2005). Em geral, a miocardite pode ocorrer nas primeiras semanas do tratamento (Ronaldson *et al.*, 2010) e a cardiomiopatia, em meses a anos depois do início tratamento (Levenson & Ferrando, 2017). A cardiomiopatia induzida pela clozapina não parece ser dependente da dose (Howell *et al.*, 2019).

Outros

Entre os estabilizadores de humor, deve-se ter cautela com a associação entre lítio e anti-hipertensivos (inibidores da enzima conversora da angiotensina [IECA], antagonistas de receptores da angiotensina e diuréticos). A depleção volumétrica, que ocorre também em pacientes com restrições da ingesta de sódio, favorece a toxicidade pelo lítio. Esse medicamento também está contraindicado a pacientes com disfunção do nó sinoatrial (podendo causar bradicardia sinusal) e infarto agudo do miocárdio recente, embora não seja associado a alterações eletrocardiográficas patológicas (Goodnick, Jerry & Parra, 2002).

O valproato parece ser um fármaco seguro em pacientes com doença cardiovascular. No entanto, é capaz de provocar trombocitopenia, aumentando o risco de sangramento em pacientes que fazem uso de anticoagulante ou antiagregante plaquetário. Também é necessário manter-se atento ao ganho de peso. A lamotrigina apresenta como única recomendação a monitoração eletrocardiográfica em casos de intoxicações. A carbamazepina e seu derivado, a oxcarbazepina, estão relacionados a retenção hídrica, hiponatremia, alteração da condução cardíaca (em especial, bloqueio atrioventricular em pacientes em uso de carbamazepina) e hipotensão, se introduzidos agressivamente. Gabapentina e pregabalina não têm efeitos conhecidos no sistema cardiovascular (Levenson & Ferrando, 2017).

Estimulantes, como o metilfenidato, devem ser evitados, pois, além do potencial arritmogênico, podem causar aumentos pressóricos (necessitando de monitoração periódica). Caso sejam prescritos, é necessária a monitorização a cada aumento de dose.

Os anticolinesterásicos parecem ser medicações seguras, com efeitos colaterais cardiovasculares incomuns, mas devem ser introduzidos de maneira gradual, com controle de frequência cardíaca e pressão arterial, pois podem estar relacionados a bradicardia e hipertensão (Isik *et al.*, 2018). Nos pacientes com alterações prévias do ritmo cardíaco, devem-se fazer o controle eletrocardiográfico e o acompanhamento com cardiologista (Ferreri *et al.*, 2007). A memantina (antagonista de n-metil-D-aspartato [NMDA] utilizado na doença de Alzheimer moderada a grave) ainda é um fármaco que necessita de maior número de estudos para avaliação do risco na doença cardiovascular.

O dissulfiram, usado em pacientes dependentes de álcool, pode desencadear picos hipertensivos e disfunção autonômica, estando associado a maior risco cardiovascular. Outras medicações, como topiramato, naltrexona e acamprosato, não apresentaram, nos estudos clínicos, dados que sugiram risco aumentado. A vareniclina (agonista parcial do receptor de nicotina), utilizada na cessação do tabagismo, não tem efeitos adversos cardiovasculares significativos.

Os benzodiazepínicos não têm efeito colateral relevante na frequência cardíaca e na pressão arterial. O lorazepam pode ser um benzodiazepínico seguro para uso em pacientes com doença cardíaca, pois não sofre metabolismo hepático e não tem seu metabolismo alterado na insuficiência cardíaca. Outros benzodiazepínicos de meia-vida maior devem ser usados com cautela, pois podem sofrer metabolização e ter eliminação mais lenta em pacientes com insuficiência cardíaca.

Sintomas psiquiátricos no tratamento de doenças cardiovasculares

Delirium pode ocorrer em pacientes utilizando diversas medicações, especialmente betabloqueadores, amiodarona, clonidina, digoxina, diuréticos (relacionados a perda excessiva de potássio), metildopa e lidocaína. A digoxina pode produzir alucinações visuais. Os anti-hipertensivos (principalmente a metildopa, os betabloqueadores lipofílicos em altas doses e os inibidores dos canais de cálcio) e a estreptoquinase parecem estar associados à maior incidência de sintomas depressivos (Fogari & Zoppi, 2004). A amiodarona também pode causar sintomas depressivos, mas de forma secundária a distúrbios da tireoide. Os anti-hipertensivos IECA podem estar associados à elevação do humor (Levenson & Ferrando, 2017).

INSUFICIÊNCIA HEPÁTICA

Alterações na função hepática podem causar impacto em vários aspectos da farmacocinética, desde a absorção do fármaco até sua metabolização e sua biotransformação hepática. Alguns pacientes com doença hepática podem apresentar gastroparesia e alteração de motilidade do trato gastrointestinal, diminuindo a absorção do fármaco. A absorção também pode estar prejudicada devido a congestão intestinal, que pode existir em pacientes com cirrose com hipertensão portal.

A maioria dos fármacos utilizados em Psiquiatria é metabolizada no fígado pelas enzimas do citocromo P450. Assim, pacientes com disfunção hepática geralmente apresentam alteração importante da metabolização dos psicofármacos e essas variações não guardam correlação com as provas de função hepática. Não há um marcador bioquímico que mensure o *clearance* e o metabolismo hepático dos psicofármacos. Muitos psicofármacos são altamente ligados a proteínas na circulação e, com a deficiência de albumina e glicoproteínas do hepatopata, aumenta o risco de efeitos colaterais e intoxicação.

Algumas medicações apresentam potencial de hepatotoxicidade, devendo, portanto, ser indicadas de forma criteriosa, com monitoração de transaminases, a fim de se detectar precocemente qualquer dano hepático.

Antipsicóticos

Os antipsicóticos são medicações pouco associadas à possibilidade de lesão hepática. Quando indicados ao paciente hepatopata, devem ser iniciados em doses menores que as habituais e devem ter aumentos de doses mais lentos. Também é recomendada a dosagem periódica de enzimas hepáticas nesses pacientes. Uma exceção é a amissulprida, que praticamente não é metabolizada pelo fígado e tem excreção biliar mínima. O aripiprazol, a paliperidona e a olanzapina não necessitam de ajuste de dose em pacientes com insuficiência hepática. Já a risperidona, a clozapina e as fenotiazinas devem ser administradas com cuidado, em virtude de sua associação à colestase (Gaertner *et al.* 2001). A clozapina precisa ser descontinuada em caso de aumento significativo de transaminases ou bilirrubinas (Erdogan *et al.*, 2004). A dose inicial de risperidona não deve ultrapassar 0,5 mg duas vezes ao dia, com aumentos semanais. A quetiapina tem o *clearance* reduzido em 30% em pacientes com insuficiência hepática, e sendo recomendado iniciar o tratamento com dose de 25 mg e aumentos de 25 a 50 mg ao dia (Levenson & Ferrando, 2017).

Antidepressivos

Os antidepressivos ISRS são predominantemente metabolizados pelo fígado e devem ser utilizados com cautela em pacientes hepatopatas. Quando do uso de antidepressivos tricíclicos, recomenda-se iniciar o tratamento com menores doses em portadores de insuficiência hepática. Esses pacientes apresentam diminuição de proteínas plasmáticas (em especial, a albumina), o que eleva a fração livre dos fármacos e aumenta a magnitude dos efeitos colaterais (em especial, a sonolência). Os antidepressivos inibidores seletivos de recaptação de serotonina devem ser iniciados com metade da dose inicial em hapatopatas e aumentados em intervalos maiores. Fluoxetina, paroxetina, sertralina, citalopram e fluvoxamina são os principais ISRS ligados a hepatotoxicidade (Todorović *et al.*, 2021). Em diferentes estudos, foi observada alteração da metabolização de mirtazapina e venlafaxina em pacientes com lesão hepática leve a moderada. A hepatotoxicidade por esses fármacos demonstrou um caráter idiossincrático e reversível (Todorović *et al.*, 2021). Portanto, é recomendado que sejam iniciados em menores doses. Na insuficiência hepática grave, a dose máxima de desvenlafaxina é de até 100 mg/dia. A duloxetina não deve ser utilizada em pacientes com insuficiência hepática, apesar de novos estudos mostrarem que a hepatoxicidade não está tão bem estabelecida (Todorović *et al.*, 2021). A trazodona está associada a lesões hepáticas (Garcia-Pando *et al.*, 2002). A bupropiona deve ser usada com cautela mesmo em casos de insuficiência hepática leve, com doses menores. Na insuficiência hepática grave, a dose não deve exceder 75 mg/dia. O uso de inibidores da monoamina oxidase (IMAO) apresenta duas importantes considerações: além do fato de os pacientes serem mais sensíveis aos efeitos colaterais das medicações, essa classe de medicamentos é hepatotóxica e deve ser evitada. Não é necessário ajuste de dose para a vortioxetina.

Ansiolíticos e hipnóticos

Medicações associadas à sonolência devem ser evitadas, pois não há como prever sua metabolização e o paciente pode apresentar rebaixamento do nível de consciência consequente à medicação (Ananth *et al.*, 1994). Esses efeitos são particularmente importantes entre os benzodiazepínicos, cujos preferíveis devem ser os de meia-vida curta, evitando-se, p. ex., o clonazepam e o diazepam. Além disso, deve-se optar pelos que possuem menor número de passagens hepáticas em sua metabolização, como o lorazepam (Peppers, 1996).

Outros hipnóticos, como o zolpidem e a zopiclona, apresentam alteração de sua ligação a proteínas plasmáticas e de sua metabolização, levando a aumento da meia-vida. Assim, menores doses dessas medicações devem ser usadas em pacientes com lesão hepática leve a moderada, sendo evitadas em pacientes com comprometimento importante. As mesmas recomendações podem ser feitas para a buspirona, que apresenta boa correlação entre a concentração em estado de equilíbrio e a albumina sérica. A ramelteona deve ser usada com cautela em pacientes com insuficiência hepática moderada, não devendo ser utilizada em casos de insuficiência hepática grave (Levenson & Ferrando, 2017).

Outros

Entre os estabilizadores do humor, o lítio, a carbamazepina e a oxcarbazepina parecem ser opções seguras, mas as duas últimas, pelo potencial de menores alterações hepáticas, devem ser monitoradas periodicamente. A carbamazepina deve ser descontinuada em caso de piora da disfunção hepática.

O valproato está associado a casos de hepatotoxicidade (acima de um caso a cada 10 mil pacientes), principalmente em crianças (Lackmann, 2004). Deve ser iniciado em doses menores, havendo a necessidade de monitorar com frequência a função hepáticas e as enzimas hepáticas, principalmente nos seis primeiros meses do tratamento. Deve ser evitado em pacientes com disfunção hepática importante ou histórico de doença hepática. A lamotrigina deve ter sua dose ajustada para pacientes com lesão moderada (redução de 50% da dose) a grave (redução de 75% da dose), enquanto pacientes com lesões leves não necessitam de ajustes. Não há informações sobre o topiramato, mas ele parece ser seguro, uma vez que mais de 60% de sua eliminação ocorre pelos rins, sem metabolização. A gabapentina também parece ser segura, visto que a excreção é renal, sem metabolização.

O único anticolinesterásico aprovado para uso em todos os estágios da insuficiência hepática é a donepezila (Jackson *et al.*, 2004). A galantamina e a rivastigmina devem ser usadas com cautela na insuficiência hepática leve a moderada e evitadas na insuficiência hepática grave. A dose de galantamina em quadros moderados não deve exceder 16 mg/dia. A memantina ainda é uma medicação com poucos estudos, mas, em função de seu perfil de eliminação renal, provavelmente é segura em lesões leves a moderadas.

O dissulfiram também é um fármaco que deve ser usado com cuidado, assim como o acamprosato, uma vez que não há evidências suficientes sobre sua segurança em pacientes hepatopatas.

Em relação aos psicoestimulantes, não há associação clara entre metilfenidato e hepatotoxicidade nem uma recomendação de ajuste de dose (Livertox, 2012). A modafenila deve ser usada com cautela na insuficiência hepática grave, com redução de 50% da dose (Robertson & Hellriegel, 2003).

INSUFICIÊNCIA RENAL

A insuficiência renal (IR) é capaz de alterar a farmacocinética das medicações, ainda que a excreção delas não seja renal, modificando a distribuição, a ligação proteica e o metabolismo. Quanto mais grave a IR, maior o potencial de acúmulo de medicamentos. De forma geral, deve-se iniciar o tratamento com doses baixas e ajustá-las lentamente, conforme a tolerância (Baghdady *et al.*, 2009). Efeitos adversos como hipotensão postural, sedação e confusão mental são os mais comuns. Deve-se ter cuidado com o uso de fármacos com efeito anticolinérgico marcado, que podem causar retenção urinária e interferir nas medidas da função renal. Também é requerida cautela com medicamentos ou metabólitos ativos que são eliminados principalmente pelos rins, como antidepressivos e antipsicóticos. Em idosos, mesmo na presença de insuficiência renal, a creatinina sérica pode não estar aumentada, o que é relevante no uso de medicamentos potencialmente nefrotóxicos.

Antipsicóticos

A clozapina é contraindicada na doença renal grave, pois pode associar-se, ainda que raramente, à piora da função renal (Hunter *et al.*, 2009). Deve-se iniciar com 12,5 mg/dia, aumentando-se a dose lentamente na IR leve e moderada.

A eliminação da risperidona é reduzida na doença renal. Dessa forma, as doses iniciais (0,25 a 0,5 mg, duas vezes ao dia) e os aumentos de doses também devem ser cuidadosos, até um máximo de 4 mg/dia. A olanzapina é excretada principalmente pela via renal (57%) e, em menor proporção, pelas fezes (30%). Uma dose inicial menor que 5 mg/dia de olanzapina é apropriada na IR (Callaghan *et al.*, 1999). Na IR grave, a dose inicial de quetiapina deve ser de 25 mg/dia, com aumentos de 25 a 50 mg/dia (Thyrum *et al.*, 2000).

O ajuste da dosagem da ziprasidona e do aripiprazol não é necessário na IR (Aweeka *et al.*, 2000). O zuclopentixol pode ser usado com cautela na IR, à medida que algum acúmulo de metabólitos for documentado (Jann *et al.*, 1985).

A lurasidona deve ser utilizada na dose de até 50% da máxima na IR moderada a grave. A paliperidona tem a eliminação reduzida na IR e deve ser administrada em até 6 mg/dia na IR leve e 3 mg/dia na moderada a grave (Levenson & Ferrando, 2017).

A sulpirida é principalmente eliminada pelos rins e sua meia-vida pode ser alterada entre 6 e 25 horas, dependendo da função renal. Podem ser necessários a redução da dose (entre 35% e 70%) ou o aumento do intervalo entre as doses. A amissulprida é principalmente eliminada inalterada pelos rins. Portanto, é necessário cuidado na IR moderada a grave, não havendo necessidade da retirada durante a hemodiálise. O haloperidol é uma alternativa aparentemente segura, visto que produz mínima sedação e menos hipotensão postural. Existe pouca informação sobre fenotiazinas, mas a excreção pode ser menor e ocorrer acúmulo, causando sedação, hipotensão postural e outros efeitos adversos. Levopromazina deve ser usada com cuidado na doença renal, enquanto clorpromazina e tioridazina devem ser evitadas.

Antidepressivos

A administração de antidepressivos a pacientes com IR grave precisa ser cautelosa. Se a taxa de filtração glomerular (TFG) for inferior a 10 mL/min, recomenda-se não usar fluoxetina, a menos que o paciente esteja em diálise. Se estiver entre 10 e 50 mL/min, pode ser utilizada a dose-padrão em dias alternados. A fluvoxamina pode ser usada com cautela, iniciando-se com 50 mg/dia e aumentando-se vagarosamente, sem ultrapassar 100 mg/dia em portadores de IR. Na IR moderada, a dose inicial de paroxetina é de 10 mg/dia, aumentando-a, somente se necessário, até o máximo de 40 mg/dia. Não há relatos na literatura contraindicando o uso da sertralina.

Mesmo com falência renal, não há alteração da cinética do citalopram e a hemodiálise tem efeito insignificante nos níveis plasmáticos (Spigset *et al.*, 2000). Levando-se em conta que 20% da eliminação são renais e que, embora a meia-vida aumente um pouco, não há indicação precisa para a redução da dosagem, o citalopram deve ser reservado para os pacientes com IR grave. Da mesma forma, o ajuste de dose com escitalopram não é necessário em pacientes com IR leve ou moderada.

A bupropiona e seus metabólitos são quase exclusivamente (85%) excretados pelos rins e, dessa forma, na IR, a dose inicial deve ser reduzida e uma monitoração próxima deve ser realizada, a fim de se evitar toxicidade.

A eliminação da venlafaxina é reduzida em cerca de 35% na IR leve e 50% na moderada. Portanto, as doses devem ser reduzidas em 25% a 50% (Troy *et al.*, 1994) e pode ser usada em hemodiálise. Nessas condições, uma única dose diária é também apropriada, com doses diárias reduzidas pela metade em diálise e divididas quando fora da diálise. Cerca de 45% da desvenlafaxina são eliminados sem metabolização pela urina. Na IR leve, não é necessário ajuste de dose, mas, na IR moderada a grave, a dose não deve exceder 50 mg/dia. Não é exigido ajuste de dose de duloxetina na IR leve, mas seu uso na IR grave não é recomendado (Levenson & Ferrando, 2017).

A eliminação da mirtazapina é reduzida em 33% na IR moderada, até 50% na IR grave, mas não na IR leve. O uso de doses maiores nessas condições merece atenção especial (Bengtsson *et al.*, 1998).

Os antidepressivos tricíclicos devem ser iniciados em baixas doses e aumentados gradualmente, com doses divididas. Nenhum ajuste de dose é necessário para a trazodona (Catanese *et al.*, 1978), vortioxetina, vilazodona (Schwasinger-Schmidt, 2019) e agomelatina (Nagler et al., 2012).

A meia-vida e os níveis plasmáticos da reboxetina parecem aumentar (mais de duas vezes) na IR grave. Uma redução na dose inicial para 2 mg em pacientes com disfunção renal moderada a grave tem sido sugerida (Coulomb *et al.*, 2000). Em relação aos IMAO, nenhum ajuste de dose é geralmente necessário para a tranilcipromina, mas a selegilina deve ser evitada para um *clearance* < 30 mL/min (Nagler *et al.*, 2012).

Ansiolíticos e hipnóticos

A utilização de baixas doses de benzodiazepínicos como anticonvulsivantes pode ser aceitável, enquanto altas doses podem aumentar o risco de efeitos colaterais no sistema nervoso central (SNC). O clordiazepóxido deve ser administrado em 50% da dose usual na IR severa (Bennett *et al.*, 1983). Em estágios finais de falência renal e hemodiálise, a concentração de clobazam e metabólitos parece não ser alterada quando em comparação com rins com função normal, não sendo necessária a alteração das doses na diminuição da função renal ou na hemodiálise (Roberts & Zoanetti, 1994). O acúmulo de metabólitos de midazolam pode ser responsável por uma sedação prolongada (Bauer *et al.*, 1995; Spina & Ensom, 2007). Não é necessário ajuste de dose para outros benzodiazepínicos, mas seu uso deve ser feito com cautela e observação dos efeitos colaterais.

Os níveis plasmáticos de buspirona aumentam em pacientes com IR, sendo contraindicada na IR grave (Barbhaiya *et al.*, 1994).

A ligação proteica plasmática de zolpidem está diminuída na IR. A meia-vida pode dobrar, mas nenhum ajuste de dose é recomendado na disfunção renal leve (Pacifici, 1988). A farmacocinética do zaleplon e da zopiclona não difere significativamente na IR e alterações de doses não são necessárias, assim como o ajuste de dose para a ramelteona.

Em doenças renais graves, os níveis plasmáticos dos betabloqueadores podem aumentar. Portanto, doses iniciais menores são recomendadas. Os betabloqueadores podem também reduzir o fluxo sanguíneo e afetar a função renal.

Outros

O lítio é contraindicado na IR grave. Se for inevitável, usá-lo em dias alternados, em doses baixas (25% a 75% do usual) e verificar o nível sérico com frequência (Levenson & Ferrando, 2017). O diabetes insípido nefrogênico e a nefropatia por lítio são efeitos colaterais prevalentes da terapia com lítio. O monitoramento da função renal é essencial para o diagnóstico precoce da nefropatia.

A troca da medicação deve ser avaliada com cautela, levando-se em consideração a relação risco-benefício (Schoot *et al.*, 2019).

As doses de carbamazepina devem ser reduzidas em 25% na IR grave. Quanto à oxcarbamazepina, começar com metade da dose usual (300 mg/dia), com incrementos semanais. Em pacientes com alterações preexistentes associadas a hiponatremia ou naqueles tratados concomitantemente com fármacos que reduzem o sódio (p. ex., diuréticos), assim como anti-inflamatórios, o sódio sérico deve ser monitorado. O valproato é eliminado principalmente pelos rins, existindo a necessidade de diminuir sua dose na IR. É indicada a monitorização da valproatemia.

A gabapentina é excretada inalterada na urina. Pacientes em hemodiálise devem receber uma dose inicial de 400 mg e 200 a 300 mg para cada 4 horas de diálise. Devem-se utilizar doses usuais de gabapentina para uma depuração de creatinina de 60 mL/min; doses de 600 mg/dia para 30 a 59 mL/min; 300 mg/dia para 15 a 29 mL/min; e 150 mg/dia para eliminação inferior a 15 mL/min (Blum *et al.*, 1994; Zand *et al.*, 2010).

Uma redução da dose de manutenção de lamotrigina é geralmente recomendada na IR grave, mas a dose provavelmente necessita de pequeno ajuste na IR leve a moderada (Wootton *et al.*, 1997) até mesmo na IR grave, embora os níveis de seus metabólitos possam aumentar oito vezes devido à redução da eliminação renal.

Cerca de 60% a 70% do topiramato são excretados pelos rins. O tempo de equilíbrio pode ser de 10 a 15 dias na IR grave, em vez dos quatro a oito dias em função renal normal. Doses complementares da dose diária devem ser administradas em dias de hemodiálise. Há aumento do risco de formação de cálculo renal devido à inibição da anidrase carbônica, um inibidor da cristalização renal. Deve-se ter cuidado em assegurar a ingestão adequada de líquidos, especialmente em pacientes com conhecida predisposição para o problema. Na IR leve, pode ser utilizada a dose habitual. Na IR moderada, 50% e, na grave, 25% da dose usual.

A dose da pregabalina deve ser ajustada de acordo com o *clearance* de creatinina. Em taxa de depuração superior a 60 mL/min, pode-se utilizar a dose usual. Entre 30 e 59 mL/min, é recomendada metade da dose; entre 15 e 29 mL/min, 25% da dose; em menos de 15 mL/min, 12,5% da dose habitual. É indicada uma dose suplementar a cada 4 horas de sessão de diálise (Levenson & Ferrando, 2017).

Nenhuma mudança de dose é necessária com donepezila em IR leve a moderada (Tiseo *et al.*, 1998). Não existem problemas descritos com rivastigmina. Não é necessário redução da dose de galantamina na IR leve. Na IR moderada, devem-se utilizar até 16 mg/dia. Na IR grave, a galantamina é contraindicada. Nenhuma redução na dose de memantina é necessária na IR leve, mas a dose máxima deve ser reduzida para 10 mg/dia na IR moderada. Não existem dados na IR grave nem recomendações de uso nessa situação.

O acamprosato está contraindicado na IR, enquanto o dissulfiram merece observação cuidadosa.

A máxima dose de modafenila de 400 mg/dia deve ser usada somente em rins com adequada função (Robertson & Hellriegel, 2003). Não é necessário ajuste de dose para o metilfenidato. Para o uso de lisdexanfetamina, é recomendada a dose máxima de 50 mg/dia na IR moderada e 30 mg/dia na grave.

DIABETES MELITO (DM)

Antipsicóticos

Paciente com esquizofrenia, independentemente do uso de antipsicóticos, tem duas a três vezes mais chances de desenvolver diabetes melito tipo 2 (DM2) (Holt, 2019). Os antipsicóticos, especialmente os atípicos, são associados a considerável aumento do risco de DM (Sernyak *et al.*, 2002; Leslie & Rozenheck, 2004; Holt, 2019). Esse efeito é semelhante ao de todos os medicamentos do grupo. A risperidona apresenta risco ligeiramente menor. Em esquizofrênicos não diabéticos, o teste de tolerância à glicose mostrou elevação da glicose plasmática (em comparação com placebo ou típicos) com olanzapina, particularmente aumentada com clozapina e somente aumentada com risperidona, indicando um efeito adverso por alguns atípicos na regulação da glicose (Newcomer, 2002).

A olanzapina está associada a anormalidades metabólicas, como aumento de peso e elevação de insulina, leptina e lipídeos sanguíneos (triglicerídeos e colesterol) (Komossa *et al.*, 2010), bem como ao aumento da resistência à insulina e do risco de DM (Biswasl *et al.*, 2001; Koro *et al.*, 2002). A olanzapina ainda precipitou ou desmascarou o DM em pacientes suscetíveis (Koller & Doraiswamy, 2002) e exacerbou DM graves controlados. Com doses próximas a 14 mg/dia, produziu aumento dos níveis de triglicerídeos (Osser *et al.*, 1999), que é um fator de risco para DM.

A descontinuação da olanzapina nesses casos está associada ao retorno do controle do DM (Nielsen *et al.*, 2010).

Níveis elevados de insulina e DM têm sido associados à clozapina, com uma relação dose-efeito (Koller *et al.*, 2001). O monitoramento periódico da glicose é fortemente recomendado. Existe, ainda, aumento no risco de ganho de peso e nos triglicerídeos séricos (Gaulin *et al.*, 1999), além de elevação do risco (52%) de hiperglicemia e diagnóstico de DM (37%) após cinco anos de uso de clozapina. Existem evidências da associação entre aumentos leves no risco de DM e o uso de quetiapina (Sernyak *et al.*, 2002) e olanzapina (Rotella *et al.*, 2019). Em pacientes com casos iniciais de DM, a clozapina se mostra levemente mais segura com relação à clorpromazina e à perfenazina (Wang *et al.*, 2002). A clorpromazina está associada a DM em pacientes propensos (p. ex., com aumento de peso ou história familiar), mas não altera os níveis glicêmicos em pacientes diabéticos.

O tratamento de curto prazo com ziprasidona parece ter pouco efeito nos níveis de glicose (McIntyre *et al.*, 2010), embora ela possa geralmente diminuir o colesterol e os triglicerídeos séricos (Kingsbury *et al.*, 2001). Não são observados problemas com sulpirida, amissulprida, haloperidol, pimozida, zuclopentixol e aripiprazol (Melkersson *et al.*, 1999).

De forma geral, pacientes em uso de antipsicóticos devem ser monitorizados regularmente em relação a ganho ponderal, hipertensão, intolerância à glicose, alterações lipídicas e, em caso de mudanças significativas, o médico deve considerar a troca para outro antipsicótico com menos implicação em ganho de peso e síndrome metabólica. Também deve ser incentivada a realização de dieta saudável e exercício físico regular. Alguns estudos sugerem o uso de antipsicóticos atípicos em conjunto com metformina (750 mg/dia) como forma efetiva e segura para prevenir o ganho de peso e as alterações metabólicas, bem como para tratá-los (Bhuvaneswar *et al.*, 2009; Levenson & Ferrando, 2017).

Antidepressivos

Ansiedade e depressão são cerca de 1,5 a 2 vezes mais comuns em pacientes com diabetes do que na população em geral e a presença de comorbidade psiquiátrica está associada à piora do controle glicêmico (Lustman *et al.*, 2000; Lustman & Clouse,

2005). Existem estudos conflitantes a respeito de uso de antidepressivos e controle glicêmico (Levenson & Ferrando, 2017). Alguns mostram que os antidepressivos tricíclicos podem afetar de forma adversa o controle do DM ao aumentar o nível de glicose sérica. Essas medicações também podem aumentar a fissura por carboidrato e reduzir o metabolismo basal, mas são consideradas seguras para casos menos graves. Outros estudos mostram que os antidepressivos tricíclicos são uma boa alternativa para pacientes com depressão e neuropatia diabética. Uma metanálise mostrou que apenas os antidepressivos da classe de tricíclicos foram positivamente relacionados ao aparecimento de DM2 e que o risco aumentou com a duração do uso do antidepressivo em uma tendência linear (Wang *et al.*, 2021).

Os ISRS podem diminuir os níveis séricos de glicose em 30% e causar anorexia. Em diabéticos, são capazes de controlar a fome e a ingestão por meio dos efeitos das vias serotoninérgicas, diferentemente dos tricíclicos, que geralmente provocam aumento do apetite. Diabéticos podem apresentar hipoglicemia durante o tratamento com fluoxetina, cujos efeitos colaterais, como tremor, náuseas, sudorese e ansiedade, podem confundir/simular hipoglicemia. Todavia, esses efeitos são mais comuns no DM não insulinodependente. A fluoxetina também está associada a perda de peso em pacientes diabéticos, redução efetiva da gravidade da depressão em diabéticos e melhor controle glicêmico (Lustman *et al.*, 2000). A sertralina não tem sido associada à hiperglicemia (Goodnick, 2001), mas pode sê-lo à hipoglicemia.

Aparentemente, não existem problemas com a trazodona. A bupropiona foi associada a hiperglicemia e hipoglicemia. Portanto, deve-se ter cuidado em sua administração a diabéticos tipo 2. Nenhuma mudança na dose está recomendada com citalopram/escitalopram. Não existem problemas documentados com o uso de paroxetina, venlafaxina, mirtazapina e reboxetina. Os IMAO podem diminuir os níveis de glicose sérica em mais de 35% devido à influência direta na gliconeogênese (Goodnick, 2001).

Ansiolíticos e hipnóticos

O propranolol pode prolongar a resposta hipoglicemiante da insulina e provocar episódios de hipoglicemia. Não existem problemas aparentes com buspirona, zolpidem, zopliclona e zaleplon.

Outros

O valproato pode produzir resultados falso-positivos na quantificação de glicosúria (Doucet *et al.*, 1993). O uso de valproato está relacionado a ganho de peso e aumento de risco de síndrome metabólica (Bhuvaneswar *et al.*, 2009; Kenna, 2009). Flutuações dos níveis de glicose têm sido relacionadas ao uso de gabapentina. Não existem problemas aparentes com oxcarbamazepina e não há informação disponível para o topiramato e a tiagabina.

O lítio pode ser administrado a diabéticos, embora muitos pacientes desenvolvam polaciúria e polidipsia por inibição do hormônio antidiurético (ADH), síndrome que se assemelha ao DM. Esse quadro é controlado com a ingestão adequada de sal e líquidos e pelo uso de diuréticos tiazídicos ou amilorida. O lítio pode, ainda, aumentar a secreção de insulina e o ganho de peso (Bhuvaneswar *et al.*, 2009).

O uso de lamotrigina, acamprosato, modafinil, memantina e donepezila ou galantamina não requer cuidados especiais em portadores de DM, mas o de rivastigmina e dissulfiram exige vigilância. O metilfenidato pode levar a perda transitória de apetite.

EPILEPSIA

Algumas regras gerais devem ser obedecidas quando se está diante de um paciente com epilepsia. Cuidados extras devem ser tomados quanto a fatores de risco com trauma de crânio, história prévia de epilepsia e fármacos concomitantes (especialmente outros antipsicóticos) (Pisani *et al.*, 2002). Os pacientes mais suscetíveis estão entre aqueles com história pregressa de epilepsia e com a retirada de depressores do SNC, como benzodiazepínicos, álcool etc. O efeito epileptogênico dos medicamentos é dependente da dose. Portanto, a dose diária deve ser a mais baixa possível. As mudanças de dose necessitam ser lentas e pequenas, bem como sua introdução e sua retirada. O uso de anticonvulsivantes nessas fases do tratamento pode ser útil. Evitar antipsicóticos com efeito anti-histamínico, antisserotoninérgico sedativo e antiadrenérgico, que podem aumentar as crises por diminuir o limiar convulsivo.

Antipsicóticos

A clozapina pode causar crises convulsivas, aumentando o risco de 1% (< 300 mg/dia) a 2,7% (300 a 600 mg/dia) para 4,4%

(> 600 mg/dia). Mudanças do eletroencefalograma (EEG) ocorrem em 75% das pessoas com clozapina, com mais de 40% tendo descargas paroxísticas (Pacia & Devinsky, 1994). Um rápido aumento da dose eleva o risco. Muitos centros usam o valproato como uma cobertura de rotina para altas doses de clozapina.

A olanzapina deve ser usada com cautela em pacientes com história de convulsão. Convulsões não explicadas em pacientes sem fatores de risco relatados ocorreram em 0,88% dos pacientes durante ensaios pré-clínicos. Parece existir, ainda, um risco pouco maior de crises em pessoas com mais de 65 anos. Risperidona, quetiapina e aripiprazol oferecem risco significativamente menor. O risco de convulsões está diretamente relacionado ao nível sérico dos antipsicóticos. Portanto, a titulação deve ser avaliada com cautela (Górska *et al.*, 2019).

Entre os antipsicóticos de primeira geração, o aumento da incidência de convulsões com clorpromazina pode ser de 9% em doses acima de 1 g/dia e 0,5% para menos de 1 g/dia, sendo melhor evitar seu uso. A amissulprida se mostra um fármaco seguro nesse caso, até a dose de 3 g. A sulpirida pode ser uma escolha razoável, com poucos casos de convulsão relatados e raros efeitos sobre o EEG, embora cuidados sejam necessários quanto à epilepsia instável. O haloperidol, considerado de baixo risco, tem pequeno a moderado efeito. A tioridazina, a flufenazina e a pimozida apresentam pouca ação epileptogênica, mesmo em doses maiores (Pisani *et al.*, 2002).

Antidepressivos

Todos os pacientes requerem uma avaliação individual dos fatores de risco e o reconhecimento de que existe uma reação dose-dependente entre antidepressivos e convulsões. Assim como nos antipsicóticos, uma introdução lenta e pequena diminui os riscos. A função da serotonina não parece estar ligada a maior importância na gênese de convulsões e, assim, os ISRS estão associados a menores riscos de efeito convulsivo. Estudos em modelos animais e em humanos demonstraram que poderia haver uma relação dose-dependente de aumento do limiar convulsivo com o uso de ISRS e IMAO. Entretanto, convulsões têm sido relatadas em 0,26% dos pacientes tratados com venlafaxina durante ensaios clínicos. Dessa forma, recomendam-se introdução e retirada lentas. A bupropiona tem alguma atividade epileptogênica e suas doses não podem exceder 450 mg/dia. Embora novas crises possam ocorrer com doses terapêuticas e abaixo de 450 mg/dia, não se deve aumentar mais de 150 mg/dia (Pesola & Avasarala, 2002). É contraindicada a pessoas com história de convulsão, transtorno alimentar concomitante e tumor em SNC, bem como na descontinuação abrupta de benzodiazepínicos ou álcool. Outros fatores de risco incluem concomitância de uso de qualquer fármaco que diminua o limiar convulsivo, abuso de álcool, história de trauma em SNC, diabéticos tratados com hipoglicemiantes ou insulina e uso de estimulantes ou anorexígenos. A fluvoxamina provavelmente tem baixo efeito pró-convulsivo, embora existam casos documentados. A fluoxetina tem incidência de 0,2%, semelhante a outros antidepressivos. Convulsões são raras e muitas vezes não apresentam relação dose/efeito com paroxetina e sertralina, não havendo nem mesmo relatos de caso com citalopram/escitalopram.

Todos os antidepressivos tricíclicos parecem reduzir o limiar para convulsão. A clomipramina seria o antidepressivo com maior probabilidade (Steinert *et al.*, 2018), seguida da maprotilina, a qual pode, ainda, provocar alterações no EEG (Preskorn, 1992). A nefazodona e a trazodona apresentam apenas relatos de casos. A mianserina também pode ser considerada um fármaco seguro na epilepsia

Os IMAO não são epileptogênicos, mas, muitas vezes, seus efeitos colaterais, como as mioclonias e as crises epilépticas, podem ser assim interpretados (Kanner, 2008).

A reboxetina, com incidência de epilepsia espontânea de menos de 0,2%, mesmo em superdose e pouca interação medicamentosa, pode ser utilizada com tranquilidade entre os pacientes epilépticos.

Outros

A medicação colinérgica apresenta algum potencial para epilepsia, devendo-se atentar para donepezila, rivastigmina, galantamina e memantina, não havendo problemas com medicação anticolinérgica. O dissulfiram, igualmente, pode trazer problemas entre os pacientes epilépticos, enquanto o acamprosato não.

O lítio tem ação marcadamente epileptogênica quando em superdose, mas não em doses terapêuticas. Os anticolinérgicos, o modafinil e o metilfenidato, em doses terapêuticas, não trariam problemas na epilepsia.

A atomoxetina apresentaria propriedades anticonvulsivantes em doses baixas e pró-convulsivantes em doses altas em modelos animais. Em ensaios clínicos realizados com crianças com transtorno de déficit de atenção e hiperatividade e em uso de atomoxetina, foi observada a ocorrência de epilepsia em 0,2%, prevalência semelhante à observada com o uso de metilfenidato e placebo em outros estudos.

GLAUCOMA

Glaucoma é uma doença que acomete o nervo óptico, levando a sua atrofia, frequentemente acompanhada de defeitos de campo visual e, habitualmente, de aumento da pressão intraocular. O glaucoma de ângulo fechado ocorre em olhos com estreitamento no ângulo da câmara anterior, na qual a drenagem do humor aquoso é bloqueada ou diminuída. Em um terço dos casos está relacionado com medicamento. Fármacos com propriedades anticolinérgicas têm potencial tanto de induzir ao glaucoma de ângulo fechado quanto de piorá-lo. Embora o grau do efeito anticolinérgico seja relevante, a suscetibilidade individual é de maior importância. De modo geral, pacientes com câmaras anteriores estreitas e/ou ângulos estreitos com diagnóstico prévio de glaucoma podem ser tratados com fármacos que apresentem efeito anticolinérgico, contanto que sua pressão intraocular seja monitorada e um oftalmologista seja incluído no tratamento. O paciente deve ser orientado sobre os sintomas do glaucoma e, assim que os sintomas iniciarem, interromper a medicação e procurar atenção médica imediatamente.

Os principais sintomas do glaucoma de ângulo fechado são visão borrada, halos coloridos em torno de luzes brilhantes, dor intensa, lacrimejamento, edema de córnea, olhos vermelhos, náusea e vômitos (Yang & Lin, 2019). A incidência sobe com a idade devido ao processo de envelhecimento. O máximo efeito do fármaco na pressão intraocular pode ocorrer entre 5 e 24 horas (ou menos).

Antipsicóticos

Fenotiazídicos são fracos anticolinérgicos e têm algum potencial para provocar o problema. Uma avaliação para glaucoma tem sido recomendada antes de a terapia começar, quando há presença de sintomas clínicos, embora muitos estudos demonstrem não detectar glaucoma de ângulo fechado. Existem poucos relatos de que a clorpromazina administrada de forma endovenosa ou intramuscular, provoca diminuição na pressão intraocular. Outros antipsicóticos com efeitos anticolinérgicos semelhantes são a clozapina, o flupentixol e o zuclopentixol. Não há informações disponíveis sobre a ziprasidona, o aripiprazol e o sertindol.

Antipsicóticos com pouco ou sem efeito anticolinérgico podem ainda ser considerados com potencial para problemas, embora provavelmente em risco menor, como sulpirida, haloperidol e risperidona. Entretanto, a olanzapina é contraindicada para glaucoma de ângulo fechado na Inglaterra (Bazire, 2003).

Antidepressivos

Tricíclicos têm maior efeito anticolinérgico que as fenotiazinas. Se o paciente apresenta risco para glaucoma de ângulo fechado, um exame oftalmológico pré-tratamento é recomendado. Pacientes que tenham um ângulo da câmara anterior estreito em tratamento para glaucoma ou que tenham apresentado problemas com o tratamento com *laser* podem ter poucos problemas, desde que haja cuidados prévios. Há relatos de caso com imipramina, clomipramina, maprotilina e, mais frequentemente, com amitriptilina.

Antidepressivos que podem causar dilatação de pupila e, consequente, aumento de humor aquoso secundário ao aumento do fluxo sanguíneo do corpo ciliar incluem mirtazapina, trazodona, nefazodona, IMAO, fluoxetina, paroxetina, venlafaxina, citalopram, escitalopram e fluvoxamina (Yang & Lin, 2019).

Outros

Não existem problemas relatados com estabilizadores de humor e anticonvulsivantes, exceto topiramato, que pode causar glaucoma por fechamento angular nas primeiras duas semanas de uso por descolamento e edema de corpo ciliar, na maioria dos casos, bilateral (Lachkar & Bouassida, 2007; Yang & Lin, 2019). Os benzodiazepínicos podem induzir ao glaucoma por fechamento angular agudo porque provocam o relaxamento do músculo esfíncter da íris e exercem um leve efeito anticolinérgico (Park *et al.*, 2019). Diazepam e alprazolam podem induzir glaucoma de ângulo fechado; anfetaminas e metilfenidato podem causar aumento da pressão intraocular transitória (Bartlik *et al.*, 1997); e anticolinérgicos são contraindicados em glaucoma de ângulo fechado. Glaucoma não foi relatado com o uso de memantina.

BIBLIOGRAFIA

- Almeras N, Despres JP, Villeneuve J, Demers MF, Roy MA, Cadrin C et al. Development of an atherogenic metabolic risk factor profile associated with the use of atypical antipsychotics. J Clin Psychiatry. 2004;65(4):557-64.
- Ananth J, Swartz R, Burgoyne K, Gadasally R. Hepatic disease and psychiatric illness: relationships and treatment. Psychother Psychosom. 1994;62(3-4):146-59.
- Aweeka F, Jayesekara D, Horton M, Swan S, Lambrecht L, Wilner KD et al. The pharmacokinetics of ziprasidone in subjects with normal and impaired renal function. Br J Clin Pharmacol. 2000;49(Suppl 1):275-335.
- Baghdady NT, Banik S, Swartz SA, McIntyre RS. Psychotropic drugs and renal failure: translating the evidence for clinical practice. Adv Ther. 2009;26(4):404-24.
- Barbhaiya RH, Shukla UA, Pfeffer M, Pittman KA, Shrotriya R, Laroudie C et al. Disposition kinetics of buspirone in patients with renal or hepatic impairment after administration of single and multiple doses. Eur J Clin Pharmacol. 1994;46(1):41-7.
- Bartlik B, Harmon G. Use of methylphenidate in a patient with glaucoma and attention-deficit hyperactivity disorder: a clinical dilemma. Arch Gen Psychiatry. 1997;54(2):188-9.
- Bauer TM, Ritz R, Haberthür C, Ha HR, Hunkeler W, Sleight AJ et al. Prolonged sedation due to accumulation of conjugated metabolites of midazolam. Lancet. 1995;346(8968):145-7.
- Bazire S. Psychotropic Drug Diretory 2003/2004. London: Fivepin: 2003. p. 416.
- Behlke LM, Lenze EJ, Carney RM. The Cardiovascular Effects of Newer Antidepressants in Older Adults and Those with or at High Risk for Cardiovascular Diseases. CNS Drugs. 2020;34(11):1133-47.
- Bengtsson F, Höglund P, Timmer C, Hegbrant J. Mirtazapine oral single dose kinetics in patients with different degrees of renal failure. Human Psychopharmacol Clin Experimental. 1998;13(5):357-65.
- Bennett WM, Aronoff GR, Morrison G, Golper TA, Pulliam J, Wolfson M. Drug prescribing in renal failure: dosing guidelines for adults. Am J Kidney Dis. 1983;3(3):155-93.
- Bhuvaneswar CG, Baldessarini RJ, Harsh VL, Alpert JE. Adverse endocrine and metabolic effects of psychotropic drugs: selective clinical review. CNS Drugs. 2009;23(12):1003-21.
- Biswasl PN, Wilton LV, Pearcel GL, Freemantle S, Shakir SA. The pharmacovigilance of olanzapine: results of a post-marketing surveillance study on 8858 patients in England. J Psychopharmacol. 2001;15(4):265-71.
- Blum RA, Comstock TJ, Sica DA, Schultz RW, Keller E, Reetze P et al. Pharmacokinetics of gabapentin in subjects with various degrees of renal function. Clin Pharmacol Ther. 1994;56(2):154-9.
- Callaghan JT, Bergstrom RF, Ptak LR, Beasley CM. Olanzapine. Pharmacokinetic and pharmacodynamic profile. Clin Pharmacokinet. 1999;37(3):177-93.
- Carney RM, Freedland KE, Rich MW, Jaffe AS. Depression as a risk factor for cardiac events in established coronary heart disease: a review of possible mechanisms. Ann Behav Med. 1995;17(2):142-9.

- Casey DE. Dyslipidemia and atypical antipsychotic drugs. J Clin Psychiatry. 2004;65(Suppl 18):27-35.
- Catanese B, Dionisio A, Barillari G, De Martino C. A comparative study of trazodone serum concentrations in patients with normal or impaired renal function. Boll Chim Farm. 1978;117(7):424-7.
- Levenson JL, Ferrando SJ. Clinical Manual of Psychopharmacology in the Medically Ill. 2. ed. Washington, DC: American Psychiatric Pub; 2017.
- Coulomb F, Ducret F, Laneury JP, Fiorentini F, Poggesi I, Jannuzzo MG et al. Pharmacokinetics of single-dose reboxetine in volunteers with renal insufficiency. J Clin Pharmacol 2000;40(5):482-7.
- Doucet J, Fresel J, Hue G, Moore N. Protein binding of digitoxin, valproate and phenytoin in sera from diabetics. Eur J Clin Pharmacol. 1993;45(6):577-9.
- Erdogan A, Kocabasoglu N, Yalug I, Ozbay G, Senturk H. Management of marked liver enzyme increase during clozapine treatment: a case report and review of the literature. Int J Psychiatry Med. 2004;34(1):83-9.
- Fawcett J, Barkin RL. Review of the results from clinical studies on the efficacy, safety and tolerability of mirtazapine for the treatment of patients with major depression. J Affect Disord. 1998;51(3):267-85.
- Ferreri F, Agbokou C, Gauthier S. Effets cardio-vasculaires des inhibiteurs de la cholinestérase dans la maladie d'Alzheimer [Cardiovascular effects of cholinesterase inhibitors in Alzheimer's disease]. Rev Neurol (Paris). 2007;163(10):968-74.
- Fogari R, Zoppi A. Effect of antihypertensive agents on quality of life in the elderly. Drugs Aging. 2004;21(6):377-93.
- Gaertner I, Altendorf K, Batra A, Gaertner HJ. Relevance of liver enzyme elevations with four different neuroleptics: a retrospective review of 7,263 treatment courses. J Clin Psychopharmacol. 2001;21(2):215-22.
- Garcia-Pando AC, Pozo JG, Sánches AS, Veloso MA, Castro AMR, Lucena MI. Hepatotoxicity associated with the new antidepressants. J Clin Psychiatry. 2002;63(2):135-7.
- Gaulin BD, Markowitz JS, Caley CF, Nesbitt LA, Dufresne RL. Clozapine-associated elevation in serum triglycerides. Am J Psychiatry. 1999;156(8):1270-2.
- Goodnick PJ, Jerry J, Parra F. Psychotropic drugs and the ECG: focus on the QTc interval. Expert Opin Pharmacother. 2002;3(5):479-98.
- Goodnick PJ. Use of antidepressants in treatment of comorbid diabetes mellitus and depression as well as in diabetic neuropathy. Ann Clin Psychiatry. 2001;13(1):31-41.
- Górska N, Słupski J, Cubała WJ. Antipsychotic drugs in epilepsy. Neurol Neurochir Pol. 2019;53(6):408-12.
- Hare DL, Toukhsati SR, Johansson P, Jaarsma T. Depression and cardiovascular disease: a clinical review. Eur Heart J. 2014;35(21):1365-72.
- Holt RIG. Association Between Antipsychotic Medication Use and Diabetes. Curr Diab Rep. 2019;19(10):96.
- Howell S, Yarovova E, Khwanda A, Rosen SD. Cardiovascular effects of psychotic illnesses and antipsychotic therapy. Heart. 2019;105(24):1852-9.
- Hunter R, Gaughan T, Queirazza F, McMillan D, Shankie S. Clozapine-induced interstitial nephritis – a rare but important complication: a case report. J Med Case Reports. 2009;3:85-74.

- Isik AT, Soysal P, Stubbs B, Solmi M, Basso C, Maggi S, et al. Cardiovascular Outcomes of Cholinesterase Inhibitors in Individuals with Dementia: A Meta-Analysis and Systematic Review. J Am Geriatr Soc. 2018;66(9):1805-11.
- Jackson S, Ham RJ, Wilkinson D. The safety and tolerability of donepezil in patients with Alzheimer's disease. Br J Clin Pharmacol. 2004;58(Suppl 1):1-8.
- Jann MW, Ereshefsky L, Saklad SR. Clinical pharmacokinetics of the depot antipsychotics. Clin Pharmacokinet. 1985;10(4):315-33.
- Kanner AM The Use of Psychotropic Drugs in Epilepsy: What Every Neurologist Should Know. Semin Neurol. 2008;28(3):379-88.
- Katon WJ. Clinical and Health Services Relationships between Major Depression, Depressive Symptoms, and General Medical Illness. Biol Psychiatry. 2003;54(3):216-26.
- Katon WJ. Epidemiology and treatment of depression in patients with chronic medical illness. Dialogues Clin Neurosci. 2011;13(1):7-23.
- Kenna HA, Jiang B, Rasgon NL. Reproductive and metabolic abnormatlities associated with bipolar disorder and its treatment. Harv Rev Psychiatry. 2009;17(2):138-46.
- Kingsbury SJ, Fayek M, Trufasiu D, Zada J, Simpson GM. The apparent effects of ziprasidone on plasma lipids and glucose. J Cli Psychiatry. 2001;62(5):347-9.
- Koller E, Schneider B, Bennett K, Dubitsky G. Clozapine-associated diabetes. Am J Med. 2001;111(9):716-23.
- Koller EA, Doraiswamy PM. Olanzapine-associated diabetes mellitus. Pharmacotherapy. 2002;22(7):841-52.
- Komossa K, Rummel-Kluge C, Hunger H, Schmid F, Schwarz S, Duggan L et al. Olanzapine versus other atypical antipsychotics for schizophrenia. Cochrane Database Syst Rev. 2010;2010(3):CD006654.
- Koro CE, Fedder DO, L'Italien GJ, Weiss SS, Magder LS, Kreyenbuhl J et al. Assessment of independent effect of olanzapine and risperidone on risk of diabetes among patients with schizophrenia: population based nested case-control study. BMJ. 2002;325(7358):243.
- Lachkar Y, Bouassida W. Drug-induced acute angle closure glaucoma. Curr Opin Ophthalmol. 2007;18(2):129-33.
- Lackmann GM. Valproic-acid-induced thrombocytopenia and hepatotoxicity: discontinuation of treatment? Pharmacology. 2004;70(2):57-8.
- Lean ME, Pajonk FG. Patients on atypical antipsychotic drugs: another high-risk group for type 2 diabetes. Diabetes Care. 2003;26(5):1597-605.
- Leslie DL, Rosenheck RA. Incidence of newly diagnosed diabetes attributable to atypical antipsychotic medications. Am J Psychiatry, 2004;161(9):1709-11.
- Lustman PJ, Anderson RJ, Freedland KE, de Groot M, Carney RM, Clouse RE. Depression and poor glycemic control: a meta-analytic review of the literature. Diabetes Care. 2000;23(7):934-42.
- Lustman PJ, Clouse RE. Depression in diabetic patients: the relationship between modd and glycemic control. J Diabetes Complications. 2005;19(2):113-22.

- Mago R, Tripathi N, Andrade C. Cardiovascular adverse effects of newer antidepressants. Expert Rev Neurother. 2014;14(5):539-51.
- McIntyre RS, Cragin L, Sorensen S, Naci H, Baker T, Roussy JP. Comparison of the metabolic and economic consequences of long-term treatment of schizophrenia using ziprazidone, olanzapine, quetiapine and risperidone in Canada:cost-effectiveness analysis. J Eval Clin Pract. 2010;16(4):744-55.
- Melkersson KI, Hulting AL, Brismar KE. Different influences of classical antipsychotics and clozapine on glucose-insulin homeostasis in patients with schizophrenia or related psychoses. J Clin Psychiatry. 1999;60 (11):783-91.
- Merrill DB, Dec GW, Goff DC. Adverse cardiac effects associated with clozapine. J Clin Psychopharmacol. 2005;25(1):32-41.
- Nagler EV, Webster AC, Vanholder R, Zoccali C. Antidepressants for depression in stage 3-5 chronic kidney disease: a systematic review of pharmacokinetics, efficacy and safety with recommendations by European Renal Best Practice (ERBP). Nephrol Dial Transplant. 2012;27(10):3736-45.
- National Instituye of Diabetes and Digestive and Kidney Diseases. Liver Tox: Clinical and Research Information on Drug-Induced Liver Injury [Internet]. Bethesda (MD): NIDDK; 2012.
- Newcomer JW, Haupt DW, Fucetola R, Melson AK, Schweiger JA, Cooper BP et al. Abnormalities in glucose regulation during antipsychotic treatment of schizophrenia. Arch Gen Psychiatry. 2002;59(4)337-45.
- Nielsen J, Skadhede S, Correll CU. Antipsychotics associated with the development of type 2 diabetes in antipsychotic-naïve schizophrenia patients. Neuropsychopharmacology. 2010;35(9):1997-2004.
- Osser DN, Najarian DM, Dufresne RL. Olanzapine increases weight and serum triglyceride levels. J Clin Psychiatry. 1999;60(11):767-70.
- Pacia SV, Devinsky O. Clozapine-related seizures: experience with 5,629 patients. Neurology. 1994;44(12):2247-9.
- Pacifici GM, Viani A, Rizzo G, Carrai M, Ganansia J, Bianchetti G et al. Plasma protein binding of zolpidem in liver and renal insufficiency. Int J Clin Pharmacol Ther Toxicol. 1988;26(9):439-43.
- Park MY, Kim WJ, Lee E, Kim C, Son SJ, Yoon JS et al. Association between use of benzodiazepines and occurrence of acute angle-closure glaucoma in the elderly: A population-based study. J Psychosom Res. 2019;122:1-5.
- Penninx BW, Beekman AT, Honig A, Deeg DJ, Schoevers RA, van Eijk JT et al. Depression and cardiac mortality: results from a community-based longitudinal study. Arch Gen Psychiatry. 2001;58(3):221-7.
- Peppers MP. Benzodiazepines for alcohol withdrawal in the elderly and in patients with liver disease. Pharmacotherapy. 1996;16(1):49-57.
- Pesola GR, Avasarala J. Bupropion seizure proportion among new-onset generalized seizures and drug related seizures presenting to an emergency department. J Emerg Med. 2002;22(3):235-9.
- Piña IL, Di Palo KE, Ventura HO. Psychopharmacology and Cardiovascular Disease. J Am Coll Cardiol. 2018;71(20):2346-59.
- Pisani F, Oteri G, Costa C, Di Raimondo G, Di Perri R. Effects of psychotropic drugs on seizure threshold. Drug Saf. 2002;25(2):91-110.

- Preskorn SH, Fast GA. Tricyclic antidepressant-induced seizures and plasma drug concentration. J Clin Psychiatry. 1992;53(5):160-2.
- Roberts GW, Zoanetti GD. Clobazam and N-desmethylclobazam serum concentrations in endstage renal failure and hemodialysis. Ann Pharmacother. 1994;28(7-8):966-7.
- Robertson P Jr, Hellriegel ET. Clinical pharmacokinetic profile of modafinil. Clin Pharmacokinet. 2003;42(2):123-37.
- Rognoni C, Bertolani A, Jommi C. Second-Generation Antipsychotic Drugs for Patients with Schizophrenia: Systematic Literature Review and Meta-analysis of Metabolic and Cardiovascular Side Effects. Clin Drug Investig. 2021;41(4):303-19.
- Ronaldson KJ, Taylor AJ, Fitzgerald PB, Topliss DJ, Elsik M, McNeil JJ. Diagnostic characteristics of clozapine-induced myocarditis identified by an analysis of 38 cases and 47 controls. J Clin Psychiatry. 2010;71(8):976-81.
- Rotella F, Cassioli E, Calderani E, Lazzeretti L, Ragghianti B, Ricca V et al. Long-term metabolic and cardiovascular effects of antipsychotic drugs. A meta-analysis of randomized controlled trials. Eur Neuropsychopharmacol. 2020;32:56-65.
- Schoot TS, Molmans THJ, Grootens KP, Kerckhoffs APM. Systematic review and practical guideline for the prevention and management of the renal side effects of lithium therapy. Eur Neuropsychopharmacol. 2020;31:16-32.
- Schwasinger-Schmidt TE, Macaluso M. Other Antidepressants. Handb Exp Pharmacol. 2019;250:325-55.
- Sernyak MJ, Leslie DL, Alarcon RD, Losonczy MF, Rosenheck R. Association of diabetes mellitus with use of atypical neuroleptics in the treatment of schizophrenia. Am J Psychiatry. 2002;159(4):561-6.
- Spigset O, Hägg S, Stegmayr B, Dahlqvist R. Citalopram pharmacokinetics in patients with chronic renal failure and the effect of haemodialysis. Eur J Clin Pharmacol. 2000;56(9-10):699-703.
- Spina SP, Ensom MHH. Clinical pharmacokinetic monitoring of midazolam in critically ill patients. Pharmacotherapy. 2007;27(3):389-98.
- Steinert T, Fröscher W. Epileptic Seizures Under Antidepressive Drug Treatment: Systematic Review. Pharmacopsychiatry. 2018;51(4):121-35.
- Stoeckel K, Pfefen JP, Mayersohn M, Schoerlin MP, Andressen C, Ohnhaus EE et al. Absorption and disposition of moclobemide in patients with advanced age or reduced liver or kidney function. Acta Psychiatr Scand Suppl. 1990;360:94-7.
- Tardieu S, Micallef J, Gentile S, Blin O. Weight gain profiles of new anti-psychotics: public health consequences. Obes Rev. 2003;4(3):129-38.
- Thyrum PT, Wong YW, Yeh C. Single-dose pharmacokinetics of quetiapine in subjects with renal or hepatic impairment. Prog Neuropsychopharmacol Biol Psychiatry. 2000;24(4):521-33.
- Tiseo PJ, Foley K, Friedhoff LT. An evaluation of the pharmacokinetics of donepezil HCl in patients with moderately to severely impaired renal function. Br J Clin Pharmacol. 1998;46(Suppl 1):56-60.
- Todorović Vukotić N, Đorđević J, Pejić S, Đorđević N, Pajović SB. Antidepressants- and antipsychotics-induced hepatotoxicity. Arch Toxicol. 2021;95(3):767-89.

- Troy SM, Schultz RW, Parker VD, Chiang ST, Blum RA. The effect of renal disease on the disposition of venlafaxine. Clin Pharmacol Ther. 1994;56(1):14-21.
- Wang PS, Glynn RJ, Ganz DA, Schneeweiss S, Levin R, Avorn J. Clozapine use and risk of diabetes mellitus. J Clin Psychopharmacol. 2002;22(3):236-43.
- Wang Y, Liu D, Li X, Liu Y, Wu Y. Antidepressants use and the risk of type 2 diabetes mellitus: A systematic review and meta-analysis. J Affect Disord. 2021;287:41-53.
- Watanabe N, Omori IM, Nakagawa A, Cipriani A, Barbui C, McGuire H et al. MANGA (Meta-Analysis of New Generation Antidepressants) Study Group. Safety reporting and adverse-event profile of mirtazapine described in randomized controlled trials in comparisom with other classes of antidepressants in acute-phase treatment of adults with depression: systematic review and meta-analysis. CNS Drugs, 2010;24(1):35-53.
- Welch CA, Czerwinski D, Ghimire B, Bertsimas D. Depression and costs of health care. Psychosomatics. 2009;50(4):392-401.
- Wootton R, Soul-Lawton J, Rolan PE, Sheung CT, Cooper JD, Posner J. Comparison of the pharmacokinetics of lamotrigine in patients with chronic renal failure and healthy volunteers. Br J Clin Pharmacol. 1997;43(1):23-7.
- Yang MC, Lin KY. Drug-induced Acute Angle-closure Glaucoma: A Review. J Curr Glaucoma Pract. 2019;13(3):104-9.
- Zand L, McKian KP, Qian Q. Gabapentin toxicity in patients with chronic kidney disease: a preventable cause of morbidity. Am J Med. 2010;123(4):367-73.

Psicofarmacologia das Emergências Psiquiátricas

Teng Chei Tung
Daniel Kawakami
Júlia de Melo Koneski

INTRODUÇÃO

Os motivos psiquiátricos são responsáveis por cerca de 5% dos atendimentos em um serviço de emergência geral. A maior parte deles, cerca de 75%, são quadros de transtornos depressivos, ansiosos e de ajustamento. Os transtornos psicóticos, os transtornos mentais orgânicos e os transtornos relacionados ao uso de substâncias psicoativas, apesar de serem menos frequentes que os primeiros, demandam grande necessidade de cuidados, representando riscos reais de agressão e injúria física (Testa *et al.*, 2013). Seja em um pronto-socorro (PS), seja em um serviço mais especializado, tal qual um serviço de emergência psiquiátrica (SEP), a conduta apropriada e, principalmente, a investigação das possíveis causas de uma alteração comportamental aguda são essenciais para a segurança tanto dos pacientes quanto da própria equipe de saúde envolvida (Wilson *et al.*, 2017). Nesse sentido, o médico nunca deve pressupor uma causa psiquiátrica antes de excluir possíveis causas orgânicas.

De modo geral, a agitação psicomotora e o controle dos pacientes suicidas são considerados as principais situações de emergência psiquiátrica. No entanto, outras circunstâncias bastante comuns são os quadros ansiosos e os conversivos/dissociativos, que, apesar de aparentemente não apresentarem o mesmo risco elevado, são muito mais frequentes. Outros quadros mais raros e menos estudados, tanto pelo médico não especialista quanto pelo psiquiatra – e, por isso, sabidamente subdiagnosticados –, são a síndrome serotoninérgica e a síndrome neuroléptica maligna, cuja evolução pode ser fatal se não adequadamente abordadas.

Diante disso, este capítulo se propõe a apresentar essas principais situações emergenciais e seu manejo, tendo como foco principal os aspectos farmacológicos.

AGITAÇÃO PSICOMOTORA

Introdução

A agitação psicomotora e a agressividade correspondem a um conjunto de comportamentos inespecíficos que podem ser observados em diferentes distúrbios médicos, psiquiátricos ou não (**Tabela 11.1**).

Essa diferenciação é muito importante, pois, muitas vezes, podemos presumir erroneamente que determinado quadro de agitação é primário, ou seja, devido somente a algum transtorno mental e, dessa maneira, deixar de investigar outras possíveis causas para esse quadro, como questões orgânicas ou relacionadas ao uso de substâncias (intoxicação ou abstinência). O médico que se depara com uma agitação deve ter como objetivo principal identificar suas possíveis causas. Sabemos que entre elas estão o *delirium*, os quadros de intoxicação (álcool, cocaína, opioides, anfetamina, atropínicos, corticoides, alucinógenos etc.), as síndromes de abstinência (álcool, benzodiazepínicos, barbitúricos etc.), patologias neurológicas intracranianas (traumatismo cranioencefálico, epilepsias, neoplasias, acidente vascular cerebral etc.) e as patologias sistêmicas (hipoglicemia, doenças endócrinas, doenças cardiovasculares, infecções, hipovitaminoses ou desnutrições e doenças reumatológicas) (Vasilevskis *et al.*, 2012).

Via de regra, na agitação podemos observar aumento gradativo da excitabilidade, inquietação, resposta exacerbada aos estímulos internos e externos, irritabilidade e atividades motora e verbal inapropriada e repetitiva. Em geral, apresenta curso flutuante, que pode se modificar rapidamente ao longo do tempo. Dessa maneira, podemos entender a agitação e a agressividade dentro de um *continuum*, que vai desde a ansiedade intensa à agitação, à agressividade e à violência, sem linhas claras demarcando-as. O comportamento de agitação leve pode, inesperadamente, eclodir para agressividade e violência graves, porém, quando isso ocorre, apenas o controle comportamental não é eficaz, sendo a melhor opção, portanto, a tranquilização rápida, mediante o tratamento farmacológico.

Tabela 11.1. Condições médicas psiquiátricas e não psiquiátricas que podem estar associadas à agitação psicomotora

1. PREJUÍZOS COGNITIVOS *Delirium* Intoxicação ou abstinência de álcool ou substâncias psicoativas (SPA) Demência Retardo mental Traumatismo craniano
2. DISTÚRBIOS DA PERCEPÇÃO Paranoia Psicose (incluindo mania)
3. TRANSTORNOS DE HUMOR Ansiedade Depressão agitada
4. EVENTOS TRAUMÁTICOS Trauma agudo Transtorno de estresse pós-traumático
5. DOR Dor aguda
6. EFEITO COLATERAL Acatisia
7. METABOLISMO Hiperglicemia ou hipoglicemia Hipertireoidismo/mixedema
8. NEUROLÓGICO Traumatismo cranioencefálico (TCE) Convulsões parciais complexas ou epilepsia do lobo temporal
9. OUTROS Hipóxia Transtornos de personalidade Abuso de substâncias

Fonte: adaptada de Richmond, 2003.

Abordagem inicial

Nos quadros de agitação secundários a outras condições médicas, o tratamento da causa deve ser priorizado por motivos óbvios. Já nas agitações psiquiátricas primárias, a mesma lógica deverá ser seguida, ou seja, deveremos buscar o tratamento do principal causador da alteração comportamental. Diversas condições psiquiátricas e outras condições médicas não psiquiátricas podem estar associadas a *delirium* e alterações comportamentais com agitação e agressividade. A **Tabela 11.1** apresenta algumas delas. Características que podem suscitar maior suspeição de uma causa orgânica são: início do quadro agudo, flutuação do nível de consciência, desorientação no tempo e no espaço, presença de alguma condição médica e, finalmente, ausência de história prévia de transtornos psiquiátricos (Garriga *et al.*, 2016).

A avaliação inicial inclui história médica, exame físico do paciente e avaliação do estado mental. Os exames laboratoriais e de imagem são solicitados conforme as situações clínicas específicas demandam. Nesta etapa, é importante tomar conhecimento de informações sobre o paciente se alergia a alguma medicação; se já teve alguma reação adversa (p. ex., síndrome neuroléptica maligna); se apresenta alguma contraindicação médica a alguma medicação (p. ex., epilepsia) e se fez uso de alguma substância psicoativa (Baldaçara *et al.*, 2019). Diante do quadro de agitação e comportamento agressivos, vários tipos de intervenções são possíveis e incluem técnicas verbais, ambiente com diminuição de estímulos e contenção física antes de uma abordagem psicofarmacológica. Um paciente agitado, mas que não perdeu o controle, pode responder favoravelmente a uma intervenção verbal (Allen *et al.*, 2004), mas, se o paciente estiver muito agitado, com um distúrbio psicótico, pode necessitar de medicação (Anderson *et al.*, 2017).

Local de atendimento das emergências e postura do avaliador

Para que os principais objetivos da abordagem na agitação sejam alcançados, ou seja, garantir a proteção do paciente, dos demais pacientes e da equipe, é necessário que haja local adequado de atendimento e treinamento da equipe (Kawakami *et al.*, 2016). Os móveis da sala de consulta não devem oferecer riscos, a porta do consultório deve permanecer aberta, os seguranças devem estar por perto e o entrevistador, sentar-se junto à porta, enquanto o paciente permanece no fundo. A relação terapêutica inicial é um forte fator preditivo para comportamentos agressivos. Deve-se ouvir a versão do paciente, considerar seriamente suas opiniões e informá-lo sobre sua evolução e seu tratamento (Mantovani *et al.*, 2010).

Abordagem psicofarmacológica

Os princípios da abordagem psicofarmacológica são:

- rápido início de ação;

- facilidade de administração da medicação;
- mínimos efeitos colaterais;
- mínima interação medicamentosa.

A escolha da medicação deve ser guiada, quando possível, pela patologia psiquiátrica subjacente. A agitação em um paciente psicótico deve ser tratada com antipsicótico, enquanto a agitação de um paciente ansioso deve ser tratada, preferencialmente, com benzodiazepínico. Se o diagnóstico não estiver claro, o tratamento deve ser guiado pela síndrome delineada. Tradicionalmente, as medicações disponíveis em um SEP são os antipsicóticos de primeira e segunda gerações e os benzodiazepínicos (Baldaçara *et al.*, 2019).

A via de administração dependerá da cooperação do paciente. A intramuscular (IM) tem a vantagem de poder ser utilizada sem a cooperação do paciente. A administração por via oral (VO) pode ter os mesmos resultados que a via IM e, nas emergências, a maior parte dos pacientes aceita a medicação VO (Allen *et al.*, 2002). De qualquer forma, sempre é importante conversar com o paciente sobre a via de administração das medicações e registrá-la devidamente nos prontuários.

ANTIPSICÓTICOS DE PRIMEIRA GERAÇÃO

Embora seu mecanismo de ação não esteja totalmente evidente, os antipsicóticos de primeira geração (APG), também chamados de antipsicóticos típicos, agem, predominantemente, no sistema dopaminérgico, principalmente bloqueando os receptores pós-sinápticos de tipo D_2. Esse antagonismo do receptor D_2, que está associado à redução de sintomas psicóticos, possui o risco de efeitos colaterais extrapiramidais (ECEP), pois o bloqueio potencial dos receptores colinérgicos muscarínicos, histamínicos e alfa-1-adrenérgicos está relacionado a efeitos adversos adicionais. Os APG mais comumente usados para tranquilização rápida devido à agitação são clorpromazina, levomepromazina, haloperidol e droperidol. A prometazina, que é principalmente conhecida como anti-histamínico, mas pertencente ao grupo dos fenotiazinas, também pode ser usada em associação com outros antipsicóticos para o controle da agitação psicomotora (Baldaçara *et al.*, 2019). São disponíveis tanto via oral quanto parenteral, sendo a VO de absorção mais lenta. Já a administração intramuscular acarreta um pico plasmático de concentração sérica efetiva em aproximadamente 30 minutos, enquanto a via oral necessita de pelo menos 1 a 4 horas para alcançar o pico plasmático.

Haloperidol

O haloperidol, da classe das butirofenonas, é utilizado pelas vias oral, intramuscular e, menos comumente, endovenosa. A dose média oral é de 7,5 a 10 mg/dia. O uso de haloperidol está associado a um risco maior de sintomas extrapiramidais, incluindo a acatisia, que é uma razão muito comum para o abandono do tratamento (Currier *et al.*, 2002). O uso de haloperidol IM está bem estabelecido, tanto como monoterapia, quanto em combinação com prometazina, midazolam ou lorazepam. As doses utilizadas de modo intramuscular em uma primeira apresentação são de 2,5 a 10 mg. É importante ressaltar que o haloperidol está associado muito frequentemente aos efeitos colaterais de outros antipsicóticos, sendo comum a distonia aguda.

Droperidol

Trata-se, também, de uma butirofenona, cuja eficácia foi demonstrada com administração IM e IV, tendo um início de ação mais rápido e uma duração mais curta em relação ao haloperidol, com uma meia-vida mais curta, de 2 a 4 horas. Além disso, possuiria um perfil de efeitos colaterais menor do que os outros APG (Currier *et al.*, 2002) na dose de 0,5 mg IM (Shale *et al.*, 2004). Não se trata de uma medicação usualmente utilizada em nosso país para a agitação psicomotora. O droperidol também tem ações antiemética e sedativa, mas a literatura recente demonstra que sua ligação com possível aumento do intervalo QT não é maior do que a de outras medicações semelhantes e que possui um perfil seguro no controle das agitações psicomotoras (Khokhar *et al.*, 2016).

Clorpromazina

A clorpromazina é um AT de baixa potência, com menor afinidade pelos receptores D_2, mas com aumento da atividade muscarínica. A clorpromazina é utilizada em apresentações oral e intramuscular, com dose média oral entre 200 e 600 mg/dia (Baldaçara *et al.*, 2019).

Há evidências de que o haloperidol é superior à clorpromazina no controle da agitação, apesar da maior incidência de efeitos extrapiramidais. A clorpromazina também apresenta moderado risco de efeitos extrapiramidais e hipotensão, além de sedação. Podem-se utilizar 25 a 50 mg, a cada 1 a 4 horas (Currier *et al.*, 2002).

ANTIPSICÓTICOS DE SEGUNDA GERAÇÃO

Enquanto os APG exercem a maior parte de seu bloqueio por meio dos receptores D_2, os fármacos antipsicóticos de segunda geração (ASG) atuam mediante diferentes mecanismos. Eles apresentam maior afinidade pelos receptores de serotonina, exercendo, assim, ação regulatória sobre os neurônios dopaminérgicos de forma indireta, e seus benefícios no tratamento dos quadros de agressão e violência estão cada vez mais bem estabelecidos. Entretanto, seu uso nas emergências psiquiátricas tem encontrado algumas barreiras, ligadas ao perfil de efeitos colaterais de alguns desses fármacos e à falta de apresentação intramuscular. Os antipsicóticos atípicos com eficácia para tranquilização rápida encontrados na literatura foram aripiprazol, olanzapina, risperidona e ziprasidona.

Risperidona

A risperidona é um potente bloqueador dos receptores serotoninérgicos e, em menor grau, dos receptores dopaminérgicos, quando comparada ao haloperidol. Apresenta um efeito superior ao haloperidol no tratamento da agressividade em pacientes portadores de esquizofrenia (Czobor *et al.*, 1995). Essa medicação está disponível apenas na versão líquida e em comprimidos. Devido ao fato de não ser possível a administração IM, entendemos que sua ação é limitada aos casos de agitação psicomotora, em que ainda há certo nível de cooperação do paciente com a equipe de saúde, uma vez que ele precisa aceitar a ingesta da medicação (Scruth, 2019).

Olanzapina

Seu mecanismo de ação se baseia em um bloqueio não seletivo dos receptores dopaminérgicos, preferencialmente na região mesolímbica. Além disso, a olanzapina bloqueia também receptores serotoninérgicos, muscarínicos, alfa-adrenérgicos e histamínicos, o que justifica a sedação e o ganho de peso.

Durante os episódios de agitação psicomotora, associados ou não à agressividade, as propriedades anti-histaminérgicas da olanzapina podem promover um efeito sedativo. No Brasil, a olanzapina está disponível nas formas oral e orodispersível, tendo a forma intramuscular deixado de ser comercializada no país. De acordo com estudos, ela era mais efetiva que o placebo, o haloperidol e a levomepromazina no controle das agitações psicomotoras agudas em pacientes em um SEP (Klein *et al.*, 2018).

Benzodiazepínicos

O princípio de ação dos benzodiazepínicos (BDZ) se baseia na atuação junto ao principal neurotransmissor inibitório do sistema nervoso central, o ácido gama-aminobutírico (GABA). Os BZD administrados por via oral são bem absorvidos pelo trato gastrointestinal. Os picos de concentração plasmática são atingidos entre 30 minutos e até 6 a 8 horas após a administração. No Brasil, dispõe-se apenas de dois BZD com apresentação intramuscular: o diazepam e o midazolam. Nos EUA, o BZD de escolha para o tratamento nas emergências psiquiátricas é o lorazepam. Seus principais efeitos colaterais, que devem ser sempre observados durante o uso, são depressão respiratória, ataxia, sedação excessiva, prejuízo de memória e efeito paradoxal, sendo esses efeitos mais comuns com a via IV em combinação com outros psicotrópicos e em indivíduos que utilizaram outros depressores do sistema nervoso central (SNC), como o etanol (Baldaçara *et al.*, 2019).

Diazepam

O diazepam não tem sido a primeira escolha no tratamento das agitações, com exceção das relacionadas à abstinência por álcool. Isso se dá, principalmente, pela longevidade de sua meia-vida, a qual ultrapassa 20 horas, e por uma baixa afinidade pelos receptores específicos (Ballenger, 1995).

O diazepam, quando seu uso é indicado, geralmente é ministrado por via oral porque sua utilização por via intramuscular promove uma cristalização no local da aplicação, resultando em absorção lenta e errática, com picos de concentração plasmática inferiores aos obtidos após a administração oral. A utilização endovenosa não é frequente nas emergências psiquiátricas pela dificuldade do acesso rápido. Vale lembrar que o diazepam não deve ser diluído antes da aplicação, em função da sua cristalização (Ballenger, 1995).

Clonazepam

O clonazepam é um BDZ com alta afinidade pelos receptores específicos, com rápido início de ação e meia-vida longa. Supõe-se, ainda, que atue por intermédio da serotonina, o que tem importância para o efeito ansiolítico (Ballenger, 1995). No Brasil só existe a apresentação oral (comprimidos, gotas e sublingual).

Lorazepam

O lorazepam é um BZD cuja metabolização ocorre por meio de conjugação direta, sem metabólitos ativos. Por esse motivo, é o BZD de escolha para pacientes com prejuízo de função hepática. Possui uma meia-vida intermediária (8 a 20 horas) e é utilizado, nos Estados Unidos, para o tratamento das emergências psiquiátricas por sua rápida ação e por sua segurança (Ballenger, 1995).

Sabe-se que 2 a 4 mg de lorazepam IM são suficientes para o controle da maioria das agitações psicomotoras, com vantagem sobre o funcionamento global posterior dos pacientes (Allen, 2002). O lorazepam é comumente usado em associação com o haloperidol, com o objetivo de se obter um rápido controle da agitação psicomotora (Battaglia, 1997). No Brasil, o lorazepam injetável não é comercializado, devido à sua instabilidade em altas temperaturas (Trec Collaborative Group, 2003).

Midazolam

Este BDZ pode ser administrado VO e IM. Após a aplicação intramuscular, sua absorção torna-se muito rápida, dando início à sua ação hipnótica de curta duração (Ballenger, 1995).

Há evidências de que o midazolam é mais rápido no controle da agitação psicomotora quando em comparação com haloperidol e lorazepam (Klein *et al.*, 2018).

Veja medicações intramusculares recomendadas para tranquilização rápida em agitação motora, na **Tabela 11.2.**

Tabela 11.2. Medicações intramusculares recomendadas para tranquilização rápida em agitação psicomotora (nível de evidência 1)

Medicação	Dosagem (mg)	Tempo para início de efeito	Meia-vida	Tempo mínimo para repetição	Dosagem máxima em 24 horas (mg)	Efeitos adversos
Haloperidol	2,5 a 10	30 minutos	15 a 37 horas	30 minutos	30	Convulsão, EEP, sonolência, cefaleia, tontura
Haloperidol + midazolam	2,5 + 7,5 a 15	20 minutos	15 horas	30 minutos	30 para haloperidol	Sonolência excessiva, EEP
Haloperidol + prometazina	2,5 a 10 + 25 a 50	30 minutos	15 a 37 horas	30 minutos	30/100	Sonolência excessiva, EEP
Lorazepam	2 a 4	20 a 30 minutos	13 a 18 horas	1 hora	4	Dificuldades respiratórias, náusea, tontura
Midazolam	Até 15	15 a 20 minutos	90 a 150 minutos	30 minutos	–	Sedação excessiva, depressão respiratória
Olanzapina	2,5 a 10	15 a 45 minutos	–	–	–	Sedação excessiva, EEP, hipotensão ortostática, hematúria
Ziprasidona	10 a 20	1 hora	2 a 5 horas	10 (2 horas) – 20 (4 horas)	40	Sedação excessiva, EEP

EEP: efeitos extrapiramidais.

Fonte: adaptada de Baldaçara *et al.*, 2019.

SUICÍDIO E RISCO DE SUICÍDIO

Avaliação de paciente com tentativa de suicídio

Aproximadamente 50% das pessoas que cometem suicídio vão a óbito na primeira tentativa (Ferreira *et al.*, 2016). Considerando que a maioria dos casos de suicídio é passível de prevenção, a medida mais importante é evitar que o paciente tente cometê-lo.

Em primeiro lugar, é fundamental não menosprezar as pessoas que falam em suicídio, pois a maioria das que o cometem dá indicação prévia de sua intenção. Em segundo lugar, quando o paciente expressa ideias suicidas, não se deve julgar que só os que têm convicção total em suicídio é que oferecem riscos. Na realidade, antes de cometer suicídio, a maior parte dos indivíduos tem certo grau de ambivalência em suas intenções. Portanto, uma vez que o paciente tenha expressado direta ou indiretamente a intenção de morrer, o profissional da saúde deve dar atenção especial a ele, investigar os fatores de risco e promover as intervenções necessárias para evitar que ocorra uma real tentativa.

Tratamento farmacológico

Serotonina

Supõe-se que o 5-HT desempenhe um papel importante na base neurobiológica do BS. Na verdade, as alterações do sistema 5-HT são conhecidas por serem parte da diátese neurobiológica do suicídio (Van Heeringen & Mann, 2014), tendo sido encontradas anormalidades nesse sistema em córtex pré-frontal (PFC), hipotálamo e tronco cerebral de vítimas de suicídio (independentemente de uma história de transtorno do humor), especialmente no córtex pré-frontal ventral. Baixos níveis de ácido 5-hidroxiindolacético (5-HIAA), o principal metabólito do 5-HT no líquido cefalorraquidiano (LCR), foram encontrados em pessoas que fizeram um suicídio violento. Em relação aos sistemas de neurotransmissores, os dados permanecem globalmente contraditórios. O mais interessante é o sistema 5-HT, principalmente no que diz respeito a polimorfismos como o 5-HTTLPR. Apesar disso, não há evidências de especificidade entre um polimorfismo e sua expressão clínica (Van Heeringen & Mann, 2014).

No início da abordagem terapêutica, é importante aliviar, primeiramente, os sintomas mais emergentes, como ansiedade intensa, insônia e inquietação, que aumentam significativamente o risco de suicídio. Os ansiolíticos e os antipsicóticos de segunda geração são eficazes para o controle desses sintomas. O tratamento farmacológico depende do tipo de transtorno mental de base que o paciente apresenta. Os antidepressivos utilizados na depressão demoram aproximadamente duas semanas para fazer efeito e podem melhorar, primeiro, a atividade (psicomotricidade) e a energia antes de melhorar a ideação suicida. Portanto, o início do tratamento e da melhora clínica é um período crítico, que exige monitoração intensa, pois o paciente vai estar com energia e disposição para se matar. Alguns antidepressivos são perigosos quando ingeridos em superdosagem. Portanto, deve-se evitar prescrever quantidades altas e impedir que o paciente tenha acesso à medicação. No tratamento dos sintomas psicóticos, as medicações de primeira escolha são os antipsicóticos de segunda geração, como olanzapina, risperidona, quetiapina e ziprasidona. Embora os antipsicóticos clássicos, como o haloperidol, sejam eficazes no controle dos sintomas psicóticos, seu uso é limitado pelo risco de efeitos extrapiramidais, em especialmente a acatisia, que aumenta o risco de suicídio.

Os ansiolíticos têm papel importante, por sua ação em sintomas como ansiedade intensa, pânico, inquietação e insônia, que elevam o risco de suicídio.

O lítio é uma medicação com inúmeras evidências clínicas de redução das taxas de suicídio e é indicado especialmente para aqueles pacientes que apresentam transtorno afetivo bipolar. Recente revisão sistemática concluiu que o lítio associou-se à redução do risco de suicídio, principalmente com uso prolongado, e parece ter efeito antissuicida, independentemente da sua eficácia no tratamento dos transtornos de humor (Del Matto *et al.*, 2020). Portanto, seu uso não deve ser considerado eficaz no contexto de uma emergência psiquiátrica, o que torna necessária a combinação com outros psicofármacos, como antidepressivos e antipsicóticos, para que se obtenha proteção mais imediata.

A eletroconvulsoterapia (ECT) é indicada para situações em que o tempo é extremamente importante para preservar a vida, como nos casos em que há risco importante de suicídio e o paciente apresenta quadro grave de depressão ou catatonia, bem como nos casos de gravidez (Park *et al.*, 2021).

Recentes estudos estão implicando o uso promissor de cetamina em pacientes com ideação suicida grave no *setting* de um pronto-socorro (Domany *et al.*, 2020). A modalidade de evidência clínica mais consistente é a da aplicação com *spray* nasal de escetamina para pacientes com depressão e grave risco de suicídio (Canuso *et al.*, 2021). A taxa de resposta da depressão de 34% em 24 horas, significativamente superior a placebo, torna essa forma de aplicação de escetamina uma alternativa importante para o tratamento agudo de quadros depressivos com alto risco suicida. A dose é de 84 mg (em três aplicações), sendo repetida duas vezes por semana até completar quatro semanas, associada a tratamento antidepressivo usual. Os principais efeitos adversos observados foram tontura, dissociação, náuseas, sonolência e cefaleia.

Associada à psicofarmacoterapia, é fundamental a abordagem psicoterapêutica. A psicoterapia deve ser de suporte, flexível e diretiva, abordando as circunstâncias sociais e pessoais que colocam o paciente sob risco de suicídio. O terapeuta e o paciente identificam os principais problemas e selecionam aqueles que devem ser abordados de início. A escolha do tipo de psicoterapia depende da condição clínica subjacente. Propostas de mudanças significativas de comportamento, instituição de psicoterapia de base analítica ou outra orientação psicodinâmica podem ser indicadas para alguns pacientes depois de haver passado a fase crítica.

A maioria dos pacientes se beneficia de orientação psicoeducacional e, se ele consentir, os familiares devem ser envolvidos. As orientações ao paciente e aos familiares precisam ser objetivas. É fundamental discutir a tentativa de suicídio e os motivos que levaram o paciente a isso, evidenciar a doença subjacente e os sintomas relacionados, bem como mostrar que existe tratamento.

QUADROS ANSIOSOS

Crises de pânico

As crises de pânico e ansiedade são um dos quadros mais prevalentes nos serviços de emergência, além de serem as condições mais prevalentes em associação com dor torácica de causa não cardíaca (Oliveira *et al.*, 2017). Cerca de 50% dos pacientes com transtorno de pânico têm seu primeiro atendimento médico em um pronto-socorro devido a dor torácica não cardíaca. Por isso, são muito importantes o manejo correto e o encaminhamento para seguimento ambulatorial (Rogers-Carter *et al.*, 2018).

O quadro caracteriza-se por início súbito, sem fator desencadeante obrigatório, durante o qual ocorrem pelo menos quatro dos seguintes sintomas: palpitações, sudorese, tremores ou abalos, sensação de falta de ar ou sufocamento, sensação de asfixia, dor ou desconforto torácico, náusea ou desconforto abdominal, sensação de tontura, instabilidade ou vertigem, calafrios ou ondas de calor, parestesias, desrealização ou despersonalização, medo de perder o controle ou enlouquecer e, principalmente, medo de estar infartando e/ou morrendo . Esses sintomas atingem seu pico em até 10 minutos, diminuindo gradualmente sua intensidade em minutos ou até algumas horas (American Psychiatric Association, 2013).

Outro quadro bastante comum nas emergências psiquiátricas são as crises desencadeadas por fator bem definido, frequentemente confundidas e tratadas como crises de pânico. Entre elas está a reação aguda ao estresse.

Controle da crise de pânico

Em virtude do compartilhamento dos sintomas da crise de pânico com outras comorbidades clínicas, é necessário descartar outros diagnósticos, inicialmente por meio de anamnese, exame físico e sinais vitais. No caso de dúvidas etiológicas, exames podem ser necessários. Por exemplo, se a queixa principal do paciente for dor e opressão torácica, talvez seja necessário solicitar eletrocardiograma e até mesmo enzimas cardíacas.

É importante interrogar o paciente sobre o uso de substâncias, pois algumas podem causar quadro que se assemelha com crise de pânico, como é o caso da cocaína, que pode inclusive cursar com infarto agudo do miocárdio (IAM) e arritmias.

É um tanto comum, em serviços de urgência e emergência, que as queixas de ansiedade sejam menosprezadas, mas o sofrimento é verídico e involuntário. Se possível, deve-se levar o paciente para um local calmo, tranquilizá-lo em relação ao caráter rápido e autolimitado dos sintomas e explicar o quadro e sua não gravidade, sem deixar de validar o que ele está sentindo, pois, muitas vezes, isso já é suficiente para amenizar os sintomas (Ballanger, 1997).

Orientar a respiração lenta e profunda é uma técnica importante a ser usada para alívio dos sintomas no pronto-socorro, também podendo ser aprendida e utilizada no âmbito domiciliar.

Abordagem farmacológica da crise de pânico

No momento de crise, em ambiente de pronto-socorro, os benzodiazepínicos por via oral são medicações de primeira escolha, com preferência para os de meia-vida curta, quando disponíveis (Rapaport & Barrett, 2001; Manfro *et al.*, 2008). Entre esses, clonazepam é o fármaco de escolha. Na crise, prescreve-se 0,5 a 2 mg nos primeiros 30 minutos e, se necessário, repete-se a dose a cada 30 a 60 minutos. Em pacientes idosos, devem-se usar doses menores, devido à eliminação plasmática mais lenta. Também podem ser ministrados alprazolam (2 a 6 mg), lorazepam (1 a 2 mg) e diazepam (5 a 10 mg), todos como segunda opção (Manfro *et al.*, 2008).

Os benzodiazepínicos podem causar sonolência, confusão, desorientação e, em alguns pacientes, agitação (reação paradoxal). O uso de doses maiores em pacientes idosos e com problemas clínicos deve ser monitorado, devido ao risco de depressão respiratória.

Embora seja uma prática ainda realizada, não se deve administrar diazepam por via intramuscular, visto que a absorção por essa via pode ser errática (Gorenstein & Pompéia, 1999).

É importante ressaltar que se deve evitar, em termos de pronto-socorro, prescrever essas medicações, por apresentarem risco de abuso e dependência, principalmente se o paciente não der seguimento. Também podem causar prejuízos cognitivos, além de não serem um tratamento com resposta sustentada a longo prazo. Pelo risco de piora inicial e efeitos colaterais comuns ao início do tratamento, sugere-se que inibidores da recaptação da serotonina (ISRS) também sejam iniciados em nível ambulatorial, para melhor garantia de seguimento, redução da chance de descontinuação e melhor adesão. O ideal é tratar a crise e encaminhar o paciente para seguimento ambulatorial, no qual essas questões seriam mais bem assistidas.

Reação aguda ao estresse

No caso de reação aguda ao estresse, o acolhimento do problema e da angústia do paciente e a técnica de respiração muitas vezes são suficientes. Muitas pessoas se recuperam depois que são removidas da situação traumática, sentem compreensão e empatia e têm a oportunidade de descrever o evento e suas reações a ele.

Caso necessário, entre as medicações, antipsicóticos como quetiapina e risperidona, em doses baixas, costumam ser eficazes, na situação de pronto-socorro, quando as medidas já citadas não são suficientes. Embora os estudos não apontem para uma melhora global dos sintomas a longo prazo, esses medicamentos são úteis nessas situações especiais (Bernik *et al.*, 2003).

No caso de uma perda (luto), pode ser confortante entender o sofrimento psíquico, validá-lo e explicar ao paciente que pode ser normal, mesmo que intenso em um primeiro momento. Além disso, auxilia pacientes e familiares a compreender que pode não ser necessária a introdução de medicação contínua nesse momento.

Em nível ambulatorial, a princípio, o uso de medicações não é inicialmente indicado, embora medicações que ajudem a dormir possam ser válidas por curto período. A gestão do sofrimento e sua medicalização devem, preferencialmente, ser manejadas fora do pronto-socorro, em um segundo momento, caso o nível de sofrimento seja identificado como anormal (Faria & Lerner, 2019).

O uso de benzodiazepínicos após eventos traumáticos não tem bases sólidas na literatura em relação ao risco ou ao benefício na prevenção do desenvolvimento de quadros ansiosos. Entretanto, alguns trabalhos mostram que, além de ineficaz, essa técnica aumenta o risco de desenvolvimento de transtorno de estresse pós-traumático (69% *versus* 15% com placebo). Alguns estudos apontam para o uso de corticoides e betabloqueadores logo após o evento traumático como possível medida preventiva em relação ao surgimento posterior de transtorno de estresse pós-traumático (TEPT), com mais evidência para uso de corticoides, embora ainda se careça de mais estudos (Amos *et al.*, 2014).

No caso de progressão para TEPT, fluoxetina e sertralina apresentam dados conflitantes, mas são as que possuem mais estudos com resultados favoráveis, o que justifica sua inclusão como agentes de primeira linha. Outros medicamentos são a paroxetina e a venlafaxina XR. Todos esses medicamentos podem melhorar todos os grupos de sintomas de TEPT. Os fármacos considerados de segunda linha são a fluvoxamina e mirtazapina, cujos resultados são favoráveis em alguns estudos (Bernik *et al.*, 2003).

Transtornos conversivos

São um grupo de transtornos que consiste em sintomas que se desenvolvem inconscientemente, de forma não premeditada. São comumente desencadeados por questões emocionais, como estresse, trauma ou angústia.

O transtorno conversivo é definido por sintomas que afetam a função sensorial ou motora voluntária, assemelhando-se a uma condição neurológica que, mesmo após investigação, não pode ser explicada por essa condição, mas por fatores psicológicos. O diagnóstico é feito por meio do exame neurológico, que inclui testes que revelam inconsistências e incongruências em relação às doenças neurológicas conhecidas. Essas incongruências são suficientes para diagnosticar a maioria dos casos, quase sempre sem necessidade de exames complementares (American Psychiatric Association, 2013).

A dissociação se apresenta como uma quebra da unidade psíquica, de forma parcial ou completa, que se manifesta pela desintegração das funções de memória, consciência e identidade, bem como das sensações e do controle dos movimentos corporais, como os desmaios, as convulsões, as alterações de identidade, as amnésias etc. (Raps, 2015). As amnésias dissociativas costumam ter caráter autobiográfico, diferentemente das observadas em doenças neurológicas.

A avaliação inicial no pronto-socorro tem a intenção de descartar a existência de um quadro neurológico por trás do déficit, inclusive em indivíduos com história prévia de quadros conversivos ou dissociativos. Nesse caso, as manifestações são incompatíveis com mecanismos fisiopatológicos ou vias anatômicas conhecidas.

O diagnóstico se baseia na história, após exclusão de transtornos físicos como causa. Na dúvida sobre déficit neurológico ou quadro conversivo, muitas vezes um bom exame físico é suficiente para a elucidação.

Abordagem do transtorno conversivo e dissociativo

O tratamento se inicia com o estabelecimento de um relacionamento médico-paciente consistente e apoiador. Esses quadros são muitas vezes chamados de "piti" ou distúrbio neurodegenerativo (DNV), e, comumente, sofrem certo grau de repúdio por parte da equipe de assistência (Cordioli, 2015).

Quando já descartadas as causas orgânicas, devem-se evitar exames e tratamento em excesso, bem como atestados e medicalização ambulatorial dos sintomas, pois esse tipo de procedimento poderia ser reforçador para a permanência dos sintomas (Rede de Atenção Psicossocial, 2015).

Esses casos, como regra, não devem ser encaminhados à internação nem à avaliação na triagem de hospital psiquiátrico, visto que seu tratamento é ambulatorial (Rede de Atenção Psicossocial, 2015).

Deve-se proceder com acolhimento e tranquilizar o paciente de que os sintomas são reais, porém com caráter benigno, apesar da falta de um diagnóstico orgânico definitivo. A comunicação terapêutica do diagnóstico é uma ferramenta importante e, inclusive, com comprovação para remissão e melhora dos sintomas (Luccia *et al.*, 2011).

Quando as abordagens psicodinâmica e comportamental não são suficientes e o quadro vigente impossibilita que o paciente esteja apto para a alta hospitalar, uma medida inicial pode ser o tempo: manter o paciente em ambiente tranquilo, preferencialmente fora da atenção e da ansiedade da família por algum tempo, pode ser suficiente (Luccia *et al.*, 2011).

Ainda assim, a depender do sintoma (p. ex., crises não epilépticas psicogênicas com crises subsequentes sem melhora), o uso de medicamentos sedativos (benzodiazepínicos) pode ser necessário até a resolução do quadro na urgência, que geralmente é obtida quando se atinge o nível de sedação, embora essa conduta seja divergente entre os autores.

Ao término do atendimento de urgência, deve-se encaminhar o paciente para seguimento em psicoterapia ambulatorial, além de seguimento psiquiátrico, visto que grande parte dos pacientes apresenta outro transtorno comórbido (Marchetti *et al.*, 2007; Feinstein *et al.*, 2001).

Síndrome neuroléptica maligna

Trata-se de uma síndrome idiossincrática relacionada com o uso de antipsicóticos e outras medicações, como L-dopa, antidepressivos e anti-histamínicos, sendo uma complicação grave e potencialmente fatal.

Clinicamente pode ser caracterizada por hipertermia, rigidez muscular acentuada (catatonia, semelhante às formas graves de parkinsonismo), flutuações do nível de consciência, mudanças no estado mental e autonômico (sudorese excessiva e taquiarritmias), assim como sintomas extrapiramidais e pulmonares. Laboratorialmente cursa com elevação da enzima creatinofosfoquinase (CPK) e leucocitose com desvio à esquerda (De Paola *et al.*, 2014; Strawn *et al.*, 2007).

Abordagem da síndrome neuroléptica maligna

O local adequado de tratamento é a unidade de terapia intensiva (UTI).

É necessária a suspensão imediata do fator farmacológico causal. Associado a isso, deve-se proceder à expansão volêmica e ao resfriamento do paciente, utilizando fármacos ou medidas de resfriamento físico, como banhos de água gelada. Além disso, monitoramento e correção de eletrólitos, monitoramento para complicações, incluindo falências renal e cardiorrespiratória, pneumonia por aspiração e coagulopatias são essenciais (Strawn *et al.*, 2007).

Não há consenso sobre tratamento farmacológico específico da síndrome neuroléptica maligna (SNM), existindo apenas algumas evidências de fármacos específicos que podem facilitar a recuperação.

A SNM tem sido considerada uma forma extrema de catatonia e, diante disso, há autores que defendem que o uso de benzodiazepínicos por via oral ou parenteral pode amenizar os sintomas e acelerar a resolutividade na SNM. Dados os riscos relativos, um teste com lorazepam, iniciando com 1 a 2 mg por via parenteral, pode ser uma conduta sensata como intervenção primária em pacientes com SNM aguda (Ananth & Aduri, 2004).

Bromocriptina e amantadina, agentes dopaminérgicos, podem reverter o parkinsonismo causado na SNM, além de reduzir o tempo de recuperação e diminuir pela metade a mortalidade (Strawn *et al.*, 2007). A bromocriptina é utilizada na dose de 2,5 mg a cada 6 a 8 horas com dose de até 40 mg/dia e com retirada gradual quando da remissão. A amantadina é uma alternativa à bromocriptina, e normalmente é iniciada com 200 a 400 mg/dia (Francis *et al.*, 2000).

O dantrolene, bloqueador neuromuscular, pode ser útil em casos de SNM com elevação de temperatura extrema, rigidez e hipermetabolismo. A dose inicial é 1 a 2,5 mg/kg EV até a dose máxima de 10 mg/kg/dia, devendo-se proceder à descontinuação de forma gradual (Strawn *et al.*, 2007).

No caso de refratariedade após os primeiros dias de tratamento, a eletroconvulsoterapia (ECT) pode ser indicada, bem como se catatonia maligna idiopática como uma desordem psicótica subjacente não puder ser excluída ou se o paciente apresentar catatonia persistente residual e parkinsonismo após a resolução dos sintomas agudos metabólicos agudos da SNM.

A ECT é um tratamento seguro na SNM, embora o uso de succinilcolina durante anestesia deva ser cuidadosamente considerado em pacientes com rabdomiólise grave para evitar o risco de hipercalemia e complicações cardiovasculares. O regime típico de ECT para SNM aguda inclui 6 a 10 sessões com eletrodos bilaterais (Andre *et al.*, 2012).

A duração do tratamento varia de acordo com a meia-vida do psicotrópico utilizado, sendo maior no caso de antipsicóticos de depósito.

Síndrome serotoninérgica

A síndrome serotoninérgica é uma reação adversa, potencialmente fatal, causada pela administração de medicamentos pró-serotoninérgicos (Oates & Sjostrand, 1960). Em geral, os casos mais graves são causados pela combinação de dois ou mais fármacos. O aumento na incidência da síndrome serotoninérgica é reflexo do crescente uso dessas medicações na prática clínica. Os sinais e os sintomas são a principal fonte de diagnóstico, não havendo testes laboratoriais que corroborem o diagnóstico (Currier & Trenton, 2002).

É o resultado do agonismo excessivo no SNC causado pelo excesso de estímulo de serotonina, decorrente do uso de antidepressivos. Na síndrome, há um bloqueio da recaptação de catecolaminas e de serotonina com hiperestimulação de receptores 5HT (Currier & Trenton, 2002; Basu *et al.*, 2005).

Trata-se de um quadro raro, caracterizado pela tríade de alterações cognitivo-comportamentais (confusão ou agitação psicomotora), autonômicas (taquicardia, febre, midríase, hipotensão ou hipertensão) e neuromusculares (clônus, hiper-reflexia e tremor), além da possibilidade de diarreia, dor abdominal, vômitos e até *delirium*. Ocorre com maior frequência em pacientes idosos, hepatopatas ou polimedicados, devido às interações medicamentosas em nível hepático (Bijl, 2004).

A prevenção da síndrome serotoninérgica é realizada, principalmente, evitando-se a combinação de dois medicamentos pró-serotoninérgicos e monitorando-se o surgimento dos primeiros sintomas. Quando de sua ocorrência, o tratamento consiste em retirada do medicamento suspeito de ter desencadeado a síndrome, fornecimento de cuidados de suporte, controle da agitação com benzodiazepínicos, administração de antagonistas serotoninérgicos*, controle da instabilidade autonômica e controle da hipertermia (Mackay *et al.*, 1999).

O uso de antipiréticos não possui indicação, levando-se em conta que o aumento da temperatura é devido à intensa atividade muscular, não à ativação do centro hipotalâmico regulador da temperatura (Basu *et al.*, 2005).

---

*Disponível apenas em comprimidos, cipro-heptadina, os quais podem ser esmagados e administrados por meio de sonda nasogástrica. Deve ser administrada uma dose inicial de 12 mg, reavaliando-se a cada 2 horas a necessidade de administração de dose adicional de 2 mg. A dose de manutenção é de 8 mg a cada 6 horas (Nisijima, 2015).

BIBLIOGRAFIA

- Allen MH, Currier GW. Use of restraints and pharmacotherapy in academic psychiatric emergency services. Gen Hosp Psychiatry. 2004;36(1):42-9.
- Allen MH, Forster P, Zealberg J, Currier G. The American Psychiatric Association Task Force on Psychiatric Emergency Services. Report and recommendations regarding psychiatric emergency and crisis services. A review and model program descriptions. Arlington: APA; 1999.
- American Psychiatric Association. Diagnostic and Statistical Manual of Mental Disorders, 5. ed. Arlington: American Psychiatric Association; 2013.
- Amos T, Stein DJ, Ipser JC. Pharmacological interventions for preventing post-traumatic stress disorder (PTSD). Cochrane Database Syst Rev. 2014;(7):CD006239.
- Ananth J, Aduri K, Parameswarara S, Gunatilake S. Neuroleptic malignant syndrome: Risk factors, pathophysiology, and treatment. Acta Neuropsychiatr. 2004;16(4):219-28.
- Anderson EL, Nordstrom KD, Wilson M, Peltzer-Jones J, Zun LS, Na A et al. American Association for Emergency Psychiatry Task Force on Medical Clearance of Adults Psychiatric Patients. Part I. Introduction, Review and Evidenced-Based Guidelines. West J Emerg Med. 2017;18(2):235-242.
- Ballenger JC. Benzodiazepines. In: Schatzberg AF, Nemeroff CB. The American Psychiatric Press Textbook of Psychopharmacology. 2. ed. Washington, DC: American Psychiatric Press; 1995. p. 215-24.
- Ballenger JC. Panic disorder in the medical setting. J Clin Psychiatry. 1997;58(Suppl 2):13-9.
- Baldaçara L, Ismael F, Leite V, Pereira LA, Santos RM, Gomes VP et al. Brazilian guidelines for the management of psychomotor agitation. Part 1. Non-pharmacological approach. Braz Psychiatry. 2019;41(2):153-167.
- Baldaçara L, Diaz AP, Leite V, Pereira LA, Santos RM, Gomes VP. Brazilian guidelines for the management of psychomotor agitation. Part 2. Pharmacological approach. Braz J Psychiatry. 2019;41(4):324-35.
- Basu D, Gillman PK, Gnanadesigan N, /espinoza RT, Smith RL, Claassen AHR et al. The serotonin syndrome [3] (multiple letters). N Engl J Med. 2005;352(23):2454-6.
- Battaglia J, Moss S, Rush J, Kang J, Mendoza R, Leedom L et al. Haloperidol, lorazepam or both for psychotic agitation? A multicenter, propective, duble-blind, emergency department study. Am J Emerg Med. 1997;15(4):335-40.
- Currier GW, Trenton A. Pharmacological treatment of psychotic agitation. CNS Drugs. 2002;16(4):219-28.
- Bernik M, Laranjeiras M, Corregiari F. Tratamento farmacológico do transtorno de estresse pós-traumático. Rev Bras Psiquiatr. 2003;25(Supl I):46-50.
- Bijl D. The serotonin syndrome. Neth J Med. 2004;62(9):309-13.
- Canuso CM, Ionescu DF, Li X, Qiu X, Lane R, Turkoz I et al. Esketamine Nasal Spray for the Rapid Reduction of Depressive Symptoms in Major Depressive Disorder with Acute Suicidal Ideation or Behavior. J Clin Psychopharmacol. 2021;41(5):516-24.
- Cordioli AV, Gallois CB, Isolan L. Psicofármacos: Consulta Rápida. Porto Alegre: Artes Médicas; 2015.

- Currier GW, Trenton A. Pharmacological treatment of psychotic agitation. CNS Drugs. 2002;16(4):219-28.
- Czobor P, Volavka J, Meibach RC. Effect of risperidone on hostility in schizophrenia. J Clin Psychopharmacol. 1995;15(4):243-9.
- De Paola L, Marchetti RL, Teive HAG, LaFrance WC. Psychogenic nonepileptic seizures and psychogenic movement disorders: Two sides of the same coin? Arq Neuropsiquiatr. 2014;72(10):793-802.
- Del Matto L, Muscas M, Murru A, Verdolini N, Anmella G, Fico G et al. Lithium and suicide prevention in mood disorders and in the general population: A systematic review. Neurosci Biobehav Rev. 2020;116:142-53.
- Domany Y, Shelton RC, McCullumsmith CB. Ketamine for acute suicidal ideation. An emergency department intervention: A randomized, double-blind, placebo-controlled, proof-of-concept trial. Depress Anxiety. 2020;37(3):224-33.
- Faria AF, Lerner K. Luto e medicalização: gestão do sofrimento entre mães que perderam filhos. Physis (Rio J.). 2019;29(3):e290317.
- Feinstein A, Stergiopoulos V, Fine J, Lang AE. Psychiatric outcome in patients with a psychogenic movement disorder: A prospective study. Neuropsychiatry, Neuropsychol Behav Neurol. 2001;14(3):169-76.
- Ferreira AD, Sponholz A, Mantovani C, Pazin-Filho A, Passos ADC, Botega NJ et al. Clinical Features, Psychiatric Assessment, and Longitudinal Outcome of Suicide Attempters Admitted to a Tertiary Emergency Hospital. Arch Suicide Res. 2016;20(2):191-204.
- Francis A, Chandragiri S, Rizvi S, Koch M, Petrides G. Is lorazepam a treatment for neuroleptic malignant syndrome? CNS Spectr. 2000;5(7):54-57.
- Garriga M, Pacchiarotti I, Kasper S, Zeller SL, Allen MH, Vásquez G et al. Assessment and management of agitation in psychiatry: Expert consensus. World J Biol Psychiatry. 2016;17(2):86-128.
- Gorenstein C, Pompéia S. Farmacocinética e farmacodinâmica dos benzodiazepínicos. In: Bernik MA. Benzodiazepínicos: quatro décadas de experiência. São Paulo: EdUSP; 1999.
- Kawakami D, Prates JG, Teng CT. Proposals for the Future: Physical Structure and the Ideal Team for Psychiatric Emergencies. Rev Debates Psiquiatr. 2016;20(4):28-34.
- Khokhar MA, Rathbone J. Droperidol for psychosis-induced aggression or agitation. Cochrane Database Syst Rev. 2016;12(12):CD002830.
- Klein LR, Driver BE, Miner JR, Martel ML, Hessel M, Collins JD et al. Intramuscular Midazolam, Olanzapine, Ziprasidone, or Haloperidol for Treating Acute Agitation in the Emergency Department. Ann Emerg Med. 2018;72(4):374-85.
- Luccia TPB, Luccia DPB. Psychogenic seizure care in accident and emergency units. Rev Bras Educ Méd. 2011;35(4):567-573.
- Mackay FJ, Dunn NR, Mann RD. Antidepressants and the serotonin syndrome in general practice. Br J Gen Pract. 1999;49(448):871-4.
- Marchetti RL, Kurcgant D, Marchetti LB, Gallucci Neto J, Von Bismark MA, Fiore LA. Resultados preliminares de um programa de tratamento de crises não epilépticas psicogênicas. J Epilepsy Clin Neurophysiol. 2007;13(4 Suppl 1):39-44.

- Manfro GG, Blaya C, Salum GA. Ansiedade aguda: ataques de pânico. In: Quevedo J, Schmitt R, Kapczinski F. Emergência psiquiátrica. 2. ed. Porto Alegre: Artmed; 2008. p. 197-217.
- Mantovani C, Migon MN, Alheira FV, Del-Ben CM. Manejo de paciente agitado ou agressivo. Rev Bras Psiquiatr. 2010;32(Suppl 2):596-603.
- Oates JA, Sjoerdsma A. Neurologic effects of tryptophan in patients receiving a monoamine oxidase inhibitor. Neurology. 1960;10:1076-8.
- Oliveira LGM, Sguarezi JGD, Paulin LFRS. Crise de Pânico: Abordagem no pronto-socorro. Ensaios USF. 2017;1(1):25-33.
- Park MJ, Kim H, Kim EJ, Yook V, Chung IW, Lee SM et al. Recent Updates on Electro-Convulsive Therapy in Patients with Depression. Psychiatry Investig. 2021;18(1):1-10.
- Rede de Atenção Psicossocial – Santa Catarina. Protocolo da Rede de Atenção Psicossocial, para o acolhimento de dissociações, conversões, outros quadros histéricos e transtornos somatoformes. Santa Catarina: Sistema Único de Saúde; 2015).
- Rogers-Carter MM, Varela JA, Gribbons KB, Pierce AF, McGoey MT, Ritchey M et al. Insular cortex mediates approach and avoidance responses to social affective stimuli. Nat Neurosci. 2018;21(3):404-14.
- Rapaport MH, Barrett C. Panic disorder. Curr Psychiatry Rep. 2001;3(4):295-301.
- Richmond J. Trauma and loss in the emergency setting. In: Zun L. Behavioral Emergencies for the Emergency Physician. Cambridge: Cambridge University Press; 2013. p. 235-243.
- Scruth E. Risperidone for Psychosis-Induced Aggression or Agitation. Issues Ment Health Nurs. 2019;12(12):CD002830.
- Shale JH, Shale CM, Mastin WD. Safety of droperidol in behavioural emergencies. Expert Opin Drug Saf. 2004;3(4):369-78.
- Souza RAP, Silva MAF, Coelho DM, Galvão MLS, Souza NAC, Picão AP. Síndrome neuroléptica maligna. Rev Bras Clin Med. 2012;10(5):440-5.
- Strawn JR, Keck PE, Jr, Caroff SN. Neuroleptic malignant syndrome. Am J Psychiatry. 2007;164(6):870-6.

Interações Medicamentosas

Odeilton Tadeu Soares
Raphael Nacarelli Salgado
Teng Chei Tung

INTRODUÇÃO

Nos últimos anos houve um importante aumento do número de medicamentos disponíveis no mercado. As interações medicamentosas são foco cada vez maior de estudos, uma vez que a polifarmácia tem sido a regra, não a exceção, especialmente nos transtornos de humor, ansiosos ou psicóticos. Se, no início do século XX, um médico possuía menos de uma dezena de medicações à disposição, atualmente ele tem milhares. Somem-se a isso a automedicação, o tabagismo, o álcool e os alimentos industrializados. A lista de produtos a que estamos expostos só aumenta.

O padrão de prescrição de medicamentos também vem mudando à medida que novos medicamentos são desenvolvidos. Antes, a indicação das medicações era para tratamentos limitados (dias ou semanas) de doenças agudas. Agora, em um mundo que trabalha com doenças crônicas de prognóstico mais reservado, as prescrições se voltam à prevenção e à manutenção, não necessariamente à cura. Muitos desses tratamentos duram por toda a vida dos pacientes, e, por essa razão o potencial de interações medicamentosas aumenta de modo exponencial.

A escolha dos melhores fármacos para determinado padrão de sintomas ou a associação de novas medicações visando melhorar a eficácia do tratamento e minimizar efeitos adversos são exercícios constantes e devem ser feitos sempre com cautela. Conhecer os efeitos da interação entre um estabilizador de humor e anticoncepcionais orais ou entre um antidepressivo tricíclico e um inibidor de monoamina oxidase (IMAO) é fundamental para evitar gestações indesejadas ou uma síndrome serotoninérgica, respectivamente.

As interações podem ser consideradas farmacocinéticas ou farmacodinâmicas. As farmacocinéticas são causadas pelo efeito de uma medicação no movimento de outra medicação no corpo. Assim, o metabolismo (por alterações de absorção, distribuição ou excreção) é alterado e pode haver atraso no início da ação, aumento ou diminuição do efeito, com possível toxicidade. As interações farmacodinâmicas ocorrem quando há influência de uma medicação no efeito da outra em seu sítio final de ligação ou em seu receptor. Isso pode ocorrer por **antagonismo**, quando competem pelo mesmo receptor, ou por **agonismo**, quando uma aumenta o efeito da outra.

Mudanças em decorrência de doenças como diabetes, hipotireoidismo ou hipertireoidismo, distúrbios gastrointestinais ou uso abusivo de álcool, além de alterações na função renal ou hepática, podem prejudicar o efeito das medicações nos pacientes. A ordem em que os medicamentos são usados, a via (oral ou parenteral), o intervalo entre as administrações e as reações dependentes da dose (quanto maior a dose, maior a possibilidade de interação) são fatores que precisam ser levados em consideração e que aumentam ainda mais a complexidade do processo.

O objetivo deste capítulo é apresentar, de modo didático, as principais interações que podem prejudicar o tratamento. Para isso, revisaremos brevemente, a seguir, conceitos farmacológicos (biotransformação, indução e inibição enzimática etc.) e, depois, entraremos nas classes dos fármacos mais utilizados em Psiquiatria, discorrendo sobre as associações mais comuns usadas na prática clínica.

BIOTRANSFORMAÇÃO

Biotransformação, ou metabolismo de fármaco, é definida como a alteração química que a medicação sofre no organismo, geralmente sob a ação de enzimas inespecíficas. Pela sua alta concentração de enzimas, ocorre de modo mais pronunciado no fígado, apesar de também ocorrer no resto do organismo. Pode ser intuitivo pensar que a biotransformação gere compostos inativos para serem excretados, mas, muitas vezes, são liberados metabólitos ativos, como no caso da risperidona e da codeína. As diversas reações químicas que os fármacos sofrem podem ser divididas em reações de oxidação, de redução, de hidrólise e de conjugação. As duas primeiras representam a chamada fase I, na qual os compostos resultantes podem ou não perder a atividade farmacológica. Assim, ficam prontos para as reações da fase II, quando são formados conjugados altamente solúveis em água, que podem, então, ser eliminados.

Citocromo P450 (CYP450)

É um complexo enzimático envolvido na fase I do processo de biotransformação (por oxirredução) cada vez mais estudado por sua importância farmacocinética e pelas possíveis interações medicamentosas mediadas por essas enzimas. Pelo menos 40 enzimas já foram identificadas, mas somente seis delas respondem por mais de 90% de toda a atividade do CYP450 (1A2, 3A4, 2C9, 2C19, 2D6 e 2E1). Os fármacos podem agir sobre o citocromo P450, de modo geral, como inibidores, indutores ou substratos.

Inibição enzimática

Na **inibição enzimática**, um fármaco acaba por "inibir" a atividade de determinada enzima. O resultado é o **aumento** do nível sérico de outro fármaco que necessite da mesma enzima para sua biotransformação. A inibição, portanto, prolonga o efeito farmacológico, podendo resultar em toxicidade. Um exemplo clássico é a interação entre ácido valproico e lamotrigina. O ácido valproico é um inibidor enzimático (inibe a glicuronidação da fase II) que aumenta o nível sérico de lamotrigina, elevando a toxicidade desse fármaco.

Indução enzimática

Na **indução enzimática**, um fármaco acaba por "induzir" ou "estimular" a atividade de uma determinada enzima. A consequência é que as medicações são biotransformadas mais rapidamente e teremos **diminuição** dos níveis séricos do fármaco original (potencialmente abaixo do nível terapêutico), aumentando os metabólitos produzidos. Como exemplo, a fenitoína (medicamento usado como anticonvulsivante) é um potente indutor de 3A4 (uma das enzimas do CYP450). Quando essa medicação é usada em um paciente que faz uso regular de haloperidol (que é biotransformado sob a ação de 3A4), o nível sérico dele diminui. Uma possível consequência advinda dessa interação é a recaída do quadro psicótico.

A indução, usualmente, leva alguns dias para exercer um efeito significativo e pode persistir por semanas após a descontinuação do fármaco indutor.

Metabolizadores lentos e rápidos

Quando uma pessoa apresenta um polimorfismo genético que determina menor capacidade de biotransformar uma substância, diz-se que ela é uma **metabolizadora lenta**. Na prática, significa que são necessárias menores doses de um fármaco para se obter efeito terapêutico. Quando a capacidade de biotransformação é maior, diz-se que é uma **metabolizadora rápida**. Nesse caso, de modo contrário, são necessárias doses maiores de um fármaco para se obter efeito terapêutico. As principais ocorrências de polimorfismo conhecidas ocorrem com a CYP450 2D6, que estão ausentes em 5% dos caucasianos e em 2% dos orientais. A metabolização de alguns fármacos que usam essa enzima como via preferencial é prejudicada e há diminuição da eficácia do metabolismo.

Fase II

Nesta fase, ocorrem as reações de conjugação, quando moléculas hidrossolúveis são adicionadas ao fármaco, gerando compostos mais facilmente excretáveis. As reações ocorrem principalmente no fígado, sendo mais estudadas a glicuronidação (mediadas por uridinas 5-difosfato glicuronosiltransferases [UGT]), a metilação (metiltransferases) e a sulfatação (sulfotransferases).

O sistema de glucuronidação é importante por ter como substratos psicotrópicos amplamente utilizados, como clorpromazina, olanzapina, clozapina, amitriptilina e imipramina, além de lamotrigina. Todos são biotransformados preferencialmente pela UGT 1A4. Os benzodiazepínicos lorazepam e oxazepam também são biotransformados diretamente por glicuronidação, fato que permite a pacientes com doença hepática (que atinge menos as UGT) metabolizar esses compostos.

Glicoproteínas P

A glicoproteína P é uma proteína de membrana que tem a capacidade de transportar seus substratos de dentro para fora da célula. Ela transporta substâncias endógenas, como esteroides, citocinas, conjugados de glicuronato e sulfato, além de certas substâncias hidrofóbicas, por meio das células, para intestino, bile e urina, bem como para fora das gônadas e do cérebro. Assim, gônadas e cérebro ficam livres de muitos fármacos sob proteção das glicoproteínas P. A maioria dos fármacos psicotrópicos não são substrato das glicoproteínas P e alcançam concentrações adequadas no sistema nervoso central (SNC). Medicações que inibem a atividade desse sistema podem aumentar o nível plasmático de fármacos que são seus substratos. Por exemplo, a fluoxetina (junto com seu metabólito norfluoxetina) pode aumentar o nível da carbamazepina, que é um de seus substratos. Anti-histamínicos de segunda geração possuem efeito sedativo menor porque são substratos das glicoproteínas P e não conseguem se manter nas células do SNC.

INTERAÇÕES COM ANTIDEPRESSIVOS

Antidepressivos tricíclicos

São fármacos com múltiplos mecanismos de ação, que aumentam não só a gama de efeitos desejáveis, mas também a de indesejáveis. Os efeitos antidepressivos são mediados pela inibição de recaptação de serotonina (5HT) e noradrenalina (NA). Porém, também inibe a Na+/K+ ATPase (podendo gerar ou agravar arritmias). Tem efeitos anticolinérgicos (boca seca, constipação), anti-histaminérgicos (sedação, aumento de apetite) e alfa-adrenérgicos. O risco de *delirium* em uso de antidepressivos tricíclicos (ADT) também é maior do que em outras classes de antidepressivos e é dependente da dose. A overdose com medicações dessa classe é condição potencialmente letal e os sintomas incluem agitação, *delirium*, crises convulsivas, coma e morte.

Os principais indutores do metabolismo dos ADT são os anticonvulsivantes, como carbamazepina, fenitoína, fenobarbital e oxcarbazepina. Os inibidores do metabolismo envolvem os inibidores seletivos da recaptação de serotonina (ISRS), os antipsicóticos típicos e atípicos, os IMAO, a venlafaxina, o ácido valproico e o topiramato. Outras medicações não psicotrópicas inibidoras do metabolismo incluem omeprazol, ciprofloxacina, cetoconazol e verapamil.

Inibidores seletivos da recaptação de serotonina (ISRS)

São fármacos mais seletivos em relação aos ADT. Têm menor afinidade por receptores muscarínicos, histamínicos e adrenérgicos. São mais seguros e menos suscetíveis às interações farmacodinâmicas. A intoxicação pode gerar a síndrome serotoninérgica, cujos sintomas incluem agitação, confusão mental, mioclonias, tremores, hiper-reflexia, rigidez, instabilidade autonômica, taquicardia, hipertermia e diaforese, além de náusea, vômitos, cólicas e diarreia. Podem desencadear acatisia e sintomas extrapiramidais, pois a serotonina pode inibir a liberação de dopamina em região nigroestriatal.

As enzimas do CYP450 também estão implicadas no metabolismo dos ISRS, os quais tanto podem ser substratos como inibidores de algumas dessas enzimas. A **fluoxetina**, por exemplo, inibe diversas enzimas do CYP450 e aumenta significativamente os níveis séricos de diversas medicações, como clozapina (aumento de 50% nos níveis de clozapina), risperidona (aumento médio de 75% nos níveis de risperidona), carbamazepina e antipsicóticos típicos. O uso concomitante a tamoxifeno não é recomendado, pela forte inibição da fluoxetina a 2D6.

A **sertralina** é menos potente que a fluoxetina e a paroxetina na inibição de 2D6, porém, em doses maiores, essa inibição pode ser acentuada. Em pacientes que receberam a coadministração de nortriptilina, com sertralina de 100 a 150 mg/dia, os níveis de tricíclico foram aumentados em até 40%. Os níveis de sertralina podem diminuir quando na presença de carbamazepina e fenitoína (por induzirem 2B6, 3A4 e 2C9). Em contrapartida, pela inibição de 3A4 e 2D6, tende a aumentar os níveis séricos de risperidona e bupropiona, além de lamotrigina em até duas vezes (pela inibição de UGT 1A4).

A **paroxetina** é um importante inibidor de 2D6 e 2C9, assim como a fluoxetina. Quando administrada com outros fármacos que também servem de substrato para essa enzima, como ADT (nortriptilina, amitriptilina ou imipramina) ou fenotiazinas (como clorpromazina ou prometazina), deve haver cautela.

Tem uma meia-vida mais curta, em torno de 22 horas, e não inibe significativamente outras enzimas do CYP450. É metabolizada principalmente por CYP2D6, apesar de também exercer inibição nessa enzima.

A **fluvoxamina** é um potente inibidor da 1A2, além de exercer inibição moderada de 2C19 e 3A4 (o mais potente inibidor entre os ISRS). A enzima 3A4 é responsável por 30% da atividade do CYP450 no fígado e por 70% de atividade do CYP450 no intestino delgado. É a enzima que realiza a maior parte do metabolismo oxidativo das medicações. A fluvoxamina aumentou em quatro vezes os níveis séricos de cafeína e em três vezes os níveis do diazepam (substrato para 2C19). Os níveis de alprazolam e carbamazepina também aumentaram significativamente (substratos de 3A4). Por seu efeito inibidor em 1A2, pode aumentar os níveis séricos de clozapina (aumento de três a quatro vezes), imipramina, clomipramina, amitriptilina e mirtazapina (aumento de até quatro vezes). Não se recomenda a administração concomitante com ADT e IMAO.

Também aumenta os níveis séricos de propranolol, recomendando-se uma dose menor desse medicamento quando coadministrados. O lítio tem sido utilizado em combinação com fluvoxamina no tratamento de depressão grave refratária a outros esquemas, mas deve-se observar que o lítio (e, possivelmente, o triptofano) aumenta os efeitos serotoninérgicos da fluvoxamina. Portanto, a associação deve ser usada com cautela.

O **citalopram** e o **escitalopram** estão entre os ISRS com menor potência de inibição para CYP450 2C19, 2D6 e 3A4, o que reduz o potencial de interações. Estudo com fenitoína (substrato de 2C19) mostrou pequena potência do citalopram na inibição dessa enzima. O escitalopram tem nenhuma ou muito baixa afinidade por receptores de dopamina, histamina, alfa e beta-adrenérgicos muscarínicos, colinérgicos e gaba-benzodiazepínicos. Indutores de 3A4 (carbamazepina, fenitoína e fenobarbital) tendem a diminuir o nível sérico de citalopram e escitalopram. Esses fármacos, por outro lado, tendem a aumentar os níveis de ADT e fenotiazinas pela inibição em 2D6 (semelhante à paroxetina).

Inibidores da monoamina oxidase

Os IMAO têm grande potencial para interações farmacodinâmicas, em virtude de seu mecanismo de ação, provocando acúmulo de serotonina, noradrenalina e dopamina, podendo levar a efeitos severos como crises hipertensivas ou síndrome serotoninérgica quando associados a ADT ou ISRS. Os IMAO com potencial para essas interações são os ditos irreversíveis (fenelzina e tranilcipromina). Alimentos contendo altos níveis de tiramina como queijos, alimentos em conserva e vinhos, quando associados a tranilcipromina, causam liberação de noradrenalina com vasoconstrição e aumento de pressão arterial. O uso de simpatomiméticos como efedrina ou fenilpropanolamina também é arriscado pelo mesmo motivo.

Deve haver um período de descontinuação de duas semanas entre a interrupção de um ISRS e a introdução de um IMAO irreversível, com exceção da fluoxetina, que tem o período de *washout* elevado para cinco semanas devido à sua meia-vida longa. Quando se interrompe o uso de IMAO, devem-se aguardar duas semanas para a prescrição de um ISRS. Os IMAO também podem potencializar os efeitos sedativos do álcool. Não parece ter inibição significativa de outras enzimas do CYP450, tendo, portanto, pequeno potencial para interações farmacocinéticas.

Inibidores seletivos da recaptação de serotonina e noradrenalina

A **venlafaxina** é um inibidor seletivo da recaptura de serotonina e noradrenalina. Assim, pode ter as mesmas interações farmacodinâmicas dos ISRS. Em doses de até 37,5 mg/dia, inibe apenas a bomba de recaptação de serotonina. Com doses entre 37,5 e 225 mg/dia, inibe também a recaptação de noradrenalina. A partir de 225 mg/dia, inibe a recaptação de dopamina. A venlafaxina é menos potente que a fluoxetina e a paroxetina na inibição de 2D6. Indutores de 2D6 (como a carbamazepina) podem diminuir seu nível sérico. É biotransformada por 3A4 de forma moderada e por 2C19 de forma mais leve. Sua única interação com risco é com os IMAO (risco de síndrome serotoninérgica e/ou crise hipertensiva).

A **duloxetina**, diferentemente da venlafaxina, tem baixa ou nenhuma afinidade para os receptores dopaminérgicos. Tem pouca ou nenhuma afinidade para receptores histaminérgicos, colinérgicos e adrenérgicos. Pode aumentar os níveis plasmáticos de ADT, da mirtazapina e da venlafaxina (efeito inibitório moderado em 2D6).

A **vortioxetina** é um antidepressivo recente que age como agonista de receptores 5-HT1A, antagonista de 5-HT3, 5-HT7 e 5HT1D, além de inibidor de transportador de 5HT (SERT). Alguns estudos pré-clínicos mostram que a vortioxetina exerce atividade antidepressiva modulando múltiplos sistemas que incluem serotonina, norepinefrina, dopamina, acetilcolina, glutamato e ácido gama-aminobutírico (GABA). É biotransformada via CYP450 (principalmente 2D6 e 2C19, em menor parte) com subsequente conjugação via sistema UGT. Inibidores potentes de 2D6, como fluoxetina, paroxetina, bupropiona, cetoconazol ou rifampicina, tendem a aumentar significativamente os níveis séricos de vortioxetina, aumentando também a incidência de efeitos adversos (insônia, náuseas, vômitos e cefaleias). A interação com omeprazol (inibidor de 2C19), diazepam, álcool e aspirina não foi clinicamente relevante.

Outros antidepressivos

A **mirtazapina** é um antidepressivo que atua como antagonista alfa-2-adrenérgico, além de antagonista de canais 5-HT2 e 5-HT3. Essas propriedades servem para aumentar a liberação de serotonina e noradrenalina. Não atua na inibição da recaptura de serotonina ou noradrenalina. Devido a seu mecanismo de ação, com ação histaminérgica e serotonérgica, induz ganho de peso e sedação, efeitos que podem ser potencializados com outras medicações, como os ADT e os ISRS. O uso simultâneo com álcool, barbitúricos ou benzodiazepínicos pode potencializar o efeito depressor sobre o SNC. É biotransformada principalmente no fígado por CYP1A2, 2D6 e 3A4. Apesar de ter afinidade por várias enzimas do CYP450, não exerce atividade inibitória em doses usuais.

A **trazodona** age em receptores pós-sinápticos 5HT-2A e 5HT-2C, além de inibir fracamente a recaptura de serotonina. Os efeitos na recaptação de noradrenalina e dopamina são mínimos. Não há informações de interação entre IMAO e trazodona. Por isso, as transições devem ser feitas com extrema cautela. É biotransformada, primariamente, pelo CYP 3A4 e é indutor de glicoproteína P.

A **bupropiona** é um inibidor da recaptação de dopamina. É primariamente biotransformada por CYP450 2B6 e é um inibidor moderado de 2D6. Tem rápida absorção, com pico plasmático ocorrendo em cerca de 3 horas. Sua meia-vida de eliminação é de 11 a 14 horas. Seus efeitos adversos resultam do antagonismo de receptores H1 e alfa-1-adrenérgicos. Altas doses podem levar a efeitos como confusão, déficit de concentração, alucinações e delírios. Agitação e ansiedade também podem ocorrer. É um fármaco com potencial de diminuir o limiar convulsivo. Portanto, deve ser evitado em pacientes com histórico de convulsões. Os ISRS tendem a inibir 2B6 e, portanto, aumentam o nível sérico de bupropiona. Carbamazepina e fenitoína tendem a induzir 2B6, diminuindo o nível sérico de bupropiona. Finalmente, a bupropiona pode aumentar o nível sérico de ADT (inibe 2D6).

INTERAÇÕES COM ANTIPSICÓTICOS

O uso de antipsicóticos vem aumentando consideravelmente na prática clínica. Se, antes, eles eram usados em casos de esquizofrenia, hoje são usados em uma miríade de transtornos psiquiátricos, como transtorno bipolar (mesmo para manutenção, não só em mania aguda), depressão com sintomas psicóticos ou quadros demenciais.

Os **antipsicóticos típicos** ou de **primeira geração** funcionam principalmente por meio do bloqueio de receptores dopaminérgicos. Por atuarem nos sistemas mesolímbico e mesocortical, têm efeito em sintomas positivos e negativos da esquizofrenia, mas atuam também em outros sistemas, como o nigroestriatal e o hipotálamo-hipofisário, o que faz com que sejam responsáveis por efeitos colaterais extrapiramidais (p. ex., acatisia, rigidez, marcha em pequenos passos e sialorreia) e aumento nos níveis de prolactina (com galactorreia e ginecomastia).

Os **antipsicóticos atípicos** ou de **segunda geração** podem agir de mecanismos diferentes, uma vez que têm maior afinidade por receptores de serotonina. Esses receptores também estão envolvidos no tratamento de transtornos psicóticos, reforçando a importância de sistemas não dopaminérgicos. O efeito em outros sistemas tem como consequência a diminuição dos efeitos colaterais típicos da primeira geração (p. ex., acatisia, rigidez, galactorreia,), mas risco aumentado de síndrome metabólica (aumento da resistência à insulina, dislipidemia e **aumento de pressão arterial**). Dessa maneira, é importante o conhecimento do metabolismo e das características farmacodinâmicas e farmacocinéticas para lidar com as constantes necessidades de coadministração desses fármacos com antidepressivos, estabilizadores do humor, ansiolíticos e outros antipsicóticos.

A **clozapina** é metabolizada principalmente por CYP450 1A2 no fígado, mas outras enzimas do CYP450 também estão envolvidas, como 2D6, 3A4, 2C9 e 2C19. A interação com fluvoxamina (que inibe múltiplas enzimas de CYP450) pode aumentar o nível sérico de clozapina em três a quatro vezes. A fluoxetina pode aumentar o nível sérico da clozapina em 50% por meio do mesmo mecanismo. Os níveis de clozapina também podem ser aumentados com inibidores de 2C19, como amitriptilina, imipramina, topiramato e tranilcipromina. Indutores potentes de CYP450, como carbamazepina, fenitoína e fenobarbital, podem diminuir os níveis de clozapina. O tabagismo é um indutor de 1A2 e pode diminuir os níveis de clozapina.

O **aripiprazol** é um antipsicótico atípico com mecanismo diverso dos demais. É agonista parcial potente de receptores D2, mas funciona como antagonista em condições de hiperatividade dopaminérgica e agonista quando pouca dopamina está presente. Também tem atividade serotoninérgica, sendo agonista parcial potente de receptores 5HT-1A e antagonista potente dos receptores 5HT-2A. É metabolizado pelas enzimas do CYP450 2D6 e 3A4. Interação com inibidores de 2D6 (como paroxetina e fluoxetina) ou de 3A4 (como cetoconazol) pode elevar os níveis de aripiprazol. Indutores de 3A4 como a carbamazepina podem diminuir o nível plasmático de aripiprazol.

A **lurasidona** é um antipsicótico atípico com atividade antagonista tanto serotonérgica quanto dopaminérgica. Tem alta afinidade por D2, 5-HT2A e 5-HT7, moderada afinidade por receptores alfa-2C adrenérgicos e é agonista parcial para receptores 5-HT1A. A lurasidona não tem afinidade significativa por receptores muscarínicos e histaminérgicos H1. Sua biotransformação é feita primariamente via CYP3A4 (para a qual serve também como inibidor fraco) e possui dois metabólitos ativos e dois inativos. A meia-vida de eliminação varia de 18 a 40 horas, com o principal metabólito ativo (ID-14283) tendo meia-vida de 7,5 a 10 horas. Quando em contato com um inibidor potente de 3A4 como o cetoconazol, os níveis séricos de lurasidona aumentaram cerca de sete vezes e, quando expostos a um indutor potente (rifampicina), seus níveis diminuíram em 82%. Não foram vistas alterações nas concentrações de lurasidona quando em uso concomitante a lítio, valproato de sódio ou etinilestradiol. Não são recomendadas, portanto, associações com inibidores ou indutores potentes de 3A4.

A **olanzapina** tem mecanismo de ação semelhante à clozapina, mas sem a mesma eficácia para esquizofrenia resistente à tratamento. Tem afinidade predominantemente serotoninérgica, com maior afinidade por receptores serotoninérgicos 5HT-2A do que por receptores dopaminérgicos D2. Por ter afinidade por receptores muscarínicos, histaminérgicos e adrenérgicos, pode potencializar efeitos de sedação e ganho de peso quando coadministrada com fármacos com mesma atividade. A enzima CYP450 1A2 participa de seu metabolismo e, em fumantes, ocorre depuração mais rápida da olanzapina (até 40%). Indivíduos que param de fumar durante o uso de olanzapina têm aumento gradual nos níveis do fármaco, o que pode levar aà intoxicação ou a efeitos colaterais. Carbamazepina e fenitoína, por seu conhecido perfil indutor de múltiplas enzimas do CYP450, podem diminuir o nível sérico de olanzapina. Por outro lado, inibidores potentes de 1A2, como fluvoxamina, cafeína e ciprofloxacina, podem aumentar o nível sérico da olanzapina. Uma associação frequente na prática clínica é a de olanzapina e fluoxetina, por serem primeira linha de tratamento na depressão bipolar em adultos. A inibição potente de 2D6 causada pela fluoxetina eleva os níveis de olanzapina em cerca de 30%, aumentando também a incidência de efeitos colaterais como boca seca, ganho de peso, sedação e tremores.

A **quetiapina** tem alta afinidade por receptores serotoninérgicos 5HT-2A e baixa afinidade pelos receptores dopaminérgicos D1 e D2. Tem alguma afinidade por receptores alfa-1 e alfa-2 e por receptores H1, mas pouca afinidade por receptores muscarínicos. A enzima mais importante em seu metabolismo é a CYP450 3A4. Assim, inibidores potentes de 3A4 como cetoconazol, nefazodona, eritromicina e fluvoxamina podem elevar o nível sérico de quetiapina, enquanto indutores potentes como carbamazepina, fenobarbital e fenitoína podem aumentar sua depuração.

A **risperidona** é peculiar, pois tem alta afinidade tanto por receptores serotoninérgicos 5HT-2A quanto por receptores D2. Por essa razão, é o antipsicótico atípico que mais se aproxima dos típicos, apresentando efeitos colaterais extrapiramidais quando são utilizadas doses iguais ou superiores a 6 mg/dia. É biotransformada predominantemente por 2D6 e 3A4, em seu metabólito principal, a 9-hidroxi-risperidona. A meia-vida da risperidona é baixa (3 horas), mas seu metabólito tem meia-vida de 22 horas, o que permite sua utilização em dose única diária. De modo similar à quetiapina, inibidores potentes de 3A4 (nefazodona e fluvoxamina) podem diminuir sua depuração, enquanto indutores potentes (carbamazepina, fenitoína e fenobarbital) tendem a diminuir seu nível plasmático.

A **ziprasidona** tem mecanismo de ação exato pouco compreendido, mas possui alta afinidade por receptores D2, D3, 5-HT2A, 5-HT1A, 5-HT2C, 5-HT1D e alfa-1-adrenérgicos em estudos *in vitro*. Seu metabolismo é predominantemente hepático, por meio da aldeído-oxidase. Apenas um terço da depuração da ziprasidona ocorre pelas enzimas CYP450, sendo a 3A4 a principal via e a 1A2, a menor. A ziprasidona não apresenta atividade inibitória de CYP450. O cetoconazol, considerado o inibidor de 3A4 mais potente, aumenta a concentração de ziprasidona em 40%, enquanto a carbamazepina, que é o indutor mais potente, aumenta sua depuração em cerca de 35%. A principal interação medicamentosa com a qual se deve ter cautela é a administração de ziprasidona com drogas que aumentem o intervalo QTc, como mesoridazina, tioridazina e alguns antiarrítmicos, que devem ser evitados. Não se sabe se os fármacos com capacidade de inibir a aldeído oxidase podem aumentar o QTc quando administrados com a ziprasidona. Tem sido demonstrado que a clorpromazina, a cimetidina, a hidralazina e a metadona podem inibir a aldeído oxidase. Assim, é melhor que se evite a administração desses fármacos com ziprasidona.

A **clorpromazina** é um antipsicótico típico ou de primeira geração, cujo metabolismo acontece principalmente no fígado (e, em menor grau, no intestino e em outros órgãos). O uso prolongado leva à indução enzimática hepática e intestinal, reduzindo seus níveis plasmáticos. Existe uma relação linear entre níveis séricos e efeitos colaterais, sendo esses mais intensos em doses muito altas. A faixa terapêutica do efeito antipsicótico fica entre 400 e 800 mg/dia. O **haloperidol** tem maior eficácia entre 10 a 20 mg/dia. Acima desses níveis, os efeitos colaterais são muito acentuados. O uso de medicamentos com propriedades anticolinérgicas, como o biperideno e a prometazina, pode minimizar esses efeitos, mas só deve acontecer quando aparecem os efeitos colaterais, já que apenas 15% a 30% dos pacientes que utilizam essas medicações apresentam efeitos extrapiramidais. Como interações medicamentosas importantes, o uso de ISRS, inibidor seletivo da recaptação de serotonina e noradrenalina (ISRSN) e bupropiona em concomitância tende a aumentar os níveis dos antipsicóticos típicos, os quais tendem a aumentar o nível de ADT quando coadministrados. Indutores enzimáticos potentes, como carbamazepina e fenitoína, tendem, como em outros psicotrópicos, a diminuir o nível sérico dos antipsicóticos típicos.

O **brexpiprazol** é um antipsicótico atípico com evidências para o tratamento de esquizofrenia em adultos e depressão em associação a antidepressivos. Assim como o aripiprazol, é agonista parcial de receptores D2 e de 5HT1A e é antagonista de receptores serotoninérgicos (5HT2A, 5HT2C e 5HT7), muscarínicos (M1), histamínicos (H1) e alfa-1-adrenérgicos. Em relação ao aripiprazol, tem afinidade maior por receptores D2 e 5HT1A (o que pode contribuir para os efeitos antidepressivos). Por outro lado, também tem afinidade maior por receptores histaminérgicos, o que pode contribuir para sedação e ganho de peso. Seu metabolismo é feito primariamente por CYP2D6 e CYP3A4. Portanto, deve-se tomar cuidado com fortes inibidores de 2D6 e 3A4. A recomendação é usar metade da dose nesses casos (ou ¼, caso o paciente esteja fazendo uso de fortes inibidores dos dois subtipos). A biodisponibilidade oral é de 95% e sua meia-vida é de 91 horas, com estado de equilíbrio estável atingido entre 10 a 19 dias. Não é necessário administração com alimentos.

INTERAÇÕES COM ESTABILIZADORES DE HUMOR

O tratamento do transtorno bipolar do humor tem tido uma evolução constante, existindo atualmente, existem várias novas opções de tratamentos farmacológicos. Um estabilizador de humor ideal seria aquele que fosse efetivo tanto nas fases afetivas agudas (mania ou depressão) quanto na prevenção de recaídas, dada a característica crônico-recidivante do transtorno bipolar. Além do tradicional uso de lítio na prática clínica, é possível o uso de anticonvulsivantes e antipsicóticos de segunda geração (ou atípicos). A seguir, trataremos das interações medicamentosas envolvendo o lítio e os anticonvulsivantes, já que os antipsicóticos já foram abordados na seção anterior.

Lítio

O **lítio** é um cátion com propriedades semelhantes às do sódio e do potássio (também do cálcio e do magnésio) e veremos que a interação por trocas com esses cátions tem papel importante em seu mecanismo de ação e nas interações medicamentosas. O pico plasmático é atingido em 1 a 6 horas. A excreção é predominantemente renal, com meia-vida de 18 a 36 horas, sendo aumentada em idosos. Não há componente metabólico hepático e, portanto, não tem capacidade de indução ou inibição enzimática. Há necessidade de monitoramento dos níveis de lítio regularmente: após cinco dias da última modificação de dose, após 12 horas da última dose, a cada seis meses ou quando houver suspeitas de intoxicação. Com níveis de 1,5 a 2 ng/mL, é possível que os pacientes sintam náuseas, tremores finos e diarreia. Com níveis de 2 a 3 ng/mL, observamos vômitos, diarreia, sedação, ataxia, poliúria e polidipsia. Os níveis acima de 3 ng/mL são potencialmente letais e passíveis de hemodiálise em regime de internação intensiva. Nos casos mais graves, existe a possibilidade de dano neurológico irreversível, com sequelas graves.

O mecanismo de ação do lítio ainda não é totalmente conhecido, mas, recentemente, seu papel na inibição da enzima glicogênio sintase quinase 3B (GSK-3β) e na regulação do fator neurotrófico derivado do cérebro (BDNF, do inglês *brain-derived neurotrophic factor*) está mais claro no controle de episódios maníacos e depressivos. Ele também atua nos sistemas de dopamina, serotonina, noradrenalina e acetilcolina, ainda que não se saiba exatamente como.

Por não ser biotransformado por enzimas hepáticas, a maior parte das interações medicamentosas do lítio ocorre por alterações na função renal. Assim, diuréticos tiazídicos podem aumentar os níveis séricos em até 80%, mas diuréticos osmóticos e poupadores de potássio aparentam menor efeito em condições controladas, ainda que seja necessária extrema cautela na coadministração desses fármacos. A interação mais estudada e conhecida envolve o uso concomitante de anti-inflamatórios não esteroidais (AINE) como diclofenaco sódico ou potássico, indometacina e piroxicam. Essas medicações levam a reabsorção tubular de lítio (junto com sódio), aumentando o nível plasmático e podendo levar à intoxicação.

Também é frequente o uso de lítio como adjuvante a antidepressivos na prática clínica. As evidências científicas até aqui mostram que o lítio pode ser administrado com segurança junto a ISRS ou a outras classes de antidepressivos. Quando usado juntamente a antipsicóticos (p. ex., para controle de quadros maníacos agudos), devem-se observar possíveis efeitos adversos neurológicos (como agitação psicomotora, confusão mental, disforia e encefalopatia). Estudos envolvendo as interações entre lítio e antipsicóticos não mostraram alteração significativa nas concentrações séricas e não se sabe se a neurotoxicidade adveio de um efeito sinérgico entre os dois psicotrópicos ou se foi induzida por uma das medicações, apenas. De todo modo, a coadministração de lítio com antipsicóticos não deve ser desencorajada, mas é preciso cautela na observância de efeitos colaterais.

A combinação de lítio com ácido valproico ou lamotrigina costuma ser bem tolerada, mas o uso concomitante a carbamazepina tende a aumentar significativamente a incidência de efeitos adversos neurológicos.

Ácido valproico

É um anticonvulsivante com propriedades antimaníacas, e utilizado no transtorno bipolar, particularmente em casos de episódio misto, em casos de comorbidades com uso de substâncias químicas, em casos de ciclagem rápida e em casos em que há alterações neurológicas concomitantes. O mecanismo de ação não foi completamente elucidado, mas há aumento da disponibilidade de ácido gama-aminobutírico (GABA), que é o principal neurotransmissor inibitório do organismo e do bloqueio de canais de cálcio voltagem-dependentes. É um importante inibidor de enzimas do sistema microssomal hepático, além de ser muito ligado às proteínas plasmáticas. É biotransformado no fígado por oxidação e glicuronidação, produzindo um grande número de metabólitos. Deve-se tomar cuidado com sua associação com indutores do sistema microssomal hepático, como carbamazepina, fenitoína e fenobarbital. Com esses fármacos, há diminuição dos níveis plasmáticos de ácido valproico, mas aumentam os níveis de metabólito tóxico do AVP (4-ene-ácido valproico), assim como os níveis dos próprios indutores. Outra interação medicamentosa digna de nota é a que ocorre com a lamotrigina. O valproato inibe a enzima UGT 1A4, aumentando em cerca de duas vezes os níveis séricos de lamotrigina. O aumento rápido de níveis séricos da lamotrigina está correlacionado com o aumento de efeitos adversos potencialmente graves, como sonolência, confusão e *rash* cutâneo.

Carbamazepina

É um fármaco usado como anticonvulsivante no tratamento de transtornos afetivos, especialmente em pacientes cicladores rápidos ou resistentes ao lítio, sendo eficiente na mania aguda e na profilaxia do transtorno afetivo bipolar. Estruturalmente, relaciona-se aos antidepressivos tricíclicos. Sua meia-vida varia de 15 a 35 horas após administração aguda, mas, devido ao fato de induzir o próprio metabolismo, com o uso crônico, sua meia-vida cai para 10-20 horas. Não é mais a primeira escolha no tratamento de doenças psiquiátricas, pelo fato de induzir o metabolismo de vários fármacos, diminuindo seus níveis plasmáticos. Sua interrupção, pelo mesmo motivo, pode elevar o nível plasmático de outras medicações, levando à intoxicação. É biotransformada, principalmente, pela 3A4, sendo 2C9 e 1A2 vias de menor importância. Indutores de 3A4 mais potentes, como rifampicina e fenobarbital, podem diminuir os níveis plasmáticos de carbamazepina. Já inibidores de 3A4, como cetoconazol, ritonavir e eritromicina, podem aumentar seu nível plasmático. Fluoxetina e fluvoxamina tendem a aumentar os níveis séricos de carbamazepina pela inibição de várias enzimas do CYP450 (3A4, 2C9, 1A2 e 2B6).

Oxcarbazepina

É um fármaco estruturalmente associado à carbamazepina. Sua principal diferença consiste em induzir, de forma muito reduzida, o sistema microssomal hepático. Assim, há menor risco de interações farmacocinéticas com outros fármacos. Sua eficácia como antimaníaco tem evidências limitadas e uma revisão recente não encontrou evidências suficientes para indicar oxcarbazepina na manutenção do tratamento bipolar. É indutor menos potente de 3A4 (também é metabolizado, cerca de 5%, pela mesma enzima) e pode inibir 2C9. As interações com fármacos biotransformados por essas enzimas (ADT, ISRS, antipsicóticos e eritromicina ou cimetidina) não são significativas. Provavelmente induz o metabolismo de etinilestradiol e levonorgestrel, anticoncepcionais bastante usados. Assim, mulheres em uso concomitante das duas drogas podem ter sangramentos e perda da eficácia anticoncepcional, ainda que, nos estudos, não tenha havido aumento de progesterona com consequente ovulação. A inibição de 2C9 pode acarretar aumento de até 40% no nível plasmático de fenitoína. Por outro lado, tende a diminuir os níveis séricos de lamotrigina (induz UGT 1A4) e topiramato (induz fase II).

Topiramato

O topiramato é um fármaco anticonvulsivante frequentemente usado em pacientes psiquiátricos, em transtornos nos quais a impulsividade é elevada. Setenta por cento são excretados de forma inalterada pela urina, sendo seus outros metabólitos excretados por várias enzimas das fases I e II. Mesmo com esse metabolismo, o topiramato pode ser induzido quando coadministrado com fenitoína ou carbamazepina. Apesar de não estar esclarecido se o topiramato induz alguma enzima, os níveis de etinilestradiol (usado em anticoncepcionais orais combinados) diminuíram em até 30% quando usados em conjunto. Portanto, a eficácia de anticoncepcionais orais pode ser comprometida por meio de um mecanismo desconhecido.

Lamotrigina

O mecanismo de ação da lamotrigina envolve atividade sobre os canais de cálcio dependentes de voltagem e inibição da liberação anormal de glutamato, o que estabiliza as membranas neuronais. Seu metabolismo é predominantemente renal e hepático, por meio de glicuronidação (UGT 1A4), ainda que uma ou mais enzimas do citocromo P450 (ainda não caracterizadas) possam ser responsabilizadas como uma via secundária. Como já mencionado, a presença de um inibidor de UGT 1A4, como o valproato, aumenta significativamente os níveis séricos de lamotrigina. Isso poderia explicar o aumento na incidência de síndrome de Stevens-Johnson e de necrose epidérmica quando da associação desses fármacos. Também pode ocorrer autoindução. Indutores potentes, como carbamazepina, fenitoína e fenobarbital, tendem a diminuir o nível de lamotrigina. A sertralina, por também inibir UGT 1A4, pode aumentar em até duas vezes os níveis de lamotrigina. Outros estudos encontraram alterações nos níveis séricos de lamotrigina na coadministração com sertralina, mas são inconclusivos na relevância clínica dessa elevação. Assim, recomenda-se cautela na associação dos dois fármacos.

INTERAÇÕES COM BENZODIAZEPÍNICOS E OUTROS ANSIOLÍTICOS

Os benzodiazepínicos são fármacos com múltiplas propriedades: ansiolíticas, sedativas, relaxantes musculares e anticonvulsivantes. Existe uma crença errônea a respeito do uso dos BZD, que é a de que todos são iguais e não há diferenças entre prescrever um ou outro. Na verdade, existem diferenças, sobretudo na farmacocinética, fator que deve ditar a predileção de um fármaco em vez de outro do grupo. No momento da escolha, três fatores farmacocinéticos devem ser levados em conta: a via do medicamento, a meia-vida e a existência ou a inexistência de metabólitos ativos.

Quanto à via, deve-se evitar diazepam por via intramuscular, porque a administração por essa via tem absorção errática, já que grande parte cristaliza no local da aplicação. O grande risco é a intoxicação com rebaixamento de nível de consciência e insuficiência respiratória aguda. Na síndrome de abstinência alcóolica, é melhor usar esse medicamento por via oral. Quando o desejável for efeito imediato, como na cessação de uma crise convulsiva, é melhor o uso intravenoso (ou, eventualmente, via retal) do diazepam. Para uso intramuscular, midazolam e lorazepam são mais indicados.

O **diazepam** tem um dos picos plasmáticos mais rápidos (30 a 60 minutos), além de atravessar a barreira hematoencefálica rapidamente (é altamente lipofílico). Outros BZD de ação mais rápida incluem **clonazepam**, **midazolam**, **alprazolam**, **bromazepam** e **flurazepam** (60 a 120 minutos). O **clobazam** (BZD usado no tratamento de síndromes epilépticas por conta de sua meia-vida longa, que pode variar 71 a 82 horas para seu metabólito ativo) também pode alcançar picos plasmáticos mais rápidos (30 a 240 minutos). **Lorazepam** e **oxazepam** têm picos plasmáticos intermediários (2 a 4 horas).

Ainda que **bromazepam** tenha uma ação considerada rápida, é importante lembrar que ele tem uma potência 7,5 vezes maior do que lorazepam (e 15 vezes maior do que o clonazepam). Entre outros BZD disponíveis no Brasil, o **clordiazepóxido** é o de maior potência (10 vezes mais potente que lorazepam). Sua meia-vida é parecida com a do diazepam (30 a 100 horas).

Quanto à meia-vida, **diazepam** (50 a 100 horas), **clonazepam** (18 a 50 horas) e **clobazam** (36 a 42 horas, com seu metabólito ativo norclobazam tendo meia-vida de 71-82 horas), além do já mencionado clordiazepóxido, são os BZD de meia-vida mais longa. Assim, diazepam é geralmente indicado para o desmame de fármacos da classe. A ideia é a de que o fenômeno de rebote seja menos frequente e que o paciente consiga receber doses cada vezes menores para a retirada posterior da medicação. Um possível problema é que essas medicações, pela meia-vida maior, acumulem-se mais facilmente no organismo, com maior permanência de efeitos colaterais como tontura e sedação, além de déficits de memória. Deve haver cuidado para prescrição em pessoas que trabalhem em atividades que necessitam de atenção, como motoristas e pilotos, além de atenção especial à prescrição para idosos (por serem mais suscetíveis a quedas da própria altura ou por queixarem-se de esquecimentos frequentes). **Lorazepam** (10 a 20 horas), **bromazepam** (8 a 20 horas) e **alprazolam** (6 a 27 horas) têm meias-vidas intermediárias. O **midazolam** é o BZD de meia-vida mais curta: 90 minutos a 3 horas.

Quase todos os BZD são metabolizados por enzimas do CYP450, com exceção do **lorazepam** e do **oxazepam**, que o são por conjugação. Por esse motivo, são mais indicados para pacientes com doenças hepáticas e idosos. O **diazepam** é substrato para 2C19 e 3A4, mas outras enzimas de conjugação também estão envolvidas em seu metabolismo. O **alprazolam** e o **midazolam** são substratos para 3A4, prioritariamente. Assim, inibidores de 3A4 e 2C19, como os ISRS (fluoxetina, paroxetina e fluvoxamina), podem aumentar os níveis plasmáticos desses BZD enquanto indutores dessas enzimas (como carbamazepina e fenitoína) podem diminuir esses níveis. Considerando-se que essas associações são frequentes, o clínico deve conhecer essas propriedades para manejar adequadamente as doses de cada uma das medicações coadministradas. Os IMAO, que inibem a oxidação, aumentam o nível sérico de BZD como diazepam ou bromazepam, mas não de fármacos conjugados, como lorazepam. A coprescrição com digitálicos pode resultar em intoxicação por estes últimos, por aumentar seu nível sérico. Resultado similar pode ocorrer com a cimetidina.

O uso concomitante de álcool deve ser evitado, pela potencialização de efeitos como sedação e lentificação. Em casos mais graves, pode haver depressão respiratória, coma e morte. Deve-se observar a interação com medicações anti-histamínicas, por chance de potencializar os efeitos sedativos. Anticolinérgicos podem diminuir a absorção a nível gastrointestinal.

Veja na **Tabela 12.1** principais fármacos benzodiazepínicos.

BUSPIRONA

A buspirona é um ansiolítico que induz menor sedação com menor repercussão psicomotora, sendo mais indicada em pacientes com quadros ansiosos crônicos, que precisam realizar atividades em que não podem estar sedados (como dirigir carros ou operar máquinas) ou, ainda, em pacientes com histórico de abuso de substâncias químicas ilícitas e álcool. Também pode ser usada para potencializar a ação de antidepressivos. Diferentemente dos benzodiazepínicos, não tem ação relaxante muscular

Tabela 12.1. Tabela de benzodiazepínicos

Fármaco	Dose adulta diária estimada (mg)	Potência comparativa (mg)[1]	Início de ação após administração oral (horas)	Metabolismo	Meia-vida de eliminação (horas)
Alprazolam	0,5 a 6 (caso liberação estendida, dose única diária)	0,5	1	CYP3A4 para metabólitos minimamente ativos	11 a 15 16 (adultos mais velhos) 20 (disfunção hepática) 22 (obesidade)
Bromazepam	6 a 30	7,5	1	CYP1A2	8 a 20
Clordiazepóxido	5 a 100	10	—	CYP3A4 para metabólitos ativos	30 a 100 Prolongada em adultos mais velhos e em pacientes com disfunção hepática
Clonazepam	0,5 a 4	0,25 a 0,5	0,5 a 1	CYP3A4, sem metabólitos ativos	18 a 50
Diazepam	4 a 40	5	0,25 a 0,5	CYP2C19 e 3A4 para metabólitos ativos	50 a 100 Prolongada em adultos mais velhos se houver disfunção hepática e/ou renal
Lorazepam	0,5 a 6	1	0,5 a 1	Glucuronidação não mediada por CYP, sem metabólitos ativos	10 a 14 (13 a 27, se liberação estendida)
Midazolam	7,5 a 20 mg VO, dose única diária	5	0,25 a 0,5	CYP3A4 para metabólitos ativos	2 a 6 Prolongada em adultos com disfunção renal

[1]Os dados são as potências correspondentes a 1 mg de lorazepam VO. Eles não servem para início de terapia ou conversão entre agentes.

Fonte: desenvolvida pela autoria do capítulo.

ou anticonvulsivante. Também não há relatos de desenvolvimento de tolerância, e tem efeitos mínimos na memória e na cognição. Seu mecanismo de ação é desconhecido, mas possui alta afinidade por receptores serotoninérgicos 5-HT1A e 5-HT2A, sem ter ação em receptores de GABA ou benzodiazepínicos. Também tem moderada afinidade por receptores dopaminérgicos D2. Sua metabolização é principalmente hepática via 3A4, além de utilizar 2C19 e 2D6. Sua meia-vida de eliminação varia de 2 a 3 horas, sendo seu uso indicado duas ou três vezes ao dia. Como em outros psicotrópicos já discutidos, indutores potentes de 3A4 (como carbamazepina, fenitoína e fenobarbital) tendem a diminuir os níveis séricos da buspirona. A nefazodona, por outro lado, inibe 3A4 e tende a aumentar o nível sérico de buspirona. Em razão da atividade em receptores serotoninérgicos, a interação com IMAO pode levar ao desenvolvimento de síndrome serotonérgica crises hipertensivas.

DROGAS Z

As drogas Z (**zolpidem, zopiclona, eszopiclona**) são fármacos que aumentam a atividade do ácido gama-aminobutírico (GABA) por meio de agonismo seletivo em receptores benzodiazepínicos-1 (BZ1). Em razão da seletividade de BZ1 em vez de BZ2, as drogas Z têm discretos efeitos ansiolíticos, miorrelaxantes e anticonvulsivantes (efeitos largamente atribuídos ao agonismo em receptores BZ2).

São biotransformadas no fígado por enzimas do CYP450, principalmente 3A4 (60%). Outras enzimas também estão envolvidas e incluem 2C9, 1A2, 2D6 e 2C19. A interação com indutores potentes de 3A4 (como carbamazepina, fenitoína, fenobarbital e rifampicina) tende a diminuir os níveis séricos das drogas A, enquanto inibidores de 3A4 (cetoconazol, ritonavir, eritromicina ou ISRS, como fluoxetina ou fluvoxamina) tendem a aumentar o nível sérico.

ANFETAMINAS

O **metilfenidato** tem um metabolismo complexo, talvez com alguma ação em 2D6. Existem vários relatos de interações medicamentosas entre metilfenidato e imipramina, haloperidol, fenitoína, entre outros, o que sugeriria que o metilfenidato pode ser um inibidor do citocromo P450, mas não há evidências clínicas que comprovem esse mecanismo.

Veja na **Tabela 12.2** as principais interações medicamentosas.

Tabela 12.2. Principais interações medicamentosas

Substância	Substrato	Inibidor	Indutor	Principais interações
Acetaminofeno (paracetamol)	1A2			
Ácido acetilsalicílico				Lítio: AAS aumenta concentrações de lítio; ISRS/ISRN/ clomipramina aumentam risco de sangramento por úlcera gástrica/duodenal; ISRS aumentam risco de toxicidade renal
Ácido valproico	CYP 2C9, 2C19, 2A6, 1A9, 2B7, 3A4, UGT 1A6	CYP 2D6, 2C9, 1A9, UGT 1A4 (moderado)	CYP 3A4, glicoproteínas	Aumenta níveis séricos de lamotrigina entre duas e três vezes
Alfentanila	CYP 3A4			
Alprazolam	CYP 2C19 CYP 3A4			
Amiodarona	CYP 3A4	CYP 1A2, 3A4, 2C9 e 2D6		
Amissulprida				Sem interações conhecidas com outros psicofármacos
Amitriptilina	CYP 1A2, 2C9, 2C19, 2D6, 3A4			
	glicoproteínas	CYP 1A2, 2C9, 2C19, 2D6		
				Tioridazina: aumenta efeito anticolinérgico e aumenta intervalo QT
Aripiprazol	CYP 2D6, 3A4			

Continua >>

>> Continuação

Substância	Substrato	Inibidor	Indutor	Principais interações
Atenolol				Tricíclicos, antipsicóticos, benzodiazepínicos, zolpidem: aumentam risco de hipotensão
Atorvastatina	CYP 3A4, glicoproteína	CYP 3A4, glicoproteína		
Betamesona	CYP 3A4			Bupropiona: risco aumentado de convulsão
Biperidona				Topiramato: inibidores da anidrase carbônica e anticolinérgicos podem causar oligo-hidrose e hipertermia; tricíclicos e fenotiazinas: efeitos anticolinérgicos combinados produzem déficits cognitivos
Bupropiona	CYP 2B6, 2C19	2D6 (moderado)		Pode aumentar o nível sérico de tricíclicos
Buspirona	CYP 3A4, 2D6, 2C19			
Carbamazepina	CYP 3A4, 2B6, 2C8, 2E1, 2C9, 1A2	CYP 2C19	CYP 1A2, 3A4, 2C9, 2C19	Risperidona: aumenta a concentração de carbamazepina
Carvedilol	CYP 2D6, 3A4			
Cetoconazol	CYP 3A4	CYP 3A4, 2C19		
Ciclobenzaprina	CYP 1A2			
Cimetidina	glicoproteína	CYP3A4, 2D6, 2C9, 2C19, 1A2		
Ciprofloxacino	glicoproteína, CYP 3A4	CYP 3A4, CYP 1A2		
Citalopram	CYP 2C19, 2D6, 3A4		CYP2D6 (leve), glicoproteína P	

Continua >>

>> Continuação

Substância	Substrato	Inibidor	Indutor	Principais interações
Claritromicina	CYP 3A4			
Clomipramina	CYP 1A2, 2C19, 2D6, 3A4	CYP 1A2, 2C9, 2C19, 2D6		Tioridazina: efeito anticolinérgico e aumento de intervalo QT
Clonazepam	CYP 3A4			
Clopidogrel	CYP 3A4, 1A2, 2C19	CYP 2C9		
Clorfeniramina	CYP 3A4, 2D6	CYP 2D6		
Clorpromazina	CYP 2D6, 3A4, 1A2	CYP 2D6 e glicoproteína		
Clortalidona				Aumenta o nível sérico de lítio; ziprasidona: aumento de risco cardíaco por aumento de QT e hipocalemia; ISRS, IRSN, carbamazepina: aumenta risco de hiponatremia
Clozapina	CYP 1A2, 2D6,3A4, 2C9, 2C19	CYP 2D6		Fluoxetina aumenta nível sérico de clozapina em 50% e fluvoxamina aumenta nível sérico em 3 a 4 vezes
Cocaína	CYP 3A4	CYP 2D6		
Codeína	CYP 3A4, 2D6			
Desipramina	CYP 2D6	CYP 2D6, 2C19		Tioridazina: efeito anticolinérgico e aumento de intervalo QT
Desvenlafaxina	UGT, CYP 3A4	CYP 2D6 (moderado)		
Dexametasona	CYP 3A4		CYP 2D6, 3A4	
Diazepam	CYP 3A4, 2C19, 2C9,2B6			

Continua >>

>> Continuação

Substância	Substrato	Inibidor	Indutor	Principais interações
Diclofenaco	CYP 2C9, 3A4			
Difenidramina		CYP 2D6		Aumento da concentração de tricíclicos
Diltiazem	CYP 2D6, 3A4, glicoproteínas P	CYP 3A4		
Dimenidrato				Topiramato: inibidor da anidrase carbônica e anticolinérgicos podem causar oligo-hidrose e hipertermia; tricíclicos e fenotiazinas: efeitos anticolinérgicos combinados produzem déficits cognitivos
Dissulfiram		CYP 2E1, 1A2		
Donepezila	CYP 2D6, 3A4			
Duloxetina	CYP 1A2, 2D6	CYP 2D6		
Enalapril				Aumenta o nível sérico de lítio
Eritromicina	CYP 3A4 e glicoproteína	CYP 3A4 (potente)		
Escitalopram	CYP 3A4, 2D6, 2C19		CYP 2D6, glicoproteína P	
Estradiol	glicoproteína, CYP 3A4			Topiramato diminui concentração de estradiol, tende a diminuir eficácia de anticoncepcionais orais combinados
Etinilestradiol	CYP 1A2			
Fenilefrina				Tricíclicos: aumenta toxicidade de fenilefrina; IMAO: risco de crise hipertensiva

Continua >>

>> Continuação

Substância	Substrato	Inibidor	Indutor	Principais interações
Fenitoína	CYP 2C9, 2C19, glicoproteína P, UGT 1A		UGT 1A1, 1A4, CYP 2B6, 2C9, 1A2, 3A4, 2C19	
Fenobarbital	CYP 2C9, 2C19, 2E1	CYP 3A4	CYP 3A4	
Fenoterol				Tricíclicos aumentam efeito simpatomimético de fenoterol
Fluconazol	CYP 3A4	CYP 3A4 (potente) e 2C9		
Fluoroquinolonas		CYP 1A2		Aumenta nível sérico de clozapina
Fluoxetina	CYP 2D6, 3A4, 2C9, 2C19	CYP 1A2, 3A4, 2D6, 2C9, 2C19 e glicoproteína P		Aumenta o nível sérico de clozapina em 50%; aumenta o nível sérico de risperidona em até 75%; não é recomendado uso concomitante a tamoxifeno
Fluvoxamina	CYP 1A2, 2D6, glicoproteína P	CYP 1A2, 3A4 (potente), 2D6, 2C9, 2C19 e glicoproteína P		Aumenta o nível sérico de clozapina em 3 a 4 vezes; aumenta o nível sérico de benzodiazepínicos
Furosemida				Aumenta o nível sérico de lítio; ziprasidona e pimozida: aumenta o risco de intervalo QT prolongado e hipocalemia
Gabapentina				Nenhuma conhecida
Galantamina	CYP 2D6, 3A4			
Haloperidol	CYP 1A2, 2D6, 3A4	CYP 2D6, 3A4, glicoproteína P		

Continua >>

>> Continuação

Substância	Substrato	Inibidor	Indutor	Principais interações
Heparina				ISRS/ISRN: risco aumentado de sangramento
Hidroclorotiazida				Aumenta o nível sérico de lítio; ziprasidona e pimozida: aumentam o risco de intervalo QT prolongado e hipocalemia
Hidrocortisona				Bupropiona: risco aumentado de convulsão; ziprasidona e pimozida: aumentam o risco de intervalo QT prolongado e hipocalemia
Hidroxizina		CYP 2D6		
Ibuprofeno	CYP 2C9			
IMAO				ISRS/ISRN/tricíclicos/derivados de tiamina: aumento do risco de crise hipertensiva e/ou síndrome serotoninérgica
Imipramina	CYP 1A2, 2C19, 2D6, 3A4, UGT 1A4 e UGT 1A3	CYP 1A2, 2D6, 2C19, 3A4		Tioridazina: efeito anticolinérgico e aumento de intervalo QT
Insulina			CYP 1A2	
Interferon 2-alfa				Clozapina: risco aumentado de agranulocitose; bupropiona: risco aumentado de convulsões
Isossorbida				Antipsicóticos: risco aumentado de hipertensão
Lamotrigina	UGT 1A4		UGT 1A4	Valproato de sódio: aumenta a concentração de metabólitos tóxicos; sertralina: pode aumentar a concentração de lamotrigina em até 2 vezes
Levomepromazina		CYP 2D6		
Levonorgestrel	CYP 3A4			

Continua >>

>> Continuação

Substância	Substrato	Inibidor	Indutor	Principais interações
Lítio	Não tem metabolização hepática			
Loratadina	CYP 2D6, 3A4	CYP 2D6		
Lorazepam	UGT 2B7			
Losartana	CYP 2C9 e glicoproteína P			
Lurasidona	CYP 3A4	CYP 3A4 (fraco)		
Melatonina	CYP 1A2			
Memantina		CYP 2B6		
Metadona	CYP 3A4, 2D6	CYP 2D6		Ziprasidona: risco de aumento de intervalo QT
Metilfenidato	CYP 2D6 (pequena parte)			Bisacodil e bupropiona: risco de convulsão; IMAO: risco de crise hipertensiva
Metoclopramida	CYP 2D6	CYP 2D6		
Metoprolol	CYP 2D6			
Miconazol	CYP 3A4			
Midazolam	CYP 3A4			
Mirtazapina	CYP 3A4, 2D6, 1A2			
Modafinil		CYP 2C19	CYP 1A2, 3A4	
N-acetilcisteína				Sem interações conhecidas
Naltrexona	UGT 2B7, 1A1			

Continua >>

>> Continuação

Substância	Substrato	Inibidor	Indutor	Principais interações
Naproxeno	CYP 2C9, 1A2			
Nifedipino	CYP 2D6, 3A4			
Nortriptilina	CYP 2D6 e glicoproteína P	CYP 2C19		Tioridazina: efeitc anticolinérgico e aumento de intervalo QT
Olanzapina	CYP 1A2, 2D6, UGT 1A4			Fluoxetina pode aumentar níveis séricos de olanzapina em até 30%
Omeprazol	CYP 2C19, 3A4	CYP 2C19, 3A4	CYP 1A2	
Ondansetrona	CYP 2D6, 1A2, 3A4, glicoproteína P			
Oxazepam	S-oxazepam: UGT 2B15; r-oxazepam: UGT 1A9, UGT 2B7			
Oxcarbazepina	CYP 3A4, glicoproteína P	CYP 2C19	CYP 3A4, UGT 1A4	Pode induzir o metabolismo de anticoncepcionais orais combinados, diminuindo sua eficácia
Paliperidona	Pouco metabolizada por CYP 2D6, 3A4			
Paroxetina	CYP 3A4, glicoproteína P	CYP 1A2, 2D6, 3A4, 2C19, 2C9 e glicoproteína P		
Pimozida	CYP 3A4	CYP3A4 e glicoproteína P, 2D6		

Continua >>

>> Continuação

Substância	Substrato	Inibidor	Indutor	Principais interações
Prednisona	CYP 3A4		CYP 2C19	
Progesterona	CYP 3A4			
Propranolol	CYP 2C19, 3A4, 2D6			
Quetiapina	CYP 3A4 e glicoproteína P			
Ranitidina	glicoproteína P		CYP 2C9 e 2C19	
Rifampicina	glicoproteína P	CYP 1A2	CYP 1A2, 3A4, 2C9, 2C19 e 2D6	
Risperidona	CYP 2D6, 3A4	CYP 2D6		
Ritonavir	CYP 3A4, glicoproteína P	CYP 2C19, 2C9, 2D6, 3A4	CYP 1A2, 3A4, 2C9	
Sertralina	CYP 2C19, 2C9, 3A4, 2D6	CYP 2D6 (> 200 mg), 2C19, 2C9, 3A4		Tende a aumentar os níveis de lamotrigina em até 2 vezes
Sibutramina	CYP 3A4			
Sildenafil	CYP 3A4			
Sinvastatina	CYP 3A4			
Suco de *grapefruit*		CYP 1A2, 3A4		
Tabagismo			CYP 1A2 (moderado)	
Tamoxifeno	CYP 2C9, 2D6, 3A4			

Continua >>

>> Continuação

Substância	Substrato	Inibidor	Indutor	Principais interações
Testosterona	CYP 3A4			
Tetra-hidrocanabinol (THC)	CYP 2C9			
Tioridazina	CYP 1A2, 2D6, 2C19	CYP 2D6		Quetiapina: diminuição da concentração de quetiapina; ziprasidona: risco aumentado de alargamento do intervalo QT
Topiramato	CYP? UGT? glicoproteína P	CYP 2C19	CYP 3A4 fraco acima de 200 mg	Diminui o etinilestradiol
Tramadol	CYP 2D6, 3A4			
Trazodona	CYP 3A4		Glicoproteína P	
Trifluoroperazina	CYP 1A2	glicoproteína P		
Varfarina	CYP 1A2			
Venlafaxina	CYP 2C19, 2D6, 3A4		CYP 2D6	
Verapamil	CYP 3A4, 1A2, glicoproteína	CYP 3A4, 1A2, glicoproteína		
Vortioxetina	CYP 2D6, 2C19			
Ziprasidona	CYP 1A2, 3A4 (principal)			
Zolpidem	CYP 2C9, 1A2, 3A4			
Zopiclona	CYP 3A4, 2C8			

Fonte: desenvolvida pela autoria do capítulo.

BIBLIOGRAFIA

- Anderson GD, Chan LN. Pharmacokinetic Drug Interactions with Tobacco, Cannabinoids and Smoking Cessation Products. Clin Pharmacokinet, 2016;55(11):1353-68.
- Arana GW, Rosenbaum, JF. Antidepressant drugs. In: Handbook of Psychiatric Drug Therapy. 4. ed. Philadelphia: Lippincott Williams & Wilkins; 2000. p. 53.
- Armstrong SC, Cozza KL, Oesterheld JR. Med-psych drug-drug interactions update. Psychosomatics. 2020;43(1):77-81,
- AstraZeneca Pharmaceuticals LP. Seroquel Package Insert [Internet]. AstraZeneca, 2003 [Acesso em: 15 maio 2023]. Disponível em: <hhtps://www.accessdata.fda.gov/drugsatfda_docs/label/2004/20639sel-017,016_seroquel_ibl.pdf>
- Baker GB, Urichuk LJ, McKenna KF, Kennedy SH. Metabolism of monoamine oxidase inhibitors. Cell Mol Neurobiol. 1999;19(3):411-26.
- Ball SE, Ahern D, Scatina J, Kao J. Venlafaxine: in vitro inhibition of CYP2D6 dependent imipramine and desipramine metabolism; comparative studies with selected SSRI and effects on human hepatic CYP3A4, CYP2C9 and CYP1A2. Br J Clin Pharmacol. 1978;43:619-26.
- Beasley Jr, Masica DN, Heiligenstein JH, Wheadon DE, Zerbe RL. Possible monoamine oxidase inhibitor-serotonin uptake inhibitor interaction: fluoxetine clinical data and preclinical findings. J Clin Psychopharmacol. 1993;13(5):312-20.
- Bernus I, Dickinson RG, Hooper WD, Eadie MJ. The mechanism of the carbamazepine-valproate interaction in humans. Br J Clin Pharmacol. 1997;44(1):21-7.
- Berry-Bibee EN, Kim MJ, Simmons KB, Tepper NK, Riley HEM, Pagano HP et al. Drug interactions between hormonal contraceptives and psychotropic drugs: a systematic review. Contraception. 2016;94(6):650-67.
- Bialer M, Doose DR, Murthy B, Curtin C, Wang SS, Twyman RE et al. Pharmacokinetic interactions of topiramate. Clin Pharmacokinet. 2004;43(12):763-80.
- Bloom FE, Kupfer DJ. Psychopharmacology: The Fourth Generation of Progress. New York: Raven Press, 1995.
- Bork JA, Rogers T, Wedlund PJ, de Leon J. A pilot study on risperidone metabolism: the role of cytochromes P450 2D6 and 3A. J Clin Psychiatry. 1999;60(7):469-76.
- Breyer-Pfaff U, Wachsmuth H. Tertiary N-glucuronides of clozapine and its metabolite desmethylclozapine in patient urine. Drug Metab Dispos. 2001;29(10):1343-8.
- Brown E, Dunner DL, McElroy SL, Keck PE, Adams DH, Degenhardt E et al. Olanzapine/fluoxetine combination vs. lamotrigine in the 6-month treatment of bipolar I depression. Int J Neuropsychopharmacol. 2009;12(6):773-82.
- Burris KD, Molski TF, Xu C, Ryan E, Tottori K, Kikuchi T, et al. Aripiprazole, a novel antipsychotic, is a high-affinity partial agonist at human dopamine D2 receptors. J Pharmacol Exp Ther. 2002;302(1):381-9.
- Cavuto NJ, Woosley RL, Sale M. Pharmacies and prevention of potentially fatal drug interactions. JAMA. 1996;275(14):1086-7.

- Chaudhry RP, Waters BG. Lithium and carbamazepine interaction: possible neurotoxicity. J Clin Psychiatry. 1983;44(1):30-1.
- Chen G, Nomikos GG, Affinito J, Zhao Z. Lack of effect of vortioxetine on the pharmacokinetics and pharmacodynamics of ethanol, diazepam, and lithium. Clin Pharmacokinet. 2016;55(9):1115-27.
- Chiu YY, Ereshefsky L, Preskorn SH, Poola N, Loebel A. Lurasidone drug-drug interaction studies: a comprehensive review. Drug Metabol Drug Interact. 2014;29(3):191-202.
- Christensen J, Petrenaite V, Atterman J, Sidenius P, Chman I, Tomson T et al. Oral contraceptives induce lamotrigine metabolism: evidence from a double-blind, placebo-controlled trial. Epilepsia. 2007;48(3):484-9.
- Christensen J, Sandgaard AP, Sidenius P, Linnet K, Licht RW. Lack of interaction between sertraline and lamotrigine in psychiatric patients: a retrospective study. Pharmacopsychiatry. 2012;45(3):119-21.
- Christensen M, Tybring G, Mihara K, Yasui-Furokori N, Carrillo JA, Ramos SI et al. Low daily 10-mg and 20-mg doses of fluvoxamine inhibit the metabolism of both caffeine (cytochrome P4501A2) and omeprazole (cytochrome P4502C19). Clin Pharmacol Ther. 2002;71(3):141-52.
- Citrome L. Lurasidone for schizophrenia: a review of the efficacy and safety profile for this newly approved second-generation antipsychotic. Intr J Clinic Pract. 2011;65(2):189-210.
- Conrad S, Kauffmann HM, Ito K, Deeley RG, Cole SP, Schrenk D. Identification of human multidrog resistance protein 1 (MRP1) mutations and characterization of a G671V substitution. J Hum Genet. 2001;46(11):656-63.
- Contin M, Albani F, Ambrosetto G, Avoni P, Bisulli F, Riva R et al. Variation in lamotrigine plasma concentrations with hormonal contraceptive monthly cycles in patients with epilepsy. Epilepsia. 2006;47(9):1573-5.
- Corsini A, Bellosta S, Baetta R, Fumagalli R, Paoletti R, Bernini F. New insights into the pharmacodynamic and pharmacokinetic properties of statins. Pharmacol Ther, 1999;84(3):413-28
- Crabtree BL, Mack JE, Johnson CD, Amyx BC. Comparison of the effects of hydrochlorothiazide and furosemide on lithium disposition. Am J Psychiatry. 1991;148(8):1060-3.
- Crewe HK, Lennard MS, Tucker GT, Woods FR, Haddock RE. The effect of selective serotonin re-uptake inhibitors on cytochrome P4502D6 (CYP2D6) activity in human liver microsomes. Br J Clin Pharmacol. 1992;34(3):262-5.
- Crossley NA, Bauer M. Acceleration and augmentation of antidepressants with lithium for depressive disorders: two meta-analyses of randomized, placebo-controlled trials. J Clin Psychiatry. 2007;68(6):935-40.
- Debonnel G, Saint-André E, Hébert C, Montigny C, Lavoie N, Blier P. Differential physiological effects of a low dose and high doses of venlafaxine in major depression. Int J Neuropsychopharmacol. 2007;10(1):51-61.
- Desmarais JE, Looper KJ. Interactions between tamoxifen and antidepressants via cytochrome P450 2D6. J Clin Psychiatry. 2009;70(12):1688-97.
- DeVane CL, Donovan JL, Liston HL, Markowitz JS, Cheng KT, Risch SC et al. Comparative CYP3A4 inhibitory effects of venlafaxine, fluoxetine, sertraline, and nefazodone in healthy volunteers. J Clin Psychopharmacol. 2004;24(1):4-10.

- DeVane CL, Nemeroff CB. Clinical pharmacokinetics of quetiapine: an atypical antipsychotic. Clin Pharmacokinet. 2001;40(7):509-22.
- Ereshefsky L, Riesenman C, Lam YW. Antidepressant drug interactions and the cytochrome P450 system: the role of cytochrome P450 2D6. Clin Pharmacokinet. 1995;29(Suppl 1):10-9.
- Ethell BT, Anderson GD, Burchell B. The effect of valproic acid on drug and steroid glucuronidation by expressed human UDP-glucuronosyltransferases. Biochem Pharmacol. 2003;65(9):1441-9.
- Fattore C, Cipolla G, Gatti G, Limido GL, Sturm Y, Bernasconi C, Perucca E. Induction of ethinylestradiol and levonorgestrel metabolism by oxcarbazepine in healthy women. Epilepsia. 1999;40(6):783-7.
- Faucette SR, Hawke RL, Lecluyse EL, Shord SS, Yan B, Laethem RM et al. Validation of bupropion hydroxylation as a selective marker of human cytochrome P450 2B6 catalytic activity. Drug Metab Dispos. 2000;28(10):1222-30.
- Faucette SR, Hawke RL, Shord SS, Lecluyse EL, Lindley CM. Evaluation of the contribution of cytochrome P450 3A4 to human liver microsomal bupropion hydroxylation. Drug Metab Dispos. 2001;29(8):1123-9.
- Finley PR. Drug Interactions with Lithium: An Update. Clin Pharmacokinet. 2016;55(8):925–41.
- Frankel JS, Schwartz TL. Brexpiprazole and cariprazine: distinguishing two new atypical antipsychotics from the original dopamine stabilizer aripiprazole. Ther Adv Psychopharmacol. 2017;7(1):29-41.
- Goldberg RM, Mabee J, Chan L, Wong S. Drug-drug and drug-disease interactions in the ED: analysis of a high-risk population. Am J Emerg Med. 1996;14(5):447-50.
- Greenblatt DJ, Harmatz JS, von Moltke LL, Wright CE, Shader RI. Age and gender effects on the pharmacokinetics and pharmacodynamics of triazolam, a cytochrome P450 3A substrate. Clin Pharmacol Ther. 2004;76(5):467-79.
- Hayashi Y, Watanabe T, Aoki A, Ishiguro S, Ueda M, Akiyama K et al. Factors affecting steady-state plasma concentrations of enantiomeric mirtazapine and its desmethylated metabolites in Japanese psychiatric patients. Pharmacopsychiatry. 2015;48(7):279-85.
- Hesse LM, von Moltke LL, Greenblatt DJ. Clinically Important Drug Interactions with Zopiclone, Zolpidem and Zaleplon. CNS Drugs, 2003;17(7):513-32.
- Hiller A, Nguyen N, Strassburg CP, Li Q, Jainta H, Pechstein B et al. Retigabine N-glucuronidation and its potential role in enterohepatic circulation. Drug Metab Dispos. 1999;27(5):605-12.
- Huddart R, Leeder JS, Altman RB, Klein TE. PharmGKB summary: clobazam pathway, pharmacokinetics. Pharmacogenet Genomics. 2018;28(4):110-5.
- Jacobson R, Wang P, Gluek C. Myositis and rhabdomyolysis associated with concurrent use of simvastatin and nefazodone. JAMA. 1997;277:296-7.
- Jaquenoud Sirot E, Harenberg S, Vandel P, Lima CAM, Perrenoud P, Kemmerling K et al. Multicenter study on the clinical effectiveness, pharmacokinetics, and pharmacogenetics of mirtazapine in depression. J Clin Psychopharmacol. 2012;32(5):622-9.
- Jones HM, Hallifax D, Houston JB. Quantitative prediction of the in vivo inhibition of diazepam metabolism by omeprazole using rat liver microsomes and hepatocytes. Drug Metab Dispos. 2004;32(5):572-80.

- Kamali F, Thomas SHL, Edwards C. The influence of steady-state ciprofloxacin on the pharmacokinetics and pharmacodynamics of a single dose of diazepam in healthy volunteers. Eur J Clin Pharmacol. 1993;44(4):365-7.
- Kaufman KR, Gerner R. Lamotrigine toxicity secondary to sertraline. Seizure.1998;7(2):163-5.
- Ketter TA, Wang PW, Post RM. Carbamazepine and oxcarbazepine. In Schatzberg AF, Nemeroff CB, Arlington VA, The American Psychiatric Publishing Textbook Psychiatric Publishing; 2004. p. 581-606.
- Kim YH, Cha IJ, Shim JC, Yoon YR, Kim YK, Kim JI et al. Effect of rifampin on the plasma concentration and the clinical effect of haloperidol concomitantly administered to schizophrenic patients. J Clin Psychopharmacol. 1996;16(3):247-52.
- Lind AB, Reis M, Bengtsson F, Jonzier-Perey M, Powell Golay K, Ahlner J et al. Steady-state concentrations of mirtazapine, N-desmethylmirtazapine, 8-hydroxymirtazapine and their enantiomers in relation to cytochrome P450 2D6 genotype, age and smoking behaviour. Clin Pharmacokinet. 2009;48(1):63-70.
- Linnet K, Olesen OV. Free and glucuronidated olanzapine serum concentrations in psychiatric patients: influence of carbamazepine comedication. Ther Drug Monit. 2002;24(4):512-7.
- Maggs JL, Naisbitt DJ, Tettey JN, Pirmohamed M, Park BK. Metabolism of lamotrigine to a reactive arene oxide intermediate. Chem Res Toxicol, 2000;13(11):1075-81.
- Markowitz JS, DeVane CL. Rifampin-induced selective serotonin reuptake inhibitor withdrawal syndrome in a patient treated with sertraline, J Clin Psychopharmacol. 2000;20(1):109-10.
- Markowitz JS, Morrison SD, DeVane CL. Drug interactions with psychostimulants. Int Clin Psychopharmacol. 1999;14(1):1-18.
- May TW, Rambeck B, Jurgens U. Influence of oxcarbazepine and methsuximide on lamotrigine concentrations in epileptic patients with and without valproic acid comedication: results of a retrospective study. Ther Drug Monit. 1999;21(2):175-81.
- Mazza M, Di Nicola M, Martinotti G, Taranto C, Pozzi G, Conte G et al. Oxcarbazepine in bipolar disorder: a critical review of the literature. Expert Opin Pharmacother. 2007;8(5):649-56.
- Miceli JJ, Anziano RJ, Robarge L, Hansen RA, Laurent A. The effect of carbamazepine on the steady-state pharmacokinetics of ziprasidone in healthy volunteers. Br J Clin Pharmacol. 2000;49(Suppl 1):65S-70S.
- Nelson JC, Baumann P, Delucchi K, Joffe R, Katona C. A systematic review and meta-analysis of lithium augmentation of tricyclic and second generation antidepressants in major depression. J Affect Disord. 2014;168:269-75.
- Olesen OV, Linnet K. Contributions of five human cytochrome P450 isoforms to the N-demethylation of clozapine in vitro at low and high concentrations. J Clin Pharmacol. 2001;41(8):823-32.
- Ortho-McNell Pharmaceutical. Topamaz Package Insert [Internet]. Ortho-McNell, 1996 [Acesso em: 15 maio 2023]. Disponível em: <https://www.accessdata.fda.gov/drugsatfda_docs/label/2017/020505s057_020844s048lbl.pdf>.

- Otsuka Pharmaceutical Co. Rexulti Highlights of Prescribing Information [Internet]. Otsuka, 2015 [Acesso em: 15 maio 2023]. Disponível em: <https://www.otsuka-us.com/sites/g/filesqhldwo4671/files/media/static/Rexulti-PI.pdf>
- Otsuka America Pharmaceutical, Abilify Prescribing Information [Internet]. Otsukam 2022 [Acesso em: 15 maio 2023]. Disponível em: <https://www.drugs.com/pro/abilify.html>.
- Ozdemir V, Naranjo CA, Herrmann N, Reed K, Sellers EM, Kalow W. Paroxetine potentiates the central nervous system side effects of perphenazine: contribution of cytochrome P450 2D6 inhibition in vivo. Clin Pharmacol Ther. 1997;62(3):334-47.
- Park TW, Benzodiazepine use disorder [Internet]. UpToDate, 2022 [Acesso em: 15 maio 2023]. Disponível em: <https://www.uptodate.com/contents/benzodiazepine-use-disorder?source=history_widget#topicContent>.
- Pisani F. Influence of co-medication on the metabolism of valproate. Pharm Weekbl Sci. 1992;14(3A):108-13.
- Popova E, Leighton C, Bernabarre A, Bernardo M, Vieta E. Oxcarbazepine in the treatment of bipolar and schizoaffective disorders. Expert Rev Neurother. 2007;7:617-26.
- Potschka H, Fedrowitz M, Loscher W. P-glycoprotein and multidrug resistance-associated protein are involved in the regulation of extracellular levels of the major antiepileptic drug carbamazepine in the brain. Neuroreport. 2001;12(16):3557-60.
- Pratoomsri W, Yatham LN, Bond DJ, Lam RW, Sohn CH. Oxcarbazepine in the treatment of bipolar disorder: a review. Can J Psychiatry. 2006;51(8):540-5.
- Preskorn SH. Clinically relevant pharmacology of selective serotonin reuptake inhibitors. An overview with emphasis on pharmacokinetics and effects on oxidative drug metabolism. Clin Pharmacokinet. 1997;32(Suppl 1):1-21.
- Price WA, Zimmer B. Lithium-carbamazepine neurotoxicity in the elderly. J Am Geriatr Soc. 1985;33(12):876-7.
- Rakel RE. Long-term buspirone therapy for chronic anxiety: a multicenter international study to determine safety. South Med J. 1990;83(2):194-8.
- Revet A, Yrondi A, Montastruc F. Règles de bon usage des benzodiazépines. La Presse Médicale. 2018;4(10):872-7.
- Sabers A. Pharmacokinetic interactions between contraceptives and antiepileptic drugs. Seizure. 2008;17(2):141-4.
- Sayal KS, Duncan-McConnell DA, McConnell HW, Taylor DM. Psychotropic interactions with warfarin. Acta Psychiatr Scand. 2000;102(4):250-5.
- Seeger TF, Seymour PA, Schmidt AW, Zorn SH, Schulz DW, Lebel LA et al. Ziprasidone (CP-88,059): a new antipsychotic with combined dopamine and serotonin receptor antagonist activity. J Pharmacol Exp Ther. 1995;275(1):101-13.
- Self T, Corley CR, Nabhan S, Abell T. Case report: interaction of rifampin and nortriptyline. Am J Med Sci. 1996;311(12):80-1.
- Shad UM, Carmichael CA, Preskorn SH, Horst WD. The nature and extent of polypharmacy in patients on antidepressants as a function of treatment setting. Clin Pharmacol Ther. 1999;65(2):183.
- Shukla S, Godwin CD, Long LE, Miller MG. Lithium-carbamazepine neurotoxicity and risk factors. Am J Psychiatry. 1984;141(12):1604-6.

- Simon GE, Ludman EJ. Outcome of new benzodiazepine prescriptions to older adults in primary care. Gen Hosp Psychiatry. 2006;28(5):374-8.
- Skinner MH, Kuan HY, Pan A, Sathirakul K, Knadler MP, Gonzales CR et al. Duloxetine is both an inhibitor and a substrate of cytochrome P4502D6 in healthy volunteers. Clin Pharmacol Ther. 2003;73(3):170-7.
- Spina E, Pisani F, Perucca E. Clinically significant pharmacokinetic drug interactions with carbamazepine: an update. Clin Pharmacokinet. 1996;31(3):198-214.
- Stahl SM. Stahl's essential psychopharmacology: Neuroscientific basis and practical applications. 4. ed. Cambridge: University Press; 2013.
- Staines AG, Coughtrie MW, Burchell B. N-glucuronidation of carbamazepine in human tissues is mediated by UGT2B7. J Pharmacol Exp Ther. 2004;311:1131-7.
- Stimmel GL, Falloon IR. Chlorpromazine plasma levels, adverse effects, and tobacco smoking: case report. J Clin Psychiatry. 1983;44(11):420-2.
- Taylor DM, Cornelius V, Smith L, Young AH. Comparative efficacy and acceptability of drug treatments for bipolar depression: a multiple-treatments meta-analysis. Acta Psychiatr Scand. 2014;130(6):452-69.
- Thase ME, Haight BR, Richard N, Rockett CB, Milton M, Modell JG et al. Remission rates following antidepressant therapy with bupropion or selective serotonin reuptake inhibitors: a meta-analysis of original data from 7 randomized controlled trials. J Clin Psychiatry. 2005;66(8):974-81.
- Thase ME, Nierenberg AA, Vrijland P, Van Oers HJJ, Schutte AJ, Simmons JH. Remission with mirtazapine and selective serotonin reuptake inhibitors: a meta-analysis of individual patient data from 15 controlled trials of acute phase treatment of major depression. Int Clin Psychopharmacol. 2010;25(4):189-98.
- The Medical Letter. Treatment Guidelines from The Medical Letter. Med Letter. 2010;8(93):35.
- Trivedi MH, Rush AJ, Wisniewski SR, Nierenberg AA, Warden D, Ritz L et al. Evaluation of outcomes with citalopram for depression using measurement-based care in STAR*D: implications for clinical practice. Am J Psychiatry. 2006;163(1):28-40.
- Tse CS, Akinwande KI, Biallowons K. Phenytoin concentration elevation subsequent to ranitidine administration. Ann Pharmacother. 1993;27(12):1448-51.
- Unger T, Kaschina E. Drug interactions with angiotensin receptor blockers: a comparison with other antihypertensives. Drug Saf. 2003;26(10);707-20.
- Vasudev A, Macritchie K, Watson S, Geddes JR, Young AH. Oxcarbazepine in the maintenance treatment of bipolar disorder. Cochrane Database Syst Rev. 2008;2008(1):CD005171.
- Von Moltke LL, Greenblatt DJ, Harmatz JS, Duan SX, Harrel LM, Cotreau-Bibbo MM, et al. Triazolam biotransformation by human liver microsomes in vitro: effects of metabolic inhibitors and clinical confirmation of a predicted interaction with ketoconazole. J Pharmacol Exp Ther. 1996;276(2):370-9.
- Ward ME, Musa MN, Bailey L. Clinical Pharmacokinetics of Lithium. J Clin Pharmacol. 1994;34(4):280-5.
- Weiss J, Dormann SMG, Martin-Facklam M, Kerpen CJ, Ketabi-Kiyanvash N, Haefelli WE. Inhibition of P-glycoprotein by newer antidepressants. J Pharmacol Exp Ther. 2003;305(1):197-204.

- Wen B, Ma L, Rodrigues AD, Zhu M. Detection of novel reactive metabolites of trazodone: evidence for CYP2D6-mediated bioactivation of m-chlorophenylpiperazine. Drug Metab Dispos. 2008;36(5):841-50.
- Won E, Kim YK. An Oldie but Goodie: Lithium in the Treatment of Bipolar Disorder through Neuroprotective and Neurotrophic Mechanisms. Int J Mol Sci. 2017;18(12):2679.
- Yamano K, Yamamoto K, Kotaki H, Takedomi S, Matsuo H, Sawada Y et al. Quantitative prediction of metabolic inhibition of midazolam by erythromycin,diltiazem, and verapamil in rats: implication of concentrative uptake of inhibitors into liver. J Pharmacol Exp Ther. 2000;292(3):1118-26.
- Yasui N, Otani K, Kaneko S, Shimoyama R, Ohkubo T, Sugawara K. Carbamazepine toxicity induced by clarithromycin coadministration in psychiatric patients. Int Clin Psychopharmacol. 1997;12(4):225-9.
- Zanini AC, Oga S. Farmacologia Aplicada. 4. ed. São Paulo: Atheneu; 1989.
- Zevin S, Benowitz NL. Drug interactions with tobacco smoking: an update. Clin Pharmacokinet. 1999;36(6):425-38.
- Zhang W, Kilicarslan T, Tyndale RF, Sellers EM. Evaluation of methoxsalen, tranylcypromine, and tryptamine as specific and selective CYP2A6 inhibitors in vitro. Drug Metab Dispos. 2001;29(6):897-902.
- Zhou X, Ravindran AV, Qin B, Del Giovane C, Li Q, Bauer M et al. Comparative efficacy, acceptability, and tolerability of augmentation agents in treatment-resistant depression: systematic review and network meta-analysis. J Clin Psychiatry. 2015;76(4):e487-98.
- Zielinski JJ, Haidukewych D. Dual effects of carbamazepine-phenytoin interaction; Ther Drug Monit. 1987;9(1):21-3.

Psicofarmacologia na Gestação e no Puerpério

Vera Lucia Carvalho Tess
Tania Yumi Takakura
Taciana Capitaneo

INTRODUÇÃO

A gestação e o puerpério são períodos de alto risco para doença mental na mulher, especialmente naquelas com antecedentes psiquiátricos. A prevalência de transtornos afetivos e ansiosos é duas vezes maior nas mulheres do que nos homens, com pico de ocorrência nos anos reprodutivos (25 a 44 anos). Por esse motivo, são frequentes o início ou a manutenção de tratamentos farmacológicos nesse período. Também neste capítulo serão abordadas as consequências das doenças mentais não tratadas para a gestante e o feto, além dos riscos do uso de psicofármacos na gestação e na lactação.

GESTAÇÃO

A gestação não protege a mulher contra os transtornos mentais. As evidências sugerem aumento da vulnerabilidade para algumas doenças psiquiátricas, como as doenças afetivas e os transtornos, especialmente o transtorno obsessivo-compulsivo (TOC), os transtornos alimentares e os transtornos psicóticos (Fawcett *et al.*, 2019; Viswasam *et al.*, 2019). Esse quadro contraria o senso comum, que considera a gravidez como um período de bem-estar emocional da mulher.

Depressão e ansiedade na gestação

Entre os transtornos mentais, os de humor e ansiedade são os mais prevalentes durante a gestação, especialmente a depressão. Estudos de revisão estimam a prevalência entre 10% e 25% de depressão na gestação, a depender do país (essa incidência pode dobrar em países em desenvolvimento) (Okgbue *et al.*, 2019; Dadi *et al.*, 2020). Com picos de incidência no primeiro e no terceiro trimestres, dois terços permanecem sem diagnóstico e apenas uma em cada cinco gestantes deprimidas procura algum tratamento (medicamentoso, psicoterápico ou de aconselhamento) (Bonari *et al.*, 2004). Os autores apontam que o estigma da depressão na gravidez coíbe as gestantes de procurar ajuda.

Riscos para a gestante e para o desenvolvimento fetal da depressão e da ansiedade não tratadas

Vários estudos têm demonstrado que a depressão e a ansiedade podem comprometer a evolução da gestação e o desenvolvimento do feto (**Tabelas 13.1** e **13.2**). A doença compromete a adesão aos cuidados pré-natais, aumenta a chance de comportamentos prejudiciais e afeta o vínculo mãe-bebê, além de provocar complicações obstétricas para a mãe e o recém-nascido (Pereira *et al.*, 2014; Jarde *et al.*, 2016; Gentile, 2017; Grigoriades *et al.*, 2018; Aktar *et al.*, 2019; Dadi *et al.*, 2020).

Tabela 13.1. Riscos da depressão e da ansiedade não tratadas para a gestante

Pior aderência às orientações perinatais sobre nutrição, sono e exercícios físicos
Aumento do risco de abortamento espontâneo
Aumento do risco de complicações obstétricas
Aumento da exposição a drogas como álcool e nicotina ou a drogas ilícitas
Aumento de comportamentos suicidas e de autoagressão
Aumento do risco de depressão pós-parto

Fonte: desenvolvida pela autoria do capítulo.

A depressão materna interfere significativamente na unidade familiar e está tipicamente associada a dificuldades interpessoais e a prejuízos na interação mãe-bebê. O comprometimento do vínculo afetivo mãe-bebê tem impacto profundo no neurodesenvolvimento infantil e pode perdurar além da infância (Marcus, 2009; Nulman *et al.*, 2002).

Tabela 13.2. Riscos da depressão e da ansiedade não tratadas para o desenvolvimento fetal

Aumento do risco de prematuridade (< 37 semanas)
Aumento do risco de recém-nascido de baixo peso (< 2.500 g) e de circunferência craniana menor
Escores Apgar mais baixos
Maiores taxas de admissão na UTI neonatal
Cuidados perinatais deficientes
Maiores riscos de lesões provocadas pela mãe em virtude de desorganização, impulsividade ou agressividade
Os bebês olham menos para as mães, apresentam maior reatividade fisiológica e menos vocalizações
Comprometimento do padrão do sono
Atraso no desenvolvimento emocional, cognitivo e da linguagem
Maior incidência de transtornos psiquiátricos

Fonte: desenvolvida pela autoria do capítulo.

Interrupção da medicação

No Brasil, cerca de 55% das gestações não são planejadas – nos Estados Unidos, são cerca de 50% (Theme *et al.*, 2016). A maioria das mulheres que se encontra em tratamento para transtornos afetivos e ansiosos interrompe a medicação quando se descobre grávida (Molenaar *et al.*, 2020).

Cohen *et al.* (2006), em um estudo prospectivo naturalístico com gestantes com história de episódio depressivo maior, observaram recaídas em 68% das mulheres que descontinuaram o tratamento antidepressivo próximo à concepção, contra 26% no grupo que não interrompeu a medicação. A maioria das recaídas (90%) ocorreu até o final do segundo trimestre de gestação.

No transtorno afetivo bipolar (TAB), o risco de recaída é particularmente alto nas pacientes que interrompem o tratamento profilático, especialmente se a retirada for abrupta. Viguera *et al.* (2007), em um estudo prospectivo observacional com 89 gestantes com TAB, compararam o risco de recaída entre as gestantes que interromperam o tratamento de manutenção próximo à concepção (62/89) e aquelas que mantiveram o tratamento profilático (27/89). Observaram, ainda, que 85% das gestantes que interromperam o tratamento recaíram (a maioria no primeiro trimestre), em comparação com 37% do grupo que manteve a medicação.

Tratamentos farmacológicos na gestação

Embora amplamente usados, não existe um psicotrópico aprovado pela Food and Drug Administration (FDA) para ser utilizado em gestantes. Estudos devidamente controlados para avaliação da segurança dos psicofármacos na gestação são proibidos por razões éticas. Portanto, as estimativas de risco materno-fetal originam-se de estudos reprodutivos em animais, experiências humanas com fármacos semelhantes, séries de casos e estudos retrospectivos em gestações não planejadas ou com mulheres que não interromperam a medicação. Atualmente, há mais estudos de coorte prospectivos, que, graças aos bancos de dados informatizados, abrangem grande contingente populacional.

Todo fármaco ou substância química, com raras exceções, é capaz de passar pela placenta, podendo chegar a várias concentrações no feto, dependendo de sua solubilidade lipídica e de sua estrutura química. Os fatores que determinam o efeito no feto são: a fase de desenvolvimento fetal – sendo o primeiro trimestre de maior risco, a partir da quinta semana, quando se estabelece a circulaçãomãe/embrião –, a concentração do fármaco e seu tempo de administração (Briggs *et al.*, 2017).

Devem-se considerar quatro tipos de riscos decorrentes da exposição pré-natal aos psicotrópicos: abortamento; malformação dos órgãos ou teratogênese; toxicidade neonatal e síndrome de abstinência durante o período neonatal; sequelas neurocomportamentais em longo prazo.

Malformação fetal

No Brasil, a incidência de malformações congênitas em recém-nascidos varia entre 2% e 5% (Horovitz *et al.*, 2005). Um defeito congênito maior é definido como a malformação intraútero que interfere no funcionamento ou na estrutura de determinado órgão/tecido/membro e pode ser causado por alteração genética ou pela ação de um agente físico, químico ou infeccioso durante a vida pré-natal.

A organogênese começa no início da gravidez e se completa nas primeiras 12 semanas após a concepção. A exposição a agentes tóxicos antes de duas semanas de gestação não está associada à malformação, sendo mais provável resultar em um óvulo inviável. Para cada órgão e para cada sistema, existe um período crítico durante o qual seu desenvolvimento acontece e pode estar suscetível aos efeitos do teratógeno. O desenvolvimento e o fechamento do tubo neural, que forma o cérebro e a medula espinhal, ocorrem nas primeiras quatro semanas de gravidez. A formação do coração e dos grandes vasos ocorre entre a quarta e a nona semanas depois da concepção, enquanto a dos lábios e do palato se completa na décima semana. Anomalias craniofaciais podem ocorrer também após o primeiro trimestre da gestação.

O primeiro trimestre da gestação, especialmente entre a segunda e a oitava semanas após a concepção, é o período mais crítico no que se refere às malformações induzidas por fármacos. Porém, como o cérebro se desenvolve durante toda a gravidez, as lesões também podem ocorrer depois do primeiro trimestre e a teratogenicidade neurocomportamental, portanto, ser resultado de exposição após esse período.

Síndrome de má adaptação neonatal

Recém-nascidos expostos a psicotrópicos durante a gestação podem apresentar sintomas de abstinência, bem como efeitos decorrentes da toxicidade do fármaco residual que estava acumulado no sangue e nos tecidos.

Sequelas neurocomportamentais

O sistema nervoso central (SNC) permanece particularmente vulnerável aos agentes tóxicos durante a gestação, devido ao fato de a migração neuronal e a diferenciação ocorrerem ao longo de toda a gestação e nos primeiros anos de vida. Teratogênese comportamental refere-se ao potencial de um psicotrópico administrado no período pré-natal causar sequelas neurocomportamentais em longo prazo.

O repertório neurocomportamental de um indivíduo sofre grande ampliação desde seu nascimento até a adolescência. Assim, a ausência de alterações de comportamento em determinada idade não exclui a possibilidade de prejuízos relacionados à exposição a algum agente. O impacto sobre determinados centros corticais superiores pode se tornar aparente mais tardiamente, quando os processos neurocognitivos associados a esses centros se tornarem funcionais.

Em dezembro de 2014, a FDA publicou um novo modo de informar os riscos do uso das medicações na gestação e na amamentação, retirando a antiga categorização por letras (A, B, C, D e X). No novo formato, as bulas devem conter informações atualizadas sobre a segurança do fármaco na gestação e na lactação, auxiliando clínicos e pacientes a tomarem decisões embasadas nessas informações (Freeman *et al.*, 2018; FDA, 2018).

Antidepressivos

O uso de antidepressivos (AD) na gestação aumentou de forma significativa ao longo das últimas duas décadas. A maioria dos estudos sobre risco fetal associado ao uso de AD na gestação foi feita com tricíclicos e com inibidores seletivos de recaptação de serotonina (ISRS) e tricíclicos, concluindo-se que, como grupo, não são teratogênicos. No entanto, as investigações sobre sua real segurança continuam em andamento (Raffi *et al.*, 2019; Sujan *et al.*, 2017; Payne, 2019).

Antidepressivos tricíclicos (ADT)

Malformação fetal: os tricíclicos, os antidepressivos mais antigos, têm sido progressivamente menos utilizados, pelo perfil de efeito colateral e de segurança. Até o momento, não há evidência de sua associação a malformações (Vasilakis-Scaramozza, 2013; Ban *et al.*, 2014). Estudos de coorte mais recentes têm apontado para um risco maior (até três vezes) para pré-eclâmpsia (Palmsten *et al.*, 2013). A nortriptilina é preferida por ser menos anticolinérgica e, portanto, não agravar a hipotensão ortostática geralmente presente na gestação (Pariante *et al.*, 2011).

Síndrome de má adaptação neonatal: dois grupos de sintomas perinatais são relatados – síndrome de abstinência e toxicidade pelos efeitos anticolinérgicos, como constipação e retenção urinária. A síndrome de abstinência dos tricíclicos é semelhante à dos outros antidepressivos (ISRS e inibidores da recaptação de serotonina e noradrenalina [ISRSN]), sendo caracterizada por irritabilidade, choro persistente, calafrios, tremores, inquietação, dificuldade de sucção e hipoglicemia, icterícia, vômitos, hipotonia ou hipertonia, hiper-reflexia e diminuição do sono. Raramente, podem ocorrer síndrome do desconforto respiratório e convulsões. Os sintomas são autolimitados, iniciam-se nas primeiras 24-72 horas e tendem a desaparecer em até duas semanas (Nielsen & Damkier, 2012; Convertino *et al.*, 2016).

Sequelas neurocomportamentais: os tricíclicos têm sido menos prescritos nas últimas décadas em detrimento do uso de ISRS. Há menos literatura acerca de seus efeitos em longo prazo e os dados disponíveis são mais antigos. Três pequenos estudos (dois controlados prospectivos) que avaliaram as sequelas neurocomportamentais da exposição ao ADT em crianças até os 6 anos de idade não identificaram atrasos no neurodesenvolvimento (Nulman *et al.*, 2002; Araujo *et al.*, 2020).

Inibidores seletivos da recaptação de serotonina

Os ISRS são os antidepressivos mais prescritos e, portanto, com mais informação na literatura. Molenaar *et al.* (2020), em uma revisão sistemática, identificaram uma prevalência internacional de uso de ISRS durante a gestação de 3%, com significativa diferença entre os continentes (EUA com 5,5%, Europa com 1,6% e Austrália com 1,3%).

Abortamentos espontâneos

Recentemente, estudos têm apontado aumento do risco relativo de abortamentos nos primeiros meses de gestação entre mulheres expostas a ISRS. No entanto, as taxas de abortos observadas não ultrapassam a incidência mediana da população geral (Almeida *et al.*, 2016).

Apesar de as análises identificarem o maior risco, não se consegue afastar a influência de vieses, como os efeitos do próprio transtorno mental e dos hábitos de vida, como tabagismo, etilismo e baixa adesão ao pré-natal e à suplementação vitamínica (Andersen *et al.*, 2014; Johansen *et al.*, 2015; Kjaersgaard *et al.*, 2013).

Malformação fetal

Como grupo, os ISRS são considerados seguros quanto a anomalias congênitas.

O risco para malformações cardiovasculares permanece inconclusivo, mas, se de fato ocorrer, permanece muito pequeno (Lassen *et al.*, 2016).

Entre os ISRS, a paroxetina é o mais controverso, em razão dos relatos de defeitos cardíacos resultantes da exposição no primeiro trimestre. Mais recentemente, preocupações sobre o aumento do risco de malformações cardíacas se expandiram para outros

ISRS, como sertralina, citalopram e fluoxetina, em função de sua crescente utilização nos últimos anos (Shen *et al.*, 2017; Gao *et al.*, 2017; Orney & Koren, 2019). Estudos mais amplos e com melhor controle sobre os fatores de confusão não suportam, entretanto, essa associação.

A evolução dos estudos que avaliaram o risco de defeitos cardíacos associados ao uso de antidepressivos no primeiro trimestre é um bom exemplo da importância do controle dos fatores de confusão em estudos clínicos psiquiátricos. Várias pesquisas encontraram a associação entre a exposição aos antidepressivos, especialmente ISRS, e as malformações cardíacas. No entanto, a maioria comparou resultados de populações psiquiátricas aos da população geral e não controlou fatores de risco e comportamentos associados à doença depressiva. Estudos recentes que o fizeram não encontraram associação significativa entre uso de antidepressivo e defeitos cardíacos (Huybrechs *et al.*, 2014; Wang *et al.*, 2015).

Outro ponto relevante é que gestantes com depressão e ansiedade, especialmente as que tomam antidepressivos, procuram com maior frequência atendimento médico e fazem mais monitoração cardíaca fetal e neonatal quando em comparação com as gestantes sem psicopatologia, aumentando a chance de detecção de alterações cardíacas. A observação desse viés foi identificada em vários estudos (Orney *et al.*, 2019).

Síndrome de má adaptação neonatal

Aproximadamente 30% dos bebês expostos a antidepressivos no final do terceiro trimestre apresentam sintomas causados seja pelo efeito tóxico da medicação, seja por sua descontinuação. Os sintomas observados são: inquietação, tremor, espasmos, hipertonia ou hipotonia muscular, hiper-reflexia, irritabilidade, distúrbios do sono, vômitos, taquicardia e dificuldades respiratória ou de sucção. Os sintomas têm início no primeiro dia de vida, são transitórios e autolimitados (até duas semanas). Os neonatos prematuros são mais suscetíveis aos efeitos dos ISRS.

Estudos recentes têm sido inconsistentes quanto à associação entre exposição aos ISRS (principalmente após a 20ª semana) e hipertensão pulmonar persistente (HPP) do recém-nascido. Fatores de risco bem estabelecidos para hipertensão pulmonar no RN, como obesidade, tabagismo, prematuridade e cesárea, são mais frequentes nas gestantes deprimidas, mas a maioria dos estudos que relataram associação positiva não controlou os riscos da depressão propriamente. Estudos mais abrangentes têm demonstrado recentemente um risco muito menor, até mesmo ausente, de associação entre ISRS e hipertensão pulmonar no RN do que previamente descrito. Huybrechts *et al.* (2015), em um estudo de coorte de 3,8 milhões de gestações, demonstraram que o risco de HPP era de 0,3% nos RN que foram expostos a ISRS ante 0,2% entre os não expostos.

A literatura menciona recorrentemente associações entre o uso de AD na gestação e menor duração média da gestação, maiores taxas de parto cesáreo, prematuridade (< 37 semanas), baixo peso ao nascer, menores escores de Apgar e mais admissões à unidade de terapia intensiva neonatal. Estudos que compararam gestantes deprimidas sem tratamento com gestantes deprimidas usando AD não conseguiram confirmar os resultados anteriores, reforçando a ideia de que a doença mental, em si, é o maior fator de risco para essas evoluções obstétricas (Mitchell & Goodman, 2018.)

Um discreto aumento no risco relativo de sangramento pós-parto em usuárias de ISRS tem sido relatado por diversos artigos, mas o risco absoluto é modesto. Obstetras devem ser alertados sobre essa possibilidade, podendo agir prontamente caso isso ocorra (Raffi *et al.*, 2019).

Sequelas neurocomportamentais

Muitos estudos de coorte e caso-controle têm investigado a associação entre exposição a antidepressivos durante a gestação e o risco de transtorno do espectro autista (TEA), transtorno do déficit de atenção com hiperatividade (TDAH) e déficit cognitivo e de desenvolvimento em crianças (Andrade, 2017; Prady *et al.*, 2018; Morales *et al.*, 2018). Várias metanálises envolvendo estudos diferentes, com critérios e focos diversos, foram publicadas nos últimos anos. Em geral, apontam para um aumento do risco de TEA em crianças expostas a antidepressivos durante a gestação, particularmente aos ISRS, mas sugerem a possibilidade de um viés de indicação – o risco esteve associado aos fatores relacionados à doença materna que levaram à indicação da medicação, não à exposição aos antidepressivos em si. Quando os dados foram ajustados para o diagnóstico psiquiátrico materno e outros fatores de viés, a associação deixou de ser significativa (Andrade, 2017). A noção de que a depressão materna pode ser um fator de risco independente para evoluções obstétricas adversas e transtornos do neurodesenvolvimento dos filhos é consistente com vários estudos observacionais. A conclusão de que a exposição pré-natal aos ISRS e/ou aos ISRSN não são preditores de TEA é particularmente consistente (Araujo *et al.*, 2020)

Outros antidepressivos

Inibidores da monoamina oxidase: tranilcipromina e fenelzina

Apesar da exiguidade de informações, estudos em animais demonstraram retardo no crescimento uterino e um estudo pequeno em humanos relatou aumento do risco de malformações fetais. Além disso, durante o parto, há risco de crise hipertensiva pelas interações medicamentosas. Os inibidores da monoamina oxidase (IMAO) devem ser evitados na gestação (Viguera & Cohen, 2000).

Venlafaxina

Entre os ISRSN, a venlafaxina é o mais comumente utilizado durante a gestação. Apesar disso, as informações ainda são limitadas. É considerada relativamente seguro (Lassen *et al.*, 2016), mas sua utilização após a 20ª semana de gestação foi associada a maior risco de hipertensão arterial e pré-eclâmpsia (Palmsten *et al.* 2013; Godot & Koren, 2015; Avalos & Chen, 2015), sugerindo que seu uso deva ser acompanhado por um controle pressórico próximo das gestantes. Os sintomas de má adaptação neonatal são semelhantes aos descritos para os ISRS.

Duloxetina

Com bem menos informação do que a venlafaxina, mas progressivamente sendo mais utilizado, este ISRN não mostrou, até o momento, risco aumentado para malformação congênita. Entretanto, apresentou frequência maior de sangramento pós-parto e de sintomas de má adaptação neonatal, semelhante aos ISRS e à venlafaxina (Huybrechts *et al.*, 2020; Lassen *et al.*, 2016; Andrade, 2017).

Mirtazapina

Na literatura médica há uma carência de dados acerca da mirtazapina na gestação e na lactação. Entretanto, com os estudos até então divulgados, seu uso parece ser seguro. Não há evidências de elevação do risco basal de anomalias congênitas com o uso de mirtazapina no primeiro trimestre de gestação (Smit *et al.*, 2016). Em um estudo prospectivo multicêntrico, a exposição intrauterina à mirtazapina (n = 357) não esteve associada ao aumento de malformações quando em comparação com outros antidepressivos e os controles, nem ao aumento de abortos espontâneos, observando-se apenas maior frequência de partos eletivos (Winterfeld *et al.*, 2015). A incidência de síndrome de má adaptação neonatal nos RN foi semelhante àquela observada com ISRS. Com propriedades antieméticas, tem sido utilizada em casos de hiperêmese gravídica com resultados promissores (Abramowitz *et al.*, 2017).

Bupropiona

As informações acerca do uso de bupropiona na gestação ainda são limitadas, mas, até agora, não foi observado aumento de malformação fetal em geral. Revisões têm apontado a possibilidade de maior risco de abortamento espontâneo, mas dentro do intervalo esperado para a população geral. Adicionalmente, os autores apontam que os estudos não controlaram fatores de confusão como a indicação do uso da bupropiona (depressão ou tabagismo). O tabagismo é um fator de risco para abortamento (Turner *et al.*, 2019; Barboza, 2018; Hendrick *et al.*, 2017).

Trazodona

Normalmente indicada para alterações do sono, não deve ser usada como primeira opção no tratamento de insônia na gestação, devido à pouca informação (Chaudhry & Susser, 2018; Raffi *et al.*, 2019).

Os antidepressivos, como grupo, são seguros. Até um terço dos RN a termo podem apresentar algum sintoma de má adaptação neonatal. Não é possível descartar um aumento no risco relativo de defeitos cardíacos e hipertensão pulmonar persistente no RN. Entretanto, se confirmado, o risco absoluto é muito pequeno e bem menor do que descrito anteriormente. Os ISRS podem aumentar o risco de sangramento no parto, mas sem implicações clínicas relevantes. A venlafaxina pode elevar o risco de pressão arterial e pré-eclâmpsia, devendo ser usada com cautela em gestantes com maior chance de desenvolver hipertensão na gravidez.

Eletroconvulsoterapia (ECT)

Subutilizada, a eletroconvulsoterapia (ECT) durante a gravidez provoca ansiedade entre médicos e pacientes devido à preocupação com o feto. No entanto, seu registro de segurança foi bem documentado nos últimos 65 anos (Anderson & Reti, 2009), particularmente quando instituído em colaboração com uma equipe especializada, incluindo anestesiologista, psiquiatra e obstetra.

Os estudos indicam que os riscos de eventos adversos são baixos, principalmente se houver cuidado na técnica para minimizar complicações para a gestante e o feto. Em geral, as complicações relatadas são incomuns e transitórias. O monitoramento cardíaco fetal durante a ECT permite a detecção de arritmias e a correção de eventuais problemas. Alguns casos de contrações uterinas foram observados após a ECT, mas não resultaram em parto prematuro. Como o limiar convulsivo é diminuído pelo estrogênio e aumentado pela progesterona, mudanças na proporção desses hormônios podem teoricamente alterar o limiar convulsivo, modificando os parâmetros de estímulo ideais para a administração da ECT.

Dada sua relativa segurança, a ECT pode ser considerada nos casos de mania, depressão psicótica ou pensamentos suicidas e pensamentos desorganizados, situações clínicas associadas ao perigo de impulsividade ou automutilação (Anderson & Reti, 2009; Cohen *et al.*, 2010; Bergink *et al.*, 2015; Epstein *et al.*, 2015; Leiknes *et al.*, 2015; Khan *et al.*, 2016.)

Benzodiazepínicos

Malformação fetal

Como grupo, os benzodiazepínicos (BDZ) têm se mostrado mais seguros do que previamente se acreditava (Shyken *et al.*, 2019). Grigoriadis *et al.*, (2018), em uma revisão sistemática e metanálise de estudos de coorte prospectivos, não encontraram risco aumentado de malformação fetal com o uso de BDZ em monoterapia. No entanto, quando associado a antidepressivos, houve um pequeno aumento (*odds ratio* [OR] de 1,08 a 1,40). Andrade (2017), reanalisando essa mesma metanálise, não descarta um leve aumento no risco de malformações gerais. Os poucos estudos (em sua maioria, caso-controle, no contexto de tentativas de suicídio) que avaliaram o risco de anomalias congênitas associadas a componentes específicos (alprazolam, diazepam, clorodiazepóxido, nitrazepam e lorazepam) não descartam pequeno risco para determinados BDZ (Bellantuono *et al.*, 2013).

Síndrome de má adaptação neonatal

Vários relatos descreveram toxicidade neonatal quando o uso foi feito próximo ao parto: hipotermia, hipotonia, dificuldade de sucção, apneia (síndrome do *floppy baby*) e Apgar baixo. Recém-nascidos de mães usuárias crônicas de BDZ apresentaram sintomas de abstinência como tremor, hipertonia, hiper-reflexia, inquietação, irritabilidade, convulsões, alteração do padrão do sono, diarreia e vômitos. Os sintomas podem começar horas após o parto (ou até em três semanas) e se estender por vários meses. Fremann *et al.* (2018), em um estudo prospectivo de registro, observaram risco duas vezes maior de admissão em unidades de cuidados intensivos de RN expostas aos BDZ.

Permanece incerto o risco de prejuízo em longo prazo para crianças expostas a BDZ durante a gestação. Lupattelli *et al.* (2019), em um estudo de coorte prospectivo, não observaram associação clinicamente relevante entre o uso de BDZ e hipnóticos na gestação e a presença de alterações motoras ou de comunicação e sintomas de TDAH em crianças pré-escolares (até 8 anos de idade).

Veja orientações do uso de benzodiazepínicos durante a gestação na **Tabela 13.3**.

Tabela 13.3. Orientações: benzodiazepínicos na gestação

1ª) Se o uso de BDZ durante a gestação for necessário, recomenda-se usar fármacos de alta potência e meia-vida mais curta, como o alprazolam e o lorazepam, evitando o acúmulo da substância e a consequente sedação
2ª) Evitar uso prolongado, especialmente associado a antidepressivos
3ª) Realizar ultrassonografia de nível 2 entre a 18ª e a 20ª semanas de gestação, para investigar defeitos craniofaciais
4ª) Em usuárias crônicas, monitorar sintomas de abstinência no recém-nascido

Fonte: desenvolvida pela autoria do capítulo.

Manejo da depressão na gestação

A gravidade da doença materna representa o parâmetro mais relevante para as decisões clínicas, as quais devem ser tomadas em conjunto com a paciente, seu parceiro e o obstetra, sempre que possível. A gravidade da história psiquiátrica, os sintomas atuais e a atitude da paciente frente ao uso da medicação durante a gestação devem ser avaliados.

Qualquer decisão de continuar ou iniciar o tratamento durante a gestação deve refletir a avaliação do risco da exposição ao medicamento para o feto, do risco da doença não tratada para a mãe e para o feto e do risco de recaída associada à retirada de um tratamento de manutenção.

Idealmente, as decisões quanto ao uso de medicações psicotrópicas durante a gestação devem ser tomadas antes da concepção. Em pacientes com depressão leve, a retirada do fármaco antes da gravidez pode ser considerada. Psicoterapias podem ser usadas antes da concepção para facilitar a diminuição gradual, a posterior retirada da medicação e o controle de eventuais sintomas. A paciente deve ser observada durante toda a gestação.

Para os casos de depressão recorrente ou refratária, a paciente e o médico podem decidir que a melhor opção seja manter o AD. Nessa situação, o melhor é manter o AD sobre o qual haja mais informações de segurança na gestação, bem como na lactação. Em pacientes que só responderam a determinado AD, este deve ser mantido, mesmo com pouca informação disponível.

Mudanças no volume plasmático ou aumento do metabolismo hepático e do *clearance* renal durante a gestação podem afetar o nível sérico do fármaco. Vários pesquisadores identificaram redução de até 65% nos níveis séricos de ADT em gestantes (Briggs *et al.*, 2017). Muitas vezes, é necessário aumentar a dose do antidepressivo ao longo da gestação (especialmente no terceiro trimestre).

TRANSTORNO AFETIVO BIPOLAR

O início da doença ocorre na adolescência ou no começo da vida adulta das mulheres, ou seja, no início de sua vida reprodutiva. A gestação não é protetora contra o transtorno bipolar e o pós-parto é um período de alto risco para o início ou a piora do transtorno afetivo bipolar. No pós-parto, o risco do primeiro episódio é sete vezes maior do que em outros períodos da vida da paciente. Com a interrupção do lítio, o risco de recaída é três vezes maior e, geralmente, ocorre nas primeiras semanas após a retirada (Viguera *et al.*, 2007; Larsen & Saric, 2017).

Tratamentos farmacológicos para o TAB na gestação

Carbonato de lítio

Durante a gestação, os níveis plasmáticos de lítio podem diminuir em função do aumento da taxa de filtração glomerular, do fluxo sanguíneo renal e da volemia, especialmente nos últimos meses. O lítio atravessa livremente a barreira placentária e a concentração plasmática fetal equivale à materna (Deligiannidis *et al.*, 2014).

Malformação fetal

Em 1973, *The Register of Lithium Babies* (estudo caso--controle retrospectivo) demonstrou um risco 400 vezes maior de malformação cardiovascular, particularmente anomalia de Ebstein (defeito de obstrução na saída do ventrículo direito) em bebês expostos ao lítio no útero. Esses resultados foram questionados em diversos estudos prospectivos nas décadas seguintes. Em 2014, foi publicado um estudo observacional comparando um grupo de 183 gestações com exposição ao lítio no primeiro trimestre a um segundo grupo com controles sadios e, por fim, a um grupo com crianças cujas mães tinham transtorno mental e não foram tratadas ou o foram com antipsicóticos. A exposição ao lítio não foi associada a aumento do risco de malformações cardíacas (Khan *et al.*, 2016). Embora o risco "relativo" fosse elevado, o risco "absoluto" de malformação de Ebstein foi considerado baixo (Mcknight *et al.*, 2012; Khan *et al.*, 2016).

Posteriormente, foi conduzido um estudo de coorte envolvendo 1.325.563 gestações em mulheres inscritas no Medicaid entre 2000 e 2010 para examinar o risco de malformações cardíacas entre bebês expostos. O uso materno de lítio durante o primeiro trimestre foi associado ao aumento do risco de malformações cardíacas, incluindo anomalia de Ebstein, mas a magnitude desse efeito foi menor do que o evidenciado anteriormente – o intervalo de razões de risco ajustadas para malformações cardíacas em bebês expostos ao lítio foi estimado entre 1,67 e 1,80. Os resultados também demonstraram relação dependente da dose: todos os defeitos de obstrução da via de saída do ventrículo direito identificados em bebês expostos ao lítio ocorreram com uma dose acima de 600 mg/dia (Patorno *et al.*, 2017).

Fornaro *et al.* (2020), em uma metanálise recente, indicam um risco significativamente aumentado de anomalias congênitas e cardíacas, especialmente com dosagens a partir de 900 mg/dia.

Risco de abortamento ou morte intrauterina

Sem evidências de aumento de risco de abortamento ou morte intrauterina pelo lítio (Ward & Wisner, 2007).

Toxicidade neonatal

A síndrome do *floppy baby* é caracterizada por hipotonia, letargia, arritmias e cianose. A maioria dessas reações é autolimitada e desaparece duas semanas depois do nascimento. Foram relatados casos de hipotireoidismo, diabetes insípido nefrogênico, hiperbilirrubinemia e problemas respiratórios. Os sintomas costumam ser transientes e recomenda-se vigilância do RN quanto a possíveis complicações, devendo-se, inclusive, solicitar litemia do RN caso haja suspeita de toxicidade por lítio, especialmente nas primeiras 48 horas de vida (Deligiannidis *et al.*, 2014; Khan *et al.*, 2016). A suspensão do lítio 24 a 48 horas antes do parto (ou no início do trabalho de parto) e a retomada da dose pré-gestacional imediatamente após o parto podem minimizar a concentração sérica de lítio no bebê.

Sequelas neurocomportamentais

Em uma coorte retrospectiva, 15 crianças expostas ao lítio intraútero foram avaliadas quanto a desenvolvimento neuropsicomotor e crescimento entre os 3 e os 15 anos de idade. Os testes de QI apresentaram menor pontuação, mas, ainda assim, todos os parâmetros estavam dentro da faixa da normalidade (Lugt *et al.*, 2012).

Suspensão do lítio

Os riscos e os benefícios do uso de lítio durante a gravidez devem ser sempre avaliados individualmente. Descontinuar um tratamento de manutenção é uma decisão importante e só deve ser tomada com avaliação cuidadosa da história da doença, envolvendo paciente, obstetra e psiquiatra. Idealmente, a gravidez deve ser planejada, a fim de possibilitar a redução gradual da dosagem de lítio. Uma redução abrupta aumenta o risco de recaída da doença durante a gestação. Reduzir a dosagem de lítio durante o primeiro trimestre, mantendo-a dentro da faixa terapêutica, pode minimizar o risco de malformações e de recidiva em comparação com a utilização de dosagens mais altas ou sua retirada.

Veja a **Tabela 13.4** para orientações sobre o uso de lítio na gestação.

Anticonvulsivantes

A exposição pré-natal está associada a aumento de duas a três vezes do risco de malformação, complicações perinatais e sequelas neurocomportamentais.

Tabela 13.4. Orientações: lítio na gestação

1ª) O nível sérico deve ser mensalmente monitorado, principalmente se houver vômitos, febre ou ingestão diminuída de sódio
2ª) Manter hidratação adequada e evitar anti-inflamatórios não esteroidais ao longo da gestação
3ª) Com a progressão da gestação, pode ser necessário aumentar a dose do lítio. Manter a dose mínima eficaz. Considerar dosagem regular da creatinina. Uma queda significativa da creatinina durante o primeiro e o segundo trimestres sugere aumento clinicamente significativo da função renal relacionada com a gestação
4ª) Dividir a dose em três a quatro vezes ao dia para manter o nível sérico estável e evitar picos. Usar, de preferência, forma de liberação controlada
5ª) Fazer ultrassonografia e ecocardiografia fetal entre a 16ª e a 18ª semanas, para avaliar anomalias
6ª) Monitorar o nível sérico semanalmente durante o último mês e a cada dois dias na proximidade do parto
7ª) Retirar o lítio 24 a 48 horas antes do parto, para evitar toxicidade. Reintroduzi-lo logo após o parto nas doses pré-gravídicas. Monitorar a litemia após o parto e nas primeiras duas semanas

Fonte: desenvolvida pela autoria do capítulo.

O potencial teratogênico é maior em politerapia. As malformações mais frequentes são tubo neural, espinha bífida, anencefalia, anomalias craniofaciais, retardo do crescimento, microcefalia e defeitos cardíacos.

A maioria dos estudos de exposição fetal a anticonvulsivantes foi realizada com mulheres portadoras de epilepsia, não em pacientes com transtorno afetivo bipolar. Assume-se que a prole de epilépticas têm maior risco de malformações que a população geral, independentemente da exposição aos anticonvulsivantes, pela patologia de base em si (Epstein *et al.*, 2015).

Ácido valproico (valproato de sódio/divalproato)

Malformação fetal

O valproato é um fármaco potencialmente teratogênico. A exposição pré-natal está associada a elevadas taxas de malformações, três a cinco vezes mais em comparação com não usuárias de anticonvulsivantes (Petersen *et al.*, 2016). Em alguns estudos, as taxas totais de malformação chegaram a 15%; no caso da espinha bífida, 12 a 16 vezes maior que na população geral. A administração de ácido fólico foi recomendada em algumas revisões, mas não está claro se isso altera a taxa geral de malformação no feto (Albertini *et al.*, 2019).

A incidência é maior em doses superiores a 1.000 mg/dia, independentemente do número de tomadas ou do tipo de formulação (liberação imediata ou prolongada) (Mawhnneye *et al.*, 2012), bem como em politerapia com outros anticonvulsivantes. Os defeitos congênitos mais comuns são tubo neural, espinha bífida, craniossinostose, fenda palatina, defeito de septo atrial, hipospadia e polidactilia (Epstein *et al.*, 2015).

Síndrome de má adaptação neonatal

Toxicidade/abstinência neonatal: irritabilidade, dificuldade de sucção, alteração de tônus muscular, coagulopatias, toxicidade hepática e hipoglicemia. Também foi observada maior frequência de baixo peso ao nascer e de Apgar de primeiro minuto baixo (Epstein *et al.*, 2015).

Sequelas neurocomportamentais

A exposição intrauterina ao ácido valproico prejudica o neurodesenvolvimento das crianças, estando associada a menores índices de QI aos 6 anos, pior desempenho motor e de linguagem e maior frequência de diagnóstico de transtorno do espectro autista (Epstein, *et al.*, 2015; Ornoy *et al.*, 2015).

Veja na **Tabela 13.5** orientações para o uso de ácido valproico na gestação.

Tabela 13.5. Orientações: ácido valproico na gestação

1. Em gestações planejadas, deve-se trocar o estabilizador de humor antes da concepção 2. Em gestações não planejadas: a) dividir a dose em duas ou três tomadas, evitando picos de níveis imprevisíveis b) usar 3 a 5 mg/dia de ácido fólico durante toda a gestação c) monitorar frequentemente o nível sérico, mantendo-o em doses mínimas terapêuticas (pode ser necessário, inclusive, o aumento da dose) d) evitar o uso concomitante de outros anticonvulsivantes e) realizar ultrassonografia entre a 16ª e a 18ª semanas, para avaliar possíveis malformações f) após o parto, voltar às doses pré-gravídicas

Fonte: desenvolvida pela autoria do capítulo.

Carbamazepina

Malformação fetal

Crianças expostas à carbamazepina (CBZ) intraútero têm maior chance de apresentar malformações; em altas doses (> 1.000 mg/dia), o aumento do risco figura entre 5,3% e 7,7%. O maior risco é de espinha bífida (RR: 2,6) para exposição no primeiro trimestre de gestação, além de outras malformações: orofaciais, hipospadia e defeitos cardíacos.

A exposição pré-natal também pode levar à restrição do crescimento intrauterino e à redução da circunferência cefálica (Vadja *et al.*, 2015; Hogan & Freeman, 2016).

A **oxcarbazepina** é o metabólito ativo da CBZ. Uma extensa revisão reportou a prevalência de 2,39% de malformações em crianças expostas, no pré-natal, à oxcarbazepina, ou seja, estando dentro da normalidade (Weston *et al.*, 2016).

Toxicidade neonatal

Houve apenas dois relatos de casos de toxicidade hepática transitória.

Sequelas neurocomportamentais

De forma dependente da dose, a CBZ pode afetar o desenvolvimento de habilidades verbais e motoras, bem como o funcionamento adaptativo no início da infância (Hogan & Freeman, 2016; Albertini *et al.*, 2019).

A **Tabela 13.6** apresenta orientações para o uso de CBZ no período da gestação.

Tabela 13.6. Orientações: uso de CBZ na gestação

1ª) Deve ser usada na gestação apenas se for a única opção possível
2ª) Gestantes que começam a usar CBZ após a concepção apresentam os riscos iniciais do fármaco, como agranulocitose, disfunção hepática e *rash* cutâneo, podendo evoluir para a síndrome de Stevens-Johnson (risco maior nas primeiras oito semanas de tratamento)

Fonte: desenvolvida pela autoria do capítulo.

Lamotrigina

Entre os anticonvulsivantes, a lamotrigina é apontada como a primeira escolha no tratamento para gestantes bipolares, por ser considerada relativamente segura, particularmente quando há histórico de episódios depressivos significativos (Albertini *et al.*, 2019).

Malformações fetais

Os registros dos bancos de dados de serviços de saúde pública indicam que a exposição intrauterina à lamotrigina está associada à presença de malformação em 2% a 5% dos casos, o que é semelhante à população geral. As taxas são significativamente maiores quando em politerapia que inclui o ácido valproico (Hogan & Freeman, 2016; Weston *et al.*, 2016; Khan *et al.*, 2016). Em um estudo retrospectivo recente de 20 anos, a lamotrigina apresentou baixa incidência de malformações congênitas durante a gravidez (Albertini *et al.*, 2019).

Toxicidade neonatal

Risco de *rash* cutâneo no feto e no neonato.

Sequelas neurocomportamentais

Dados limitados sugerem que não há impacto significativo no neurodesenvolvimento em longo prazo de crianças expostas à lamotrigina *in utero* (Albertini *et al.*, 2019). Um estudo sobre o neurodesenvolvimento de crianças expostas a fármacos antiepilépticos não encontrou aumento do risco de transtornos do desenvolvimento neuropsicomotor (DNPM) em crianças aos 6 anos em comparação com o grupo controle (filhos de mulheres sem epilepsia) (Khan *et al.*, 2016). Veja a **Tabela 13.7** para orientações.

Tabela 13.7. Orientações: lamotrigina na gestação

1ª) O nível sérico pode diminuir no decorrer da gestação e sair da faixa terapêutica
2ª) Após o parto, voltar rapidamente às doses pré-gravídicas

Fonte: desenvolvida pela autora do capítulos.

Topiramato

As informações referentes ao topiramato são muito limitadas, restringindo significativamente o seu uso. Em geral, esse medicamento não é a primeira escolha para o tratamento do transtorno bipolar na gestação e deve ser evitado (Raffi *et al.*, 2019).

Malformação fetal

Os antipsicóticos de primeira geração (APG) foram considerados a primeira escolha na gestação, por serem mais antigos e conterem mais informação sobre segurança reprodutiva. Na última década, com o aumento substancial do uso de antipsicóticos de segunda geração (ASG) – especialmente olanzapina, quetiapina, risperidona e aripiprazol –, ampliaram-se as informações disponíveis, que, até o momento, sugerem que o risco teratogênico dos antipsicóticos como grupo é ausente ou muito baixo (Damkier & Videbech, 2018).

Huybrechts *et al.* (2016) publicaram recentemente uma coorte avaliando mais de 1 milhão de gestantes, das quais aproximadamente 10 mil receberam prescrição de antipsicóticos. O risco relativo ajustado para malformações nas crianças expostas a antipsicóticos foi similar ao do grupo controle, sendo 1,05 (intervalo de confiança de 95% [IC95%] 0,96-1,16) para os atípicos e 0,9 (IC95% 0,62-1,31) para os típicos.

Entre os ASG, olanzapina, quetiapina e aripiprazol são considerados os mais seguros. A risperidona e a paliperidona estão associadas a pequeno aumento do risco de defeitos congênitos (Cuomo *et al.*, 2018; Cohen *et al.*, 2018; Mehta & Van Lieshout, 2016).

Entre os típicos, dá-se preferência aos de maior potência (haloperidol, trifluoperazina e perfenazina) e menor risco de malformações quando em comparação com o grupo das fenotiazinas (clorpromazina, flufenazina e tioridazina), embora o potencial teratogênico seja baixo (Hogan & Freeman, 2016).

Síndrome de má adaptação neonatal

No período inicial do pós-parto (dois a seis dias), os antipsicóticos típicos foram relacionados a sintomas extrapiramidais (inquietação, tremor, dificuldade de sucção, aumento do tônus e parkinsonismo), porém sem consequências em longo prazo (Hogan & Freeman, 2016). Algumas dessas complicações podem estar relacionadas ao uso concomitante de agentes anticolinérgicos e histaminérgicos. Com os antipsicóticos de baixa potência (clorpromazina), foram descritos sintomas como taquicardia, sedação e hipotensão, também com duração de poucos dias (Epstein *et al.*, 2015; Khan *et al.*, 2016; Hogan & Freeman, 2016).

O uso de antipsicóticos atípicos, como olanzapina, clozapina e quetiapina, tem sido sistematicamente associado a síndrome metabólica e risco aumentado de diabetes gestacional (em menor grau, a risperidona) (Park *et al.*, 2018). Como o diabetes gestacional está associado a várias complicações obstétricas graves, o uso desse grupo de antipsicóticos na gravidez tem sido sugerido com cautela por muitos *guidelines*. Com a clozapina, também foi observado aumento do risco de síndrome do *floppy baby* e de agranulocitose no neonato (Mehta & Van Lieshout, 2016).

Sequelas neurocomportamentais

Em um estudo caso-controle prospectivo com ASG, Peng *et al.* (2013) relataram um retardo de curto prazo nos desenvolvimentos cognitivo, motor ou socioemocional e em comportamentos adaptativos nos primeiros meses de vida. Aos 12 meses, não havia mais diferença significativa entre crianças expostas e não expostas, mas Gentile e Fusco (2017), em uma revisão da literatura, constataram que as informações sobre sequelas neurocomportamentais são muito limitadas, não sendo possível qualquer conclusão definitiva.

Na **Tabela 13.8**, veja orientações para o uso de antipsicóticos na gestação.

Tabela 13.8. Orientações: antipsicóticos na gestação

1ª) Os antipsicóticos são as melhores opções para quadros agudos de mania em comparação com lítio ou anticonvulsivantes
2ª) Apesar do potencial para efeitos extrapiramidais no recém-nascido, os fármacos de alta potência são preferíveis aos de baixa potência, por minimizarem os efeitos anticolinérgicos, hipotensores e anti-histamínicos na gestante
3ª) Preparações de depósitos devem ser evitadas, limitando-se à duração dos possíveis efeitos tóxicos no recém-nascido
4ª) O antipsicótico deve ser mantido na menor dose eficaz, evitando-se a associação a medicações para tratar os efeitos extrapiramidais
5ª) Antipsicóticos de segunda geração: considerados relativamente seguros na gestação; atentar para o risco aumentado de diabetes e síndrome metabólica

Fonte: desenvolvida pela autoria do capítulo.

PUERPÉRIO

Os transtornos puerperais são divididos em três categorias: disforia (*blues*), depressão e psicose puerperal. Mulheres com história prévia de transtorno de humor ou que tiveram depressão durante a gestação são as que apresentam maior risco de quadros puerperais.

Disforia Puerperal ou *Blues*

É considerada a forma mais leve dos quadros depressivos puerperais e pode ser identificada em até 85% das puérperas. As pacientes relatam labilidade emocional, choro fácil, ansiedade, insônia, irritabilidade e sentimentos de inadequação, que geralmente começam nos primeiros dias do parto e desaparecem espontaneamente em até duas semanas. Em alguns casos, no entanto, o *blues* pode persistir, levando a um quadro depressivo mais grave.

Depressão Pós-Parto

Ocorre em 10% a 15% (no entanto, em países em desenvolvimento, a incidência é de 20% a 30%) das puérperas e caracteriza-se por um quadro depressivo semelhante ao das não grávidas, com maior frequência de obsessões com conteúdo de agressão ao bebê, humor lábil e sintomas ansiosos. O início é insidioso, comumente duas a três semanas após o nascimento do bebê, mas pode começar meses após o parto. A recorrência de depressão pós-parto é de 50% nas gestações seguintes (Theme *et al.*, 2016).

Depressão puerperal não tratada leva ao comprometimento dos cuidados com o recém-nascido e do vínculo afetivo mãe-bebê, o que afeta o desenvolvimento cognitivo e emocional da criança, além de aumentar o risco de suicídio materno e de cronificação da depressão. Apenas uma minoria procura tratamento, o que se deve à desinformação da paciente, dos familiares e dos médicos, que interpretam as queixas como normais dentro de um período de obrigações com o recém-nascido.

Psicose Puerperal

Quadros graves, de início precoce, com instalação nas primeiras três semanas após o parto (geralmente entre as primeiras 48 a 72 horas) estão presentes em 0,1% a 0,2% das parturientes. Os sintomas prodrômicos são inquietação, irritabilidade, alteração do sono e sintomas obsessivos acerca do RN que evoluem rapidamente (1 a 2 semanas) para um quadro psicótico caracterizado por humor depressivo ou eufórico, comportamento desorganizado, labilidade emocional, delírios e alucinações. A recorrência da psicose puerperal é de uma em três gestações (Kamperman *et al.*, 2017). Deve ser feito diagnóstico diferencial com patologias orgânicas como *delirium*, eclâmpsia, tireoidopatias, tromboflebite cerebral, encefalites, hipovitaminoses, psicose induzida por fármacos e acidente vascular encefálico.

A psicose puerperal é uma urgência psiquiátrica e deve ser tratada prontamente. A ausência de tratamento adequado, quase sempre envolvendo regime de internação hospitalar, coloca a mãe e o bebê em risco. A taxa de infanticídio associada à psicose puerperal não tratada tem sido estimada em 4%.

Das puérperas com quadro psicótico maniforme, 50% evoluem para transtorno bipolar. Pode ser o primeiro episódio do transtorno bipolar. Nesses casos, a medicação deve ser retirada de forma lenta e cuidadosa após a remissão completa do quadro. A paciente deve ser acompanhada por pelo menos um ano após a melhora do quadro e as próximas gestações devem ser seguidas por um psiquiatra.

PSICOFÁRMACOS E LACTAÇÃO

O leite materno é um alimento completo e específico, o mais barato e seguro para o bebê. Estimula a função gastrointestinal, previne infecções e outras doenças em curto e longo prazos, além de beneficiar a adaptação a outros alimentos. O aleitamento favorece a involução uterina mais precoce, associa-se a menor risco de câncer de mama na mãe e fortalece o vínculo mãe-bebê. A Organização Mundial da Saúde (OMS) recomenda o aleitamento materno exclusivo durante os primeiros 6 meses e como complemento até 2 anos de idade.

Quase todas os fármacos são transferidos, em algum grau, para o leite materno. No entanto, em muitos casos, o uso de medicações pelas mães não contraindica o aleitamento. É importante avaliar o risco de exposição para o bebê, de modo a não o privar desnecessariamente dos benefícios do leite materno.

Fatores como a quantidade do fármaco no leite, a absorção, o metabolismo e a excreção pelo bebê, bem como a meia-vida e a presença de metabólitos ativos, podem afetar o grau de exposição ao psicofármaco (**Tabela 13.9**).

Os estudos acerca de medicações e aleitamento materno têm utilizado dois parâmetros de comparação entre os fármacos. A relação leite/plasma (L/P), que é a proporção entre a concentração do fármaco no leite e a concentração plasmática materna, empiricamente estabelecida como segura para valores < 1. O outro parâmetro é a dose relativa no lactente DRL, que é a porcentagem entre a dose diária ajustada para o peso do lactente e a dose ajustada

Tabela 13.9. Psicofármacos e lactação

Fármaco	Farmacologia	Concentração do fármaco no leite e níveis séricos no bebê	Efeitos adversos no bebê	Segurança/precauções
ANTIDEPRESSIVOS (AD): sertralina, fluvoxamina, paroxetina e nortriptilina são consideradas seguras, mas é possível considerar outro AD, com base no histórico de resposta da paciente (o pós-parto não é momento para testes terapêuticos). Mãe e filho devem ser monitorados				
Paroxetina	Meia-vida: 21 horas Pico sérico: 5 a 8 horas Sem metabólito ativo Ligação proteica: 95% BO: completa	L/P: 0,6 (0-2,4) DRL: baixa (< 2%) Não detectada na maioria dos bebês testados	Sem efeitos adversos na maioria dos casos relatados; alguns sintomas leves relatados (irritabilidade e alterações gastrointestinais e no ciclo sono-vigília), principalmente com exposição no terceiro trimestre da gestação (sintomas de descontinuação)	Aceitável; é um dos AD indicados pelos especialistas durante a amamentação; baixa passagem para o leite; não detectada na maioria das crianças testadas; efeitos adversos leves em bebês expostos também na gravidez (contribuição da amamentação)
Sertralina	Meia-vida: 26 horas (metabólito: 62 a 104 horas) Pico sérico: 7 a 8 horas Atividade do metabólito: 10% Ligação proteica: 98% BO: completa	L/P: 0,9 (0-5,2) Pico no leite: 8 a 9 horas (maior concentração no leite "posterior") DRL: baixa Não detectada na maioria dos bebês testados; metabólito fracamente ativo encontrado em níveis baixos (< 5 µg/L)	Sem efeitos adversos na maioria dos relatos; alguns relatos de irritabilidade e alterações leves do sono e do sistema gastrointestinal, um relato de níveis elevados e possível síndrome serotoninérgica (hipertermia, alteração do tônus muscular e choro estridente) em RN prematuro (exposto na gestação e no aleitamento; dose materna: 150 mg/dia) com fenótipo de metabolizador intermediário para duas enzimas do CYP450 envolvidas no metabolismo do fármaco	Aceitável; é um dos AD indicados pelos especialistas durante a amamentação; baixa passagem para o leite materno; geralmente não detectada no soro do lactente, mas metabólito fracamente ativo pode ser encontrado em níveis baixos; cuidado se bebê prematuro ou com baixa atividade metabólica, pelo risco de acúmulo do fármaco

Continua >>

>> Continuação

Fármaco	Farmacologia	Concentração do fármaco no leite e níveis séricos no bebê	Efeitos adversos no bebê	Segurança/precauções
Citalopram	Meia-vida: 35 horas Pico sérico: 2 a 4 horas Atividade dos metabólitos: 13% Ligação proteica: 80% BO: 80%	L/P: 1,7 (0,9-2,8) DRL: baixa, porém > 10% em alguns relatos	Alguns relatos de efeitos adversos leves (baixo ganho de peso, sonolência e agitação); sem prejuízos ao DNPM descritos até 1 ano	Não contraindica a amamentação; considerar AD com menor excreção no leite materno, especialmente se lactente for RN ou prematuro; considerar escitalopram (dose terapêutica menor: menor exposição do lactente)
Escitalopram	Meia-vida: 27 a 32 horas Pico sérico: 5 horas Ligação proteica: 56% BO: 80%	DRL: baixa (4%-8%) Dados limitados indicam níveis baixos no bebê	Sem efeitos adversos na maioria dos casos relatados; alguns relatos de irritabilidade e choro inconsolável possivelmente associados; 1 relato de enterocolite necrosante em RN exposto na gravidez e no aleitamento, mas sem causalidade estabelecida	Aceitável; dados limitados sugerem baixa excreção no leite e baixo risco de eventos adversos, especialmente se lactente > 2 meses e dose materna até 20 mg/dia; parece ser preferível ao citalopram, pela dose materna mais baixa
Fluoxetina	Meia-vida: 2 a 4 dias Pico sérico: 1,5 a 12 horas Atividade do metabólito: comparável Ligação proteica: 94,5% BO: 100%	L/P: 0,2 (0-1,1) DRL: 6% a 7% (fluoxetina + norfluoxetina), porém > 10% em alguns relatos	Alguns efeitos adversos relatados (cólicas, inquietação, sonolência e baixo ganho de peso); sem efeitos adversos sobre o DNPM descritos até 1 ano; sem prejuízo cognitivo, de linguagem ou de comportamento até 71 meses de vida em estudo prospectivo	Não contraindica a amamentação, mas tem concentração no leite e meia-vida (fármaco + metabólito) relativamente elevadas, com maior risco de toxicidade, principalmente em bebês expostos na gestação; quando possível, dar preferência a agentes com menor excreção no leite, especialmente se lactente for RN ou prematuro; monitorar efeitos adversos no bebê, como sedação, irritabilidade, cólicas e ganho de peso inadequado

Continua >>

>> Continuação

Fármaco	Farmacologia	Concentração do fármaco no leite e níveis séricos no bebê	Efeitos adversos no bebê	Segurança/precauções
Fluvoxamina	Meia-vida: 16 horas Pico sérico: 3 a 8 horas Sem metabólito ativo Ligação proteica: 80% BO: 53%	L/P: 0,9 (0,3-1,4) Dados limitados indicam níveis baixos no leite com dose materna até 300 mg/dia; não detectada na maioria dos bebês testados	Sem efeitos adversos relatados; dados limitados; sem prejuízo ao crescimento e ao desenvolvimento até 26 meses de vida	Aceitável; se dose materna até 300 mg/dia, níveis baixos no leite, não associados a efeitos adversos em lactentes, especialmente se > 2 meses
Venlafaxina	Meia-vida: 5 horas Pico sérico: 2 horas Atividade do metabólito: comparável Ligação proteica: 27% BO: 92%	L/P: 2,5 (0-5,2) Pico no leite: 7 a 8 horas para formulações XR DRL: significativa em alguns relatos (3% a 132,3%) Desvenlafaxina detectada na maioria dos bebês testados	Dados limitados; maioria sem efeitos adversos significativos; relatos de sedação e ganho de peso inadequado; sem prejuízo ao crescimento e ao desenvolvimento até 1 ano de vida	Não contraindica a amamentação, mas passagem para o leite pode ser significativa e metabólito foi encontrado na maioria dos bebês estudados; sem efeitos comprovadamente relacionados ao fármaco; monitorar sedação e ganho de peso, especialmente em RN e prematuros; considerar dosagem sérica Síndrome da má adaptação neonatal em bebês expostos na gestação: a exposição ao fármaco pela amamentação no pós-parto imediato poderia diminuir os sintomas relacionados
Desvenlafaxina	Meia-vida: 11 horas Pico sérico: 7,5 horas Ligação proteica: 30% BO: 80%	L/P: 2,24 Pico no leite: 3 a 3,5 horas DRL: moderada (6% a 8%) Concentração nos lactentes < 10% da materna	Dados limitados; crescimento abaixo do esperado em estudo com 10 bebês expostos à desvenlafaxina associada a outras medicações, sem outras alterações	Exposição 50% menor que a da venlafaxina, pela dose terapêutica menor, porém com menos estudos; excreção no leite moderada, mas baixa concentração nos lactentes e sem efeitos adversos relacionados; monitorar sedação e ganho de peso inadequado, especialmente em RN e prematuros; considerar dosagem sérica

Continua >>

>> Continuação

Fármaco	Farmacologia	Concentração do fármaco no leite e níveis séricos no bebê	Efeitos adversos no bebê	Segurança/precauções
Duloxetina	Meia-vida: 12 horas Pico sérico: 6 horas Metabólito inativo Ligação proteica: > 90% BO: > 70%	Dados limitados sugerem baixa excreção no leite Pico no leite: 6 a 7 horas DRL: aparentemente baixa (< 1 %)	Dados muito limitados; sem eventos adversos descritos	Excreção no leite materno parece baixa, porém a falta de informações limita seu uso; dar preferência a AD com mais dados disponíveis, especialmente se lactente for RN ou prematuro; monitorar sonolência, ganho de peso e DNPM, principalmente nos bebês mais novos, em aleitamento materno exclusivo ou se houver exposição a outros psicotrópicos
Amitriptilina	Meia-vida: 31 a 46 horas Pico sérico: 2 a 4 horas Atividade do metabólito: comparável (meia-vida: 16 a 90 horas) Ligação proteica: 95% BO: completa	L/P: 1 DRL: < 2% Não detectada na maioria dos bebês testados	Sem efeitos adversos em ≥ 23 bebês (dose materna: 75 a 175 mg/dia); sem efeitos adversos sobre o crescimento e o DNPM em bebês de até 71 meses de vida expostos a AD tricíclicos na amamentação	Baixa excreção no leite; não associada a efeitos adversos nos lactentes, especialmente nos > 2 meses; em RN ou prematuros, se a dose materna for elevada, dar preferência a AD com menos metabólitos ativos
Nortriptilina	Meia-vida: 16 a 90 horas Pico sérico: 7 a 8,5 horas Atividade dos metabólitos: 50% Ligação proteica: 92% BO: 51%	L/P: < 2 Pico no leite: 8 horas Não detectada na maioria dos bebês testados; metabólitos encontrados em níveis baixos	Sem efeitos adversos em ≥ 44 bebês (dose materna: até 175 mg/dia); crescimento e DNPM normais em 27 dos bebês, testados entre 15 e 71 meses de vida	Um dos fármacos de escolha durante a amamentação; baixa excreção no leite materno; geralmente não detectada no bebê (metabólitos menos ativos encontrados em níveis baixos); sem efeitos adversos relatados; dados de acompanhamento limitados, mas sem relatos de prejuízo ao crescimento e ao DNPM

Continua >>

>> Continuação

Fármaco	Farmacologia	Concentração do fármaco no leite e níveis séricos no bebê	Efeitos adversos no bebê	Segurança/precauções
Clomipramina	Meia-vida: 32 horas (metabólito: 69 horas) Pico sérico: 19 a 37 horas Atividade do metabólito: metabólitos ativos Ligação proteica: 96% BO: completa	Dados muito limitados L/P: 0,84-1,62 DRL: < 2,5% em três estudados Não detectada na maioria dos bebês testados, mas a concentração pode ser significativa se houver exposição desde a gestação	Dados limitados; sintomas associados à descontinuação do fármaco descritos em bebês expostos na gestação; sem efeitos adversos sobre o crescimento e o DNPM associados à exposição a AD tricíclicos na lactação (três casos com clomipramina até 175 mg/dia) em estudos de acompanhamento até três anos	Evidências limitadas sugerem baixa excreção no leite; uso aceitável, mas com menos estudos do que outros AD tricíclicos; monitorar síndrome de descontinuação em bebês expostos na gestação (a quantidade oferecida no leite pode não ser suficiente para evitar os sintomas)
Imipramina	Meia-vida: 6 a 8 horas Pico sérico: 1 a 2 horas Atividade do metabólito: comparável Ligação proteica: 90% BO: 90%	L/P: 0,5-1,5 DRL: 2,9% em quatro casos (dose materna: 75 a 150 mg/dia) Níveis indetectáveis ou baixos na maioria dos bebês testados	Sem efeitos adversos relatados; sem prejuízos ao crescimento e ao DNPM em ≥ 18 bebês estudados (até 3 anos de idade)	Baixa excreção no leite; não detectada nos lactentes na maioria dos estudos; sem efeitos adversos descritos; se lactente for RN ou prematuro e dose materna for elevada, considerar AD com menor atividade de metabólitos
IMAO	—	Dados muito limitados	Dados muito limitados	Dar preferência a AD com mais dados de segurança na amamentação
Bupropiona	Meia-vida: 8 a 24 horas Pico sérico: 2 h Atividade do metabólito: 50% Ligação proteica: 75% a 88% BO: 85%	L/P: 2,51-8,58 Pico no leite: 1 a 2 horas DRL: até 5,1% em 14 casos estudados Não detectada na maioria dos bebês testados	Sem efeitos adversos na maioria dos relatos, mas dois relatos de crises convulsivas possivelmente associadas à exposição	Dados limitados sugerem níveis baixos no leite se dose materna ≤ 300 mg/dia; possível risco de crise convulsiva; monitorar lactentes em aleitamento materno exclusivo; considerar dosagem sérica; se lactente for RN ou prematuro, dar preferência a AD com mais dados de segurança disponíveis

Continua >>

>> Continuação

Fármaco	Farmacologia	Concentração do fármaco no leite e níveis séricos no bebê	Efeitos adversos no bebê	Segurança/precauções
Mirtazapina	Meia-vida: 20 a 40 horas Pico sérico: 2 horas Atividade do metabólito: 5 a 10 vezes menor Ligação proteica: 85% BO: 50%	L/P: 0,7-1,5 Concentração geralmente baixa nos lactentes, porém elevada (> 30% da materna) em 1 caso relatado (lactente de 2 meses)	Sem efeitos adversos significativos relatados; em bebês expostos no 3º trimestre da gestação, a exposição na amamentação parece diminuir o risco de síndrome da má adaptação neonatal	Dados limitados sugerem baixa excreção no leite e baixo risco de eventos adversos, especialmente se lactente > 2 meses e dose materna ≤ 120 mg/dia; monitorar crescimento e comportamento de lactentes em aleitamento materno exclusivo
Trazodona	Meia-vida: 4 a 9 horas Pico sérico: 1 a 2 horas Ligação proteica: 85% a 95% BO: 65%	Dados limitados L/P: 0,142 Sem dados sobre concentração nos lactentes	Dados muito limitados; sem efeitos adversos relatados	Dados muito limitados sugerem baixa excreção no leite e baixo risco de eventos adversos, especialmente se lactente > 2 meses e dose materna ≤ 100 mg/dia
ANTIPSICÓTICOS (AP)				
Haloperidol	Classe: butirofenona Meia-vida: 21 a 24 horas Pico sérico: 1,7 a 6,1 horas Ligação proteica: 90% BO: 60 a 70%	Dados limitados DRL: 0,15-2	Dados de acompanhamento limitados; sem efeitos adversos ao DNPM descritos; efeitos negativos descritos com a exposição em associação à clorpromazina	Dados limitados sugerem baixa excreção no leite e baixo risco de eventos adversos, especialmente se monoterapia, dose materna ≤ 10 mg/dia e lactente > 2 meses; evitar associação com outros antipsicóticos; monitorar DNPM do bebê

Continua >>

>> Continuação

Fármaco	Farmacologia	Concentração do fármaco no leite e níveis séricos no bebê	Efeitos adversos no bebê	Segurança/precauções
Clorpromazina	Classe: fenotiazina Meia-vida: 8 a 33 horas Pico sérico: 1 a 4 horas Ligação proteica: > 90% BO: 10% a 80%	Detectável no leite de algumas mães; níveis não correlacionados à dose ou aos níveis séricos maternos Sem dados sobre concentração nos lactentes	Alguns relatos de sonolência e letargia; dados de acompanhamento muito limitados; aparentemente sem prejuízos ao DNPM se monoterapia; efeitos negativos descritos com a exposição em associação ao haloperidol	Pode ser detectada no leite em níveis não correlacionáveis às doses ou aos níveis séricos maternos; evitar associação com outros antipsicóticos; monitorar sonolência excessiva e DNPM
Trifluoperazina	Classe: fenotiazina Meia-vida: 10 a 20 horas	Dados limitados Níveis indetectáveis no leite de duas mães (5 a 10 mg/dia); níveis indetectáveis ou baixos em dois lactentes (dose materna: 10 mg/dia)	Dados muito limitados; sem efeitos adversos descritos em curto e longo prazos	Dados limitados sugerem baixa excreção no leite e baixo risco de eventos adversos, especialmente se monoterapia, dose materna ≤ 10 mg/dia e lactente > 2 meses; se lactente for RN ou prematuro, considerar outro AP, com mais dados disponíveis
Olanzapina	Meia-vida: 21 a 54 horas Pico sérico: 6 horas Ligação proteica: 93% BO: 87%	L/P: até 4% Não detectada na maioria dos bebês testados	Alguns relatos de alteração no sono, irritabilidade e tremores, possivelmente associados à exposição na gestação; dados limitados de acompanhamento não indicam alterações no DNPM	Uso aceitável; dados limitados sugerem baixa excreção no leite e níveis indetectáveis nos lactentes se doses maternas ≤ 20 mg/dia; monitorar bebês, especialmente os expostos também na gestação
Ziprasidona	Meia-vida: 7 horas Pico sérico: 6 a 8 horas Ligação proteica: > 99% BO: 60%	Não detectada no leite em um caso relatado (dose materna: 160 mg/dia) Sem dados sobre concentração nos lactentes	Sem efeitos adversos até os 6 meses em um caso relatado (dose materna: 40 mg/dia, associada a citalopram 60 mg/dia desde a gestação)	Dados muito limitados; considerar outro AP, com mais dados disponíveis

Continua >>

>> Continuação

Fármaco	Farmacologia	Concentração do fármaco no leite e níveis séricos no bebê	Efeitos adversos no bebê	Segurança/precauções
Quetiapina	Meia-vida: 7 horas (metabólito ativo: 9 a 12 horas) Pico sérico: 2 horas (XRO: 6 horas) Ligação proteica: 83% BO: 100%	Dados limitados Pico no leite: 1 hora (após 12 horas, concentração tende a zero) Concentração no lactente: até 6% da materna	Dados limitados; sem efeitos adversos ou prejuízos em longo prazo descritos	Uso aceitável; dados limitados sugerem baixa excreção no leite e baixo risco de eventos adversos se dose materna ≤ 400 mg/dia; monitorar sonolência e DNPM, especialmente com uso associado a outros psicotrópicos
Aripiprazol	Meia-vida: 75 horas (metabólito ativo: 94 horas) Ligação proteica: > 99% BO: 87%	Dados muito limitados Passagem para o leite provavelmente baixa	Dados bastante limitados; sem efeitos adversos descritos; em dois casos relatados (dose materna: 10 a 15 mg/dia), sem alterações no DNPM até 3-4 meses de vida	Possível interferência na produção de leite; dados muito limitados sugerem baixa excreção no leite e baixo risco de eventos adversos se dose materna ≤ 15 mg/dia; considerar AP com mais dados disponíveis, especialmente se lactente for RN ou prematuro
Sulpirida	Meia-vida: 6 a 8 horas Ligação proteica: < 40% BO: 25 % a 40%	Excreção significativa no leite DRL: 2% a 18% (20 mulheres em uso de 100 mg/dia) Sem dados sobre concentração nos lactentes	Sem efeitos adversos relatados em lactentes (dose materna: 150 mg/dia) em dois estudos	Excretado no leite em quantidades significativas; sem informações sobre níveis nos lactentes, mas sem efeitos adversos descritos com doses maternas ≤ 150 mg/dia; seu uso como galactagogo é questionável; embora possa aumentar a prolactina, é pouco provável que ofereça benefício adicional para lactantes adequadamente orientadas sobre lactogênese e técnicas de amamentação; pode favorecer sintomas depressivos na mãe; evitar uso prolongado se houver antecedente de depressão

Continua >>

>> Continuação

Fármaco	Farmacologia	Concentração do fármaco no leite e níveis séricos no bebê	Efeitos adversos no bebê	Segurança/precauções
Risperidona	Meia-vida: 3 a 20 horas (metabólito ativo: 21 a 30 horas) Pico sérico: 1 hora Atividade do metabólito: comparável BO: 70%	Níveis baixos no leite com doses maternas até 6 mg/dia L/P: 0,3 DRL: < 5% Níveis indetectáveis nos lactentes com dose materna até 4 mg/dia	Dados limitados; sem efeitos adversos com doses maternas de até 6 mg/dia; sem prejuízos em longo prazo descritos	Dados limitados sugerem baixa excreção no leite e baixo risco de eventos adversos se dose materna ≤ 6 mg/dia; considerar AP com mais dados disponíveis, especialmente se lactente for RN ou prematuro
Clozapina	Meia-vida: 14 horas (6 a 26 horas) Ligação proteica: 97% BO: 60% a 70%	Dados escassos Sem dados sobre concentração nos lactentes	Poucos dados, mas um caso de seleção e um de agranulocitose foram descritos; longo prazo: um caso de atraso na fala em bebê exposto na gestação e na lactação (dose materna: 100 mg/dia) (contribuição da exposição pelo aleitamento)	Dados de segurança escassos e possíveis efeitos adversos em curto e longo prazos: considerar outro AP; monitorar sedação, alterações hematológicas e DNPM do bebê
ESTABILIZADORES DE HUMOR/ANTICONVULSIVANTES (AC)				
Lítio	Meia-vida: 24 horas Pico sérico: 2 a 4 horas (liberação imediata) BO: 100% Excreção: > 95% renal	L/P: 0,4 a 0,45 Concentração no leite: 0,12 a 0,7 mEq/L DRL: 12,2% (estudos mais recentes) a 26% (estudos mais antigos) Concentração no bebê: 10% a 50% da materna	Sem sinais de toxicidade ou prejuízo ao DNPM em ≥ 24 lactentes expostos desde o nascimento (alguns até 6 meses); alguns relatos de eventos adversos (cianose, letargia e inversão da onda T no ECG) em casos de desidratação ou prejuízo à excreção do lítio; leve aumento do TSH em dois casos	Sem sinais de toxicidade ou prejuízo ao DNPM na maioria dos casos; risco se houver desidratação ou prejuízo à excreção renal, principalmente em RN e prematuros; dados de longo prazo limitados, mas sem relatos de prejuízos; uso pode ser considerado se bebê nascido a termo e mãe orientada e capaz de monitorá-lo; considerar dosagem sérica de lítio, creatinina, ureia e TSH a cada um a três meses e monitorar sinais de toxicidade no bebê; interromper a amamentação se houver letargia, inquietação ou problemas na alimentação

Continua >>

>> Continuação

Fármaco	Farmacologia	Concentração do fármaco no leite e níveis séricos no bebê	Efeitos adversos no bebê	Segurança/precauções
Ácido valproico	Meia-vida: 9 a 16 horas Pico sérico: 4 horas Ligação proteica: 80% a 90%	L/P: variável, até 10% (uso associado a outros AC frequente nos estudos) DRL: 1,8%	Sem eventos adversos na maioria dos relatos; um caso de sedação e um de trombocitopenia (associação causal não confirmada); risco teórico de hepatotoxicidade; sem prejuízos em longo prazo (até 6 anos de idade)	Considerado seguro em baixas doses e monoterapia; níveis baixos no leite materno e no bebê; sem eventos adversos confirmados; sem prejuízos em longo prazo (até 6 anos) descritos; monitorar sinais de hepatopatia e sangramentos anormais no bebê; considerar dosagem sérica, de plaquetas e de enzimas hepáticas
Carbamazepina	Ligação proteica: 70% a 80% BO: ≈ 100%	L/P: variável (uso associado a outros AC frequente nos estudos), 0,69 (carbamazepina) e 0,79 (metabólito ativo); se houver exposição na gravidez, L/P: 0,32-0,8 DRL; 3,8% a 5,9% Concentração no bebê: geralmente baixa	Sem eventos adversos na maioria dos relatos; bebês expostos na gestação e/ou a múltiplos fármacos: sedação, dificuldade de sucção, reações de descontinuação e três casos de disfunção hepática com colestase; sem prejuízos descritos em longo prazo (até 6 anos de idade)	Considerada segura em monoterapia; níveis no leite relativamente elevados, mas geralmente baixos nos bebês; sem eventos adversos na maioria dos casos de exposição ao fármaco em monoterapia somente na amamentação; sem prejuízos em longo prazo descritos; sonolência, icterícia, ganho de peso adequado e DNPM, especialmente se bebê exposto também na gestação, se RN ou prematuro, se em aleitamento materno exclusivo ou se houver exposição concomitante a outros fármacos; considerar monitoramento da dosagem sérica, do hemograma e das enzimas hepáticas

Continua >>

>> Continuação

Fármaco	Farmacologia	Concentração do fármaco no leite e níveis séricos no bebê	Efeitos adversos no bebê	Segurança/precauções
Lamotrigina	Meia-vida: 29 horas Ligação proteica: 55% BO: alta Metabolização por glicuronidação: processo maduro em bebês ≥ 4 meses nascidos a termo	L/P: variável, 0,057 a 1,47 DRL: 7,6% (≈ 0,37 a 0,65 mg/kg/dia; dose para tratamento de epilepsia em crianças ≥ 2 anos = 1-15 mg/kg/dia; em < 2 anos, segurança não estabelecida) Níveis séricos no bebê: até 50% dos maternos (média: 30% a 35%)	Sem eventos adversos na maioria dos casos; raros relatos de trombocitose leve e sintomas de descontinuação (perda de apetite, inquietação e irritabilidade) com a suspensão abrupta da amamentação; um relato de apneia grave com cianose associado a níveis séricos elevados do fármaco; risco potencial de ***rash*** cutâneo (sem relatos); em doses habituais e monoterapia, sem prejuízos descritos em longo prazo (até 6 anos de idade)	Não contraindica a lactação; L/P significativa e meia-vida longa: retornar à dose pré-gestacional no pós-parto imediato para evitar aumento dos níveis no plasma e no leite materno; sem eventos adversos na maioria dos casos, porém um caso de apneia grave; sem prejuízos em longo prazo descritos até os 6 anos
BENZODIAZEPÍNICOS (BDZ): evitar uso contínuo; dar preferência a fármacos de meia-vida curta na menor dose possível				
Lorazepam	Meia-vida: 14 horas Sem metabólitos ativos Ligação proteica: 85% a 91% BO: 85% RN: *clearance* reduzido em 80%	DRL: 8,5% Sem dados sobre concentração nos lactentes	Sem sinais de sedação nos bebês de 124 lactantes em uso de BDZ (64 com lorazepam)	Uso aceitável; níveis baixos no leite materno, meia-vida relativamente curta, usado em RN (crises epilépticas); sem eventos adversos descritos; não requer cuidado especial em doses usuais

Continua >>

>> Continuação

Fármaco	Farmacologia	Concentração do fármaco no leite e níveis séricos no bebê	Efeitos adversos no bebê	Segurança/precauções
Alprazolam	Meia-vida: 11 horas (6 a 27 horas, XR: 10 a 16 horas) Pico sérico: 1 a 2 horas Ligação proteica: 80% BO: 80% a 90%	Estudo com 8 lactantes: pico no leite: 1,1 horas (0,47 minutos a 3,8 horas); meia-vida no leite: 14,5 horas; metabólitos não detectados DRL: 3% Sem dados sobre concentração nos lactentes	Sintomas de descontinuação (choro, irritabilidade e distúrbios do sono) em bebês expostos na gestação após interrupção da exposição na amamentação; alguns relatos de sedação	O uso isolado não contraindica a amamentação e, normalmente, não requer um intervalo para retomá-la; considerar BDZ de meia-vida mais curta e sem metabólitos ativos se necessário uso repetido, especialmente se lactente for RN ou prematuro
Clonazepam	Meia-vida: 20 a 50 horas Pico sérico: 1 a 4 horas Ligação proteica: 85% BO: 90%	L/P: variável (uso associado a outros AC), mas significativa em alguns estudos DRL: 1,5% a 3% Sem dados sobre concentração nos lactentes	Sem efeitos adversos em grande parte dos relatos, porém alguns casos de apatia, sedação, hipotonia, alterações respiratórias e baixo ganho de peso em RN expostos também na gestação ou com exposição a outros fármacos; sem prejuízos descritos em longo prazo	Considerar BDZ de meia-vida mais curta; monitorar sonolência, ganho de peso, alterações respiratórias e DNPM, especialmente se RN exposto na gestação, em aleitamento materno exclusivo ou se houver exposição a outros psicotrópicos associados; considerar monitoramento dos níveis séricos no bebê
Diazepam	Meia-vida: 30 a 60 horas (metabólitos ativos: 36 a 200 horas) Pico sérico (VO): 30 a 90 min Ligação proteica: > 95% BO: 93% a 100%	L/P: 0,16 DRL: 2% a 3% O diazepam e seus metabólitos ativos tendem a se acumular nos lactentes com doses repetidas	Alguns relatos de sonolência, letargia e perda de peso; sem informações sobre prejuízos em longo prazo	O uso isolado não contraindica a amamentação, sendo recomendável esperar 6 a 8 horas para retomá-la; com o uso repetido, porém, a meia-vida prolongada favorece o acúmulo nos lactentes, sendo as estratégias de ajuste dos horários das doses e das mamadas pouco eficazes na redução da exposição; considerar BDZ de meia-vida mais curta e sem metabólitos ativos, especialmente se o lactente for RN ou prematuro

BO: biodisponibilidade oral; DNPM: desenvolvimento neuropsicomotor; DRL: dose relativa do lactente (dose teórica do bebê em aleitamento materno exclusivo em relação à dose materna ajustada ao peso); IMAO: inibidores da monoaminoxidade; L/P: razão entre as concentrações no leite e no plasma materno; RN: recém-NASCIDO; TSH: hormônio estimulante da tireoide.

Fonte: Lactmed.

para o peso materno. Valores inferiores a 10% são aceitáveis para a lactação, mas não há consenso global sobre esse limite, uma vez que alguns consideram seguro até 5% (Sie *et al.*, 2012; Damkier *et al.*, 2015; Uguz & Sharma, 2016).

Antidepressivos

Todos os antidepressivos são excretados pelo leite, mas nenhum é contraindicado na amamentação. A escolha se dá em função do perfil de efeitos adversos mais favorável para a mãe, da baixa excreção para o leite e da pouca frequência de efeitos adversos no lactente. Sempre que possível, preferir fármacos com mais informações de segurança na literatura e evitar aqueles com metabólitos ativos e meia-vida muito longa.

A sertralina, a fluvoxamina, a paroxetina e a nortriptilina, em razão da baixa concentração sérica e da ausência de efeitos adversos relatados, são consideradas por muitos especialistas medicações de primeira escolha durante a lactação (Bellantuomo *et al.*, 2015; Sie *et al.*, 2012; Gentile, 2014; Nielsen & Damkier, 2012; Pinheiro *et al.*, 2015).

O citalopram e a venlafaxina passam em concentrações consideradas seguras (DRL < 10%), mas apresentam metabólitos ativos e há relatos de efeitos colaterais nos bebês, como cólica, inquietação e alteração do sono. A fluoxetina deve ser evitada por seu metabólito ativo e por ter meia-vida longa, causando acúmulo do fármaco, com concentração mais alta no bebê. Vários efeitos adversos foram descritos nos lactentes expostos, como choro constante, vômitos, diarreia, cólica e diminuição do sono e do apetite.

Em pacientes com histórico de boa resposta, deve-se manter a dose mínima eficaz, mesmo que não seja a mais segura. Nesses casos, mãe e filho devem ser monitorados de perto para detectar possíveis efeitos adversos. Se a paciente responder bem ao antidepressivo, a dose deve ser mantida por pelo menos seis meses após a remissão total do quadro. No período puerperal, a escolha do psicotrópico deve visar à rápida recuperação da paciente. O período pós-parto não é o momento para experimentar novos tratamentos.

Benzodiazepínicos

Recomenda-se evitar o uso contínuo e dar preferência a fármacos de meia-vida mais curta e sem metabólitos ativos, na menor dose possível. O uso isolado de um benzodiazepínico não contraindica a amamentação e, em geral, pode ser retomado sem a necessidade de intervalo. O lorazepam é considerado relativamente seguro, devido ao fato de apresentar baixa excreção no leite, meia-vida relativamente curta e poucos efeitos (sedação) relatados. O alprazolam, embora apresente meia-vida intermediária, tem metabólito ativo e maiores relatos de efeitos adversos nos bebês (Kronenfeld *et al.*, 2017). Os BDZ de meia-vida mais longa (clonazepam e diazepam) devem ser evitados pelo risco maior de sedação, hipotonia e perda de peso (Grover, Avasthi, 2015).

Estabilizadores do humor

Ácido valproico (valproato) e carbamazepina

O valproato e a carbamazepina são fármacos considerados seguros na amamentação quando usados em monoterapia e baixas doses. Apresentam VDR entre 3% e 6% e raramente são descritos efeitos adversos nos lactentes. Os estudos que avaliaram crianças pré-escolares não observaram prejuízos no desenvolvimento. É preciso monitorar sinais de hepatopatia e sangramentos anormais no bebê. Especialmente em bebês expostos durante a gestação, em prematuros e nos casos de exposição concomitante a outras medicações, considerar monitorar dosagem sérica, enzimas hepáticas e hemograma (Acog, 2008; Grover & Avasthi, 2015; Uguz & Sharma, 2016; Davanzo *et al.*, 2013).

Lamotrigina

A amamentação é possível com doses não superiores a 200 mg por dia. A literatura reporta alta variabilidade no índice leite/plasma e na concentração plasmática de lamotrigina nos lactentes. A DRL é relativamente alta, de 9% a 18%. Crianças amamentadas atingem concentrações plasmáticas de aproximadamente 30% da mãe. Embora não tenham sido observados efeitos adversos na maioria dos casos, há relatos de apneia e cianose (um caso em mãe que tomava 850 mg/dia), trombocitose e *rash* cutâneo transitório. Não há evidências de comprometimento do neurodesenvolvimento das crianças expostas à lamotrigina durante a lactação (Larsen *et al.*, 2015).

Os neonatos e os prematuros estão particularmente sob risco de altos níveis plasmáticos, pois sua capacidade de metabolizar o fármaco por glucuronidação é limitada. Além disso, nas mães que utilizaram lamotrigina na gestação, a concentração plasmática e no leite pode aumentar significativamente no pós-parto imediato se a dose não for prontamente ajustada (Acog, 2008; Uguz & Sharma, 2016; Pacchiarotti *et al.*, 2016; Khan *et al.*, 2016).

Carbonato de lítio

O carbonato de lítio é um tratamento eficaz para a mania aguda, bem como para a prevenção e o tratamento da psicose pós-parto. O lítio é um agente excretado por via renal com faixa terapêutica estreita (0,6-0,8 mmol/L). As concentrações associadas à toxicidade grave são apenas ligeiramente superiores à faixa terapêutica. O lítio também está associado a vários efeitos colaterais neurológicos, cardiovasculares, renais e endócrinos. Tremor e anormalidades da tireoide podem ocorrer dentro da faixa terapêutica.

Como pode passar para o leite materno, muitos especialistas e inúmeras diretrizes concordam que os riscos da exposição de bebês ao lítio podem superar os benefícios da amamentação. No entanto, as mulheres estão cada vez mais expressando o desejo de amamentar enquanto recebem lítio. Em países mais pobres, a amamentação pode ser a única alternativa de uma alimentação adequada para o RN. Para isso, é necessária uma avaliação cuidadosa dos riscos e dos benefícios da amamentação no contexto do tratamento materno.

Com relação ao lítio, as concentrações no soro dos lactentes variam de 30% a 40% dos níveis maternos, com uma faixa de dose relativa para bebês de 12% a 30%, exposição que pode apresentar alguns riscos em curto prazo. A capacidade de um bebê de eliminar agentes por meio da excreção renal é mais limitada do que a de um adulto. O equilíbrio hídrico em bebês é suscetível a influência do clima, infecção, suprimento de leite quando amamentado exclusivamente e outros fatores, tornando a desidratação mais provável em bebês do que em adultos. Isso aumenta o risco de o lítio atingir concentrações tóxicas no soro do bebê (Fornaro *et al.*, 2020; Galbally *et al.*, 2018).

O risco de toxicidade do lítio ou de alterações renais/tireoidianas pode ser monitorado por meio de exames de sangue regulares, mas a flebotomia pediátrica pode ser traumática para pais e bebês. Além disso, podem ocorrer anormalidades, mesmo em baixas concentrações de lítio.

Em países de renda baixa e média, as decisões podem ser ainda mais complexas para médicos e mulheres. A combinação de fatores como custos de alimentação com a fórmula, altas taxas de morbidade e mortalidade infantil devido a infecções (especialmente doenças diarreicas), práticas de higiene inadequadas relacionadas à alimentação com mamadeira, escassez de equipes de psiquiatria para acompanhamento e dificuldade de acesso aos cuidados de saúde pode colocar os bebês em risco se a amamentação for desencorajada.

A dificuldade no monitoramento frequente das concentrações de lítio e da função renal e a probabilidade de toxicidade do lítio em bebês com desidratação ou diarreia elevam os riscos a que estão submetidos. Muitas vezes, os médicos se veem na situação de ter que escolher a "menos pior" entre as opções de manter a amamentação e parar a medicação ou manter a amamentação com lítio, com o risco de intoxicação do bebê.

Para bebês prematuros, a supressão do aleitamento materno também inclui o risco de enterocolite necrosante neonatal, 20 vezes maior em bebês alimentados com fórmula do que naqueles alimentados com leite materno. Esse risco, no entanto, precisa ser balanceado em relação à exposição a um agente com efeitos desconhecidos em longo prazo em neonatos prematuros, mais vulneráveis à exposição ambiental do que aqueles nascidos a termo. Os bancos de leite materno, se disponíveis, podem ser uma opção clínica.

Para algumas mulheres, o tratamento com lítio no período pós-parto é uma necessidade devido à gravidade da doença. Receber um tratamento comprovadamente eficaz pode ser uma chance maior de desenvolver uma forte e saudável relação mãe-bebê. Nesses casos, as mulheres podem decidir continuar tomando lítio e alimentando seus bebês com fórmula. É importante apoiar essa decisão, reforçando seu aspecto fundamental – desenvolver um bom vínculo com o bebê mesmo na ausência do aleitamento materno.

Como parte de qualquer cuidado no período perinatal, devem-se considerar cuidadosamente as opções de tratamento e as escolhas individuais das pacientes.

Antipsicóticos

Embora não haja consenso, a literatura não exclui a possibilidade de lactação para mães em uso de antipsicóticos. Entre os **antipsicóticos típicos**, a clorpromazina e o haloperidol podem ser utilizados com cautela e supervisão médica regular. Em monoterapia, apresentam baixas concentrações no leite e são raros efeitos como sedação e sintomas extrapiramidais. Na exposição combinada, há relatos de pequeno retardo no neurodesenvolvimento (Klinger *et al.*, 2013; Kronenfeld *et al.*, 2017).

A **sulpirida**, um antipsicótico atípico utilizado no Brasil para aumentar a produção de leite, tem pouca literatura publicada e não é aprovada nos EUA. Excretada no leite em quantidades significativas (DRL: 2%-18%), não existem informações sobre seus níveis nos lactentes e não foram descritos efeitos adversos com doses maternas de até 150 mg/dia (Lactmed, 2020). Embora aumente a prolactina sérica, seu uso como galactagogo é questionável. Em um estudo com puérperas com baixa produção de leite, a sulpirida aumentou o volume produzido, mas foi superior ao placebo na prevenção de suplementação apenas naquelas mães sem produção inicial de leite. Após a devida avaliação e o controle dos fatores que afetam a produção de leite, é improvável que a sulpirida proporcione benefícios adicionais (Brodribb, 2018). Deve-se atentar, ainda, para o risco de sintomas depressivos associados ao uso de sulpirida.

Dados mais recentes sugerem que os antipsicóticos atípicos são relativamente seguros para lactação (**Tabela 13.10**):

1. A **olanzapina** (doses até 20 mg/dia) e a **quetiapina** (doses até 400 mg/dia) estão associadas a baixos níveis no leite, sem eventos adversos descritos na maioria dos casos e sem prejuízos de longo prazo relatados, embora existam relatos de sedação. São consideradas por alguns autores os fármacos antipsicóticos de primeira escolha na amamentação (Grover & Avasthi, 2015; Uguz & Sharma, 2016; Pacchiarotti *et al.*, 2016).

2. Com menos informações do que as anteriores, a **risperidona** (em doses de até 6 mg/dia) parece produzir baixos níveis no leite (DRL: 0,84%-4,7%), não sendo observados efeitos colaterais nos lactentes. Devido à escassez de dados e à maior excreção no leite em relação a outras medicações, é considerada um agente de segunda linha durante a amamentação (Grover & Avasthi, 2015; Uguz & Sharma, 2016; Pacchiarotti *et al.*, 2016).

3. Doses maternas de **aripiprazol** de até 15 mg/dia parecem produzir baixos níveis no leite, embora a possibilidade de causar sonolência não seja descartada. Não há relatos de efeitos adversos nos bebês expostos. Um aspecto importante a ser ressaltado é que o tratamento com aripiprazol pode diminuir a produção de leite, resultado da redução da liberação de prolactina (Gentile, 2014).

4. A disponibilidade de informações sobre o uso de outros antipsicóticos é ainda maior. A **amissulprida** parece estar associada a taxas de excreção no leite mais elevadas que outros antipsicóticos (DRL: 6,1%-10,4%). A **clozapina** esteve associada a agranulocitose (*n* = 1), sonolência (*n* = 1) e atraso de linguagem (*n* = 1), sendo contraindicada durante a lactação. As informações disponíveis não permitem estimar a segurança do uso de **ziprasidona** na lactação (Grover & Avasthi, 2015; Uguz & Sharma, 2016; Pacchiarotti *et al.*, 2016; Cuomo *et al.*, 2018).

É importante considerar que a sedação provocada pelo uso de antipsicóticos para as mães pode prejudicar os cuidados com o bebê. Sem contar com uma rede de apoio para a mulher, o tratamento com essas medicações pode ser inviável, tendo em vista a dificuldade para acordar durante a noite e amamentar o bebê, além do risco de deixá-lo cair.

Tabela 13.10. Medicações mais indicadas na amamentação

Antidepressivos ADT: nortriptilina ISRS: sertralina, fluvoxamina, paroxetina (Concentração no leite: fluoxetina > citalopram, venlafaxina > sertralina, fluvoxamina, paroxetina)
Benzodiazepínicos Evitar uso contínuo Uso pontual, usar meia-vida mais curta e sem metabólitos ativos → lorazepam
Estabilizadores do humor Ácido valproico, carbamazepina
Antipsicóticos Evitar uso contínuo Uso pontual, doses baixas Típicos: haldol, clorpromazina Atípicos: olanzapina, quetiapina

Fonte: desenvolvida pela autoria do capítulo.

CONCLUSÃO

A gestação não protege a mulher contra transtornos mentais. O puerpério representa um período de vulnerabilidade para casos novos e recaídas de doenças psiquiátricas. Medicações psicotrópicas devem ser usadas durante a gestação quando o risco potencial da exposição a elas para o feto for inferior ao risco da doença psiquiátrica não tratada para a mãe e o feto. Descontinuar um tratamento de manutenção pode resultar em recaída. Os riscos devem ser avaliados individual e cuidadosamente, com particular ênfase na gravidade da doença materna, e esclarecidos com a paciente.

Em geral, as informações disponíveis apoiam a relativa segurança reprodutiva dos antidepressivos tricíclicos e da maioria dos ISRS. Anticonvulsivantes, lítio e benzodiazepínicos estão associados ao aumento do risco de malformação congênita.

O uso de psicofármacos na lactação envolve as mesmas considerações para a avaliação de riscos e benefícios do tratamento. Sertralina, paroxetina e fluvoxamina, assim como os tricíclicos, principalmente a nortriptilina, têm se mostrado adequados. Ácido valproico e carbamazepina também são usados com relativa segurança. Os antipsicóticos e o lítio podem ser utilizados em casos particulares, com cautela e sempre sob supervisão médica regular. Os benzodiazepínicos de meia-vida curta apresentam segurança quando utilizados pontualmente e em doses baixas.

A decisão de iniciar, manter ou interromper um tratamento durante a gestação e a lactação deve ser partilhada entre a paciente, seu obstetra e o psiquiatra. Transcrevemos na **Tabela 13.11** as orientações de como abordar a doença mental durante a gestação e a lactação.

Tabela 13.11. Orientações gerais: transtornos mentais na gestação e na lactação

1ª) Planejar a gestação, sempre que possível, com a paciente em remissão.
2ª) Estimular comportamentos saudáveis: adesão ao pré-natal, uso de vitaminas (ácido fólico), dieta saudável, exercícios e cursos pré-natais.
3ª) Usar psicofármacos com mais informações de segurança na gestação e na lactação.
4ª) Preferir a monoterapia sempre que possível. Por exemplo, em uma paciente com depressão e insônia importante, usar um AD sedativo em vez de um AD e um BDZ.
5ª) Usar dose adequada. É frequente a dose ser reduzida durante a gestação na tentativa de limitar o risco para o feto, mas isso pode aumentar o risco de recaída. Muitas vezes é necessário **aumentar** a dose da medicação ao longo da gestação (especialmente no terceiro trimestre), reduzindo-a aos níveis pré-gravídicos no pós-parto.
6ª) Não retirar a medicação semanas antes do parto para evitar os sintomas perinatais. Manter a dose mínima eficaz nesse período, orientando o obstetra e o pediatra sobre os possíveis sintomas perinatais.
7ª) Monitorar possíveis malformações congênitas com ultrassonografia.
8ª) Planejar a amamentação durante a gestação.
9ª) Utilizar ECT em casos graves, com presença de ideação suicida ou com sintomas psicóticos.

Fonte: desenvolvida pela autoria do capítulo.

BIBLIOGRAFIA

- Abramowitz A, Miller MS, Wisner KL. Treatment options for hyperemesis gravidarum. Arch Womens Ment Health. 2017;20(3):363-72.
- ACOG Commitee on Practice Bulletins. ACOG Practice Bulletin. Clinical management guidelines for obstetrician-gynecologists. Number 92, April 2008 (replaces practice bulletin number 87, November 2007). Use of psychiatric medications during pregnancy and lactation. Obstet Gynecol. 2008;111(4):1001-20.
- Albertini E, Ernst CL, Tamaroff RS. Psychopharmacological Decision Making in Bipolar Disorder During Pregnancy and Lactation: A Case-by-Case Approach to Using Current Evidence. Focus (Am Psychiatr Publ). 2019;17(3):249-58.
- Aktar E, Qu J, Lawrence PJ, Tollenaar MS, Elzinga BM, Bögels SM. Fetal and Infant Outcomes in the Offspring of Parents With Perinatal Mental Disorders: Earliest Influences. Front Psychiatry. 2019;10:391.
- Andrade C. Antidepressant Exposure During Pregnancy and Risk of Autism in the Offspring, 1: Meta-Review of Meta-Analyses. J Clin Psychiatry. 2017;78(8):e1047-e1051.
- Araujo JSA, Delgado IF, Paumgartten FJR. Antenatal exposure to antidepressant drugs and the risk of neurodevelopmental and psychiatric disorders: a systematic review. Cad Saude Publica. 2020;36(2):e00026619.
- Barboza J. Current and emerging pharmaceutical strategies for smoking cessation during pregnancy. Expert Opin Pharmacotherapy. 2018;19(1):1744-66.
- Bellantuono C, Tofani S, Di Sciascio G, Santone G. Benzodiazepine exposure in pregnancy and risk of major malformations: a critical overview. Gen Hosp Psychiatry. 2013;35(1):3-8.
- Bonari L, Pinto N, Ahn E, Einarson A, Steiner M, Koren G. Perinatal risks of untreated depression during pregnancy. Can J Psychiatry. 2004;49(11):726-35.
- Briggs GG, Gerald D, Freeman RK, Yaffe SJ. Drugs in pregnancy and lactation: a reference guide to fetal and neonatal risk. 11. ed. Philadelphia: Lippincott Williams and Wilkins; 2017.
- Brodribb W. ABM Clinical Protocol #9: Use of galactogogues in initiating or augmenting maternal milk production, second revision 2018. Breastfeed Med. 2018;13(5):307-14.
- Chaudhry SK, Susser LC. Considerations in Treating Insomnia During Pregnancy: A Literature Review. Psychosomatics. 2018;59(4):341-8.
- Cohen LS, Wang B, Nonacs R, Viguera AC, Lemon EL, Freeman MP. Treatment of Mood Disorders During Pregnancy and Postpartum. Psychiatr Clin North Am. 2010;33(2):273-93.
- Cohen LS, Góez-Mogollón L, Sosinsky AZ, Savella GM, Viguera AC, Chitayat D et al. Risk of Major Malformations in Infants Following First-Trimester Exposure to Quetiapine. Am J Psychiatry. 2018;175(12):1225-31.
- Cuomo A, Goracci A, Fagiolini A. Aripiprazole use during pregnancy, peripartum and lactation. A systematic literature search and review to inform clinical practice. J Affect Disord. 2018;228:229-37.
- Dadi AF, Miller ER, Bisetegn TA, Mwanri L. Global burden of antenatal depression and its association with adverse birth outcomes: an umbrella review. BMC Public Health. 2020;20(1):173.

- Davanzo R, Dal Bo S, Bua J, Copertino M, Zanelli E, Matarazzo L. Antiepileptic drugs and breastfeeding. Ital J Pediatr. 2013;39:50.
- Damkier P, Videbech P. The Safety of Second-Generation Antipsychotics During Pregnancy: A Clinically Focused Review. CNS Drugs. 2018;32(4):351-66.
- Fawcett EJ, Fairbrother N, Cox ML, White IR, Fawcett JM. The Prevalence of Anxiety Disorders During Pregnancy and the Postpartum Period: A Multivariate Bayesian Meta-Analysis. J Clin Psychiatry. 2019;80(4):18r12527.
- Food and Drug Administration. Pregnancy and Lactation Labeling Rule. J Clin Psychiatry. 2018;79(4):18ah38120.
- Fornaro M, Maritan E, Ferranti R, Zaninotto L, Miola A, Anastasia A et al. Lithium Exposure During Pregnancy and the Postpartum Period: A Systematic Review and Meta-Analysis of Safety and Efficacy Outcomes. Am J Psychiatry. 2020;177(1):76-92.
- Freeman MP, Farchione T, Yao L, Sahi L, Taylor L, Hybrechts KF et al. Psychiatric Medications and Reproductive Safety: Scientific and Clinical Perspectives Pertaining to the US FDA Pregnancy and Lactation Labeling Rule. J Clin Psychiatry. 2018;79(4):18ah38120.
- Freeman MP, Góez-Mogollón L, McInerney KA, Davies AC, Church TR, Sosinsky AZ et al. Obstetrical and neonatal outcomes after benzodiazepine exposure during pregnancy: Results from a prospective registry of women with psychiatric disorders. Gen Hosp Psychiatry. 2018;53:73-9.
- Galbally M, Bergink V, Vigod SN, Buist A, Boyce P, Chandra P et al. Breastfeeding and lithium: is breast always best? Lancet Psychiatry. 2018;5(7):534-6.
- Gao SY, Wu QJ, Sun C, Zhang TN, Shen ZQ, Liu Cx et al. Selective serotonin reuptake inhibitor use during early pregnancy and congenital malformations: a systematic review and meta-analysis of cohort studies of more than 9 million births. BMC Med. 2018;16(1):205.
- Gentile S. A safety evaluation of aripiprazole for treating schizophrenia during pregnancy and puerperium. Expert Opin Drug Saf. 2014;13(12):1733-42.
- Gentile S. Untreated depression during pregnancy: Short- and long-term effects in offspring. A systematic review. Neuroscience. 2017;342:154-66.
- Gentile S, Fusco ML. Neurodevelopmental outcomes in infants exposed in utero to antipsychotics: a systematic review of published data. CNS Spectr. 2017;22(3):273-81.
- Grigoriadis S, Graves L, Peer M, Mamisashvili L, Tomlison G, Vigod SN et al. Maternal anxiety during pregnancy and the association with adverse perinatal outcomes: systematic review and meta-analysis. J Clin Psychiatry. 2018;76(5):17r12011.
- Hendrick V, Suri R, Gitlin MJ, Ortiz-Portillo E, Bupropion. Use During Pregnancy: A Systematic Review. Prim Care Companion CNS Disord. 2017;19(5):17r02160.
- Horovitz DDG, Llerena JC Jr,, Mattos RA. Atenção aos defeitos congênitos no Brasil: panorama atual. Cad Saude Publica. 2005;21(4):1055-64.
- Huybrechts KF, Hernández-Díaz S, Patorno E, Desai RJ, Mogun H, Dejene SZ et al. Antipsychotic Use in Pregnancy and the Risk for Congenital Malformations. JAMA Psychiatry. 2016;73(9):938-46.
- Huybrechts KF, Baterman BT, Pawar A, Bessette LG, Mogun H, Levin R et al. Maternal and fetal outcomes following exposure to duloxetine in pregnancy: cohort study. BMJ. 2020;368:m237.

- Jarde A, Morais M, Kingston D, Giallo R, MacQueen GM, Giglia L et al. Neonatal Outcomes in Women With Untreated Antenatal Depression Compared With Women Without Depression: A Systematic Review and Meta-analysis. JAMA Psychiatry. 2016;73(8):826-37.
- Kamperman AM, Veldman-Hoek MJ, Wesseloo R, Robertson Blackmore E, Bergink V. Phenotypical characteristics of postpartum psychosis: A clinical cohort study. Bipolar Disord. 2017;19(6):450-7.
- Kronenfeld N, Berlin M, Shaniv D, Berkovitch M. Use of Psychotropic Medications in Breastfeeding Women. Birth Defects Res. 2017;109(12):957-97.
- LactMed. Drugs and Lactation Database (LactMed), Bethesda (MD): National Library of Medicine (US); 2020.
- Larsen ER, Damkier P, Pedersen LH, Fenger-Gron J, Mikkelsen RL, Nielsen RE et al. Use of psychotropic drugs during pregnancy and breast-feeding. Acta Psychiatr Scand Suppl. 2015;445:1-28.
- Larsen ER, Saric K. Pregnancy and bipolar disorder: the risk of recurrence when discontinuing treatment with mood stabilisers: a systematic review. Acta Neuropsychiatr. 2017;29(5):259-66.
- Lupattelli A, Chambers CD, Bandoli G, Handal M, Skurtveit S, Nordeng H. Association of Maternal Use of Benzodiazepines and Z-Hypnotics During Pregnancy With Motor and Communication Skills and Attention-Deficit/Hyperactivity Disorder Symptoms in Preschoolers, JAMA Netw Open, 2019;2(4):e191435.
- Mehta TM, Van Lieshout RJ. A review of the safety of clozapine during pregnancy and lactation. Arch Womens Ment Health. 2017;20(1):1-9.
- Mitchell J, Goodman J. Comparative effects of antidepressant medications and untreated major depression on pregnancy outcomes: a systematic review. Arch Womens Ment Health, 2018;21(5):505-16.
- Molenaar NM, Bais B, Lambregtse-van den Berg MP, Mulder Cl, Howell EA, Fox NS et al. The international prevalence of antidepressant use before, during, and after pregnancy: A systematic review and meta-analysis of timing, type of prescriptions and geographical variability. J Affect Disord. 2020;264:82-9.
- Morales DR, Slattery J, Evans S, Kurz X. Antidepressant use during pregnancy and risk of autism spectrum disorder and attention deficit hyperactivity disorder: systematic review of observational studies and methodological considerations. BMC Med. 2018;16(1):6.
- Okagbue HI, Adamu PI, Bishop SA, Oguntunde PE, Opanuga AA, Akhmetshin EM. Systematic Review of Prevalence of Antepartum Depression during the Trimesters of Pregnancy. Open Access Maced J Med Sci. 2019;7(9):1555-60.
- Ornoy A, Koren G. SSRI and SNRI (SRI) in Pregnancy: Effects on the Course of Pregnancy and the Offspring: How Far Are We from Having All the Answers? Int J Mol Sci. 2019;20(10):2370.
- Pariante CM, Seneviratne G, Howard L. Should we stop using tricyclic antidepressants in pregnancy? Psychol Med. 2011;41(1):15-7.
- Park Y, Hernandez-Diaz S, Bateman BT, Cohen JM, Desai RJ, Patorno E et al. Continuation of Atypical Antipsychotic Medication During Early Pregnancy and the Risk of Gestational Diabetes. Am J Psychiatry. 2018;175(6):564-74.

- Patorno E, Huybrechts KF, Bateman BT, Cohen JM, Desai RH, Mogun H et al. Lithium Use in Pregnancy and the Risk of Cardiac Malformations. N Engl J Med. 2017;376(23):2245-54.
- Payne JL. Psychopharmacology in Pregnancy and Breastfeeding. Med Clin North Am. 2019;103(4):629-50.
- Peng M, Gao K, Ding Y, Ou J, Calabrese JR, Wu R et al. Effects of prenatal exposure to atypical antipsychotics on postnatal development and growth of infants: a case-controlled, prospective study. Psychopharmacology (Berl). 2013;228(4):577-84.
- Pereira PK, Vieira CL, Santos JFC, Lima LA, Legay LF, Lovisi GM. Avaliação de desfechos perinatais/infantis em partos de pacientes com transtornos mentais maiores de um hospital psiquiátrico do Rio de Janeiro, Brasil. Cad Saúde Pública. 2014;30(8):1654-66.
- Prady SL, Hanlon I, Fraser LK, Mikocka-Walus A. A systematic review of maternal antidepressant use in pregnancy and short- and long-term offspring's outcomes. Arch Womens Ment Health. 2018;21(2):127-40.
- Raffi ER, Nonacs R, Cohen LS. Safety of Psychotropic Medications During Pregnancy. Clin Perinatol. 2019;46(2):215-34.
- Shen ZQ, Gao SY, Li SX, Zhang TN, Liu CX, Lv HC et al. Sertraline use in the first trimester and risk of congenital anomalies: a systemic review and meta-analysis of cohort studies. Br J Clin Pharmacol. 2017;83(4):909-22.
- Shyken JM, Babbar S, Babbar S, Forinas A. Benzodiazepines In Pregnancy. Clin Obstet Gynecol. 2019;62(1):156-67
- Sujan AC, Rickert ME, Öberg AS, Quinn PD, Hernández-Dias S, Almqvist C et al. Associations of Maternal Antidepressant Use During the First Trimester of Pregnancy With Preterm Birth, Small for Gestational Age, Autism Spectrum Disorder, and Attention-Deficit/Hyperactivity Disorder in Offspring. JAMA. 2017;317(15):1553-62.
- Theme Filha MM, Ayers S, Gama SGN, Leal MC. Factors associated with postpartum depressive symptomatology in Brazil: The Birth in Brazil National Research Study, 2011/2012. J Affect Disord. 2016;194:159-67.
- Turner E, Jones M, Vaz LR, Coleman T. Systematic Review and Meta-Analysis to Assess the Safety of Bupropion and Varenicline in Pregnancy. Nicotine Tob Res. 2019;21(8):1001-10.
- Viswasam K, Eslick GD, Starcevic V. Prevalence, onset and course of anxiety disorders during pregnancy: A systematic review and meta analysis. J Affect Disord. 2019;255:27-40.
- Wang S, Yang L, Wang L, Gao L, Xu B, Xiong Y. Selective Serotonin Reuptake Inhibitors (SSRI) and the Risk of Congenital Heart Defects: A Meta-Analysis of Prospective Cohort Studies. J Am Heart Assoc. 2015;4(5):e001681.

LEITURA SUGERIDA

- Anderson EL, Reti IM. ECT in pregnancy: a review of the literature from 1941 to 2007. Psychosom Med. 2009;71(2):235-42.
- Avalos LA, Chen H, Li DK. Antidepressant medication use, depression, and the risk of preeclampsia. CNS Spectr. 2015;20(1):39-47.

- Ban L, Gibson JE, West J, FIASCHI L, SOKAL R, SMEETH L et al. Maternal depression, antidepressant prescriptions, and congenital anomaly risk in offspring: a population-based cohort study. BJOG. 2014;121(12):1471-81.
- Bellantuomo C, Vargas M, Mandarelli G, NARDI B, MARTINI MG. The safety of serotonin-noradrenaline reuptake inhibitors (SNRI) in pregnancy and breastfeeding: a comprehensive review. Human Psychopharmacol. 2015;30(3):143-51.
- Bergink V, Burgerhout KM, Koorengevel KM, Kamperman AM, Hoogendijk Wj, Labregtse-van den Berg et al. Treatment of psychosis and mania in the postpartum period. Am J Psychiatry. 2015;172(2):115-23.
- Bonari L, Pinto N, Ahn E, Einarson A, Steiner M, Koren G. Perinatal risks of untreated depression during pregnancy. Can J Psychiatry. 2004;49(11):726-35.
- Cohen LS, Altshuler LL, Harlow BL, Nonacs R, Newport DJ, Viguera AC et al. Relapse of major depression during pregnancy in women who maintain or discontinue antidepressant treatment. JAMA. 2006;295(5):499-507.
- Convertino I, Sansone AC, Marino A, Galiulo MT, Mantarro S, Antonioli L et al. Neonatal adaptation issues after maternal exposure to prescription drugs: withdrawal syndromes and residual pharmacological effects. Drug Saf. 2016;39(10):903-24.
- Damkier P, Videbech P, Larsen ER. Use of psychotropic drugs during pregnancy and breast-feeding. Acta Psychiatr Scand. 2016;133(5):429-30.
- Deligiannidis KM, Byatt N, Freeman MP. Pharmacotherapy for mood disorders in pregancy: a review of pharmacokinetic changes and clinical recommendations for therapeutic drug monitoring. J Clin Psychopharmacol. 2014;34(2):244-55.
- Epstein RA, Moore KM, Bobo WV. Treatment of bipolar disorders during pregnancy: maternal and fetal safety and challenges. Drug Healthc Patient Saf. 2014;7:7-29.
- Gadot Y, Koren G. The use of antidepressants in pregnancy: focus on maternal risks. J Obstet Gynaecol Can. 2015;37(1):56-63.
- Gentile S. Triclyclic antidepressants in pregnancy and puerperium. Expert Opin Drug Saf. 2014;13(2):207-25.
- Grover S, Avasthi A. Mood stabilizers in pregnacy and lactation. Indian J Psychiatry. 2015;57(Suppl.2):S308-23.
- Hogan CS, Freeman M. Adverse effects in the pharmacologic management of bipolar disorder during pregnancy. Psychiatr Clin N Am. 2016;39(3):465-75.
- Huybrechts KF, Bateman BT, Pamsten K, Desai RJ, Patorno E, Gopalakrishnan C et al. Antidepressant use late in pregnancy and risk of persisten pulmonary hypertension of the newborn. JAMA. 2015;313(21):2142-51.
- Huybrechts KF, Palmsten K, Avorn J, Cohen LS, Holmes LW, Fraklin JM et al. Antidepressant use in pregnancy and the risk of cardiac defects. N Engl J Med. 2014;370(25):2397-407.
- Johansen RLR, Mortensen LH, Andersen AMN, Hansen AN, Strandberg-Lasen K. Maternal use of selective serotonina reuptake inhibitors and risk of miscarriage – assesing potential biases. Paediatr Perinat Epidemiol. 2015;29(1):72-81.

- Khan SJ, Fersh ME, Ernst C, Klipstein K, Albertini ES, Lusskin S. Bipolar disorder in pregnancy and postpartum: principles of management. Curr Psychiatry Rep. 2016;18(2):13.
- Kjaersgaard MIS, Parner ET, Vestergaard M, Sørensen MJ, Olsen J et al. Prenatal Antidepressant Exposure and Risk of Spontaneous Abortion – A Population-Based Study. PLoS ONE. 2013;8(8):e72095.
- Klinger G, Stahl B, Fusar-Poli P, Merlob P. Antipsychotic drugs and breastfeeding. Pediatr Endocrinol Rev. 2013;10(3):308-17.
- Lassen D, Nymand ZE, Damkier P. First-trimester pregnancy exposure to venlafaxine or duloxetine and risk of major congenital malformation: a systematic review. Basic Clin Pharmacol Toxicol. 2016;118(1):32-6.
- Leiknes KA, Cooke MJ, Schweder LJ, Harboe I, Høie B.. Electroconvulsive therapy during pregnancy: a systematic review of case studies. Arch Womens Ment Health. 2015;18(1):1-39.
- Marcus SM. Depression during pregnancy: rates, risks and consequences. Can J Clin Pharmacol. 2009;16(1):e15-22.
- Mawhinney E, Campbell J, Craig J, Russell A, Smithson W, Parsons L et al. Valproate and risk for congenital malformations: is formulation and dosage regime importante? Seizure. 2012;21(3):215-8.
- McKnight RF, Adida M, Budge K, Stockton S, Goodwin GM, Geddes JR. Lithium toxicity profile: a systematic review and meta-analysis. Lancet. 2012;379(9817):721-8.
- Nielsen RE, Damkier P. Pharmacological treatment of unipolar depression during pregnancy and breastfeeding – A clinical overview. Nord J Psychiatry. 2012;66(3):159-66.
- Nulman I, Rovet J, Stewart DE, Wolpin J, Pace-Asciak P, Shuhaiber S et al. Child development following exposure to tricyclic antidepressant or fluoxetine thourghout fetal life: a prospective, controlled study. Am J Psychiatry. 2002;159(11):1889-95.
- Ornoy A, Weinstein-Fudim L, Ergaz Z. Prenatal factors associated with autism spectrum disorder (ASD), Reprod Toxicol. 2015;56:155-69.
- Paccharotti I, León-Caballero J, Murru A, Verdolini N, Furio MA, Pancheri C et al. Mood stabilizers and antipsychotics during breastfeeding: focus on bipolar disorder. Eur Neuropsychopharmacol. 2016;26(10) 1562-78.
- Palmsten K, Huybrechts KF, Michels KB, Wiliams PL, Mogun H, Setoguchi S et al. Antidepressant use and risk for preeclampsia. Epidemiology. 2013;24(5):682-91.
- Pinheiro E, Bogen DL, Hoxha D, Colino JD, Wisner KL. Sertraline and breastfeeding: review and meta-analysis. Arch Womens Mental Health. 2015;18(2):139-46.
- Rahman A, Iqbal Z, Bunn J, Lovel H, Harrington R. Impact of maternal depression on infant nutricional status and illness: a cohort study. Arch Gen Psychiatry. 2004;61(9):946:52.
- Sie SD, Wennink JMB, van Driel JJ, te Winkel AGW, Boer K, Casteelen G et al. Maternal use of SSRI, SNRI and NaSSA: practical recommendations during pregnancy and lactation. Arch Dis Child Fetal Neonatal Ed. 2012;97(6):F472-6.

- Smit M, Dolman KM, Honig A. Mirtazapine in pregnancy and lactation: a systematic review. Euro Neuropsychopharmacol. 2016;26(1):126-35.
- Uguz F, Sharma V. Mood stabilizers during breastfeeding: a systematic review of the recent literature. Bipolar Disord. 2016;18(4):235-33.
- Vadja FJE, O'Brien TJ, Graham J, Lander CM, Eadie MJ. Is carbamazepine a human teratogen? J Clin Neurosci. 2016;23:34-37.
- Van der Lugt NM, van de Maat JS, van Kamp IL, Klein EAK, Hovens JGFM, Walther FJ. Fetal, neonatal and developmental outcomes of lithium-exposed pregnancies. Early Hum Dev. 2012;88(6):375-8.
- Vasilakis-Scaramozza C, Aschengrau A, Cabral H, Jick SS. Antidepressant use during early pregnancy and the risk of congenital anomalies. Pharmacoterapy. 2013;33(7):693-700.
- Viguera AC, Cohen LS. Psychopharmacology during pregnancy, the post-partum period, and lactation. In: Stoudemire A, Fogel BS, Greenberg DB. Psychiatric care of the medical patient. 2. ed. Oxford: Oxford University Press; 2000. p. 931-948.
- Viguera AC, Whitfield T, Baldessarini S, Newport DJ, Stowe Z, Reminick A et al. Risk of recurrence in women with bipolar disorder during pregnancy: prospective study of mood stabilizer discontinuation. Am J Psychiatry. 2007;164(12):1817-24.
- Ward S, Wisner KL. Collaborative Management of women with bipolar disorder during pregnancy and postpartum: pharmacological considerations. J Midwifery Womens Health. 2007;52(1):3-13.
- Weston J, Bromley R, Jackson CF, Adab N, Clayton-Smith J, Greenhalgh J et al. Monotherapy treatment of epilepsy in pregnancy: congenital malformation outocomes in the child. Cochrane Database Syst Rev. 2016;11(11):CD010224.
- Winterfeld U, Klinger G, Panchaud A, Stephens S, Arnon J, Malm H et al. Pregnancy outcome following maternal exposure to mirtazapine. J Clin Pyschopharmacol. 2015;35(3):250-9.

Tabela dos Principais Psicofármacos: Efeitos Colaterais

Teng Chei Tung
Daniel Lucas da Conceição Costa
Rachel Emy Straus Takahashi

Neste capítulo estão listadas todas as substâncias consideradas psicotrópicas, ou psicofármacos, disponíveis no Brasil, além de algumas medicações utilizadas com frequência na prática psiquiátrica. O objetivo aqui é apresentar uma forma de verificação rápida das informações principais dos psicofármacos. Para atingir esse objetivo, o capítulo é apresentado na forma de tabela, indexada pelo nome químico. Se o leitor tiver dificuldade de localizar uma substância, sugerimos que a procure primeiramente no índice remissivo, pois o nome usado por pacientes, leigos e profissionais de saúde pode ser o nome comercial, que constará no índice.

Psicofármaco	Nome comercial	Apresentações	Doses usuais	Reações adversas	Indicações	Contraindicações	Interações relevantes	Outros usos
ÁCIDO VALPROICO	DEPAKENE	25 cápsulas de 250 mg; 25 ou 50 cp de 300 mg; 50 cp de 500 mg; 100 mL de xarope (250 mg/5 mL)	750 a 3.000 mg/dia em 3 tomadas	Diarreia, ganho de peso, náuseas, alopecia, sedação, tremores finos		Insuficiência hepática grave, gravidez		Profilaxia de mania, depressão bipolar (episódio misto), ciclotimia (ciclagem rápida), transtorno de humor bipolar com pânico
	ÁCIDO VALPROICO	25 cápsulas moles de 250 mg						
ALPRAZOLAM	ALPRAZOLAM	20 ou 30 cp de 0,25, 0,5, 1 ou 2 mg	1,5 a 10 mg/dia	Abstinência, ataxia, déficit de atenção, sedação, sonolência, fadiga	Transtorno de pânico, agorafobia, transtorno de ansiedade generalizada, ansiedade situacional	Glaucoma, miastenia *gravis*, doença pulmonar obstrutiva crônica		Transtorno de estresse pós-traumático, fobia social
	APRAZ	20 cp de 0,25, 0,5, 1 ou 2 mg						
	FRONTAL	20 cp de 0,25, 0,5, 1 ou 2 mg						
	FRONTAL XR	30 cp de 0,5, 1 ou 2 mg				Uso concomitante de inibidores potentes de CYP1A2 (p. ex., fluvoxamina e ciprofloxacina), insuficiência hepática, hipersensibilidade		
AGOMELATINA	VALDOXAN	28 ou 56 cp de 25 mg	25 mg/dia em tomada única à noite	Náuseas, cefaleia, tontura, sonolência, insônia	Depressão maior			

Continua >>

>> Continuação

Psicofármaco	Nome comercial	Apresentações	Doses usuais	Reações adversas	Indicações	Contraindicações	Interações relevantes	Outros usos
AMANTADINA	MANTIDAN	20 ou 30 cp de 100 mg	100 a 300 mg/dia em até 4 tomadas	Náuseas, cefaleia, tontura, confusão	Doença de Parkinson, parkinsonismo induzido por fármacos	Doença renal crônica avançada, glaucoma		Fadiga relacionada à esclerose múltipla
AMISSULPRIDA	SOCIAN	20 cp de 50 ou 200 mg	100 a 2.300 mg/dia	Sedação, sonolência	Sintomas positivos e negativos de esquizofrenia, esquizofrenia refratária	Nefropatia, epilepsia, feocromocitoma		Distimia, TDAH, síndrome de Tourette, TOC
AMITRIPTILINA	AMYTRIL	30 cp de 10 ou 25 mg; 20 cp de 75 mg	10 a 300 mg/dia	Boca seca, constipação, fadiga, ganho de peso, hipotensão postural, sedação, tontura, visão borrada	Depressão maior, enurese, fibromialgia, dor neuropática, cefaleia	Infarto agudo do miocárdio recente, prostatismo, íleo paralítico, glaucoma de ângulo estreito		Distimia, síndrome do cólon irritável, zumbido subjetivo
	LIMBITROL	20 cápsulas gelatinosas duras de clordiazepóxido 5 mg + amitriptilina 12,5 mg						
	CLORIDRATO DE AMITRIPTILINA	20 ou 30 cp de 25 ou 75 mg						
ARIPIPRAZOL	ABILIFY	10 ou 30 cp de 15 ou 20 mg; 30 cp de 30 mg	15 a 30 mg/dia	Acatisia, ansiedade, cefaleia, constipação, hipotensão postural, insônia, náuseas, sonolência, tontura	Esquizofrenia, transtorno esquizoafetivo, mania aguda			
	ARIPIPRAZOL	30 cp de 10 ou 15 mg						

Continua >>

>> Continuação

Psicofármaco	Nome comercial	Apresentações	Doses usuais	Reações adversas	Indicações	Contraindicações	Interações relevantes	Outros usos
ATOMOXETINA	STRATTERA	30 cápsulas de 10, 18, 25, 40 ou 60 mg	1,2 mg/kg/dia	Dispepsia, náuseas, vômito, fadiga, anorexia, tontura disforia	Transtorno do déficit de atenção com hiperatividade (TDAH)			
BREXPIPRAZOL	REXULTI		2 a 4 mg/dia	Ganho de peso, acatisia, sedação, cefaleia	Esquizofrenia, adjuvante na depressão resistente	Hipersensibilidade		
BIPERIDENO	AKINETON	80 cp de 2 mg; 30 cp retard de 4 mg; 5 ampolas de 1 mL (5 mg/mL)	2 a 6 mg/dia	Boca seca, constipação, visão borrada	Distonia aguda, parkinsonismo	Obstrução intestinal, glaucoma de ângulo estreito		Espasticidade neurológica, TCE, neuralgia do trigêmeo, espasmo brônquico
	CLORIDRATO DE BIPERIDENO	80 cp de 2 mg						
BROMAZEPAM	BROMAZEPAM	20 ou 30 cp de 3 ou 6 mg	1,5 a 18 mg/dia em até 3 tomadas	Abstinência, ataxia, déficit de atenção, sedação, sonolência, fadiga	Ansiedade aguda, transtorno de ansiedade generalizada, fobia social, insônia, transtorno de pânico	Glaucoma, drogadição, doença pulmonar obstrutiva crônica, miastenia ***gravis***, gravidez, lactação		Transtorno de estresse pós-traumático, espasticidade por tétano
	BROMOPIRIN	20 cápsulas de 25 mg de sulpirida + 1 mg de bromazepam						
	LEXOTAN	20 ou 30 cp de 3 ou 6 mg						
	LEXFAST	20 cp de 3 ou 6 mg						
	LEXOTAN CR	20 ou 30 cápsulas de 3 ou 6 mg						

Continua >>

>> Continuação

Psicofármaco	Nome comercial	Apresentações	Doses usuais	Reações adversas	Indicações	Contraindicações	Interações relevantes	Outros usos
	SULPAN	20 cápsulas de 25 mg de sulpirida + 1 mg de bromazepam						
BROMOCRIPTINA	BROMOCRIPTINA	14 cp de 2,5 mg	2,5 mg de 8/8 horas	Cefaleia, fadiga, hipotensão, náuseas, tontura	Doença de Parkinson, prolactinoma, síndrome maligna neuroléptica	Coronariopatia grave, vasculopatia periférica grave, gravidez		
	PARLODEL	14 ou 28 cp de 2,5 mg; 14 ou 28 cápsulas de 2,5 ou 5 mg						
BUPRENORFINA	RESTIVA	2 adesivos transdérmicos de 5, 10 ou 20 mg	4 a 8 mg/dia	Cefaleia, depressão respiratória, hipotensão, náuseas, sedação, sudorese, tontura, vertigem	Dor refratária, dependência de opioides após desintoxicação, antagonista na intoxicação por opioides	Depressão respiratória		
BUPROPIONA	WELLBUTRIN SR	30 cp de 150 mg	300 a 450 mg/dia em 2 tomadas	Boca seca, cefaleia, constipação, fadiga, insônia, inquietude, náuseas, tremor, vertigem, visão borrada	Depressão maior, TDAH, cessação do tabagismo	Bulimia, anorexia, TCE, uso concomitante de inibidor da monoamina oxidase, transtorno mental orgânico		Depressão refratária, efeitos colaterais de inibidores seletivos de recaptação da serotonina, fadiga, apatia
	WELLBUTRIN XL	30 cp de 150 ou 300 mg	150 a 300 mg/dia em tomada única					
	ZETRON	30 cp de 150 mg						
	ZYBAN	30 ou 60 cp de 150 mg						

Continua >>

>> Continuação

Psicofármaco	Nome comercial	Apresentações	Doses usuais	Reações adversas	Indicações	Contraindicações	Interações relevantes	Outros usos
	BUP	30 ou 60 cp de 150 mg						
BUSPIRONA	ANSIENON	20 cp de 5 ou 10 mg	15 mg/dia em 3 tomadas	Cefaleia, fadiga, excitação, insônia, náuseas, nervosismo, sudorese, sonolência, tontura	Transtorno de ansiedade generalizada	Uso concomitante de inibidor da monoamina oxidase, THB, glaucoma agudo, lactação		Depressão, TOC, retirada de benzodiazepínicos, transtorno de estresse pós-traumático, anti-*craving* de etilistas
	ANSITEC	20 cp de 5 ou 10 mg						
	BUSPANIL	20 cp de 5 ou 10 mg						
	BUSPAR	10 cp de 5 ou 10 mg						
	CLORIDRATO DE BUSPIRONA	20 cp de 10 mg						
CARBAMAZEPINA	CARBAMAZEPINA	20, 30 ou 60 cp de 200 ou 400 mg	400 a 1.600 mg/dia	Ataxia, diplopia, epigastralgia, náuseas, prurido, sedação, tontura	Epilepsia, mania aguda	Discrasias sanguíneas, hepatopatia grave		Profilaxia de mania, ciclagem rápida
	TEGRETOL	20 ou 60 cp de 200 ou 400 mg; 100 mL de suspensão a 2%						
	TEGRETOL CR	20 ou 60 cp de 200 mg; 20 cp de 400 mg						

Continua >>

>> Continuação

Psicofármaco	Nome comercial	Apresentações	Doses usuais	Reações adversas	Indicações	Contraindicações	Interações relevantes	Outros usos
CABERGOLINA	CABERGOLINA	2 ou 8 cp de 0,5 mg	0,25 a 2 mg/semana ou em dose única	Náuseas, constipação, boca seca, sonolência, insônia, vertigem, depressão, discinesia, alucinações, hipotensão, edema periférico	Doença de Parkinson, inibição da lactação fisiológica, supressão da lactação, tratamento de disfusão associada à hiperprolactinemia	Hipersensibilidade a derivados do ***ergot***		Tratamento de Parkinson em fase inicial
	DOSTINEX	2 ou 8 cp de 0,5 mg						
	CABERTRIX	2 ou 8 cp de 0,5 mg						
	CABEREDUX	2 ou 8 cp de 0,5 mg						
CIPROEPTADINA + COBAMAMIDA	COBAVITAL	16 ou 30 cp de 4 + 1 mg	4 a 20 mg/dia	Boca seca, epigastralgia, sedação	Alergias de pele, urticária do frio, estimulação do apetite	Glaucoma de ângulo estreito, asma, gravidez, prostatismo		Efeitos colaterais pós-uso de inibidores seletivos de recaptação da serotonina, distonia, acatisia, síndrome serotoninérgica, anorexia, cefaleia vascular
	PREPTIN	60 cp de 4 mg; 240 mL de solução (0,4 mg/mL)						
CITALOPRAM	CITALOPRAM	14 ou 28 cp de 20 mg	20 a 60 mg/dia	Anorgasmia, boca seca, cefaleia, constipação, diarreia, diminuição da libido, insônia, ejaculação retrógrada, náuseas, sudorese, tontura, tremor	Depressão maior, transtorno de pânico, transtorno obsessivo-compulsivo (TOC), fobia social	Uso concomitante de inibidor da monoamina oxidase		Depressão bipolar, compulsão por comprar, compulsão por comer, fibromialgia

Continua >>

>> Continuação

Psicofármaco	Nome comercial	Apresentações	Doses usuais	Reações adversas	Indicações	Contraindicações	Interações relevantes	Outros usos
	CIPRAMIL	14 ou 28 cp de 20 mg						
CLOBAZAM	FRISIUM	20 cp de 10 ou 20 mg	30 a 80 mg/dia	Abstinência, ataxia, déficit de atenção, sedação, sonolência, fadiga	Ansiedade aguda, crises parciais complexas, mioclonia juvenil, epilepsia refratária	Insuficiência respiratória grave		TDAH, abstinência de álcool
	URBANIL	20 cp de 10 ou 20 mg						
CLOMIPRAMINA	ANAFRANIL	20 drágeas de 10 ou 25 mg	75 a 250 mg/dia em 2 ou 3 tomadas	Boca seca, constipação, fadiga, ganho de peso, hipotensão postural, sedação, tontura, visão borrada	Depressão maior, TOC, transtorno dismórfico corporal, ejaculação precoce	Infarto agudo do miocárdio recente, glaucoma de ângulo estreito, prostatismo, íleo paralítico, feocromocitoma		Enurese, cataplexia, dor crônica, fobia social
	ANAFRANIL CR	20 cp de 75 mg						
	CLO	20 cp de 10, 25 ou 75 mg						
CLONAZEPAM	CLONAZEPAM	30 cp de 2 mg	1 a 6 mg/dia	Abstinência, ataxia, déficit de atenção, sedação, sonolência, fadiga	Transtorno de pânico, fobia social	Miastenia ***gravis***, doença pulmonar obstrutiva crônica grave, gravidez, drogadição		Mania aguda, ansiedade generalizada, acatisia, epilepsia, mioclonia
	CLONAZEPAM	20 cp de 0,5 ou 2 mg						
	CLONOTRIL	20 cp de 0,5 ou 2 mg						

Continua >>

>> Continuação

Psicofármaco	Nome comercial	Apresentações	Doses usuais	Reações adversas	Indicações	Contraindicações	Interações relevantes	Outros usos
	RIVOTRIL	20 ou 30 cp de 0,5 ou 2 mg; 20 mL (2,5 mg/mL)						
CLONIDINA	ATENSINA	20 cp de 0,1, 0,15 ou 0,2 mg; 30 cp de 0,2 mg	0,1 a 0,3 mg/dia em 3 tomadas	Boca seca, constipação, hipotensão postural, sedação	Abstinência de opioides, síndrome de Tourette, TDAH, hipertensão	Coronariopatia grave, gravidez, insuficiência renal crônica, depressão		Mania, agitação no autismo
	CLONEZINA	30 cp de 0,1, 0,15 ou 0,2 mg						
CLORDIAZEPÓXIDO	LIMBITROL	20 cápsulas de 5 mg + 12,5 amt	10 a 150 mg/dia	Abstinência, ataxia, déficit de atenção, sedação, sonolência, fadiga	Abstinência de álcool ou benzodiazepínicos, ansiedade aguda	Porfiria, glaucoma de ângulo estreito, doença pulmonar obstrutiva crônica, miastenia ***gravis***		Tremor essencial
CLORPROMAZINA	AMPLICITIL	20 cp de 25 ou 100 mg; 5 ampolas de 25 mg/5 mL; 20 mL em gotas (20 mg/mL)	400 a 1.200 mg/dia	Aumento do apetite, boca seca, constipação, ganho de peso, hipotensão postural, sedação, taquicardia	Psicoses em geral	Discrasias sanguíneas, epilepsia		Soluços intratáveis, náuseas, porfiria, coreia de Huntington
	CLORPROMAZ	100 cp de 100 mg						
	CLORPROMAZINA	20 envelopes de 10 cp de 25 ou 100 mg; 50 ampolas de 5 mL com 25 mg						
	LONGACTIL	200 cp de 25 ou 100 mg; 10 frascos de 20 mL (20 mg/mL)						

Continua >>

>> Continuação

Psicofármaco	Nome comercial	Apresentações	Doses usuais	Reações adversas	Indicações	Contraindicações	Interações relevantes	Outros usos
CLOZAPINA	LEPONEX	20 cp de 25 mg; 30 ou 450 cp de 100 mg	200 a 500 mg/dia em 2 ou 3 tomadas	Alteração da função hepática, ansiedade, aumento do apetite, hiperglicemia, boca seca, hipotensão postural, convulsões, leucopenia, hipertermia, sialorreia, sedação, taquicardia, hipertensão	Esquizofrenia refratária, discinesia tardia	Leucócitos abaixo de 3.500/mm^3, discrasias sanguíneas, psicoses alcoólicas, hepatopatia, nefropatia		Mania refratária, mania do transtorno esquizoafetivo, doença de Parkinson, polidipsia, hiponatremia por AP
DESVENLAFAXINA	PRISTIQ	7, 14 ou 28 cp de 50 mg; 14 cp de 100 mg	50 mg/dia em tomada única	Náuseas, boca seca, constipação, fadiga, tontura, insônia, hiperidrose, cefaleia, palpitações, taquicardia, zumbido, visão anormal, midríase, diarreia, vômito, calafrios, astenia, nervosismo, irritabilidade, alteração de peso, elevação da pressão arterial, diminuição do apetite, rigidez musculoesquelética, sonolência, tremor, parestesia, disgeusia, transtorno de atenção, ansiedade, sonhos anormais, nervosismo, diminuição da libido, anorgasmia, orgasmo anormal, hesitação urinária, disfunção erétil, ejaculação tardia, bocejos, erupção cutânea, fogachos	Depressão maior	Hipersensiblidade, uso concomitante de inibidor da monoamina oxidase	Cautela no uso concomitante com outros agentes serotoninérgicos	

Continua >>

>> Continuação

Psicofármaco	Nome comercial	Apresentações	Doses usuais	Reações adversas	Indicações	Contraindicações	Interações relevantes	Outros usos
DIAZEPAM	DIAZEPAM	20 cp de 5 ou 10 mg	5 a 40 mg/dia	Abstinência, ataxia, déficit de atenção, sedação, sonolência, fadiga	Ansiedade aguda, insônia, transtorno de pânico, transtorno de ansiedade generalizada, abstinência de álcool	Glaucoma de ângulo estreito, doença pulmonar obstrutiva crônica, miastenia ***gravis***, drogadição		Espasticidade, tétano, discinesia tardia
	VALIUM	20 ou 30 cp de 5 ou 10 mg; 50 ampolas de 10 mg						
DIVALPROATO DE SÓDIO	DEPAKOTE	20 cp de 250 ou 500 mg	750 a 3.000 mg/dia em 3 tomadas	Diarreia, ganho de peso, náuseas, alopecia, sedação, tremores finos		Insuficiência hepática grave, gravidez		Profilaxia de mania, depressão bipolar (episódio misto), ciclagem rápida, ciclotimia, transtorno do humor bipolar com pânico
	DEPAKOTE SPRINKLE	30, 60 ou 100 cp de 125 mg						
DONEPEZILA	ERANZ	28 cp de 5 ou 10 mg	5 a 10 mg/dia	Náuseas, diarreia, vômito, câimbra, perda de apetite	Doença de Alzheimer	Hipersensibilidade ao cloridrato de donepezila ou a derivados de piperidina	O itraconazol, o cetoconazol, a eritromicina, a fluoxetina e a quinidina podem inibir o metabolismo da donepezila; a rifampicina, a fenitoína, a carbamazepina e o álcool podem reduzir os níveis de donepezila	Demência na doença de Parkinson, demência vascular, TCE, demência por corpos de Lewy
	DONILA	30 cp de 5 ou 10 mg						
	LABREA	30 cp de 5 ou 10 mg						

Continua >>

>> Continuação

Psicofármaco	Nome comercial	Apresentações	Doses usuais	Reações adversas	Indicações	Contraindicações	Interações relevantes	Outros usos
	SENES	30 cp de 5 ou 10 mg						
	EPEZ	30 cp de 5 ou 10 mg						
	DON	30 cp de 5 ou 10 mg						
	CLORIDRATO DE DONEPEZILA	30 cp de 5 ou 10 mg						
DONEPEZILA + MEMANTINA	DONILA DUO	7 cp de 10 + 5 mg, 10 + 10 mg ou 10 + 15 mg; 30 cp de 10 + 20 mg	10 mg + 20 mg/dia	Agitação, confusão, quedas, sintomas que mimetizam a gripe, tontura, cefaleia, infecção do trato urinário, incontinência urinária, lesões acidentais, infecção das vias aéreas superiores, edema periférico, diarreia, incontinência fecal	Doença de Alzheimer	Hipersensibilidade à donepezila ou à memantina		
	ALOIS DUO	7 cp de 10 + 5 mg, 10 + 10 mg ou 10 + 15 mg; 30 cp de 10 + 20 mg						
DULOXETINA	CYMBALTA	30 cp de 30 ou 60 mg	60 a 120 mg/dia	Astenia, boca seca, cefaleia, efeitos sexuais, insônia	Depressão com sintomas somáticos, incontinência urinária por estresse	Hepatopatia, nefropatia, cardiopatia grave, hipertensão arterial sistêmica		Dor crônica

Continua >>

>> Continuação

Psicofármaco	Nome comercial	Apresentações	Doses usuais	Reações adversas	Indicações	Contraindicações	Interações relevantes	Outros usos
	DULOXETINA	30 cp de 30 ou 60 mg						
ESCITALOPRAM	LEXAPRO	14 ou 28 cp de 10 mg; 14 ou 28 cp de 20 mg; gotas em frasco de 15 mL (20 mg/mL)	10 a 30 mg/dia	Diarreia, insônia, náuseas, retardo da ejaculação	Depressão maior, transtorno de ansiedade generalizada, transtorno de ansiedade social, transtorno de pânico com ou sem agorafobia, transtorno obsessivo-compulsivo	Hipersensibilidade, uso em crianças, uso concomitante de inibidor da monoamina oxidase e pimozida		
	EXODUS	15 ou 30 cp de 10 mg						
ESTAZOLAM	NOCTAL	20 cp de 2 mg	2 mg ao deitar	Abstinência, ataxia, déficit de atenção, sedação, sonolência, fadiga	Insônia	Miastenia ***gravis***, doença pulmonar obstrutiva crônica, hepatopatia, nefropatia grave		Transtorno de ansiedade generalizada
ESZOPICLONA	PRYSMA	20 cp de 2 ou 3 mg	1 a 3 mg ao deitar	Cefaleia, zumbido, alteração do paladar, tosse		Hipersensibilidade à eszopiclona, história de abuso de álcool e drogas, doenças hepáticas	Álcool, ritonavir, itraconazol, cetoconazol, rifampicina, drogas depressoras do sistema nervoso central (benzodiazepínicos, opioides, anti-histamínicos, fenotiazínicos e alguns antidepressivos)	

Continua >>

>> Continuação

Psicofármaco	Nome comercial	Apresentações	Doses usuais	Reações adversas	Indicações	Contraindicações	Interações relevantes	Outros usos
	EZONIA	20 cp de 2 ou 3 mg						
	HEZO	20 cp de 2 ou 3 mg						
FLUMAZENIL	FLUMAZENIL	5, 25 e 50 ampolas	0,3 a 2 mg IV	Ansiedade, náuseas, taquicardia, vômito	Intoxicação por benzodiazepínicos	Hipersensibilidade		
	LANEXAT	5 ampolas de 5 mL com 0,5 mg						
FLUNITRAZEPAM	ROHYPNOL	20 ou 30 cp de 1 mg	0,5 a 1 mg ao deitar	Abstinência, ataxia, déficit de atenção, sedação, sonolência, fadiga	Insônia	Nefropatia, hepatopatia, doença pulmonar obstrutiva crônica, miastenia ***gravis***		Agressividade nas psicoses
FLUOXETINA	CLORIDRATO DE FLUOXETINA	20, 28 ou 30 cp de 10 mg; 7, 14, 28, 70 ou 500 cápsulas de 20 mg; frasco com 20 mL	20 a 60 mg/dia	Anorexia, ansiedade, cefaleia, fadiga, sedação	Depressão maior, distimia, TOC, bulimia nervosa, transtorno de pânico, transtorno dismórfico, transtorno de estresse pós-traumático	Hipersensibilidade, uso concomitante de inibidor da monoamina oxidase		Fobia social, tensão pré-menstrual, tricotilomania, enurese noturna, ejaculação precoce
	PROZAC	14 ou 28 cápsulas de 20 mg; 14 ou 28 cp de 20 mg; frasco de 70 mL (20 mg/5 mL)						
FLUVOXAMINA	LUVOX	15 ou 30 cp de 100 mg	50 a 300 mg/dia	Cefaleia, náuseas, sedação, tontura	Depressão maior, TOC, transtorno de pânico	Hipersensibilidade		Transtorno dismórfico corporal, compulsão por jogar, bulimia, tricotilomania
GABAPENTINA	GABAPENTINA	30 cp de 300 ou 400 mg	900 a 1.800 mg/dia	Ataxia, fadiga, sedação, tontura	Epilepsia refratária	Hipersensibilidade		Transtorno do humor bipolar

Continua >>

>> Continuação

Psicofármaco	Nome comercial	Apresentações	Doses usuais	Reações adversas	Indicações	Contraindicações	Interações relevantes	Outros usos
	GABAPENTINA	30 cápsulas de 300 mg						
	NEURONTIN	30 cápsulas de 300 ou 400 mg; 10 cápsulas de 300 mg; 27 cp de 600 mg						
	PROGRESSE	30 cápsulas de 300 ou 400 mg						
GALANTAMINA	REMINYL	14 cp de 4 mg; 56 cp de 8 ou 12 mg	8 a 16 mg/dia	Náuseas, diarreia, dispepsia, anorexia, fadiga,	Demência de Alzheimer leve ou moderada	Doença clínica grave		Demência vascular, doença de Alzheimer grave
HALOPERIDOL	HALDOL	20 cp de 1 mg; 20 ou 100 cp de 5 mg; 5 ou 25 ampolas de 5 mg/mL; frasco de 20 mL (2 mg/mL)	5 a 15 mg/dia	Acatisia, parkinsonismo, sedação, tremor	Psicoses em geral, síndrome de Tourette	Alergia, doença pulmonar obstrutiva crônica, síndrome de Sjogren, epilepsia, câncer de mama, bexiga neurogênica, hipertrofia prostática, gravidez, lactação, doença de Parkinson		Depressão psicótica, psicose por uso de substâncias, transtornos de personalidade
	HALDOL DECANOATO	3 ou 5 ampolas de 1 mL (70,42 mg/mL)	2 a 4 ampolas/mês					
	HALO DECANOATO	3 ampolas de 1 mL (70,42 mg/mL)						
	HALOPER	20 cp de 5 mg; 25 ampolas de 5 mg/mL; 1 ou 10 frascos de 20 mL (2 mg/mL)						
	HALOPERIDOL	1 ou 10 frascos de 20 mL (2 mg/mL)						

Continua >>

>> Continuação

Psicofármaco	Nome comercial	Apresentações	Doses usuais	Reações adversas	Indicações	Contraindicações	Interações relevantes	Outros usos
HIPÉRICO	FIOTAN	20 ou 60 cp de 300 mg	300 mg, 3 vezes ao dia	Boca seca, fadiga, cefaleia, tontura	Depressão leve ou moderada	Fotossensibilidade, antineoplásicos, antirretrovirais		
	HIPEREX	50 cp de 300 mg						
	HIPERIL	30 cápsulas de 300 mg						
	JARSIN 300	30 ou 60 drágeas de 300 mg						
	TRIATIV	30 cp de 300 ou 450 mg						
	TOFRANIL	20 drágeas de 10 ou 25 mg						
	TOFRANIL PAMOATO	20 cápsulas de 75 ou 150 mg						
LAMOTRIGINA	LAMICTAL	30 cp de 25, 50, 100 ou 200 mg	100 a 250 mg/dia	Ataxia, cefaleia, diplopia, *rash*, sonolência	Epilepsia, transtorno bipolar	Hipersensibilidade		Ciclagem rápida no transtorno do humor bipolar
	LAMITOR	30 cp de 25, 50 ou 100 mg						
	NEURIUM	30 cp de 50 ou 100 mg						
	LAMOTRIGINA	30 cp de 25, 50 ou 100 mg						
LEVOMEPRO-MAZINA	LEVOZINE	200 cp de 25 ou 100 mg; 1 ou 10 frascos de 20 mL (40 mg/mL)	400 a 1.000 mg/dia	Boca seca, aumento do apetite, fotossensibilidade cutânea, hipotensão, sedação, tontura	Psicoses em geral	Gravidez, lactação, discrasias sanguíneas, coma, epilepsia, cardiopatia grave		Transtorno de personalidade esquizoafetivo, TOC, psicose por drogas

Continua >>

>> Continuação

Psicofármaco	Nome comercial	Apresentações	Doses usuais	Reações adversas	Indicações	Contraindicações	Interações relevantes	Outros usos
	NEOZINE	20 cp de 25 ou 100 mg; 5 ampolas de 25 mg/5 mL; gotas em frasco de 20 mL (4 mg/mL)						
LISDEXANFE-TAMINA	VENVANSE	28 cp de 30, 50 ou 70 mg	30 a 70 mg/dia	Diminuição do apetite, problemas para dormir, cefaleia, boca seca, bruxismo, agitação, tremor, palpitações, diarreia, constipação, dificuldade de ter ou manter uma ereção	TDAH, transtorno de compulsão alimentar	Cardiopatia, nefropatia (ajuste conforme função renal), gravidez, lactação		
LÍTIO	CARBOLITIUM	50 cp de 300 mg	600 a 2.100 mg/dia	Acne, aumento do apetite, edema, polidipsia, tremor	Mania aguda, depressão bipolar, profilaxia do transtorno bipolar, potencialização de AD	Nefropatia grave, bradicinesia, arritmia ventricular grave, ICC		Profilaxia de depressão bipolar ou unipolar, transtorno esquizoafetivo
	CARBOLITIUM CR	30 cp de 450 mg						
	CARBOLIM	50 cp de 300 mg						
	LITIOCAR	50 cp de 300 mg						
	NEUROLITHIUM	50 ou 200 cp de 300 mg						
LORAZEPAM	LORAX	20 cp de 1 ou 2 mg	2 a 10 mg/dia	Abstinência, ataxia, déficit de atenção, sedação, sonolência, fadiga	Ansiedade aguda, transtorno de ansiedade generalizada, mal epiléptico	Hipersensibilidade		Catatonia, abstinência de álcool
	LORAZEFAST	20 cp de 1 ou 2 mg						

Continua >>

>> Continuação

Psicofármaco	Nome comercial	Apresentações	Doses usuais	Reações adversas	Indicações	Contraindicações	Interações relevantes	Outros usos
	LORAZEPAM	20 cp de 1 ou 2 mg						
	LORAZEPAM	20 cp de 1 ou 2 mg						
	LORAZEPAM	20 cp de 1 ou 2 mg						
	LORAZEPAM	20 ou 30 cp de 1 ou 2 mg						
	LORAZEPAM M	20 cp de 1 mg; 10 cp de 2 mg						
	MESMERIN	20 cp de 1 ou 2 mg						
LURASIDONA	LATUDA	30 cp de 20, 40 ou 80 mg	20 a 160 mg	Sedação, acatisia, náuseas, ganho de peso	Esquizofrenia, depressão bipolar			
	LUTAB	30 cp de 20, 40 ou 80 mg						
MEMANTINA	EBIX	28 cp de 10 mg	10 a 20 mg/dia	Alucinações, tontura, cefaleia, fadiga	Demência tipo Alzheimer	Hipersensibilidade		Demência vascular grave, síndrome de Korsakoff
METADONA	METADON	20 cp de 5 ou 10 mg; 10 ampolas de 10 mg/mL	60 a 120 mg/dia	Depressão respiratória, *delirium*, náuseas, sedação	Dor refratária, desintoxicação de opioides, manutenção em dependência de opioides	Insuficiência respiratória grave		
METILFENIDATO	RITALINA	30 ou 60 cp de 10 mg	0,3 a 0,7 mg/kg/dose, 2 a 3 vezes/dia em crianças	Agitação, euforia, insônia, irritabilidade	TDAH	Ansiedade, agitação, glaucoma, hipertireoidismo, angina ***pectoris***, risco de abuso, psicoses, criança menor de 6 anos		Narcolepsia, depressão refratária, depressão na caquexia

Continua >>

>> Continuação

Psicofármaco	Nome comercial	Apresentações	Doses usuais	Reações adversas	Indicações	Contraindicações	Interações relevantes	Outros usos
	RITALINA LA	30 cápsulas de 20, 30 ou 40 mg	30 a 40 mg/dia					
	CONCERTA	18, 30, 36 ou 54 mg						
MIDAZOLAM	DORMIUM	5 ampolas de 15 mg/mL ou 5 mg/5 mL	7,5 a 15 mg ao deitar	Abstinência, ataxia, déficit de atenção, sedação, sonolência, fadiga	Insônia	Miastenia ***gravis***, hipersensibilidade		
	DORMONID	20 ou 30 cp de 7,5 ou 15 mg; 5 ampolas de 15 mg/3mL, 5 mg/ 5 mL ou 50 mg/10 mL						
	DORMIRE	20 cp de 15 mg; 5 ampolas de 3, 5 ou 10 mL; frasco com 120 mL (2 mg/mL)						
	MIDAZOLAM	5 ampolas de 5 mg/5 mL, 15 mg/3 mL ou 50 mg/10 mL						
	MIDAZOLAM	5 ampolas de 15 mg/3 mL						
	MIDAZOLAM	20 cp de 7,5 mg; 20 ou 30 cp de 25 mg						
MIRTAZAPINA	REMERON SOLTAB	14 ou 28 cp de 30 ou 45 mg	30 a 45 mg ao deitar	Aumento do apetite, boca seca, sedação	Depressão maior, depressão ansiosa, profilaxia	Hipersensibilidade		Distimia, transtorno de estresse pós-traumático, transtorno de pânico, transtorno de ansiedade generalizada

Continua >>

>> Continuação

Psicofármaco	Nome comercial	Apresentações	Doses usuais	Reações adversas	Indicações	Contraindicações	Interações relevantes	Outros usos
	REMERON SOLTAB	30 cp de 15, 30 ou 45 mg						
MODAFINILA	STAVIGILE	30 cp de 100 mg	200 mg/dia em tomada única pela manhã	Cefaleia, náuseas, nervosismo, ansiedade, insônia	Sonolência excessiva associada à narcolepsia	Hipersensibilidade	Triazolam, varfarina, contraceptivos, fármacos indutores, inibidores ou metabolizados por isoenzimas do CYP P450	
		30 cp de 200 mg		Dor lombar, diarreia, dispepsia, náuseas, vertigem	Síndrome da apneia obstrutiva do sono			
NALTREXONA	REVIA	30 cp de 50 mg	50 mg/dia	Câimbra, cefaleia, distúrbios do sono, fadiga, hipotensão, náuseas, tontura	Alcoolismo	Uso de opioides, hepatopatia aguda		Dependência de opioides
NICOTINA (ADESIVO)	NIQUITIN/ NICOTINELL	7 adesivos de 7, 14 ou 21 mg; 28 adesivos de 10,5, 35 ou 52,5 mg	15 mg/dia	Reação cutânea no local da aplicação	Dependência de nicotina	Infarto agudo do miocárdio recente, arritmias graves, angina instável, AVC recente		
NICOTINA (GOMA DE MASCAR)	NICORETTE/ NICORETTE MINT	30 gomas de 2 ou 4 mg	8 a 12 gomas/dia	Aftas, sialorreia, cefaleia, soluço, vômito				
NITRAZEPAM	NITRAZEPOL	20 cp de 5 mg	5 a 10 mg ao deitar	Abstinência, ataxia, déficit de atenção, sedação, sonolência, fadiga	Insônia	Glaucoma de ângulo estreito, drogadição, miastenia ***gravis***, hepatopatia		
	SONEBON							

Continua >>

>> Continuação

Psicofármaco	Nome comercial	Apresentações	Doses usuais	Reações adversas	Indicações	Contraindicações	Interações relevantes	Outros usos
NORTRIPTILINA	CLORIDRATO DE NORTRIPTILINA	20 cápsulas de 10, 25, 50 ou 75 mg	25 a 150 mg/dia	Boca seca, constipação, hipotensão, tontura	Depressão maior, tabagismo	Infarto agudo do miocárdio recente, bloqueio de ramo, prostatismo, íleo paralítico, glaucoma de ângulo estreito		Depressão resistente, pânico, dor crônica, TDAH, enurese
	PAMELOR	20 cápsulas de 10, 25, 50 ou 75 mg; frasco de 100 mL (2 mg/mL)						
OLANZAPINA	ZYPREXA	14 ou 28 cp de 2,5, 5 ou 10 mg; 56 cp de 10 mg	5 a 20 mg/dia	Ganho de peso, sedação, sonolência	Esquizofrenia, transtorno esquizoafetivo, mania aguda	Glaucoma de ângulo estreito		Depressão bipolar, transtorno da personalidade *borderline*, psicose por *cannabis*, autismo
OXCARBAZEPINA	AURAM	20 cp de 300 ou 600 mg	900 a 2.100 mg/dia	Fadiga, hiponatremia, *rash*, sedação, vertigem	Epilepsia	Bloqueio atrioventricular, hipersensibilidade		Mania leve ou moderada
	TRILEPTAL	10 ou 20 cp de 300 mg; 60 cp de 300 mg; 100 mL de solução a 6% (60 mg/mL)						
PALIPERIDONA	INVEGA	28 cp de 6 ou 9 mg	3 a 12 mg/dia em tomada única pela manhã	Acatisia, agitação, ansiedade, aumento do apetite, ganho de peso, cefaleia, disfunção sexual, insônia, sedação, parkinsonismo	Esquizofrenia	Hipersensibilidade à medicação ou à risperidona		

Continua >>

>> Continuação

Psicofármaco	Nome comercial	Apresentações	Doses usuais	Reações adversas	Indicações	Contraindicações	Interações relevantes	Outros usos
	INVEGA SUSTENA	Solução injetável de depósito (50 mg/0,5 mL)						
PAROXETINA	AROPAX	10, 20 ou 30 cp de 20 mg	20 a 60 mg/dia	Astenia, boca seca, cefaleia, anorexia, disfunção sexual, fadiga, insônia, sedação, sudorese	Depressão maior, distimia, transtorno de pânico, transtorno de ansiedade generalizada, fobia social, transtorno de estresse pós-traumático, TOC, depressão bipolar	Hipersensibilidade		Compulsão patológica por jogar, disforia pré-menstrual
	CEBRILIN	20 ou 30 cp de 20 mg; 30 cp de 10 mg						
	PAROXETINA	30 cp de 20 mg						
	PONDERA	20 ou 30 cp de 20 mg; 30 cp de 30 mg; 20 cp de 10 mg; 20 cp de 40 mg						
PERICIAZINA	NEULEPTIL	20 cp de 10 mg; 20 mL de solução a 4%	15 a 30 mg/dia	Aumento do apetite, boca seca, constipação, sedação	Psicoses, transtorno de personalidade	Discrasias sanguíneas, *delirium*, epilepsia		Transtorno esquizoafetivo, transtorno delirante persistente, transtornos de personalidade
	NEULETIL PEDIÁTRICO	20 mL de solução a 1%						

Continua >>

>> Continuação

Psicofármaco	Nome comercial	Apresentações	Doses usuais	Reações adversas	Indicações	Contraindicações	Interações relevantes	Outros usos
PINDOLOL	VISKEN	20 cp de 5 ou 10 mg	2,5 mg em 2 ou 3 tomadas/dia	Câimbra, cefaleia, distúrbios do sono, fadiga, hipotensão, náuseas, tontura	TDAH	Asma brônquica, ICC refratária a digitálicos, ***cor pulmonale***, bradicardia acentuada, BAV de 2º ou 3º grau	Bloqueadores dos canais de cálcio, clonidina, fenotiazinas	Potencialização de AD na depressão, fobia social, TOC; agressividade em esquizofrênicos e pacientes orgânicos
PIPOTIAZINA	PIPORTIL	20 cp de 10 mg	10 a 20 mg/dia	Aumento do apetite, boca seca, constipação, hipotensão postural, sedação, parkinsonismo, taquicardia, tontura	Psicoses em geral, ***delirium***	Alergia, doença pulmonar obstrutiva crônica, síndrome de Sjögren, epilepsia, câncer de mama, bexiga neurogênica, hipertrofia prostática, gravidez, lactação, doença de Parkinson	Antiácidos, anti-hipertensivos, fenitoína, prova de HCG-beta na urina, tramadol	Transtornos de personalidade, agitação e psicose na demência, coreia de Huntington
	PIPORTIL L4	1 ampola de 4 mL; 3 ampolas de 1 mL (1 mL = 25 mg)	100 mg/mês IM					
PRAMIPEXOL	QUERA LP	30 cp de liberação prolongada de 0,375, 0,75 ou 1,5 mg	0,475 a 4,5 mg/dia (divididos em 3 tomadas/dia ou em tomada única se cp de liberação prolongada)	Cefaleia, náuseas, sonolência, hipotensão ortostática, insônia, alucinações, comportamentos impulsivos e compulsivos	Doença de Parkinson, síndrome das pernas inquietas	Hipersensibilidade; ajuste de dose necessário nas nefropatias		
	PISA	30 cp de liberação prolongada de 0,375, 0,75 ou 1,5 mg						
	MENERGI	30 cp de liberação prolongada de 0,375, 0,75 ou 1,5 mg						

Continua >>

>> Continuação

Psicofármaco	Nome comercial	Apresentações	Doses usuais	Reações adversas	Indicações	Contraindicações	Interações relevantes	Outros usos
	QUERA	30 cp de 0,25 ou 1 mg						
	STABIL	30 cp de 0,125, 0,25 ou 1 mg						
	DICLORIDRATO DE PRAMIPEXOL	30 cp de 0,125, 0,25 ou 1 mg						
PREGABALINA	LYRICA	14 ou 28 cp de 75 mg; 28 cp de 150 mg	150 a 600 mg/dia (fibromialgia: 300 a 450 mg/dia)	Tontura, sonolência, ganho de peso, edema	Dor neuropática, epilepsia, fibromialgia, transtorno de ansiedade generalizada	Hipersensibilidade; ajuste de dose necessário nas nefropatias	Etanol, lorazepam	
PROMETAZINA	FENERGAN	20 cp de 25 mg	25 a 100 mg/dia; em crianças, 0,5 a 1 mg/kg/dose	Boca seca, epigastralgia, retenção urinária, sonolência, tontura, visão borrada	Insônia, potencialização sedativa dos AP, náuseas, vômito, alergias	Hipersensibilidade; relativas: hipertrofia prostática, glaucoma de ângulo fechado, asma	Antibióticos, fenitoína, inibidores da monoamina oxidase, sedativos	Síndrome extrapiramidal por AP, sedação pré-operatória em crianças
		Frascos com 100 mL de solução (adulto = 5 mg/mL; infantil = 2,5 mg/mL)						
		25 ampolas de 2 mL/50 mg/2 mL						

Continua >>

>> Continuação

Psicofármaco	Nome comercial	Apresentações	Doses usuais	Reações adversas	Indicações	Contraindicações	Interações relevantes	Outros usos
PROPRANOLOL	ANTITENSIN	40 cp de 40 mg; 20 cp de 80 mg	10 a 520 mg/dia	Alteração do ECG, bradicardia, broncoespasmo, depressão, fraqueza, fadiga, hipotensão, sonolência	Ansiedade de *performance*	Asma brônquica, bradicardia acentuada, BAV de 2º ou 3º grau, diabetes ***mellitus*** insulinodependente, síndrome de Raynaud, ICC, choque	Fenotiazinas, colestiramina, fenobarbital, fenitoína, hipoglicemiantes, risperidona, inibidores da monoamina oxidase, verapamil, varfarina	Acatisia, tremor induzido por drogas, agressividade em pacientes hospitalizados, hipertensão arterial sistêmica, arritmia, profilaxia de enxaqueca
	CLORIDRATO DE PROPRANOLOL (UNIÃO QUÍMICA)	20, 30 ou 40 cp de 40 mg						
	CLORIDRATO DE PROPRANOLOL (GERMED)	60 cp de 10, 40 ou 80 mg						
	CLORIDRATO DE PROPRANOLOL (NEOQUIMICA)	30 cp de 40 ou 80 mg						
	INDERAL	24 cp de 10 mg; 20 cp de 40 ou 80 mg						
	PROPRANOLOL (TEUTO BRASILEIRO)	30 ou 40 cp de 40 mg; 20 ou 30 cp de 80 mg						
	PROPRANOLOL AYERST	20 cp de 10, 40 ou 80 mg; ampola de 1 mg/mL						

Continua >>

>> Continuação

Psicofármaco	Nome comercial	Apresentações	Doses usuais	Reações adversas	Indicações	Contraindicações	Interações relevantes	Outros usos
QUETIAPINA	SEROQUEL	14 cp de 25 mg; 28 cp de 100 ou 200 mg	300 a 400 mg/dia (podendo-se atingir até 800 mg/dia)	Tontura, sonolência, boca seca, sintomas de descontinuação (insônia, náuseas, cefaleia, diarreia, vômito, tontura, irritabilidade), elevação dos níveis de triglicerídeos séricos, elevação do colesterol total, diminuição do HDL-colesterol, ganho de peso, leucopenia, neutropenia, taquicardia, visão borrada, constipação, dispepsia, astenia leve, edema periférico, irritabilidade, elevação das transaminases séricas (ALT, AST), aumento da glicose no sangue até níveis hiperglicêmicos, elevação da prolactina sérica, síncope, sintomas extrapiramidais, disartria, aumento do apetite, rinite, hipotensão ortostática, sonhos anormais, pesadelos	Esquizofrenia, transtorno afetivo bipolar (mania, depressão, manutenção em associação com lítio ou divalproato)	Gravidez		Depressão na esquizofrenia ou no transtorno do humor bipolar, adjuvante no TOC refratário, psicose na doença de Parkinson

Continua >>

>> Continuação

Psicofármaco	Nome comercial	Apresentações	Doses usuais	Reações adversas	Indicações	Contraindicações	Interações relevantes	Outros usos
	SEROQUEL XRO	10 cp de 50 mg; 30 cp de 50, 200 ou 300 mg						
RAMELTEONA	ROZEREM	20 ou 30 cp de 8 mg	8 mg à noite	Sedação, tontura, fadiga, dor de cabeça	Insônia	Hipersensibilidade, hepatopatia grave	Fluvoxamina	
RISPERIDONA	RESPIDON	20 cp de 1, 2 ou 3 mg	4 a 8 mg/dia em 2 tomadas	Acatisia, agitação, ansiedade, aumento do apetite, ganho de peso, cefaleia, disfunção sexual, insônia, sedação, parkinsonismo	Esquizofrenia, transtorno esquizoafetivo, demência	Hipersensibilidade, gravidez, lactação, nefropatia, hepatopatia grave	Fenitoína, fenobarbital, indinavir, inibidores seletivos de recaptação da serotonina, ritonavir, antidepressivos tricíclicos	Transtorno do humor bipolar, TOC refratário, autismo infantil, depressão refratária, agressividade no retardo mental
	RISPERDAL	6 cp de 1 mg; 20 cp de 2 ou 3 mg; 30 mL de solução (1 mg/mL)						
	RISPERDAL CONSTA	Frasco ampola com pó injetável (25 mg; 37,5 ou 50 mg de risperidona)	25 a 50 mg IM a cada 2 semanas					
	RISPERIDON	6 cp de 1 mg; 20 cp de 2 ou 3 mg						
	VIVERDAL	6 ampolas de 1 mg; 20 cp de 2 ou 3 mg						
	ZARGUS	20 cp de 1, 2 ou 3 mg						

Continua >>

>> Continuação

Psicofármaco	Nome comercial	Apresentações	Doses usuais	Reações adversas	Indicações	Contraindicações	Interações relevantes	Outros usos
RIVASTIGMINA	EXELON	14 cápsulas de 1,5 mg; 28 cápsulas de 1,5, 3, 4,5 ou 6 mg; 56 cápsulas de 3 mg; solução de 2 mg/mL	1,5 a 6 mg/dia em 2 tomadas	Astenia, cefaleia, diarreia, dor abdominal, náuseas, perda de apeitite, sonolência, vômito	Demência de Alzheimer leve ou moderada, demência por corpos de Lewy	Hipersensibilidade, hepatopatia grave	Colinomi-méticos	Doença de Alzheimer moderada ou grave, demência vascular, demência mista
	EXELON PATCH	Embalagens com 3, 7, 15, 30 ou 60 adesivos transdérmicos de 5 cm²; embalagens com 15, 30 ou 60 adesivos transdérmicos de 10, 15 ou 20 cm²	Cada adesivo de 5 cm² contém 9 mg de rivastigmina, cujo percentual de liberação é de 4,6 mg/24 horas; cada adesivo de 10 cm² contém 18 mg de rivastigmina, cujo percentual de liberação é de 9,5 mg/24 horas; cada adesivo de 15 cm² contém 27 mg de rivastigmina, cujo percentual de liberação é de 13,3 mg/24 horas; cada adesivo de 20 cm² contém 36 mg de rivastigmina, cujo percentual de liberação é de 17,4 mg/24 horas	náuseas, vômito				
	PROMETAX	28 cápsulas de 1,5, 3, 4,5 ou 6 mg; 28 cápsulas de 6 mg						

Continua >>

>> Continuação

Psicofármaco	Nome comercial	Apresentações	Doses usuais	Reações adversas	Indicações	Contraindicações	Interações relevantes	Outros usos
SELEGILINA	JUMEXIL	20 cp de 5 mg; 30 drágeas de 10 mg	10 a 20 mg/dia	Náuseas, fraqueza, dor abdominal, boca seca, hipotensão, insônia	Doença de Parkinson leve ou moderada	Fase *on* da doença de Parkinson, demência grave, úlcera péptica ativa, discinesia tardia, coreia de Huntington	Alimentos com tiramina, apraclonidina, inibidores seletivos de recaptação da serotonina, hipoglicemiantes, antidepressivos tricíclicos, triptofano	Demência de Alzheimer, TDAH, depressão, tabagismo
SERTRALINA	CLORIDRATO DE SERTRALINA	20 ou 30 cp de 50 ou 100 mg	50 a 200 mg/dia	Boca seca, cefaleia, diarreia, dor abdominal, fadiga, fezes amolecidas, insônia, náuseas, sonolência, sedação, sudorese, tontura, tremor	Depressão maior, transtorno de pânico, profilaxia de episódios depressivos, transtorno de estresse pós-traumático, fobia social, transtorno de ansiedade generalizada, depressão bipolar, transtorno obsessivo-compulsivo	IMAO, hipersensibilidade	Antimicrobianos, inibidores da monoamina oxidase, insulina, metoclopramida, nortriptilina	Compulsão por comer, tensão pré-menstrual, depressão associada à doença de Alzheimer
	ZOLOFT	10, 20 ou 28 cp de 50 mg; 14 cp de 100 mg						
SIBUTRAMINA	PLENTY	30 cápsulas de 10 ou 15 mg	10 a 15 mg/dia	Anorexia, boca seca, constipação, insônia	Obesidade, compulsão alimentar	Hipersensibilidade, anorexia nervosa, bulimia nervosa, gravidez, lactação	Inibidores da monoamina oxidase, inibidores seletivos de recaptação da serotonina, verapamil	Manutenção de perda de peso, controle glicêmico no diabetes *mellitus* tipo 2

Continua >>

>> Continuação

Psicofármaco	Nome comercial	Apresentações	Doses usuais	Reações adversas	Indicações	Contraindicações	Interações relevantes	Outros usos
	REDUCTIL							
SILDENAFILA	VIAGRA	4 cp de 25, 50 ou 100 mg	25 a 50 mg, 1 hora antes da relação sexual	Cefaleia, congestão nasal, dispepsia, rubor facial	Disfunção erétil	Uso de nitratos, uso como coadjuvante de outro tratamento de disfunção erétil	Inibidores da protease, nitratos	Disfunção erétil medicamentosa
SULPIRIDA	BROMOPIRIN	20 cápsulas com 1 mg de bromazepam + 25 mg de sulpirida	50 a 1.800 mg/dia em 2 tomadas	Boca seca, constipação, sedação, galactorreia	Esquizofrenia, mania, esquizofrenia refratária, síndrome do cólon irritável	Feocromocitoma, hipertensão arterial sistêmica, agitação grave, miastenia *gravis*	Antiácidos, alimentos, sedativos	Depressão com lentificação, transtorno somatoforme, transtorno doloroso, síndrome de Tourette, vertigem, enxaqueca, zumbido, antiemético, coreia de Huntington, hemibalismo
	DOGMATIL	20 cápsulas de 50 mg; 20 cp de 200 mg; solução (1 mg/gota)						
	EQUILID	20 cápsulas de 50 mg; 20 cp de 200 mg						
	SULPAN	20 cápsulas com 25 mg de sulpirida + 1 mg de bromazepam						
TADALAFILA	CIALIS	2 ou 4 cp de 20 mg	20 mg/dia em tomada única	Cefaleia, dispepsia, dor lombar	Disfunção erétil	Hipersensibilidade, cardiopatia grave, uso de nitratos		

Continua >>

>> Continuação

Psicofármaco	Nome comercial	Apresentações	Doses usuais	Reações adversas	Indicações	Contraindicações	Interações relevantes	Outros usos
TIANEPTINA	STABLON	30 ou 60 drágeas de 12,5 mg	25 a 50 mg 3 vezes ao dia	Anorexia, boca seca, constipação, hipotensão postural, insônia, perda de memória, queixas cognitivas	Depressão maior, distimia	Idade < 15 anos, uso concomitante de inibidor da monoamina oxidase, uso de mianserina, gravidez, lactação		
TIORIDAZINA	MELLERIL	20 cp de 10, 25, 50 ou 100 mg	300 a 1.200 mg/dia	Alteração do ECG, aumento do apetite, congestão nasal, constipação, disartria, hipotensão postural, retenção urinária, sedação, taquicardia, tontura, tremor	Psicoses em geral, agitação psicomotora	Gravidez, lactação, discrasias sanguíneas, coma, epilepsia, cardiopatia grave		Psicose por drogas, transtorno de personalidade grave, psicoses na infância
TOPIRAMATO	TOPAMAX	60 cp de 25, 50 ou 100 mg	200 a 600 mg/dia	Anorexia, ataxia, cefaleia, déficit cognitivo, diarreia, náuseas, tontura, tremor	Epilepsia refratária, bulimia nervosa	Hipersensibilidade		Transtorno de estresse pós-traumático, estabilização do humor no transtorno do humor bipolar
TRANILCIPROMINA	PARNATE	20 drágeas de 10 mg	20 a 60 mg/dia	Agitação, anorgasmia, aumento do apetite, bradicardia, dor abdominal, fadiga, hipotensão postural, insônia, tontura	Depressão maior, distimia, transtorno de pânico, fobia social	Uso de simpatomiméticos, uso de inibidor seletivo de recaptação da serotonina, cardiopatia grave, gravidez, hepatopatia grave, nefropatia grave		TDAH, transtorno de estresse pós-traumático, bulimia, narcolepsia, TOC
TRAZODONA	DONAREN	50 cp de 50 ou 100 mg	200 a 600 mg/dia em 2 tomadas	Boca seca, cefaleia, coriza, fadiga, ganho de peso, hipotensão postural, náuseas, sedação, taquicardia, tontura, vertigem	Depressão maior	Hipersensibilidade, arritmias, infarto agudo do miocárdio recente (menos de 6 meses)		Insônia, transtorno de ansiedade generalizada, transtorno de pânico, bulimia, acatisia, neuropatia diabética

Continua >>

>> Continuação

Psicofármaco	Nome comercial	Apresentações	Doses usuais	Reações adversas	Indicações	Contraindicações	Interações relevantes	Outros usos
	DONAREN RETARD	30 cp de 150 mg						
TRIEXIFENIDIL	ARTANE	20 ou 30 cp de 2 ou 5 mg	5 a 15 mg/dia	Fotofobia, boca seca, constipação, confusão mental, retenção urinária, sonolência, náuseas, visão borrada	Distonia aguda, parkinsonismo	Arritmias, discinesia tardia, glaucoma de ângulo estreito, miastenia ***gravis***, retenção urinária		Acatisia por AP
TRIFLUOPERAZINA	STELAZINE	20 cp de 2 ou 5 mg	5 a 30 mg/dia	Aumento do apetite, boca seca, constipação, disartria, hipotenão postural, sialorreia, sedação, taquicardia, tontura	Psicoses em geral	Hipersensibilidade, doença pulmonar obstrutiva crônica grave, síndrome de Sjögren grave, gravidez, lactação		Demência, psicose por drogas, psicose na infância
TRI-IODOTIRONINA/ TIROXINA	CYNOMEL	40 cp de 25 ou 50 µg	25 a 50 µg de T3	Ansiedade, fogacho, inquietação, nervosismo	Potencialização de efeito antidepressivo	Cardiopatia grave, endocrinopatia grave, insuficiência renal		Potencialização de AD, transtorno de estresse pós-traumático, diminuição de déficit cognitivo pós-ECT
TRIPTOFANO			3 a 6 g/dia em doses divididas	Ataxia, mialgia, náuseas, tremor, xerostomia	Insônia leve ou moderada	Uso de inibidor seletivo de recaptação da serotonina, uso de inibidor da monoamina oxidase		
VALPROATO DE SÓDIO	VALPAKINE	40 drágeas de 200 ou 500 mg; 40 mL de solução (200 mg/mL)	750 a 3.000 mg/dia em 3 tomadas	Diarreia, ganho de peso, náuseas, alopecia, sedação, tremores finos		Insuficiência hepática grave, gravidez		Profilaxia de mania, depressão bipolar (episódio misto), ciclotimia (ciclagem rápida), transtorno do humor bipolar com pânico

Continua >>

>> Continuação

Psicofármaco	Nome comercial	Apresentações	Doses usuais	Reações adversas	Indicações	Contraindicações	Interações relevantes	Outros usos
	VALPROATO DE SÓDIO (APOTEX)	30 cápsulas de 250 mg						
	VALPROATO (UNIÃO QUÍMICA)	100 mL de xarope (50 mg/mL)						
VENLAFAXINA	EFEXOR XR	14 cápsulas de 75 ou 150 mg	75 a 225 mg/dia	Náuseas, insônia, sonolência, aumento leve da pressão arterial	Depressão maior, transtorno de ansiedade generalizada, transtorno de ansiedade social	Hipersensibilidade à droga, uso de inibidor da monoamina oxidase		
	VENLIFT OD							
VERAPAMIL	DILACORON	30 cp sulcados de 80 mg; 20 cp de liberação lenta de 120 mg; 10 ou 30 cp de 240 mg retard; 5 ampolas de 5 mg/2 mL	160 a 480 mg/dia em 3 tomadas	Bradicardia, hipotensão postural		Colapso cardiovascular, BAV de 2º ou 3º grau, ICC, bradicardia, *flutter*, fibrilação atrial		Mania aguda, dependência química
VORTIOXETINA	BRINTELIX	30 cp de 5, 10 ou 15 mg	10 a 20 mg/dia	Náuseas, constipação, disfunção sexual	Depressão maior	Hipersensibilidade, uso de inibidor da monoamina oxidase		
ZIPRASIDONA	GEODON	14, 30 ou 50 cápsulas de 40 mg; 30 cápsulas de 80 mg; ampola de 20 mg/mL	80 a 160 mg/dia em 2 tomadas	Astenia, cefaleia, dispepsia, constipação, náuseas, sonolência, coriza, *rash*, sintomas extrapiramidais	Psicoses em geral	QT prolongado, cardiopatia grave		Sintomas negativos, mania, retardo mental

Continua >>

>> Continuação

Psicofármaco	Nome comercial	Apresentações	Doses usuais	Reações adversas	Indicações	Contraindicações	Interações relevantes	Outros usos
ZOLPIDEM	LIORAM	10 ou 20 cp de 10 mg	10 mg ao deitar	Amnésia anterógrada, ataxia, diarreia, hiporreflexia, fadiga, hipotensão, sedação, tontura	Insônia	Miastenia ***gravis***, doença pulmonar obstrutiva crônica grave		
	STILNOX	20 cp de 10 mg						
	TARTARATO DE ZOLPIDEM	10 ou 20 cp de 10 mg						
ZOPICLONA	IMOVANE	20 cp de 7,5 mg	3,75 a 7,5 mg ao deitar	Boca seca, cefaleia, gosto amargo na boca, sedação	Insônia	Glaucoma, miastenia ***gravis***, idade < 15 anos, doença pulmonar obstrutiva crônica		
	NEUROLIL	20 cp sulcados de 7,5 mg						
	ZOPICLONA (APOTEX)	20 cp de 7,5 mg						
	ZOPICLONA (GERMED)	20 cp de 7,5 mg						
ZUCLOPENTIXOL	CLOPIXOL ACUPHASE	Ampola de 1 mL (50 mg/mL)	50 a 150 mg de 3 em 3 dias	Astenia, boca seca, depressão, insônia, parkinsonismo, sedação, queixas cognitivas	Psicoses em geral	Intoxicação exógena, hepatopatia grave, discrasias, feocromocitoma		Retardo mental
	CLOPIXOL COMPRIMIDOS	20 cp de 10 ou 25 mg	10 a 75 mg/dia					
	CLOPIXOL DEPOT	Ampola de 200 mg/mL	200 a 400 mg a cada 2 a 4 semanas					

ÍNDICE REMISSIVO

Índice Remissivo

B

C

D

E

F

J

L

M

Q

R

S

T

U

V

W

Z